Informatik aktuell

Herausgeber: W. Brauer
im Auftrag der Gesellschaft für Informatik (GI)

Springer
Berlin
Heidelberg
New York
Hongkong
London
Mailand
Paris
Tokio

Thomas Tolxdorff   Jürgen Braun
Heinz Handels   Alexander Horsch
Hans-Peter Meinzer (Hrsg.)

Bildverarbeitung für die Medizin 2004

Algorithmen – Systeme – Anwendungen

Proceedings des Workshops
vom 29.–30. März 2004 in Berlin

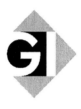

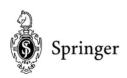 Springer

Herausgeber

Thomas Tolxdorff
Jürgen Braun
Charité – Universitätsmedizin Berlin
Institut für Medizinische Informatik, Biometrie und Epidemiologie
Campus Benjamin Franklin
Hindenburgdamm 30, 12200 Berlin

Heinz Handels
Universitätsklinikum Hamburg-Eppendorf
Institut für Medizinische Informatik
Martinistraße 52, 20246 Hamburg

Alexander Horsch
Technische Universität München, Klinikum rechts der Isar
Institut für Medizinische Statistik und Epidemiologie
Ismaninger Straße 22, 81675 München

Hans-Peter Meinzer
Deutsches Krebsforschungszentrum
Abteilung für Medizinische und Biologische Informatik / H0100
Im Neuenheimer Feld 280, 69120 Heidelberg

Bibliographische Information der Deutschen Bibliothek
Die Deutsche Bibliothek verzeichnet diese Publikation in der Deutschen Nationalbibliografie; detaillierte
bibliografische Daten sind im Internet über http://dnb.ddb.de abrufbar.

CR Subject Classification (2001):
A.0, H.3, I.4, I.5, I.6, J.3, H.3.1, I.2.10, I.3.3, I.3.5, I.3.7, I.3.8, I.6.3

ISSN 1431-472-X
ISBN 3-540-21059-8 Springer-Verlag Berlin Heidelberg New York

Springer-Verlag Berlin Heidelberg New York
Springer-Verlag ist ein Unternehmen von Springer Science+Business Media

springer.de

© Springer-Verlag Berlin Heidelberg 2004
Printed in Germany

Satz: Reproduktionsfertige Vorlage vom Autor/Herausgeber
Gedruckt auf säurefreiem Papier   33/3142-543210

Veranstalter

IMIBE	Institut für Medizinische Informatik, Biometrie und Epidemiologie, Charité – Universitätsmedizin Berlin, Freie Universität und Humboldt Universität Berlin
GMDS	Arbeitsgruppe Medizinische Bildverarbeitung der Gesellschaft für Medizinische Informatik, Biometrie und Epidemiologie
GI	Fachgruppe Imaging und Visualisierungstechniken der Gesellschaft für Informatik
DGBMT	Fachgruppe Medizinische Informatik der Deutschen Gesellschaft für Biomedizinische Technik im VDE
IEEE	Joint Chapter Engineering in Medicine and Biology, German Section
DAGM	Deutsche Arbeitsgemeinschaft für Mustererkennung
BVMI	Berufsverband Medizinischer Informatiker e.V.
DGaO	Deutsche Gesellschaft für angewandte Optik

Lokaler Veranstalter

Institut für Medizinische Informatik, Biometrie und Epidemiologie
Charité – Universitätsmedizin Berlin, Campus Benjamin Franklin

Tagungsleitung und -vorsitz

Priv.-Doz. Dr. Jürgen Braun
Prof. Dr. Thomas Tolxdorff
Institut für Medizinische Informatik, Biometrie und Epidemiologie
Charité – Universitätsmedizin Berlin

Lokale Organisation

Priv.-Doz. Dr. Jürgen Braun
Claus Derz
Dr. Egbert Gedat
Holger Kunz
Dr. Ingolf Sack
Dr. Thorsten Schaaf
Sabine Saßmann
Dagmar Stiller
Katharina Vogelsang
Institut für Medizinische Informatik, Biometrie und Epidemiologie
Charité – Universitätsmedizin Berlin

Verteilte BVM-Organisation

Prof. Dr. Heinz Handels und Dipl.-Inf. Timm Günther,
Universität Hamburg und Universität zu Lübeck (Begutachtung)
Priv.-Doz. Dr. Dr. Alexander Horsch, Helmut Sußmann und
Dr. Catharina Brandes, Technische Universität München (Tagungsband)
Prof. Dr. Hans-Peter Meinzer und Dipl.-Inform. Med. Matthias Thorn,
Deutsches Krebsforschungszentrum Heidelberg (Anmeldung)

Programmkomitee

Prof. Dr. Til Aach, Universität zu Lübeck
Prof. Dr. Dr. Johannes Bernarding, Universität Magdeburg
Prof. Dr. Hartmut Dickhaus, Fachhochschule Heilbronn
Prof. Dr. Georg Duda, Charité – Universitätsmedizin Berlin
Priv.-Doz. Dr. Dr. Karl-Hans Englmeier, GSF Forschungszentrum Neuherberg
Prof. Dr. Rudolf Fahlbusch, Universität Erlangen-Nürnberg
Prof. Dr. Bernd Fischer, Universität zu Lübeck
Prof. Dr. Heinz Handels, Universität Hamburg
Dr. Peter Hastreiter, Universität Erlangen-Nürnberg
Priv.-Doz. Dr. Dr. Alexander Horsch, Technische Universität München
Priv.-Doz. Dr. Frithjof Kruggel, MPI für neuropsychologische Forschung Leipzig
Dr. Thomas M. Lehmann, RWTH Aachen
Prof. Dr. Dr. Hans-Gerd Lipinski, Fachhochschule Dortmund
Prof. Dr. Tim Lüth, Charité – Universitätsmedizin Berlin
Prof. Dr. Hans-Peter Meinzer, Deutsches Krebsforschungszentrum Heidelberg
Prof. Dr. Heinrich Müller, Universität Dortmund
Prof. Dr. Heinrich Niemann, Universität Erlangen-Nürnberg
Prof. Dr. Dietrich Paulus, Universität Koblenz-Landau
Prof. Dr. Heinz-Otto Peitgen, Universität Bremen
Prof. Dr. Dr. Siegfried J. Pöppl, Universität zu Lübeck
Prof. Dr. Bernhard Preim, Universität Magdeburg
Prof. Dr. Karl Rohr, International University Bruchsal
Prof. Dr. Georgios Sakas, Fraunhofer Institut Darmstadt
Prof. Dr. Dietmar Saupe, Universität Konstanz
Prof. Dr. Thomas Tolxdorff, Charité – Universitätsmedizin Berlin
Dr. Axel Wismüller, Ludwig-Maximilians-Universität München
Prof. Dr. Herbert Witte, Universität Jena
Dr. Thomas Wittenberg, Fraunhofer Institut Erlangen

Preisträger des BVM-Workshops 2003

Die BVM-Preise zeichnen besonders hervorragende Arbeiten aus. Die Hauptpreise wurden 2003 von der Firma Philips Medizin Systeme, Hamburg, gestiftet, die zweiten Preise von der Firma Silicon Graphics GmbH, Grasbrunn. Für die Drittplatzierten gab es vom Springer-Verlag gestiftete Buchpreise.

BVM-Preis 2003 für die beste wissenschaftliche Arbeit

1. Preis: *Carsten Leischner, Heinz Handels, Jürgen Kreusch, Siegfried J. Pöppl* – Analyse kleiner pigmentierter Hautläsionen für die Melanomfrüherkennung

2. Preis: *Peter Hassenpflug* – Intraoperative Gefäßrekonstruktion für die multimodale Registrierung zur bildgestützten Navigation in der Leberchirurgie

3. Preis: *Frank Weichert* – Korrekte dreidimensionale Visualisierung von Blutgefäßen durch Matching von intravaskulären Ultraschall- und biplanaren Angiographiedaten als Basis eines IVB-Systems

BVM-Preis 2003 für den besten Vortrag

1. Preis: *Florian Vogt* – Endoskopische Lichtfelder mit einem kameraführenden Roboter

2. Preis: *Falk Uhlemann* – Ein Verfahren zur objektiven Quantifizierung der Genauigkeit von dreidimensionalen Fusionsalgorithmen

3. Preis: *Jan Modersitzki* – Optimal Image Registration with a Guaranteed One-to-One Point Match

BVM-Preis 2003 für die beste Poster- bzw. Softwarepräsentation

1. Preis: *Max Schöbinger* – Robuste Analyse von Gefäßstrukturen auf Basis einer 3D-Skelettierung

2. Preis: *Thomas Deck* – Rekonstruktion von Geschwindigkeits- und Absorptionsbildern eines Ultraschall-Computertomographen

3. Preis: *Gudrun Wagenknecht* – MRT-basierte individuelle Regionenatlanten des menschlichen Gehirns

Vorwort

Nach vielen Jahren rasanter Entwicklung hat sich die digitale Bildverarbeitung in der Medizin als zentraler Bestandteil diagnostischer und therapeutischer Verfahren fest etabliert. Von der Industrie ständig fortentwickelte Gerätetechnik sorgt für eine stetig steigende Bilddatenkomplexität. Diese Informationsvielfalt, gepaart mit stetig wachsender Verarbeitungsgeschwindigkeit von Rechnersystemen, verlangt nach neuen Methoden, um die möglich gewordenen Vorteile zum Wohl von Patienten umfassend erschließen zu können. Die computergestützte Bildverarbeitung wird mit dem Ziel eingesetzt, Strukturen automatisch zu erkennen und insbesondere pathologische Abweichungen aufzuspüren und zu quantifizieren, um so beispielsweise zur Qualitätssicherung in der Diagnostik beizutragen. Doch die Anforderungen sind hoch, um die visuellen Fähigkeiten eines Experten bei der Begutachtung von medizinischem Bildmaterial nachzubilden. Dennoch gelingt die wichtige Unterscheidung von Strukturen durch zielgerichtete Algorithmen in Kombination mit der Leistungsfähigkeit moderner Computer. So wird es möglich, die Algorithmen und Technologien der medizinischen Bildverarbeitung zur Unterstützung der Medizin und zum Wohl der Patienten einzusetzen. Der Workshop *Bildverarbeitung für die Medizin 2004* bietet hier ein Podium zur Präsentation und Diskussion neuer Algorithmen, Systeme und Anwendungen.

Der Workshop *Bildverarbeitung für die Medizin* fand zum ersten Mal 1993 am Universitätsklinikum Freiburg statt. Er ist Ausdruck des Bedarfs, die im Bereich der medizinischen Bildverarbeitung tätigen Kollegen aus den medizinischen und ingenieurwissenschaftlichen Fakultäten der Universitäten und Großforschungseinrichtungen, aber auch der Industrie im deutschsprachigen Raum zusammen zu bringen. Die Idee, nicht nur Raum für Präsentationen zu schaffen, sondern auch eine intensive Fachdiskussion anzuregen, trägt erheblich zum Erfolg dieser Veranstaltungsreihe bei. Um der wachsenden überregionalen Bedeutung nachzukommen, wurden ab 1998 wechselnde Veranstaltungsorte gewählt. Die Workshops *Bildverarbeitung für die Medizin* 1998 in Aachen, 1999 in Heidelberg, 2000 in München, 2001 in Lübeck, 2002 in Leipzig und 2003 in Erlangen setzten das durch steigende Teilnehmerzahlen dokumentierte wachsende Interesse an diesem Workshop fort. Ziel des Workshops ist auch diesmal wieder die Darstellung aktueller Forschungsergebnisse und die Vertiefung der Gespräche zwischen Wissenschaftlern, Industrie und Anwendern. Der Workshop wendet sich ausdrücklich auch an Nachwuchswissenschaftler, die über ihre Diplom-, Promotions- und Habilitationsprojekte berichten wollen.

Die Vorbereitungen des Workshops werden von einem dezentral agierenden und überregional etablierten Organisationsteam vorgenommen, das von den Fachkollegen aus Hamburg, München, Heidelberg und Berlin getragen wird. Damit ist gewährleistet, daß Erfahrungen und Traditionen vergangener BVM-Workshops miteingebracht werden. Grundidee des verteilten Organisationskonzeptes ist es, daß einzelne Teilaufgaben stets von derselben Gruppe durchgeführt werden. Diese Aufgabenteilung bildet nicht nur eine starke Entlastung des lokalen Tagungsausrichters, sondern führt auch insgesamt zu einer Effizienzsteigerung.

Auch in diesem Jahr wurde wieder eine webbasierte Einreichung und Begutachtung der Tagungsbeiträge vorgenommen. Anhand anonymisierter Bewertungen durch jeweils drei Gutachter wurden von den insgesamt 113 eingereichten Beiträgen 97 zur Präsentation ausgewählt: 58 Vorträge, 34 Poster und 5 Softwaredemonstrationen. Die Qualität der eingereichten Arbeiten war insgesamt sehr hoch. Die besten Arbeiten werden auch in diesem Jahr mit BVM-Preisen ausgezeichnet.

Am Tag vor dem wissenschaftlichen Programm werden zwei Tutorien angeboten: Prof. Dr.-Ing. Georg Duda und Dr. Markus Heller vom Forschungslabor der Unfall- und Wiederherstellungschirurgie der Charité – Universitätsmedizin Berlin halten ein Tutorium zum Thema *MuskuloSkelettale Bildgebung und Biomechanik*. Es gibt einen Überblick über die Möglichkeiten der individuellen mechanischen Analyse muskuloskelettaler Strukturen. An Beispielen sollen die Teilnehmer selbst die Möglichkeiten und Grenzen virtueller Planungssysteme im Bereich Gelenkersatz und Frakturheilung kennen lernen. Das zweite Tutorium trägt den Titel *Segmentierung, Registrierung, Visualisierung und Interaktion mit den Open-Source-Toolkits ITK, VTK und MITK* abgehalten. Die Referenten vom Deutschen Krebsforschungszentrum Heidelberg, Abt. Medizinische und Biologische Informatik, sind u.a. Dr. Ivo Wolf, Dipl.-Inf. Mark Hastenteufel, Dipl.-Inf. Marcus Vetter und Dipl.-Inf. Med. Ingmar Wegner. Das Tutorium gibt eine Einführung in das Insight Toolkit, das Visualization Toolkit und das Medical Imaging Interaction Toolkit.

Anhand der Bewertungen der Gutachter wurden die 97 ausgewählten Beiträge für den Workshop in Vortrags- und Postersessions sowie Softwaredemonstrationen zu den Themen *Medizinische Anwendungen I und II, Segmentierung I und II, 3D I und II, Methodik I und II, Visualisierung, computergestützte Navigation, Operationsplanung, Registrierung I und II, computergestützte Intervention* und *Informationssysteme I und II* gruppiert. Die Internetseiten des Workshops bieten ausführliche Informationen über das Programm und organisatorische Details rund um den Workshop. Sie sind abrufbar unter der Adresse:

http://www.bvm-workshop.org

Wie schon im letzten Jahr, wurde der Tagungsband auch in diesem Jahr vollelektronisch als LaTeX-Projekt erstellt und in dieser Form an den Verlag übergeben. Von den 97 Beiträgen wurden 70 von den Autoren bereits im LaTeX-Format eingereicht. Die 27 im Winword-Format abgefassten Arbeiten wurden konvertiert und nachbearbeitet. Die Verschlagwortung der Beiträge nahmen die Autoren mittels eines PHP-Formulars selbst vor. Der gesamte Erstellungsprozess erfolgte ausschließlich über das Internet.

Die Herausgeber dieser Proceedings möchten allen herzlich danken, die zum Gelingen des BVM-Workshops 2004 beigetragen haben: Den Autoren für die rechtzeitige und formgerechte Einsendung ihrer qualitativ hochwertigen Arbeiten, dem Programmkomitee für die gründliche Begutachtung, den Referenten des Tutorials sowie den Mitarbeitern des Instituts für Medizinische Informatik, Biometrie und Epidemiologie der Charité – Universitätsmedizin Berlin für ihre tatkräftige Unterstützung bei der Organisation und Durchführung des Workshops: Frau Katharina Vogelsang und Frau Sabine Saßmann gebührt große Anerkennung für die Unterstützung während der gesamten Vorbereitung des Workshops. Frau Dagmar Stiller danken wir für die tatkräftige Unterstützung bei der Erstellung der Internetpräsentation. Herrn Helmut Sußmann und Frau Dr. Catharina Brandes vom Institut für Medizinische Statistik und Epidemiologie der TU München danken wir für die engagierte Mitarbeit bei der Erstellung der Workshopproceedings in LATEX. Dem Springer-Verlag, der nun schon den siebten Proceedingsband zu den BVM-Workshops herausbringt, wollen wir für die gute Kooperation ebenfalls unseren Dank aussprechen. Herrn Dipl.-Inf. Med. Matthias Thorn vom Deutschen Krebsforschungszentrum Heidelberg danken wir für die erneute Durchführung der Online Registrierung. Für die Webbasierte Durchführung des Reviewingprozesses gebührt Herrn Dipl.-Inf. Timm Günther vom Institut für Medizinische Informatik der Universität zu Lübeck unser Dank.

Für die finanzielle Unterstützung bedanken wir uns bei den Fachgesellschaften und der Industrie. Dem Springer-Verlag, der auch in diesem Jahr den Tagungsband zu den BVM-Workshops auflegt, möchten wir für die gute Kooperation und für die Stiftung von Buchpreisen unseren Dank aussprechen. Wir wünschen allen Teilnehmerinnen und Teilnehmern des Workshops BVM 2004 lehrreiche Tutorials, viele interessante Vorträge, Gespräche an den Postern und den Ständen der System-Demos und der Industrieausstellung sowie interessante neue Kontakte zu Kolleginnen und Kollegen aus dem Bereich der Medizinischen Bildverarbeitung.

Januar 2004

Thomas Tolxdorff (Berlin)   Jürgen Braun (Berlin)
Heinz Handels (Hamburg)   Alexander Horsch (München)
Hans-Peter Meinzer (Heidelberg)

Inhaltsverzeichnis

Die fortlaufende Nummer am linken Seitenrand entspricht den Beitragsnummern, wie sie im endgültigen Programm des Workshops zu finden sind. Dabei steht V für Vortrag, P für Poster und S für Systemdemonstration.

Medizinische Anwendungen I

Segmentierung I

3D I

Methodik I

Medizinische Anwendungen II

Segmentierung II

Visualisierung

Computergestützte Navigation

Operationsplanung

Registrierung I

Computergestützte Intervention

Informationssysteme I

Methodik II

3D II

Informationssysteme II

Registrierung II

Quantitative in vivo Analyse fragmentierter Gelenkknorpel mit der MRT

Markus Siebert[1], Alexander Jovanovic[1], Felix Eckstein[2],
Heiko Graichen[3]und Karl-Hans Englmeier[1]

[1]Institut für Medizinische Informatik,
GSF-Forschungszentrum für Umwelt und Gesundheit,
Ingolstädter Landstraße 1, 85764 Oberschleißheim
[2]Forschungsgruppe Muskuloskeletales System, Anatomische Anstalt,
Ludwig-Maximilians-Universität, 80336 München
[3]Orthopädische Universitätsklinik Friedrichsheim,
Johann Wolfgang Goethe Universität, 60528 Frankfurt
Email: siebert@gsf.de

Zusammenfassung. Die Magnetresonanztomographie (MRT) stellt für Diagnostik und Verlaufsbeurteilung der Osteoarthrose (OA) ein geeignetes Verfahren dar. Zusammen mit dreidimensionalen Bildverarbeitungsmethoden eignet sie sich für eine genaue Quantifizierung struktureller Veränderungen des Gelenkknorpels. Bei fortgeschrittener OA muss der geschädigte Knorpel nicht immer zusammenhängend sein. Eine quantitative Beschreibung auch einzelner Knorpelfragmente erscheint in diesem Zusammenhang sinnvoll. Unser System erlaubt – neben der Segmentierung – eine automatische Rekonstruktion, Analyse und Darstellung auch stark fragmentierter Gelenkknorpel.

1 Einleitung

Die Degeneration des Gelenkknorpels (Osteoarthrose, OA) gehört zu den am weitesten verbreiteten chronischen Erkrankungen älterer Menschen [1].

Mit der Magnetresonanztomographie (MRT) können, vor allem aufgrund der erzielbaren Weichteilkontraste und der multiplanaren Schichtführung, nahezu alle artikulären Gewebe direkt visualisiert und einer dreidimensionalen Analyse zugänglich gemacht werden. Mithilfe spezieller Sequenzen und digitalen Bildverarbeitungsmethoden stellt sie ein vielversprechendes Verfahren für die quantitative Analyse von Morphologie, Struktur und Funktion des Gelenkknorpels dar und eignet sich dadurch auch für Diagnostik und Verlaufsbeurteilung bei der OA [2]. Klinische Symptome wie Schmerzen und Funktionseinschränkung korrelieren bei der OA nur in sehr geringem Maße mit dem Ausmaß nachweisbarer struktureller Gelenkveränderungen. Darüber hinaus sind Gelenkschmerzen nur ein sehr unspezifisches klinisches Zeichen. Deswegen sind validierte Methoden erforderlich, mit denen der Gelenkstatus und insbesondere der strukturelle Zustand des Gelenkknorpels objektiv erfasst werden können.

1.1 Stand der Forschung

In der Vergangenheit wurde bereits eine Vielzahl von Verfahren zur Segmentierung und Rekonstruktion von Gelenkknorpel entwickelt [3]. Die meisten Verfahren setzen dabei eine zusammenhängende Knorpelplatte voraus oder konzentrieren sich bei der Analyse auf die Bestimmung des Knorpelvolumens.

1.2 Fortschritt durch den Beitrag

Für epidemiologische OA-Studien oder eine objektive Evaluierung von Therapie- und Arzneimittelstudien bei OA sind quantitative Parameter fragmenierter Knorpel von großem Interesse. Unser System erlaubt die quantitative Beschreibung auch (stark) fragmentierter Knorpelplatten, basierend auf der Größe der Fläche der Knorpelknochengrenze (KKG).

2 Methoden

Unter einem fragmentierten Knorpel verstehen wir eine Knorpelplatte, die entweder nicht kompakt ist (enthält ein oder mehrere „Löcher") und/oder in einzelne Teilknorpel zerfällt, wobei die einzelnen Teilknorpel wiederum „Löcher" aufweisen können.

Unser System besteht aus zwei Teilen, einem Segmentierungsmodul und einem Berechnungsmodul. Die Segmentierung erfolgt schichtorientiert. Der implementierte Snake-Algorithmus ermöglicht – wegen des relativ guten Kontrastes zwischen Knorpel und Kochen – eine halbautomatische Segmentierung der KKG. Während die KKG in jeder Schicht zusammenhängend ist, kann die Gelenkfläche (GLF) jeder Schicht – je nach Fragmentierungsgrad – aus mehreren Einzelstücken bestehen. Jedes dieser Einzelstücke wird als „zur Gelenkfläche gehörend" markiert. Damit erfolgt bereits bei der Segmentierung eine Kodierung der segmentierten Voxel in KKG, GLF und Knorpelvolumen (der von KKG und GLF eingeschlossene Raum).

Die anschließende Parameterberechnung erfolgt vollautomatisch. Um die Größe der KKG berechnen zu können, erfolgt eine 3D-Rekonstruktion dieser Fläche mittels Triangulierung. Hierbei wird ein selbst entwickeltes Verfahren eingesetzt, bei dem segmentierte Voxel einer Schicht mit entsprechend korrespondierenden Voxeln der folgenden Schicht verbunden werden. Der bekannte Marching-Cubes Rekonstruktionsalgorithmus ist hierfür ungeeignet, da dieser stets geschlossene Volumen erzeugt.

Bei der Rekonstruktion der Gelenkflächen wird ähnlich erfahren. In dem segmentierten Datenvolumen wird zuerst mit einem 3D-Suchverfahren ermittelt, aus wie vielen Fragmenten die Knorpelplatte besteht. Jedes Fragment ist zwar in 3D zusammenhängend, kann aber „Löcher" enthalten, die eine schichtweise Triangulierung der GLF zunächst verhindern. Jedes Fragment wird deswegen entsprechend seiner „Löchrigkeit" automatisch in Sub-Fragmente zerlegt,

Abb. 1. Dreidimensionale Rekonstruktion zweier geschädigter Knorpelplatten der medialen Tibia. Die Knorpelknochengrenzen sind als Drahtgittermodelle, die überknorpelten Bereiche als Schattierung dargestellt. Die linke Knorpelplatte besteht aus drei Fragmenten, die rechte ist zusammenhängend und weist einen nicht überknorpelten Bereich auf.

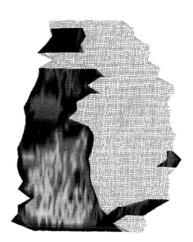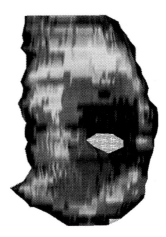

die sich schichtweise triangulieren lassen. Nach der Triangulierung der Sub-Fragmente werden die Dreiecksbeschreibungen der Sub-Fragmente zu einer Dreiecksbeschreibung pro Fragment vereinigt.

Die Knorpeldicke wird mittels einer 3D Euklidischen Distanztransformation bestimmt, wobei von der KKG ausgegangen wird und die Dickenwerte an der GLF ausgelesen werden.

3   Ergebnisse

Durch die Zerlegung in Sub-Fragmente können auch stark fragmentierte Gelenkknorpel dreidimensional rekonstruiert, analysiert und dargestellt werden (Abb. 1). Das System liefert für jedes Knorpelfragment 10 quantitative Parameter zurück, unter anderem die Größe der vom Fragment überknorpelten KKG, die Größe der überknorpelten GLF, das Volumen, sowie die Dicke (Mittelwert, Maximum und Verteilung) des Fragments. Für den gesamten Knorpel werden 20 quantitative Parameter zurückgegeben, neben dem Gesamtvolumen und der Größe der KKG, die Anzahl der Fragmente und die Anzahl der von Knorpel umschlossenen nicht über-knorpelten Bereiche („Löcher").

Die Berechnungen wurden mittels Testkörper bekannter Geometrie (Volumen, Oberflächen) validiert.

4   Diskussion

Bei (fortgeschrittener) OA ist der Knorpelverlust nicht immer gleichmäßig verteilt: Neben Bereichen mit annähernd unveränderter Knorpeldicke liegen oftmals völlig nicht überknorpelte Stellen. Auch ist geschädigter Gelenkknorpel nicht immer zusammenhängend. Quantitative Größen des gesamten Knorpels sind in diesem Zusammenhang nicht ideal, da z.B. das Volumen des gesamten Knorpels stark mit der Größe der Gelenkfläche korreliert. Auch sind damit keine Angaben über die Größe nicht überknorpelter Bereiche möglich.

Unser System erlaubt die quantitative Bestimmung von Volumen, Dicke (Mittelwert, Maximum und Verteilung) und Oberflächen (KKG und GLF) sowohl der gesamten Knorpelplatte als auch beliebiger Fragmente. Dies könnte zu einer schärferen Unterscheidung zwischen Gesunden und OA-Patienten und damit zu einer Verbesserung der OA-Diagnose führen.

Literaturverzeichnis

1. Felson DT: Osteoarthritis. Rheum Dis Clin North Am 16(3): 499–512, 1990.
2. Eckstein F, Englmeier KH, Reiser M: Quantitative Knorpelanalyse mit der Magnetresonanztomographie (qMRI). Z Rheumatol 61: 250–259, 2002.
3. Eckstein F, Englmeier KH, Reiser M, et al.: In vivo morphometry and functional analysis of human articular cartilage with quantitative magnetic resonance imaging – from image to data, from data to theory. Anat Embryol (Berl) 203: 147–173, 2001.

Fast Detection and Processing of Arbitrary Contrast Agent Injections in Coronary Angiography and Fluoroscopy

Alexandru Condurache[1], Til Aach[1], Kai Eck[2] und Joerg Bredno[2]

[1]Institute for Signal Processing, University of Luebeck, 23538 Luebeck, Germany
[2]Philips Research Laboratories, 52066 Aachen, Germany
Email: condura@isip.uni-luebeck.de

Abstract Percutaneous transluminal coronary angioplasty (PTCA) requires both pre-interventional cine-angiograms showing the contrasted vessel tree over several heart cycles, and live X-ray monitoring (fluoroscopy) during the catheterization. Navigation during the intervention can be facilitated by fusing the automatically synchronized cine-angiogram with the interventional images, e.g. by overlaying the synchronized angiogram over the interventional images. Clearly, this fusion should be limited to those frames of the angiogram which show the full contrasted vessel tree. Conversely, if contrast agent appears in the fluoroscopy images, overlay is not required and should be switched off. To these ends, we describe approaches for the detection and processing of contrast agent injections in cardiac X-ray image sequences.

1 Introduction

Treatment of coronary heart disease needs both pre-interventional and interventional X-ray images. In the pre-interventional coronary angiograms, a radio-opaque contrast agent injected into the coronaries serves to make the respective part of the arterial tree visible. The angiograms is recorded and used for diagnosis of, e.g., stenoses, and as roadmap for the subsequent catheterization procedure. During the intervention, a catheter or a guide-wire is advanced under X-ray monitoring (fluoroscopy) through the vessels to the lesion. During this procedure, contrast may only be given in occasional bursts. To help navigation, a single frame showing the entire vessel tree filled with contrast agent is selected manually from the pre-interventional angiogram and displayed as roadmap on a screen next to the interventional fluoroscopy images. This static roadmap image is, however, generally not consistent with the instantaneous heart and respiration movements in the fluoroscopy images.

To improve guidance during catheter placement, we developed methods to overlay motion compensated roadmap information from the angiogram onto the fluoroscopic images [1] (cf. also [2]). This fusion of pre-interventional and interventional data should be restricted to those frames of the pre-interventional coronary angiogram in which the complete vessel tree is filled by contrast agent ("filled state", [3]). Furthermore, the selected and geometrically pre-processed roadmap has to be enhanced to allow the simultaneously overlaid display of roadmap and fluoroscopy image on one screen. When a burst of contrast agent appears in the interventional images, the overlay should be switched off since the vessels are then visible in the interventional data.

In [3], we have described two-step algorithms to identify and separate the "filled state"-frames in angiograms from the inflow and washout phases of the contrast agent. In the first step, contrasted vessels are enhanced and background is equalized. From the resulting vessel maps, a histogram-based feature is calculated. Analysis of the behavior of this feature over frame index (i.e. time) yields the "filled-state"-frames.

In this paper, we focus on the detection of contrast agent in fluoroscopy images. Unlike for pre-interventional angiograms which can be processed off-line, interventional image analysis requires a strictly causal processing. Furthermore, fluoroscopy images are acquired with less dose than angiograms, and therefore exhibit a lower signal-to-quantum noise ratio [4].

As for angiograms, we first compute a vessel feature map such that its histogram can be assumed to consist of two distributions, one from background and one from potentially occurring contrasted vessels. To make these distributions as disparate as possible, we seek to equalize non-vessel background information, thus reducing its standard deviation. The additional absorption of contrasted vessels is then transformed such that its mean is considerably larger than the background mean. Since we seek to detect the presence of contrast agent from the vessel map histograms rather than accurate segmentation or enhancement geared towards the human observer, issues like border accuracy and preservation of a certain "harmony" in the processed images are of less concern [5,6,7].

Since enhanced contrasted vessels show up with high intensities in the vessel maps, we analyse their histograms and use the 98-percentile as a measure of presence of contrast agent. In the beginning, our algorithm first learns how the 98 percentile behaves when no contrast agent is given (null hypothesis). It then sets a threshold for the percentile via a significance test [8]. If the 98 percentile obtained for frames after the learning phase is larger than the threshold, they are classified as containing contrast agent.

2   Feature Extraction

2.1   Vessel Enhancement

In order to equalize (or "flatten") background, the interventional frame is tophat-filtered [9,10]. A tophat-filter first removes vessels — which always absorb stronger than their immediate neighbourhood [5] — by a local sliding maximum filter followed by a local minimum. The result is subtracted from the original, yielding predominantly vessel information. The size of the sliding window is chosen such that it slightly exceeds the diameter of the largest vessel sought to be preserved. Optionally, vessel motion may be used for further enhancement:

Fig. 1. Original interventional frame (a), showing partly contrasted vessels, a catheter, a guide wire and sewing wires, and its vessel map (b).

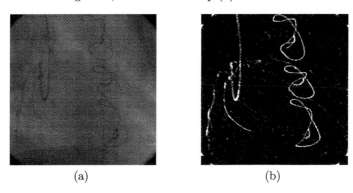

(a)   (b)

In the pixel-wise differences between the current tophat-filtered image and its tophat-filtered predecessor, clipping the positive values and adding the result to the current tophat-filtered image tends to increase the contrast for locally dark, moving structures, i.e. vessels. A subsequent gradient-magnitude operation applied to the tophat-filtered images responds to the slopes at vessel borders. This operator is additively complemented by a second-derivative filter in the form of a difference-of-Gaussians (DoG), which responds to the middle of the vessels. Finally, to compensate the blurring of vessel boundaries introduced by the finite-sized derivative operators, we then multiply the vessel-filtration result with the grey-level inverted tophat-filtered image in which the boundaries are better preserved. A result is shown in **Fig. 1**.

2.2 Histogram Based Feature and Feature Curve

We seek a feature related to the surface covered by contrasting vessels, which is robust with respect to noise as well as to other ever-present, vessel-like structures like sewing wires. While ideally one would analyse the maximum grey level, the 98-percentile of the histogram is such a robust feature. The evolution of this vessel surface-linked feature over frame index generates a feature curve (**Fig. 3(a)**), where the frames with contrast agent can already visually be easily identified. Since we must decide on the presence of contrast agent based on past frames only, we apply a causal recursive first-order low-pass filter to this curve. The filtered curve is shown in **Fig. 3(b)**. The difference equation characterizing this filter is:

$$y(n) = ax(n) + (1-a)y(n-1) \tag{1}$$

$$\text{where:} \quad \begin{cases} 0 < a < 1 \text{ if } x(n) - x(n-1) \le 4\sigma_0(x) \\ a = 1 \quad \text{else} \end{cases}$$

where $\sigma_0(x)$ is the standard deviation estimated for the null hypothesis from the first frames of the sequence. The filter thus smoothes within stationary time intervals, but preserves what it assumes to be a transition.

Fig. 2. Initial feature curve a) and feature curve after filtration b). Also the segmentation results are shown. Detected contrast burst frames are marked with stars.

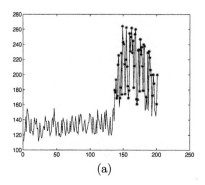

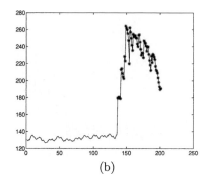

(a)   (b)

3   Feature Curve Segmentation

From the learning phase, over the first contrast agent-less seconds of the intervention, we can describe the distribution $p(y(n)|H_0)$ of the unfiltered or filtered feature $y(n)$ given the null hypothesis H_0 by a Gaussian with estimated mean μ_0 and variance σ_0^2. As **Fig. 2** illustrates, detection of frames with contrast agent is possible by thresholding the feature curve. Ideally, finding the optimal threshold requires feature distributions for both null hypothesis and opposite hypothesis H_1. Practically, we can only estimate the parameters for H_0, and therefore set the threshold by a significance test. The threshold T is determined such that the probability of $y(n)$ exceeding T given H_0 is α, which is the so-called significance level, which is equivalent to the false positive rate. T is thus given by inverting $\Pr(y(n) > T|H_0) = \alpha$ based on $p(y(n)|H_0)$. Whenever the (filtered) 98-percentile $y(n)$ exceeds this threshold, the corresponding frame is classified as containing contrast agent.

4   Results

We have processed a total of six sequences recorded during catheter interventions. All sequences have been processed with the same parameter set both for the computation of the vessel map (cf. [3]) and for the significance test. The parameters μ_0 and σ_0^2 are estimated from the first 70 interventional images. The significance level was determined empirically, and set to $\alpha = 10^{-4}$ for the recursively filtered percentile feature. **Fig. 2** and **Fig.** 3 show the segmentation results for two of the sequences in our data base. It may be observed that the segmentation results improve once the IIR low-pass filter is applied.

5   Discussion

As a complement to an earlier algorithm to identify contrasted frames in angiograms [3], we have described methods for the identification of cardiac fluo-

Fig. 3. Segmentation results on the initial a) and filtered b) feature curve for a sequence in our data base. Detected contrast burst frames are marked with stars.

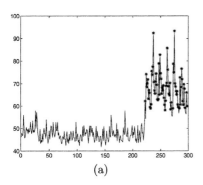

(a)

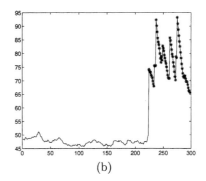

(b)

roscopy images showing contrast agent bursts. In a first step, vessel information is enhanced and non-vessel background flattened. A histogram-based feature is then derived, which is thresholded. The threshold is set by a significance test. Initial tests on routine clinical data gave satisfactory results, even in the presence of other vessel-like structures, like sewing wires. Further tests on a demonstrator in a clinical environment are envisaged [11].

References

1. B.Martin-Leung, K.Eck, I.Stuke, et al.: Mutual information based respiration detection. Proc. CARS:1085–1092, 2003.
2. D.W.Ro, L.Axel, G.T.Herman, et al.: Computed masks in coronary subtraction imaging. IEEE Trans Med Imaging, 6(4):297–300, 1987.
3. T.Aach, A.Condurache, K.Eck, et al.: Statistical-model based identification of complete vessel-tree frames in coronary angiograms. to appear in Electronic Imaging, 5299, 2004.
4. T.Aach, U.Schiebel, G.Spekowius: Digital image acquisition and processing in medical x-ray imaging. J Electronic Imaging, 8:7–22, 1999.
5. T.Aach, C.Mayntz, P.Rongen, et al.: Spatiotemporal multiscale vessel enhancement for coronary angiograms. Med Imaging 4684:1010–1021, 2002.
6. Z.Chen, S.Molloi: Multiresolution vessel tracking in angiographic images. Comp Med Imaging and Graph, 26:419–428, 2002.
7. A.F.Frangi, W.J.Niessen, K.L.Vincken, et al.: Multiscale vessel enhancement filtering. Med Image Comput and Comp-Assisted Interv, 1496:130–137, 1998.
8. A.Papoulis: Probability & Statistics. Prentice-Hall International, Englewood Cliffs, 1990.
9. E.R.Dougherty: Math Morphology in Image Processing. Marcel Dekker, New York, 1992.
10. M.Pakura, O.Schmitt, T.Aach: Segmentation and analysis of nerve fibers in histologic sections of the cerebral human cortex. 5th IEEE Southwest Symp on Image Analysis and Interp:62–66, 2002.
11. J.Bredno, B.Martin-Leung, K.Eck: Software architecture for live enhancement of medical images. to appear in Electronic Imaging 5297, 2004.

Vergleich digitaler Angiographie versus hochauflösender Computertomographie
Ex vivo Evaluierung am Hundemodell

Matthias Thorn[1], Peter Hallscheidt[2], Arna Shab[1], Boris A. Radeleff[2], Gerd Noeldge[2], Jan M. Boese[3] und Hans-Peter Meinzer[1]

[1] Abteilung für Medizinische und Biologische Informatik,
Deutsches Krebsforschungszentrum, 69120 Heidelberg
[2]Abteilung Radiodiagnostik, Universitätsklinik Heidelberg, 69120 Heidelberg
[3] Abteilung für Biophysik und Medizinische Strahlenphysik,
Deutsches Krebsforschungszentrum, 69120 Heidelberg
Email: m.thorn@dkfz.de

Zusammenfassung. Dieser Beitrag beschäftigt sich mit dem quantitativen Vergleich zwischen digitaler Angiographie und hochauflösender Computertomographie. Bilder von 24 explantierten Hundenieren wurden durch beide Modalitäten akquiriert. Durch die Reduktion der CT-Aufnahmen auf eine Maximum-Intensitäts-Projektion konnten die Nierenbilder direkt miteinander verglichen werden. Dazu wurden von einem Experten mit Hilfe einer speziellen Software die Gefäßverläufe in den unterschiedlichen Bildern durch Polygonzüge nachgebildet. Die so entstandenen hierarchischen Graphen wurden mittels allgemeinem und Horton-Strahler Schema ausgewertet. Als Resultat konnte gefunden werden, dass die Subtraktionsangiographie durch das hochauflösende CT in seiner Auflösung nicht abgelöst werden wird, aber die nächste Generation der CT-Geräte eine präzise dreidimensionale Operationsplanung erlaubt.

1 Problemstellung

Die neue Generation von hochauflösenden Mehrschicht CT-Geräten wird eine neue Dimension der routinemäßigen Bildgebung eröffnen. Die digitale Subtraktions-Angiographie bietet als invasives Verfahren eine hervorragende Möglichkeit zur Analyse der Gefäßverhältnisse innerhalb der Niere. Fraglich ist nun, ob die neuen CT-Geräte als nicht invasives Verfahren die digitale Angiographie ablösen können.

Ziel dieser Studie ist es, mit Hilfe von explantierten Hundenieren eine quantitative Aussage über den Unterschied in der Gefäßauflösung zwischen digitaler Angiographie und hochauflösender Computertomographie zu finden. Dabei wird mit Hilfe eines herkömmlichen Spiral-CT die Auflösung eines zukünftigen Mehrdetektor-Spiral-CT simuliert. Zum ersten mal konnte eine quantitative Aussage über den qualitativen Unterschied beider Modalitäten bei der Gefäßdarstellung getroffen werden. Als Qualitätsmerkmale dienten dabei Verzweigungtiefe, -breite und Gefäßastlängen der akquirierten Gefäßsysteme.

Abb. 1. Versuchsaufbau innerhalb des CT-Gerätes (links), Anschluß des Katheters an der Niere (mitte) und Vesuchsaufbau innerhalb der digitalen Angiographie (rechts).

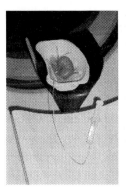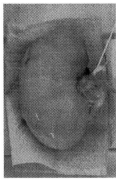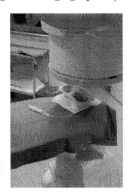

2   Stand der Forschung

Für die Analyse bildgebendener Verfahren werden zumeist Patientenstudien durchgeführt wobei die Erkennungsraten von Stenosen, Tumoren oder ähnlichem als Qualitätsmerkmale herangezogen werden [2,3]. Dies führt zu einer klinischen Evaluierung und Einschätzung der verglichenen Verfahren. Darüber hinaus existieren Phantomuntersuchungen zur Kontrolle der darzustellenden Gefäßkaliber der unterschiedlichen Modalitäten [4].

Der Ansatz dieser Studie beruht auf der Verfolgbarkeit der Gefäßdarstellung innerhalb von Bildern hochauflösender CT-Geräte und digitaler Angiographien. Hierzu existieren derzeit keine vergleichbaren Studien.

3   Material und Methoden

Für den Vergleich der bildgebenden Verfahren wurden zum einen die Arterien von 24 explantierten Hundenieren mit dem CT und zum anderen mit Hilfe einer digitalen Subtraktionsangiographie aufgenommen. Dazu wurde in die freipräparierte Nierenarterie ein Katheter gelegt, der durch einen Kabelbinder fixiert wurde (siehe Abb. 1).

Für die CT-Aufnahmen wurden die Nieren mit Kontrastmittel durchspült und mit einem Schichtabstand von 0,23mm und einer ebensolchen Inplane-Auflösung bei einer Bildmatrix von 512x512 rekonstruiert. Abhängig von der Größe der gescannten Niere betrug die Akquisitionszeit zwischen 36 und 42 Sekunden. Danach wurden die Nieren mit NaCl-Lösung gespült und in derselben Lage während einer digitalen Substraktions-Angiographie-Aufnahme, bei einer Bildmatrix von 1024x1024, ein zweites Mal mit Kontrastmittel angeflutet. Als Ergebnis entstanden für jede untersuchte Hundeniere eine CT-Volumenaufnahme sowie eine digitale angiographische Zeitserie. Diese wurden für die weitere Datenaufbereitung verwendet.

Abb. 2. Ergebnis der Gefäßverfolgung mit Hilfe von hierarchisch strukturierten Polygonzügen (links und Mitte), Gefäßastanzahl in Korrelation zur Verzweigungstiefe (rechts).

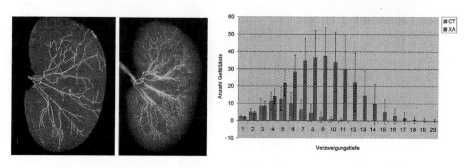

Für die Auswertung wurde aus den CT-Daten die aufgenommene Niere segementiert, so dass aus dem resultierenden Volumen eine Maximum Intensitäts-Projektion (MIP) berechnet werden konnte, die vergleichbar mit den angiographischen Aufnahmen war. Aus den so entstandenen 2D-Bildern, wurden die Gefäße mit einem speziell entwickelten Softwaretool extrahiert.

Bei einer Projektionsaufnahme, wie der MIP oder der Angiographie, überlagern sich die Gefäße, so dass eine automatische Segmentierung der zusammenhängenden Gefäßäste nur eingeschränkt möglich ist. Da in dieser Studie untersucht werden soll, wie weit die Nierengefäße mit dem Auge in die Peripherie verfolgt werden können, wurde eine Software entwickelt, mit der die Gefäße manuell segmentiert werden können. Mit Hilfe dieses Tools ist es möglich Polygonzüge zu zeichnen, die miteinander verbunden einen hierarchischen Graphen ergeben (Abb. 2). Da sich die Polygonzüge überschneiden können, ohne dabei miteinander an der Berührungsstelle verbunden zu sein, wird es möglich auch überlagerte Gefäßäste zu segmentieren, sofern sie durch den Betrachter eindeutig erkannt werden. Durch diese Vorgehensweise wird die Wahrnehmung desjenigen, der die Daten segmentiert, vollständig ausgenutzt und somit die klinische Befundungssituation realistisch simuliert. Der erstellte Graph kann als XML-File abgespeichert werden, so dass er für die spätere Auswertung zur Verfügung steht.

Zur Auswertung wurden die beiden Graphen, aus MIP und Angiographie, ein und derselben Niere miteinander verglichen. Dabei interessierte weniger die Topographie dieser Graphen als vielmehr die Unterschiede in der Verästelungsbreite und -tiefe. Diese kann auf einfache Weise erhoben werden, da die erstellten Graphen bereits als Baumstruktur vorliegen. Zum einen kann der Unterschied zwischen den Graphen der einzelnen Nieren untersucht werden, indem z.B. die durchschnittliche Differenz der Verästelungstiefe zwischen MIP und Angiographie dargestellt werden. Dazu wird ein Wilcoxon-Rangsummen-Test bzgl. der Verzweigungstiefe durchgeführt. Dieser soll die Nullhypothese (H_0), eines nicht signifikanten Unterschiedes zwischen Angiographie und CT testen. Zum anderen ist es möglich die Anzahl Verästelungen innerhalb einer Verästelungstiefe gegenüberzustellen und auch diese mithilfe des oben genannten Tests auf signifi-

Abb. 3. Gefäßastanzahl in Korrelation zum Verzweigungsrang (links), Gefäßastlänge in Korrelation zum Verzweigungsrang (rechts).

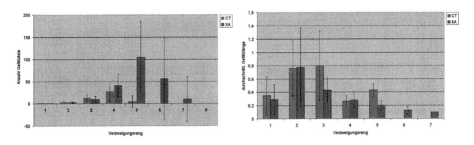

kante Unterschiede zu testen. Schließlich können mit Hilfe des Horten-Strahler-Schemas die Längen der Gefäßhauptstämme bis zu einer vorgegebenen Tiefe miteinander verglichen werden.

4   Ergebnisse

4.1   Allgemeine Auswertung der Gefäßgraphen

Für die allgemeine Auswertung wurden die Gefäßgraphen ausgehend von der Baumwurzel analysiert. Dabei wurden als Parameter die Verzweigungstiefe, die Gefäßastanzahl sowie deren Korrelation betrachtet. Um die Unterschiedlichkeit der beiden aufhehmenden Verfahren zu untersuchen wurde sofern notwendig der Wilcoxon-Rangsummen-Test durchgeführt.

Die allgemeine Auswertung der Gefäßgraphen ergibt sowohl bezüglich der Verzweigungstiefe als auch der Gefäßanzahl einen signifikanten Unterschied (p = 0,000033). Bei genauerer Betrachtung der Gefäßastanzahl in Korrelation zur Verzweigungstiefe kann davon ausgegangen werden, dass die ersten vier Hierarchiestufen der Gefäße bei beiden aufnehmenden Verfahren identisch abgebildet und widergegeben werden. Der eigentliche Unterschied zwischen digitaler Angiographie und Computertomographie entsteht erst ab der fünften Hierarchistufe (p=0,002533) (Abb. 2). Dies lässt sich vor allem mit der vierfachen Auflösung der Angiographie gegenüber der hochauflösenden Computertomographie erklären.

4.2   Auswertung der Gefäßgraphen nach Horton-Strahler-Schema

Wertet man die Gefäßgraphen mit Hilfe des Horton-Strahler-Schemas aus [5,6], so ergeben sich zwei Untersuchungspfade. Zum einen die Analyse nach Verzweigungstiefe und entsprechender Breite, wie dies auch bei der allgemeinen Auswertung möglich war. Zum anderen können die Längen von Gefäßästen eines Ranges miteinander verglichen werden. Auch bei dieser Auswertung wurde als Signifikanztest der Wilcoxon-Rangsummen-Test verwendet.

Im folgenden wird die Klassifikation, die Horton und Strahler in ihren Arbeiten zur Rangzuteilung verwendet haben, invertiert. Das führt dazu, dass die

Gefäßäste in der Peripherie den höchsten Rang erhalten, während die Gefäßäste in der Hauptarterie den niedrigsten Rang (=1) erhalten. Erst durch diese Vorschrift wird es möglich die unterschiedlich tiefen Bäume aus der digitalen Angiographie und er hochauflösenden Computertomographie miteinander zu vergleichen, ohne dabei die Methodik des Horton-Strahler-Schemas zu verletzen.

Die Gefäß-Auswertung nach dem Horton-Strahler-Schema ergibt wie die allgemeine Auswertung einen signifikanten Unterschied zwischen der Gefäßast-Anzahl (p=0,0000353) als auch der Verzweigungstiefe (p=0,000132) der digitalen Angiographie im Vergleich zur Computertomographie. Bei der Analyse der Gefäßast-Anzahl bezüglich des Verzweigungsranges zeigt sich erst ab dem 5. Rang ein signifikanter Unterschied zwischen den beiden Verfahren (Abb. 3). Bei der Auswertung der Gefäßastlängen stellen sich die Gefäße in der Computertomographie deutlich länger dar als in der digitalen Angiographie. Der Vergleich der Gefäßastlängen im Bezug zum Verzweigungsrang ergab sich ein uneinheitliches Ergebnis. So unterschieden sich die Längen des ersten, zweiten und vierten Ranges nicht signifikant. Allerdings entstand ein signifikanter Unterschied im dritten Rang (Abb. 3), was mit der Darstellungsschwäche des CT für dünne Gefäße erklärbar ist.

5 Diskussion

Mit dieser Studie konnte gezeigt werden, dass auch die nächste Generation der hochauflösenden CT-Geräte die hohe Auflösung der digitalen Angiographie nicht erreichen wird. Allerdings wurde in dieser Studie nur auf 2D-Daten gearbeitet. Der große Vorteil der CT-Untersuchung liegt jedoch in der Akquisition von 3D-Daten und somit der Representation der Gefäße in drei Dimensionen. So wird die computergestützte Operationsplanung von Nierenteilresektionen, die mit der aktuellen Technik auf Grund der beschränkten Auflösung nicht möglich ist, durch die zukünftige CT-Generation realisierbar.

Literaturverzeichnis

1. Carman T.L., Olin J.W., Czum J. Noninvasive imaging of the renal arteries. Urol Clin North Am. 2001; 28: 815–828.
2. Ofer A., Nitecki S.S., Linn S., et al. Multidetector CT Angiography of Peripheral Vascular Disease: A Prospective Comparison with Intraarterial Digital Substraction Angiography. American Journal of Radiology. 2003; 180: 719–724.
3. Vosshenrich R., Fischer U. Contrast-enhanced MR angiography of abdominal vessels: Is there still a role for angiography? Eur. Radiol. 2002; 12: 218–230.
4. Addis K.A., Hopper K.D., Iyriboz T.A., et al. CT Angiography: In Vitro Comparison of Five Reconstruction Methods. American Journal of Radiology. 2003; 177: 1171–1176.
5. Horton R. Erosional development of streams and their drainage basins; hydrophysical approach to quantitative morphology. Bull. Geol. Soc. Amer. 1945; 56: 275–370.
6. Strahler A. Hypsometric (area-altitude) analysis of erosional topography. Bul. Geol. Soc. Amer. 1952; 63: 1117–1142.

Lineare Farbkorrektur zur automatischen Gewebeerkennung in der Endoskopie des Ösophagus

Christian Münzenmayer[1], Frederic Naujokat[1], Steffen Mühldorfer[2], Brigitte Mayinger[2] und Thomas Wittenberg[1]

[1]Fraunhofer-Institut für Integrierte Schaltungen, 91058 Erlangen
[2]Universität Erlangen-Nürnberg, Medizinische Klinik I, 91054 Erlangen
Email: mzn@iis.fraunhofer.de

Zusammenfassung. Der vorliegende Beitrag untersucht mehrere Varianten eines analytischen, auf Referenzfarbwerten beruhenden, linearen Farbkalibrierverfahrens mit verschiedenen Matrixformen und vorverarbeitenden Normierungen. Die erforderlichen Transformationsmatrizen werden mit Hilfe der Singulärwertzerlegung geschätzt. Ihr Einfluss auf Klassifikationsraten einer farbtexturbasierten Gewebeklassifikation werden bewertet und mit bekannten Farbkonstanzverfahren verglichen. Das vorgestellte Verfahren leistet einen Beitrag zu einer verbesserten automatischen Erkennung von Geweben, die langfristig Unterstützung für den praktizierenden Endoskopiker bieten und auch in Wissenschaft und Forschung Einsatz finden kann.

1 Einleitung

Für die klinische Diagnostik und Therapieverlaufskontrolle von Geweben und Zellen unter Verwendung von Endoskopen und Mikroskopen werden vermehrt digitale Farbkameras eingesetzt. Verbreitete Rechneranwendungen hierbei sind die digitale Archivierung und schlagwortbasiertes Image Retrieval. Zunehmend werden aber auch Telediagnostik- und Diagnose-unterstützende Systeme (Computer Assisted Diagnosis) entwickelt. Ein Beispiel hierfür ist die automatische Gewebeerkennung auf zoom-endoskopisch gewonnenen Aufnahmen des Ösophagus. Für die Bildanalyse, insbesondere mit Methoden der Farbtexturanalyse, sind normierte Aufnahmebedingungen von entscheidender Bedeutung. Dies sind zum einen einheitliche Geometrie- und zum anderen normierte Beleuchtungsverhältnisse im Hinblick auf Helligkeit und Farbe der Lichtquelle. Veränderungen der Beleuchtungsfarbe durch fertigungsbedingte Toleranzen und Alterungseffekte stehen dem allerdings entgegen. Deshalb sind entsprechende Farbkonstanz- bzw. Farbkalibrierungsverfahren erforderlich, die eine Korrektur der akquirierten Bilder ermöglichen.

Stehen für eine Aufnahme keine zusätzlichen Informationen über die verwendete Beleuchtung zur Verfügung, können nur einfache Farbkonstanzverfahren wie sog. Gray-World oder White-World-Verfahren, Whitening oder Comprehensive

Abb. 1. Farbreferenzwerte werden mittels einer Farbreferenzkarte nach dem IT8.7/2 Standard gewonnen. Aus dem Standardlayout mit 288 Farbfeldern wurden 68 Felder, ausgewählt. Diese liegen in der endoskopischen Aufnahme in einem hinreichend homogen ausgeleuchteten Bereich und außerhalb der Totalreflexionen in der Bildmitte.

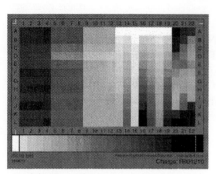
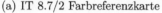

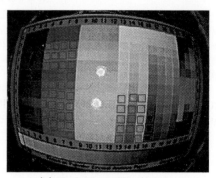

(a) IT 8.7/2 Farbreferenzkarte   (b) Endoskopische Ansicht

Color Normalization (CCN) [1] angewandt werden. Bei Vorwissen über auftretende Lichtfarben können auch Verfahren wie Finlaysons Color by Correlation eingesetzt werden. Unter Zuhilfenahme von Farbreferenzkarten (z. B. IT 8.7/2) können analytische oder spektrale Modelle zur Farbkalibrierung benutzt werden [2]. Analytische Modelle zur Abbildung vom geräteabhängigen RGB-Farbraum in den geräteunabhängigen Farbraum CIELab wurden in [2] vorgestellt. Diese arbeiten ebenso mit linearen Transformationen, minimieren allerdings den empfindungsgemäßen Farbabstand ΔE.

2   Lineare Farbkorrektur

2.1   Berechnung der Transformationsmatrizen

Unser Verfahren setzt ein Referenzbild $\boldsymbol{I}_{\Gamma}^{\mathrm{U}}$ einer normierten Farbtafel voraus, das im unbekannten Beleuchtungskontext der zu kalibrierenden Bilder aufgenommen wurde. Dazu verwenden wir eine miniaturisierte IT8.7/2 Farbtafel (Abb. 2(a)) mit 288 Farbfeldern, die mittels einer lichtdichten Kapsel in definiertem Abstand aufgenommen wird. Aufgrund der Richtcharakteristik der Endoskop-Beleuchtung werden hier $N = 68$ Referenzfarbtripel $\boldsymbol{\gamma}_i^{\mathrm{U}}$ ($i = 1 \ldots N$) als mittlere Farbwerte von Farbfeldern aus der Bildmitte extrahiert (Abb. 2(b)) und in einer Referenzmatrix angeordnet:

$$\boldsymbol{\Gamma}^{\mathrm{U}}{}_{3\times N} = \left(\boldsymbol{\gamma}_1^{\mathrm{U}}\, \boldsymbol{\gamma}_2^{\mathrm{U}} \ldots \boldsymbol{\gamma}_N^{\mathrm{U}}\right) = \begin{pmatrix} R_1^{\mathrm{U}} & R_2^{\mathrm{U}} & \ldots & R_N^{\mathrm{U}} \\ G_1^{\mathrm{U}} & G_2^{\mathrm{U}} & \ldots & G_N^{\mathrm{U}} \\ B_1^{\mathrm{U}} & B_2^{\mathrm{U}} & \ldots & B_N^{\mathrm{U}} \end{pmatrix} \tag{1}$$

Als kanonische Normreferenz können tabellarisch vorliegende Farbwerte oder eine der Aufnahmeserien dienen, die ebenso in Matrixform als $\boldsymbol{\Gamma}^{\mathrm{C}}{}_{3\times N}$ vorliegen. Ziel ist es mithilfe der beiden Referenzen eine Zuordnungsfunktion $\Phi : \boldsymbol{\gamma}^{\mathrm{U}} \to \boldsymbol{\gamma}^{\mathrm{C}}$

zu finden, die Farbtripel unbekannter Beleuchtung γ^U in die kanonische Beleuchtung γ^C überführen. Wir setzen hier ein lineares Modell voraus, wobei die notwendige Transformationsmatrix $M_{3\times3}$ mit Hilfe der Singulärwertzerlegung $A = U\Sigma V^T$ berechnet wird. Mit der Diagonalmatrix Σ, die entsteht indem alle Singulärwerte, die nicht null sind, durch ihre Inversen $\sigma_i \rightarrow \frac{1}{\sigma_i}$ ersetzt werden, ist die Pseudo-Inverse definiert als $A^+ = V\Sigma U^T$. Somit ergibt sich für die Transformation folgende Matrix:

$$M_{3\times3} = \boldsymbol{\Gamma^C}_{3\times N}(\boldsymbol{\Gamma^U}_{3\times N})^+ \tag{2}$$

Um konstante Helligkeitsanteile in die Transformation einzubeziehen, kann eine homogene Koordinate bei den Referenzwerten angefügt werden:

$$\begin{pmatrix} R^C \\ G^C \\ B^C \end{pmatrix} = P_{3\times4} \begin{pmatrix} R^U \\ G^U \\ B^U \\ 1 \end{pmatrix} \tag{3}$$

Höhere Freiheitsgrade können mit Termen zweiter Ordnung erreicht werden, bei denen allerdings auf die Normierung der Wertebereiche geachtet werden muss (siehe Abschnitt 2.2):

$$\begin{pmatrix} R^C \\ G^C \\ B^C \end{pmatrix} = Q_{3\times10} \left(1, R^U, G^U, B^U, (R^U)^2, (G^U)^2, (B^U)^2, R^U G^U, R^U B^U, G^U B^U\right)^T \tag{4}$$

In beiden Fällen wird die Berechnung der Transformationsmatrix analog zu (2) basierend auf der kanonischen Referenz $\boldsymbol{\Gamma^C}_{3\times N}$ und den um die homogene Koordinate bzw. die Terme zweiter Ordnung ergänzten Referenz-Matrizen $\boldsymbol{\Pi^C}_{4\times N}$ bzw. $\boldsymbol{\Psi^C}_{10\times N}$ berechnet.

2.2   Vorverarbeitung und Normierung

Gamma-Korrektur Ebenso wie übliche Digitalkameras weisen die in dieser Arbeit verwendeten Endoskope (Olympus GIF-Q160Z) eine nicht-lineare Charakteristik auf. Diese sog. Gamma-Korrektur soll die nicht-lineare Transfer-Funktion der verwendeten Monitore kompensieren und die Quantisierung auf die üblichen 8 Bit in der Farbtiefe verbessern. Ist dieser Exponent γ bekannt, können die Farbwerte (hier beispielhaft für den Rot-Kanal $R \in [0; 255]$) vor der linearen Farbtransformation korrigiert werden. Im Anschluss an die Transformation wird der Exponent wieder eingerechnet und der Wertebereich skaliert:

$$R^U \rightarrow \tilde{R}^U = \left(\frac{R^U}{255}\right)^{\frac{1}{\gamma}} \rightarrow \tilde{R}^C = M\tilde{R}^U \rightarrow R^C = 255(\tilde{R}^C)^\gamma \tag{5}$$

Intensitäts-Normierung Durch den bei digitalen Bildern eingeschränkten Wertebereich sind Maßnahmen erforderlich, um ein Abschneiden von Farbwerten bei linearen Transformationen zu vermeiden. Eine solche Maßnahme ist die zeilenweise Normierung der Transformationsmatrizen durch $\bar{m}_{ij} = \frac{m_{ij}}{\sum_k m_{ik}}$. Um auch bei der Transformation mit quadratischen Termen einheitliche Wertebereiche zu schaffen, werden die Transformationen wie bei der Gamma-Korrektur mit normierten Farbwerten in $[0; 1]$ berechnet.

Chromatizitäts-Normierung Die absolute Helligkeit in Form der Intensität geht bei den obigen Verfahren in die Berechnung der Transformationsmatrizen ein. Gerade bei inhomogen ausgeleuchteten Referenzbildern kann dies problematisch werden und zu Verfälschungen führen. Für eine reine Farbkorrektur schlagen wir daher die Verwendung der intensitätsnormierten Chromatizitätskoeffizienten $[r, g, b] = \frac{[R,G,B]}{R+G+B}$ vor. Die Berechnung der Transformation erfolgt erst auf den normierten Werten und ist damit unabhängig von absoluten Helligkeitswerten. Korrigierte Werte werden wie für den Rot-Kanal kurz dargestellt im Anschluss wieder auf ihre ursprüngliche Intensität skaliert:

$$R^{\mathrm{U}} \to r^{\mathrm{U}} = \frac{R^{\mathrm{U}}}{I^{\mathrm{U}} = R^{\mathrm{U}} + G^{\mathrm{U}} + B^{\mathrm{U}}} \to r^{\mathrm{C}} = Mr^{\mathrm{U}} \to R^{\mathrm{C}} = I^{\mathrm{U}}r^{\mathrm{C}} \qquad (6)$$

3   Experimentelle Evaluierung und Ergebnisse

Zur Evaluierung wurden auf einer Stichprobe von zoom-endoskopischen Aufnahmen des Ösophagus bei 23 Patienten 82 histologisch gesicherte Regionen selektiert und vorklassifiziert. Es handelt sich hierbei um Regionen, die Plattenepithel, Schleimhaut der Cardia, sowie sog. Barrett-Schleimhaut zeigen. Zur Merkmalsextraktion dienen Farbhistogramme, farberweiterte Summen- und Differenzhistogramme sowie statistische geometrische Merkmale in einer Inter-Plane-Farbvariante [3]. Die Verfahren werden nach statistischer Merkmalsnormierung mittels eines Nächster-Nachbar-Klassifikators nach dem Leaving-One-Out-Schema evaluiert.

In Tabelle 1 sind zunächst die Klassifikationsraten ohne Vorverarbeitung sowie die Referenzergebnisse der Farbnormierungsverfahren Gray-World (GW), White-World (WW), Comprehensive Color Normalization (CCN), modifizierte CCN (MCCN) und Whitening (WHI) angegeben. Ebenso wurde zum Vergleich ein einfacher Weißabgleich mit unabhängiger Skalierung der RGB-Kanäle (Von Kries Transformation) anhand eines Weißbildes herangezogen. Für die vorgeschlagenen Farbkorrekturverfahren wurden verschiedene γ-Einstellungen sowie die Intensitätsnormierung (Int) und Chromatizitätsnormierung (Chr) verwendet.

4   Diskussion

Es zeigt sich, dass die geeignetsten Verfahren stark von den verwendeten Merkmalen abhängen. Farbkonstanzverfahren zeigten nur teilweise Verbesserungen,

Tabelle 1. Klassifikationsraten der Ösophagus-Stichprobe in % mit Farbhistogrammen (Hst), Summen- und Differenzhistogrammen (S/D) und statistischen geometrischen Merkmalen (Sgf).

Farbnormierung		Ohne	GW	WW	CCN	MCCN	WHI	v. Kries	
	Hst	57	52	50	57	50	43	60	
	S/D	62	46	63	62	66	50	66	
	Sgf	70	62	74	68	66	57	73	
γ		0.50	0.75	1.00	1.25	1.50	1.75	Int	Chr
3x3	Hst	67	63	62	63	62	66	61	61
	S/D	66	66	67	66	66	66	62	67
	Sgf	71	73	72	71	70	74	73	66
3x4	Hst	54	60	56	59	59	60	59	63
	S/D	65	62	68	68	71	72	62	48
	Sgf	70	74	74	74	68	68	74	65
3x10	Hst	50	49	50	56	57	66	48	44
	S/D	61	57	59	57	56	59	66	48
	Sgf	74	78	73	67	66	66	**80**	55

der einfache Weißabgleich (v. Kries) ebenso. Die Ergebnisse nach Farbkorrektur fallen recht uneinheitlich aus, wobei gerade die statistischen geometrischen Merkmale am meisten von den größeren Matrizen (3x4, 3x10) profitieren und auch die Variation des γ-Parameters teilweise deutlichen Einfluss zeigt. Eine echte Messung dieses Parameters stand in diesen Experimenten allerdings als Referenz nicht zur Verfügung. Die Intensitätsnormierung (Int) zeigt keine nennenswerten Unterschiede wohingegen eine Korrektur der Chromatizitätskoeffizienten teilweise zu starken Einbrüchen in der Erkennungsleistung führt. Das im Test beste Ergebnis mit 80% Erkennungsleistung wird mit den SGF-Merkmalen bei einer 3×10-Korrektur und intensitätsnormierter Matrix erzielt, was den zugrundeliegenden Ansatz bestätigt. Problematisch ist die Gewinnung der Farbreferenzwerte durch die systembedingt lokal ungleichmäßig ausgeleuchtete Farbtafel, die evtl. durch sog. Shading-Korrektur-Verfahren kompensiert werden kann. Weiterhin ist sicherzustellen, dass sich Systemparameter wie automatische Helligkeits- und Empfindlichkeitsregelungen in Lichtquelle und Aufnahmesystem nicht verändern. Noch nicht geklärt ist der Einfluss der verwendeten Farbfelder für die konkrete Applikation. In der Endoskopie könnte eine Optimierung auf die entsprechenden Gewebefarben zu besseren Ergebnissen führen.

Literaturverzeichnis

1. Finlayson GD, Schiele B, Crowley JL: Comprehensive Colour Image Normalization Procs ECCV'98, Nr. 1406 LNCS, Springer, Heidelberg, 1998.
2. Hardeberg JY: Acquisition and Reproduction of Color Images Dissertation.com, USA, 2001.
3. Münzenmayer C, Mühldorfer S, Mayinger B, et al.: Farbtexturbasierte optische Biopsie auf hochauflösenden endoskopischen Farbbildern des Ösophagus Procs BVM 03:191–195, 2003.

Benutzeradaptive videobasierte Erfassung der Mimik als Interface für motorisch eingeschränkte Personen

Ulrich Canzler und Markus Minklai

Lehrstuhl für Technische Informatik
Rheinisch-Westfälische Technische Hochschule (RWTH), 52074 Aachen
Email: {canzler, minklai}@techinfo.rwth-aachen.de

Zusammenfassung. Im Folgenden wird ein System vorgestellt, welches in der Lage ist, vollautomatisch auf Basis einer Frontalansicht in einem mehrstufigen Prozess ein benutzeradaptives Gesichtsgraphenmodell zu erzeugen. Hierbei wird die mit Hilfe vom *Active Appearance Models* gefundene Gesichtsstruktur in ein 3D VR-Kopf umgewandelt, wobei sowohl Geometrie des AAM-Shapes als auch Textur an das virtuelle 3D-Kopfmodell angepasst werden. Auf anschließend synthetisierten Daten basierend wird ein neues, individuell dem Benutzer angepasstes Model trainiert und zur Merkmalsanalyse eingesetzt.

1 Einleitung

Durch die stark gestiegenen Rechenleistungen innerhalb der letzten zehn Jahre ergeben sich neue Einsatzbereiche für innovative Mensch-Maschine Schnittstellen.

Um behinderten Menschen ein selbstbestimmtes und aktives Leben zu ermöglichen, eröffnen sich durch die Auswertung mimischer Merkmale wie Kopfpose oder Mundform neue Möglichkeiten; dies gilt natürlich in besonderem Maße für motorisch stark eingeschränkte Menschen im Kontext interaktiver Steuerungen von Dialogsystemen.

Will man Alltagstauglichkeit, Praxisnähe und die Akzeptanz eines Systems gewährleisten, so ist von besonderer Bedeutung, dass Benutzerunabhängigkeit gewährleistet werden kann, da sich das äußere Erscheinungsbild eines Menschen innerhalb kurzer Zeiträume stark verändern kann. Eine Unabhängigkeit von Störeinflüssen wie Brillen, Bart und Frisur ist unabdingbar. Zudem muss ein System umgebungsunabhängig, d.h. weitgehend invariant gegenüber äußeren Lichteinflüssen sein. Damit ein System unmittelbar auf Eingabeinteraktionen reagieren kann und nicht für den Benutzer irritierende Totzeiten durch rechenintensive Analyse der Mimik entstehen, ist es erforderlich, dass ein System in Echtzeit mit dem Benutzer interagiert, denn nur so ist eine befriedigende Rückkopplung auf Eingaben zu gewährleisten.

Abb. 1. Modellaufbau

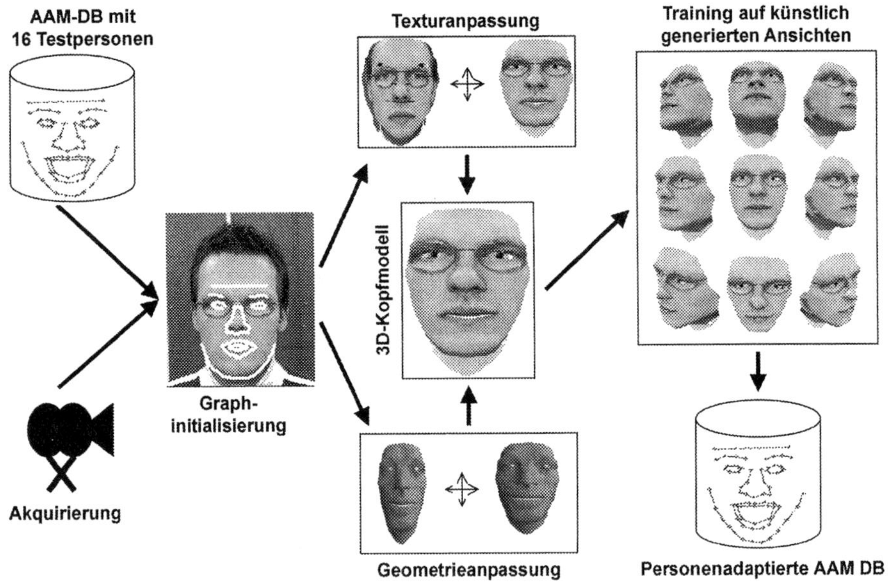

2 Systemaufbau

Im Folgenden wird die automatische benutzeradaptive Anpassung von Gesichtsgraphen beschrieben, wobei besonders auf das Erstellen eines 3D-Kopfmodells des Benutzers und auf die Gesichtsfindung eingegangen wird, die weitestgehend auf den *Active Apperance Models (AAM)* von Stegman [1] beruht.

Akquirierung. Eine Kamera erfasst den Gesichtsraum des Benutzers. Die akquirierte Bildsequenz wird mit Methoden der Bildverbesserung bearbeitet, um Störungseinflüsse der Umgebung wie Lichteinfall und Reflexionen zu minimalisieren. Hierzu kommen *Grayworld Constancy* und *Shadowreduction* zum Einsatz.

Graphinitialisierung. Nun erfolgt eine Anpassung eines aus 70 Punkten bestehenden *Active Appearance Models*, welches zuvor mit 16 Testpersonen trainiert worden ist. Das Modell vereint Geometrie- und Texturinformationen und verwendet die *Principal Compontent Analysis (PCA)*, so dass eine erhebliche Reduktion der Datenmenge erreicht wird. Bei der eigentlichen Graphenanpassung handelt es sich um ein leicht zu lösendes Optimierungsproblem. Die geometrischen Informationen werden in einem sog. *Shape* festgehalten, das durch die Gleichung

$$k = \bar{k}_d + \Phi_k \cdot p_k \tag{1}$$

beschrieben werden kann. Hierbei ist k eine Shape-Instanz, $\bar{k}$ das Durchschnitts-Shape, p_k die Shape-Modellparameter und Φ_k eine Matrix ist, in der spaltenweise die Eigenvektoren der Merkmalsvektoren des Ausgangsdatenmaterials, die bei der PCA entstanden sind, stehen. Für die Texturinformationen im AAM gibt es die analoge Gleichung:

$$l = \bar{t}_d + \Phi_t \cdot p_t, \tag{2}$$

wobei $\bar{t}_d$ die Durchschnittstextur, Φ_t die analoge Matrix von Eigenvektoren und p_t die Modellparameter der Textur sind. Um nun beide Informationsquellen zu einem Modell zu vereinen wird eine dritte PCA durchgeführt und eine Gewichtungsmatrix W_k berechnet, um einen gemeinsamen Kontrollparameter c_e zu erhalten, mit dem das gesamte Aussehen des Gesichtsgraphen kontrolliert werden kann.

$$p_e = \begin{pmatrix} W_k \cdot p_k \\ p_t \end{pmatrix} = \Phi_e \cdot c_e \tag{3}$$

Die Konstellation der aufgefundenen 70 Landmarks ermöglicht anschließend die Analyse der Mimik. Da der gefundene Graph mit Hilfe einer Datenbank ermittelt wird, in der sich der Benutzer selbst nicht befindet, kommt es meist zu einer verrauschten Anpassung des Graphen. Abhilfe hierfür schafft das in 2.3 vorgestellte Verfahren der Modellerstellung durch synthetische Ansichten.

Das 3D-Kopfmodell. Im folgenden wird die Erstellung eines 3D-Modells beschrieben, welches Geometrie und Textur des Benutzers übernimmt.

Anpassung der Geometrie. Nachdem einige einfache geometrische Verschiebungen und Skalierungen berechnet wurden, um das 3D-Kopfmodell an das AAM-Modell anzupassen, werden die inneren (d.h. die Punkte, die keinen entsprechenden Punkt im AAM-Modell besitzen) Merkmalspunkte manipuliert. Dabei sollen die Merkmalspunkte im 3D-Kopfmodell nach der Transformation an genau der Stelle liegen die sie auch im AAM-Modell, also auch in der Textur, haben. Alle anderen Punkte werden, nach der Entfernung zu den Merkmalspunkten gewichtet und in der x-y-Ebene verschoben. Über die Tiefe de Punkte liegt keine Information vor, so dass die z-Koordinaten unverändert bleiben. Für jeden Punkt im 3D-Kopfmodell gilt folgende Gleichung:

$$f\left(\vec{P}\right) = \vec{P} + \sum R_i\left(\vec{P}\right)\vec{\alpha}_i, \tag{4}$$

wobei

$$R_i\left(\vec{P}\right) = \frac{\left(\min_{j \neq i}\left|\vec{P} - \vec{P}_j\right|\right)^2}{\left|\vec{P} - \vec{P}_i\right|^2 + \left(\min_{j \neq i}\left|\vec{P} - \vec{P}_j\right|\right)^2} \tag{5}$$

Der Punkt P wird mit einer Gewichtung, die von der Entfernung zum jeweiligen Merkmalspunkt $\vec{P}_i$ abhängig ist, verschoben. Setzt man in diese Gleichung die Merkmalspunkte $\vec{P}_i$, für welche die Endpositionen $\vec{Q}_i$ aus dem AAM-Modell bereits bekannt sind ein, kann daraus ein Gleichungssystem abgeleitet werden, welches nach den $\vec{\alpha}_i$ aufzulösen ist.

$$\vec{Q}_j - \vec{P}_j = \sum_{i=1}^{n} R_i\left(\vec{P}_j\right)\vec{\alpha}_i \; \forall j \in \{1, 2, ..., n\} \tag{6}$$

Abb. 2. 3D-Kopfmodelle mit unterschiedlichen Mundformen und Beleuchtungen

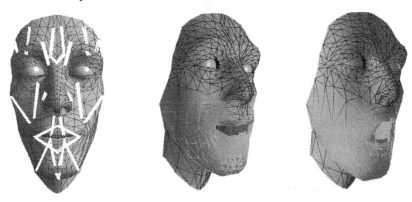

Nachdem das Gleichungssystem gelöst wurde, kann Gleichung (4) benutzt werden um alle Punkte des 3D-Kopfmodells an das AAM-Modell anzupassen.

Anpassung der Textur. Da die Dimension der Textur nicht genau der Größe des 3D-Kopfmodells entspricht wird ein Skalierungsfaktor benötigt, um die Größe der Textur anzupassen. Um die Texturmerkmalspunkte genau auf die 3D-Kopfmodell-Merkmalspunkte zu positionieren wird des weiteren einen Verschiebungsvektor berechnet. Die Berechnung der Skalierung für die x-Achse reduziert sich auf das Lösen der Gleichung

$$S_x = \frac{K_{x,\max} - K_{x,\min}}{KM_{x,\max} - KM_{x,\min}} \cdot \frac{TM_{x,\max} - TM_{x,\min}}{T_{x,\max} - T_{x,\min}}, \tag{7}$$

wobei K für das Kopfmodell, KM für die Merkmalspunkte des Kopfmodells, T für die Textur und TM für die Merkmalspunkte der Textur stehen cite549-2.

Genauso wichtig wie die Berechnung der Skalierung ist die Berechnung der Position der Textur im Kopfmodell. Dies geschieht für die x-Achse über die unten angeführte Gleichung.

$$V_x = \frac{K_{x,\min} - KM_{x,\min}}{K_{x,\max} - K_{x,\min}} \cdot \frac{TM_{x,\max} - TM_{x,\min}}{T_{x,\max} - T_{x,\min}} + \frac{TM_{x,\min} - T_{x,\min}}{T_{x,\max} - T_{x,\min}}. \tag{8}$$

Training auf synthetisierten Ansichten. Mit dem so generierten 3D-Kopfmodell des Benutzers werden verschiedene Posen unter verschiedenen Beleuchtungssituationen synthetisiert. Das verwendete Kopfmodell hat biomechanische Eigenschaften durch ein zugrunde liegendes anatomisch korrektes Muskelmodell, welches es ermöglicht, verschiedene Mundbilder und ganzheitliche Gesichtmimiken zu erzeugen (s. Abb. 2). Die so künstlich generierte Variation wird dazu genutzt, ein neues benutzeradaptives Gesichtsgraphenmodell zu erzeugen, welches bzgl. Geometrie und Textur individuell an den Benutzer angepaßt ist.

Abb. 3. a: Gesamtansicht, b: Kameraansicht

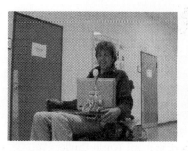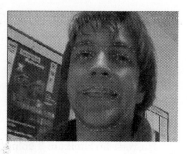

3 Anwendungsszenario

Zum Testen des Systems wurde ein Szenario entwickelt, bei dem der Benutzer als Rollstuhlfahrer mit gewissen Grenzen im Blickfeld der Kamera fixiert ist. Es zeigte sich gerade bei Benutzern mit problematischen äußeren Merkmalen wie beispielsweise Tragen von Bärten und Brillen, dass dabei eine qualitativ deutliche Steigerung der Graphenanpassung erzielt werden konnte.

Die gefundenen Merkmale werden anschließend als Steuersignale an eine zweite Recheneinheit weitergegeben, welche situationsangepasst reagiert und so die eigentliche Interaktion ermöglicht, wie z.B. eine mimikgesteuerte Menüführung.

Als ein anderes Anwendungsfeld wäre die permanente Analyse des Blickes oder des Lidschlages von Personen denkbar. So können epileptische Anfälle oder Bewusstlosigkeit frühzeitig erkannt und Hilfe angefordert werden.

4 Zusammenfassung und Ausblick

In dieser Arbeit wurde ein System vorgestellt, welches in der Lage ist, vollautomatisch ein benutzeradaptiertes Modell aus einer einzigen Frontalansicht des Benutzers zu erzeugen. Die Lernphase ist für den Benutzer auf ein Minimum reduziert, da Seitenansichten und Variationen der Mimik durch ein biomechanisches Modell synthetisiert und anschließend trainiert werden.

Der wesentliche Vorteil der Verwendung eines benutzeradativen Systemaufbaus liegt in der starken Verbesserung der eigentlichen Gesichtsgraphenanpassung im späteren Interaktionsmodus des Systems, da dieser individuell auf den Benutzer abgestimmt wird. Merkmale wie Lidschlag, Mundbild oder Bewegung der Augenbrauen, die sehr störempfindlich gegenüber persönlichen Eigenschaften wie das Tragen eines Bartes oder einer Brille sind, werden deutlich robuster verfolgt als es mit einem allgemein trainierten Systemaufbau je möglich ist.

Literaturverzeichnis

1. Stegmann, M.B.: Active Appearance Models – Theory, Extensions & Cases, Technical University of Denmark DTU, Lyngby 2000.
2. Demann, T.: 3D-Rekonstruktion von Objekten aus Fotos an Beispielen von Gesichtern, 2000

Bilddaten-gesteuerte Punktionen zur perkutanen Sklerosierungstherapie vaskulärer Malformationen der Orbita

Ulrike Ernemann[1], Jürgen Hoffmann[2], Carsten Westendorff[2],
Dirk Troitzsch[2] und Siegmar Reinert[2]

[1]Abteilung für Neuroradiologie, Radiologische Universitätsklinik,
Universitätsklinikum Tübingen, Eberhard-Karls-Universität,
Hoppe-Seyler-Strasse 3, 72076 Tübingen
[2]Klinik und Poliklinik für Mund-, Kiefer- und Gesichtschirurgie, Universitätsklinikum
Tübingen, Eberhard-Karls-Universität, Osianderstrasse 2-8, 72076 Tübingen
Email: Ulrike.Ernemann@med.uni-tuebingen.de

Zusammenfassung. Mit der Integration diagnostischer multimodaler
Schichtbilddaten in das therapeutische Konzept durch Nutzung der Technik der chirurgischen Bildverarbeitung und Navigation könnten die bestehenden interventionellen Behandlungstechniken wesentlich optimiert
werden. Bei Patienten mit einer rezidivierenden und größenprogredienten
vaskulären Malformation im Bereich der Orbita wurde die diagnostische Schnittbildgebung (Magnetresonanztomographie, Computertomographie) genutzt, um die Punktionsnadel navigationsgestützt im geplanten Zielgebiet zu positionieren. Bei einer ausgedehnten, vaskulären Malformation der Orbita konnte die perkutane Sklerosierungstherapie in den
multimodalen Schichtbilddaten sehr genau geplant werden und es gelang
durch Integration der chirurgischen Navigation in das interventionelle
Vorgehen die Punktionen jeweils hochpräzise durchzuführen.

1 Einleitung

Hämangiome und vaskuläre Malformationen stellen eine Gruppe häufiger gutartiger Erkrankungen im Kindes- und Erwachsenenalter dar [2]. Die bevorzugte Lokalisation derartiger vaskulärer Fehlbildungen ist der Kopf-, Gesichts- und Halbereich. Die Sklerosierungstherapie ist eine unter den verschiedenen Möglichkeiten
der Behandlung [2,3]. Jedoch ist es insbesondere im Kopf-Gesichts-Bereich oftmals schwierig, die Punktionen der Kavernen ohne Schädigung vitaler Strukturen durchzuführen [3]. Die Weiterentwicklung der etablierten Verfahren im
Sinne einer 3D-Punktionsplanung mit interaktiver navigationsgestützter Therapie der kavernösen Strukturen könnte dazu beitragen, die bestehenden Behandlungstechniken wesentlich zu optimieren [5]. Verbesserte Punktionsgenauigkeiten in einem geplanten Zielvolumen erfordern unabdinglich Verfahren zur
exakten Lokalisation. Die Nutzung neuer Techniken der chirurgischen Bildverarbeitung und Navigation mit einer exakten Planung der Zielstrukturen und

Abb. 1. Darstellung der multiplen angiomatösen Malformationen mit Einzeichnung der Zielvolumina in Relation zu den knöchernen Orbitawandstrukturen.

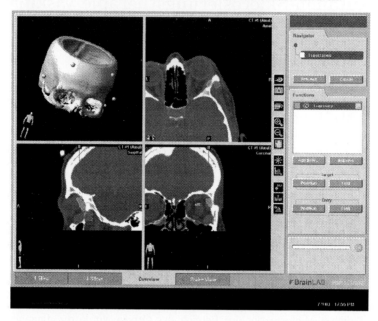

Abgrenzung kritischer umliegender Strukturen erbringt wichtige Zusatzinformationen und ermöglicht eine effektive, sichere Punktion. Durch die Instrumenten-Navigation in den multimodalen diagnostischen Schichtbilddaten in Verbindung mit speziellen Punktionstechniken ergeben sich vielfältige neue klinische Anwendungsmöglichkeiten. Anhand eines Fallbeispiels sollen die Vorgehensweise bei Punktionen erläutert werden.

2   Material und Methoden

Es wurde an einem Patienten mit vaskulärer Malformation im Bereich der Orbita eine perkutane Sklerosierungstherapie mit bilddatengestützter Navigation durchgeführt (Abb. 1). Die Punktionen wurden mit dem optischen Navigationssystem „VectorVision" (BrainLAB) durchgeführt (Abb. 2). Die prätherapeutisch mit dem „Somatom Sensation 16" (Siemens) akquirierten Computertomografie (CT)- und Magnetresonanztomographie (MRT)-Daten wurden per Netzwerk übertragen, in die Planungs-Workstation eingelesen und konvertiert. In den MRT-Schichtbilddaten wurden die jeweiligen Zielregionen für die interstitielle Lasertherapie mit der neuen Planungsplattform (iPlan) definiert. Dann wurden die MRT- und CT-Schichtbilddaten fusioniert und die Punktionsrouten in Bezug zu den knöchernen lateralen Orbitawandstrukturen geplant (Abb. 1).

Die Patientenreferenzierung erfolgte ausschließlich mittels Oberflächen-Laserscanner-Technik und dynamischer Referenzbasis. Nach der Registrierung sowie

Abb. 2. Interventionelle navigationsgestützte Punktion. Das optische Navigationssystem ist links neben den Durchleuchtungsbildschirmen sichtbar.

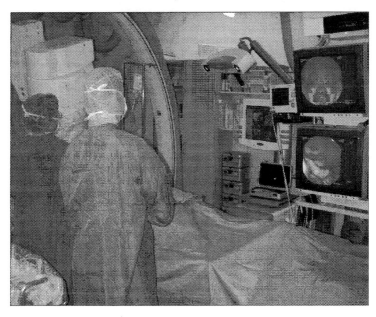

Plausibilitätsprüfung der korrekten 3-D-Orientierung durch Anfahren von anatomischen Landmarken erfolgte die Referenzierung eines navigierbaren Punktionssystems. Hierzu wurde der Punktionsnadel ein spezieller Tooladapter definierter Geometrie mit drei reflektierenden Kugeln aufgesetzt. In den multimodalen Echtzeitschnittbildern wurden die Nadelverlaufsrichtung sowie die Position der Nadelspitze in axialer, koronaler und sagittaler Richtung simultan angezeigt (Abb. 3). Unter Navigationskontrolle erfolgte die Punktion der Kavernen über eine Knochenlücke im Bereich der lateralen Orbitawand und nach Kontrastmitteldarstellung eine Sklerosierung.

3   Ergebnisse

Mit dem referenzierten Punktionssystem konnte der geplante Punktionsweg zur Zielstruktur möglichst kurz und unter Schonung umgebender Gefäße und Nerven verfolgt werden (Abb. 1, 3). Durch die Integration der bilddatengestützten Navigation war eine gezielte Punktion und Therapie tiefer kavernöser Anteile im Bereich der Orbita komplikationslos möglich.

Mit der Korrelation der Bilddaten aus Computer- und Kernspintomografie konnte eine dreidimensionale Erfassung des Zielvolumens und die Ausdehnung in Relation zur individuellen Anatomie für eine minimal invasive perkutane Therapie genutzt werden.

Abb. 3. Aufnahme des Punktionsvorganges. Die Lage der Nadelspitze in der Kaverne kann exakt kontrolliert werden.

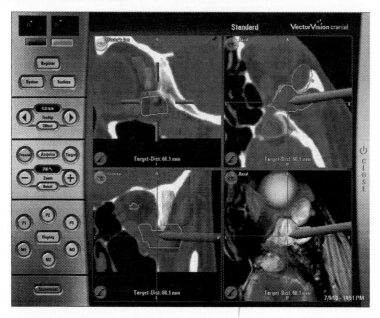

4 Diskussion

Venöse Malformationen können erfolgreich mit der interstitiellen Nd:YAG-Laser-therapie oder der Sklerosierungstherapie behandelt werden [1,2,3]. Das Thera-piekonzept ergibt sich aus der interdisziplinären Zusammenschau aller klinisch relevanten Befunde [2]. Um tief gelegene Zielstrukturen für eine Sklerosierungs-therapie zu erreichen, wird eine Punktionskanüle unter Bildwandler-Kontrolle in die Kaverne eingeführt und nach Kontrastmitteldarstellung mit hochprozenti-gem Alkohol sklerosiert [2,3]. Individuell muss jedoch anhand der Größe, Aus-dehnung, anatomischen Region und der Hämodynamik über das auszuwählende Therapiekonzept entschieden werden [2]. Aus diesem Grunde müssen zunächst mittels bildgebender Verfahren (MRT, CT, Angiographie) die genaue Ausdeh-nung und Lokalisationen sowie die hämodynamischen Eigenschaften der Malfor-mation bestimmt werden. In diesem Zusammenhang erscheint es besonders inter-essant, diese diagnostischen Schichtbilddaten für die interventionelle Punktion nutzbar zu machen. Die Anwendung der interstitiellen Therapie bei vaskulären Malformationen wurde bisher hauptsächlich mittels kernspintomographischer oder sonographischer Kontrolle durchgeführt [3,4]. Der Nachteil der Kernspin-tomographie ist der hohe technische Aufwand und die räumliche Trennung zum klinischen Operations- bzw. Interventionsbereich, während mit der Sonographie keine dreidimensionale Darstellung möglich ist. Ausgehend von den klinischen Erfahrungen mit der bilddatengestützten chirurgischen Navigation wurde ein na-vigierbares Punktionssystem entwickelt und erprobt. Als sehr hilfreich erwiesen sich hier auch die prätherapeutische Möglichkeit der Bilddatenfusion aus MRT und CT sowie die Planung der Zielstrukturen und des Zugangsweges. Während der Intervention war der Umgang mit dem navigierbaren Punktionssystem einfach und vorteilhaft. Die automatische Anpassung der multimodalen Schnittbildebene an die Nadelverlaufsrichtung in annähernder Echtzeit erlaubte eine Punktionsführung, wie sie sonst nur mit Ultraschall oder MRT möglich ist [3,4]. Im Gegensatz zum Ultraschall muss beim navigationsgestützten Vorgehen keine Rücksicht auf die optimale Lage des Schallkopfes genommen werden.

5   Zusammenfassung

Bei der Durchführung komplexer Punktionen in anatomischen Risikoregionen erscheint das hier verwendete interaktive navigationsgestützte Vorgehen besonders wertvoll. Bilddatengesteuerte Präzisionspunktionen können unter diesen Bedingungen sicher angewendet werden. Dabei bieten die diagnostischen Schichtbilddaten wichtige morphologische Informationen, die nicht nur bei der Definition der Zielvolumina, sondern auch bei der Abgrenzung von Risikostrukturen äußerst hilfreich sind.

Literaturverzeichnis

1. Cholewa D, Wacker F, Roggan A, et al. Magnetic resonance imaging: controlled interstitial laser therapy in children with vascular malformations. Lasers Surg Med 1998; 23:250–257
2. Ernemann U, Hoffmann J, Grönewäller E, et al. Hämangiome und vaskuläre Malformationen im Kopf- und Halsbereich: Differenzialdiagnostik, Klassifikation und Therapie. Radiologe 2003; 43:958–966
3. Hayashi N, Masumoto T, Okubo T, et al. Hemangiomas in the face and extremities: MR-guided sclerotherapy–optimization with monitoring of signal intensity changes in vivo. Radiology 2003; 226:567–572
4. Offergeld C, Schellong S, Hackert I, et al. Interstitielle Nd:YAG-Lasertherapie: Farbduplexsonographisch-gesteuerter Laser zur Therapie von Hämangiomen und vaskulären Malformationen. HNO 2003; 51:46–51
5. Taylor RH, Lavallee, S., Mösges, R. (eds.). Computer-integrated surgery–Technology and clinical applications. Cambridge: MIT Press, 1996

Computerunterstützte Prothesenkonstruktion mittels statistischen Formmodells bei Beckenresektionen

Thomas Lange[1], Per-Ulf Tunn[1], Hans Lamecker[2],
Peter Scheinemann[3], Sebastian Eulenstein[1] und Peter-Michael Schlag[1]

[1]Klinik für Chirurgie und Chirurgische Onkologie,
Charité - Universitätsmedizin Berlin, 13125 Berlin
[2]Zuse-Institut Berlin, 14195 Berlin
[3]Implantcast GmbH, 21614 Buxtehude
Email: lange_t@rrk.charite-buch.de

Zusammenfassung. Die chirurgische Entfernung von Tumoren aus dem Beckenknochen erfordert oft die Implantation einer für die individuelle Beckengeometrie angepassten Prothese, um den fehlenden Knochenanteil zu ersetzen. Die computergestützte Planung einer solchen Prothese ermöglicht zum einen eine Beschleunigung der Prothesenkonstruktion und ist zum anderen eine wichtige Voraussetzung für die präzise operative Umsetzung mittels eines Navigationssystems. Es wird ein Verfahren präsentiert, mit dem anatomische Landmarken und Kontaktflächen von Prothesen von einem statistischen Formmodell auf die individuelle Beckengeometrie übertragen werden können. An die gewünschte Kontaktfläche wird dann automatisch die Form der Prothese adaptiert.

1 Einleitung

Durch Resektion von Tumoren aus dem Becken entstehen zum Teil größere Defekte des Knochens, die mit einer Prothese versorgt werden müssen. Diese Prothesen müssen für jeden Patienten individuell konstruiert und gefertigt werden. Oft handelt es sich um Prothesen für den Bereich des Darmbeins in der Nähe der Hüftpfanne. Die Basis des MUTARS-Prothesenkonzepts (siehe Abb. 1a) der Firma implantcast ist eine Platte, die auf der Resektionsebene aufliegt. Auf der Oberseite dieser Auflageplatte befindet sich ein gebogener Schaft, der in den individuellen intramedullären Hohlraum der Darmbeinschaufel eingepasst ist (siehe Abb. 1b). Zusätzlich befindet sich noch ein Zapfen auf der Auflageplatte im Innern der Darmbeinschaufel, der verhindern soll, dass sich die Prothese um den Schaft herum drehen kann. An der Unterseite der Prothese befindet sich eine künstliche Hüftpfanne, die möglichst die gleiche Kippung und Position aufweisen sollte, wie die natürliche Hüftpfanne. Bisher werden diese Prothesen direkt in ein Rapid-Prototyping Modell des Patientenbeckens konstruiert. Wünschenswert ist eine computergestützte Konstruktion, die schnell, genau und reproduzierbar ist. Die Hauptschwierigkeiten sind die Einpassung des Prothesenschaftes durch

Abb. 1. (a) Foto der Prothese. (b) Virtuelle Darstellung der Prothese im Becken. (c) Deformation des Prothesenschaftes durch Translation in zwei Ebenen.

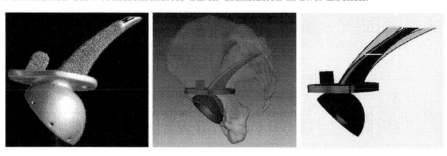

Verformung in den Hohlraum der Darmbeinschaufel und die Rekonstruktion der Lage der Hüftpfanne.

Mittels des Systems VIRTOPS von Handels et.al. [1] ist es möglich computergestützt individuelle Beckenprothesen zu konstruieren. Die dort beschriebene Prothese hat einen ähnlichen Aufbau wie die MUTARS-Prothese. Unterschiede sind, dass nur die Lage und Länge des Schaftes und nicht auch die Form des Schaftes verändert wird und dass an Stelle des Zapfens eine äußere Fixationsplatte tritt. Die wichtigsten Bestandteile von VIRTOPS sind eine automatische Segmentierung des Beckens und des Femurs, die automatische Bestimmung orthopädischer Maßzahlen und eine interaktive Anpassung der Prothese.

Die Segmentierung erfolgt durch eine Übertragung eines Atlasdatensatzes auf den individuellen CT-Datensatz mittels eines nichtlinearen grauwertbasierten Registrierungsverfahrens [2]. Der Vorteil gegenüber einem einfachen Schwellenwertverfahren ist, dass anatomische Landmarken, die einmal im Atlasdatensatz festgelegt wurden, automatisch auf die individuelle Beckengeometrie übertragen werden können [3]. Dies ermöglicht die automatische Bestimmung eines Patientenkoordinatensystems, sowie von Anteversion, Inklination und Mittelpunkt der Hüftpfanne [4].

Wir stellen im folgenden ein zu Ehrhardt et al. alternatives Verfahren zur automatischen Segmentierung und Bestimmung von anatomischen Landmarken des Beckens vor. Das Verfahren basiert auf einem statistischen Formmodell des Beckens. Darüberhinaus zeigen wir, wie mit dieser Methode eine gewünschte Kontaktfläche einer Prothese auf die individuelle Beckengeometrie übertragen werden kann. Diese Kontaktfläche ermöglicht eine automatische Anpassung der Prothesenform an den Beckenknochen.

2   Methoden

2.1   Automatische Segmentierung des Becken mittels statistischem Formmodell

Für die automatische Segmentierung wurde ein statistisches Formmodell (Active Shape Model [5]) des Beckens verwendet, das aus individuellen Becken von 23 männlichen Patienten konstruiert wurde [6]. Das Formmodell besteht aus einer mittleren Beckenform und den wichtigsten Formvariationen, die durch Hauptachsenanalyse korrespondierender Oberflächenpunkte gewonnen werden. Die Bestimmung der Korrespondenzen wurde mit dem in [7,8] vorgestellten Verfahren vorgenommen. Die iterative Anpassung des Formmodells an den individuellen CT-Datensatz erfolgt durch Verschiebungsvektoren, die aus Grauwertprofilen senkrecht zur Oberfläche des Modells berechnet werden. Es wurde auf der äußeren Seite des Profils beginnend nach Innen der erste Grauwert gesucht, der einen gewählten Schwellenwert für Knochen überschreitet [6].

2.2   Manuelle Adaption der Prothese

Es kann die Position und Orientierung des Schaftes auf der Auflageplatte interaktiv eingestellt werden. Die gewünschte Krümmung des Schaftes wird durch folgendes Verfahren erreicht: in drei transversalen Ebenen (Steuerebenen) wird die Kontur des Schaftes in die gewünschte Position verschoben. Die Verschiebung der Konturen in den Schichten dazwischen wird durch Interpolation mittels eines kubischen Splines [9] der Schaftmittellinie berechnet. Somit ist der berechnete Schaft entsprechend gebogen, aber auch hinreichend glatt (siehe Abb. 1c). Die Lage des prismaförmigen Zapfens auf der Auflageplatte, sowie die Kippung des Prismas an den Knochen können angepasst werden. Die Einstellung der Hüftpfanne erfolgt über Mittelpunkt, Anteversions- und Inklinationswinkel. Der Radius ist in der Regel fest.

2.3   Automatische Bestimmung von Anteversion und Inklination der Hüftpfanne

Für die Berechnung von Anteversion und Inklination ist zunächst die Bestimmung eines Patientenkoordinatensystems notwendig. Das Patientenkoordinatensystem wurde durch anatomische Landmarken des Beckens wie in [4] festgelegt, die bei der Adaption des Formmodells an den individuellen CT-Datensatz mit übertragen werden. Außerdem wird dabei der Hüftpfannenrand übertragen, so dass die Pfanneneingangsebene durch Least-Squares Fitting leicht bestimmt werden kann. Die Berechnung von Anteversion und Inklination erfolgt durch Winkelbestimmung zwischen Pfanneneingangsebene und Transversal- bzw. Frontalebene des Patientenkoordinatensystems.

2.4   Automatische Adaption des Prothesenschaftes

Es wurde zunächst im Formmodell die gewünschte Kontaktfläche des Prothesenschaftes an der Außenseite der Darmbeinschaufel markiert. Für jeden Punkt der Prothesenkontaktfläche ist damit bekannt, mit welchem Punkt auf dem Beckenknochen dieser korrespondiert. Durch die Adaption des Formmodells an den Patienten wird diese Kontaktfläche auf die individuelle Geometrie übertragen. Da wir bisher nur ein Modell der äußeren Begrenzung des harten Anteils des

Abb. 2. (a) Segmentierungsergebnis (umrandet) in einer Schicht. (b),(c) Manuell (dunkel) und automatisch (hell) bestimmte anatomische Landmarken zweier verschiedener Becken.

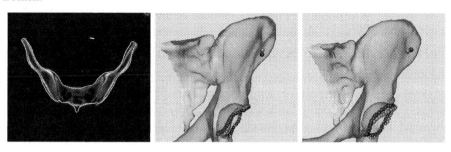

Abb. 3. (a),(b) Automatisch bestimmte Prothesenkontaktfläche auf zwei verschiedenen Beckengeometrien. (c),(d) Automatisch angepasster Prothesenschaft in zwei Schnittebenen.

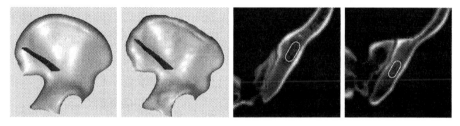

Beckenknochens erstellt haben, wird senkrecht zur Kontaktfläche nach der inneren Begrenzung zum intramedullären Raum gesucht. Es wird der erste Punkt gesucht, der einen Schwellenwert unterschreitet. Für die automatische Deformation des Prothesenschaftes wird die jeweils maximal mögliche Translation in den Steuerebenen berechnet, so dass die Prothese am Knochen anliegt. Die Translationen für die Zwischenebenen werden wie oben beschrieben interpoliert.

3   Ergebnisse

Bisher wurden Vorexperimente mit CT-Datensätzen von drei Patienten zur generellen Funktionsweise der Vorgehensweise durchgeführt. Eine ausführliche und vor allem auch quantitative Untersuchung steht noch aus. Die automatische Segmentierung erfolgt im Mittel mit einem mittleren Flächenabstand von 1,8 +/- 0,02 mm zu manuellen Segmentierungen (Abb. 2a). Die automatische Übertragung der Position der anatomischen Landmarken ist korrekt (Abb. 2b und c). Die ersten Ergebnisse der automatischen Messung von Anteversion und Inklination liefern Werte im Normbereich. Die automatische Übertragung der Prothesenkontaktfläche (Abb. 3a und b) und die Anpassung der Prothesenform an die Kontaktfläche sind viel versprechend (Abb. 3c und d).

4   Diskussion und Schlussfolgerung

Wir haben ein alternatives Verfahren zur automatischen Detektion anatomischer Landmarken des Beckens vorgestellt, das wir hinsichtlich seiner Genauigkeit noch genauer evaluieren müssen und werden. Ebenso werden wir die Genauigkeit der daraus resultierenden orthopädischen Maßzahlen untersuchen.

Es ist bisher nicht genau definiert, wie der Prothesenschaft geformt sein soll. Durch die automatische Übertragung der Prothesenkontaktfläche an die individuelle Beckengeometrie ist es möglich, die relative Lage und Form zu reproduzieren. Dadurch kann die Genauigkeit erhöht werden, mit der die Prothese im intramedullären Raum an der Darmbeinschaufel anliegt. Ein wichtiger nächster Schritt ist die Fertigung einer computergestützt konstruierten Prothese und die Untersuchung ihrer Passgenauigkeit in ein Rapid-Prototyping Modell des entsprechenden Beckens.

Entscheidend für die Passgenauigkeit der Prothese ist aber nicht nur die genaue Konstruktion, sondern vor allem auch die präzise intraoperative Umsetzung der geplanten Resektionsebenen. Hierbei soll der Chirurg von unserem intraoperativen Navigationssystem ähnlich wie in [10] unterstützt werden. Da die Lage der Resektionsfläche im CT-Datensatz bekannt ist, sind alle notwendigen Informationen für die Navigation verfügbar.

Literaturverzeichnis

1. Handels H, Ehrhardt J, Plötz W. et al.: Three-Dimensional Planning and Simulation of Hip Operations and Computer-Assisted Construction of Endoprostheses in Bone Tumor Surgery. Comput Aided Surg 6: 65–76, 2001.
2. Ehrhardt J, Handels H, Malina T, et al.: Atlas-based segmentation of bone structures to support the virtual planning of hip operations. Int J Med Inf 64: 439–447, 2001
3. Ehrhardt J, Handels H, Pöppl J: Atlasbasierte Erkennung anatomischer Landmarken. Procs BVM 03: 393–397, 2003.
4. Ehrhardt J, Malina T, Handels H, et al.: Automatische Berechnung orthopädischer Maßzahlen auf der Basis virtueller dreidimensionaler Modelle der Hüfte Procs BVM 03: 303–307, 2003.
5. Cootes T, Hill A, Taylor C, et al.: Use of Active Shape Models for Locating Structures in Medical Images. Image and Vision Computing 12: 355–366, 1994.
6. Lamecker H, Seebaß M: A 3D Statistical Shape Model of the Pelvic Bone for Segmentation. Erscheint in Procs SPIE 2004.
7. Lamecker H, Lange T, Seebaß M: A Statistical Shape Model for the Liver. Procs MICCAI 02: 422–427, 2002.
8. Lamecker H, Lange T, Seebaß M: Erzeugung statistischer 3D-Formmodelle zur Segmentierung medizinischer Bilddaten. Procs BVM 03: 398–402, 2003.
9. Press et al.: Numerical Recipes in C. Cambridge University Press, 1992.
10. Bastian L, Hüfner T, Mössinger E, et al.: Intergration moderner Technologien bei der Therapie von Sarkomen des Beckens. Der Unfallchirurg 106: 956–962, 2003

Effiziente Segmentierung von MRT-Perfusionsdatensätzen der Lunge

Thomas Böttger[1], Max Schöbinger[1], Tobias Heimann[1], Tobias Kunert[1], Sebastian Ley[2], Christian Fink[2], Hans-Ulrich Kauczor[2] und Hans-Peter Meinzer[1]

[1]Abteilung für Medizinische und Biologische Informatik, Deutsches Krebsforschungszentrum, 69120 Heidelberg
[2]Abteilung für Radiologie, Deutsches Krebsforschungszentrum, 69120 Heidelberg
Email: t.boettger@dkfz-heidelberg.de

Zusammenfassung. In dieser Arbeit wird ein Workflow vorgestellt, der die notwendige Benutzerinteraktion zur Segmentierung von MR-Perfusionsdatensätzen der Lunge auf wenige Minuten reduziert. Dies wird durch eine automatische Übertragung einer interaktiv auf herkömmlichen T1–gewichteten MRT-Bildern erstellten Segmentierung auf N Perfusionsdatensätze erreicht. Hierzu wurde ein nicht–rigider Registrierungsalgorithmus mittels Optimierung von Normalized Mutual Information verwendet. Im Vergleich zur gängigen Praxis, der manuellen Segmentierung, kann hierdurch eine konsistentere und genauere Segmentierung gewährleistet werden. Es wurden Werkzeuge entwickelt, die eine visuelle Kontrolle und interaktive Korrektur ermöglichen.

1 Einleitung

Eine Vielzahl von medizinischen Fragestellungen, z.B. Lungenembolie, Pulmonale Hypertonie oder chronisch obstruktive Lungenerkrankung (COPD) erfordert eine Untersuchung der Perfusion des Lungengewebes. Diese Daten werden bisher überwiegend mit Projektionstechniken, wie der Perfusionsszintigraphie akquiriert. Diese Technik lässt nur eine qualitative Bewertung zu, während eine volumetrisch aufgelöste Quantifizierung nicht möglich ist.

Durch technische Weiterentwicklungen in der Magnetresonanztomographie (z.B. parallele Bildgebung, stärkere Gradienten) ist es möglich, hochaufgelöste 3D-Perfusionsdatensätze zu akquirieren [1,2]. Im Gegensatz zur Szintigraphie, bei der ein radioaktiver Tracer injiziert wird, ist das MR-Kontrastmittel sehr gut verträglich und nebenwirkungsarm. Damit ist es zum ersten Mal möglich, die Perfusion der gesamten Lunge volumetrisch aufgelöst zu quantifizieren. Die Akquisition eines 3D-Datensatzes mit 36 Einzelschichten dauert ca. 1.5 Sekunden. Pro Untersuchung werden 20 dieser Datensätze konsekutiv, bei gehaltener Atmung, aufgenommen. Dies ermöglicht für jedes Voxel Kontrastmittel-Zeit-Kurven zu erstellen, die für die Quantifizierung nötig sind.

Abb. 1. Schicht 15 des herkömmlichen T1-gewichteten MR-Datensatzes (a) und der akquirierten Perfusionsdaten zu Beginn (b), aus der Mitte (c) und am Ende der Aufnahmesequenz (d).

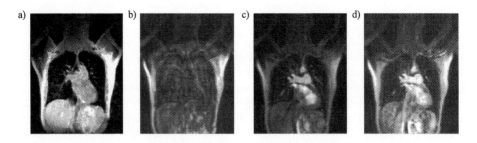

Zur Auswertung muss der Arzt jede einzelne Schicht segmentieren, was im Schnitt ca. 60 Minuten dauert. Die Segmentierung bedeutet somit einen großen zeitlichen Aufwand, der den routinemäßigen Einsatz limitiert. Daher ist eine effiziente Vorverarbeitung im Sinne eines intelligenten Segmentierungsprozesses unabdingbar.

Automatische Verfahren zur Segmentierung von MR Lungen–Perfusionsdatensätzen sind in der Literatur nicht beschrieben. In bisherigen Studien kamen stets manuelle schichtbasierte Segmentierungsmethoden zum Einsatz. Die Registrierung der herkömmlichen MR-Bilder mit Perfusionsbildern der Lunge ist in der Literatur noch nicht beschrieben. Es bieten sich jedoch verschiedene bereits untersuchte Methoden an, welche schon erfolgreich auf andere Probleme angewandt wurden. Zu nennen sind hier vor allem die auf Mutual Information basierenden multimodalen Registrierungsansätze [3].

Ziel dieser Arbeit war es, dem Mediziner Methoden bereitzustellen, die eine effiziente Auswertung der Perfusionsdaten ermöglichen.

2   Material und Methoden

2.1   Beschreibung der Bilddaten

Grundlage der hier vorgestellten Verfahren sind mittels einer speziellen Aufnahmesequenz akquirierte dynamische MR-Perfusionsdatensätze. Hierzu werden bei gehaltenem Atem 20 Volumendatensätze mit jeweils ca. 36 Schichten unter der Gabe eines gutverträglichen zugelassenen Kontrastmittels aufgenommen. Das Standardprotokoll der Untersuchung eines Patienten sieht zusätzlich zu den Perfusionsbildern auch die Akquisition eines T1-gewichteten MRT-Volumens vor (Abb. 1(a)). Dieses zeichnet sich durch eine höhere Auflösung sowie guten Kontrast der Lunge zum umliegenden Gewebe aus. Abbildung 1 soll einen Eindruck von der unterschiedlichen Qualität der Datensätze vermitteln. Vor allem zu Beginn der Perfusionsdatenakquisition ist der Kontrast der Lunge zum umliegenden Gewebe sehr niedrig (Abb. 1(b)).

2.2   Workflow

Die quantitative Analyse der Perfusionseigenschaften erfordert die vollständige Segmentierung der Lunge in allen Schichten. Der in dieser Arbeit entwickelte Workflow umfasst folgende drei Schritte:

Semi-automatische Segmentierung der Lunge im T1-Datensatz. Zur Segmentierung der MR-Daten wurde ein interaktives Bereichswachstumsverfahren verwendet. Bei diesem setzt der Benutzer einen Saatpunkt in einem der beiden Lungenflügel. Anschließend können durch einfache Mausinteraktionen bei gleichzeitiger Vorschau auf das Segmentierungsergebnis optimale Parameter eingestellt werden. Zusätzlich bietet dieses Tool die Möglichkeit, durch „Auslaufen" entstandene Fehlsegmentierungen durch ein einfaches Klicken in diese Bereiche zu entfernen.

Automatische Registrierung der Segmentierung mit den einzelnen Perfusionsdatensätzen. Die T1-gewichtete MR-Aufnahme wird mit jedem einzelnen Perfusionsdatensatz automatisch registriert. Hierzu hat der Benutzer die Möglichkeit, zwischen affinen und elastischen Registrierungsverfahren zu wählen. Als Gütemaß wird „Mutual Information" [3] verwendet. Zur Automatisierung des Verfahrens wurden geeignete Voreinstellungen für die Parameter der unterschiedlichen Algorithmen definiert. Die während der Registrierung ermittelte Transformation wird dann dazu verwendet, die im ersten Arbeitsschritt gewonnenen Segmentierungsergebnisse zu transformieren.

Kontrolle und Korrektur der automatisch gewonnenen Segmentierungsvorschläge. Im Rahmen der Arbeit wurde auf Basis des am Deutschen Krebsforschungszentrum entwickelten Medical Imaging Interaction Toolkits (MITK) [4] eine Anwendung entwickelt. In dieser können die unterschiedlichen Bilddaten geladen und visualisiert werden. Die Segmentierungsvorschläge können den Originaldaten farblich kodiert überlagert werden. Darüber hinaus ist eine interaktive Korrektur der Segmentierung möglich.

3   Ergebnisse

Dem präsentierten Workflow folgend wurden erste Versuche durchgeführt. Die dabei erzielten Ergebnisse sind als vielversprechend anzusehen. Es ist bereits jetzt deutlich geworden, dass der notwendige Interaktionsaufwand für den Radiologen auf ca. 10–15 Minuten pro Auswertung reduziert werden kann. Dabei kommen 5–10 Minuten der Validierung und eventuellen Korrektur der Ergebnisse zu.

3.1   Vergleich der manuellen und der registrierten Segmentierung

Um zu untersuchen, inwiefern die automatische Übertragung der segmentierten Lunge mit dem manuell im Perfusionsbild segmentierten Lungenvolumen übereinstimmt, wurden beide Segmentierungsergebnisse miteinander verglichen.

Abb. 2. Schichten des Perfusionsdatensatzes überlagert mit Segmentierungsergbnissen. Oben: manuelle Segmentierung, unten: registrierte Segmentierung

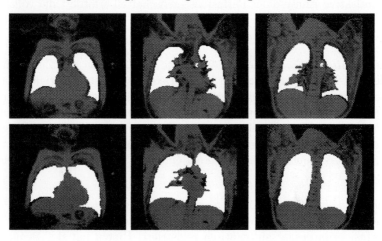

Die Schichtbilder in Abb. 2 zeigen, dass die automatisch registrierte Segmentierung dem Perfusionsdatensatz korrekt überlagert ist. Sie unterscheidet sich jedoch wesentlich von der manuell erstellten Segmentierung. Bei der manuellen Segmentierung wurden die Lungengefäße nicht mit segmentiert, was jedoch für den Nachweis der korrekten Arbeitsweise des vorgestellten Verfahrens unwesentlich ist. Ein weiterer Unterschied besteht darin, dass die manuell in den Perfusionsdaten segmentierten Volumina stets kleiner sind, als die im T1-Datensatz segmentierten registrierten Volumina. Dies verdeutlichen auch die in Abb. 3 dargestellten ausgestanzten Lungenvolumina.

Zur genaueren Analyse dieser ersten Erkenntnisse ist eine retrospektive Studie geplant. Hierzu werden bereits ausgewertete Daten aus der klinischen Routine mit dem hier vorgestellten Verfahren erneut segmentiert. Dabei soll untersucht werden, inwiefern die automatisch ausgestanzten Volumina den Anforderungen der Mediziner genügen. Da die klare Identifikation der kompletten Lunge im Perfusionsbild sehr schwierig ist, wird hier eine Verbesserung von Genauigkeit und Konsistenz der Segmentierung erwartet. Zum Vergleich der Segmentierungsergebnisse werden empirische Überlappungsmaße, wie z.B. der Kappa- oder Tanimotokoffizient sowie die Hausdorff-Distanz verwendet[5].

4   Diskussion

Das Ziel der Arbeit, ein Tool zur effizienten Auswertung der Perfusionsdaten zur Verfügung zu stellen, wurde erreicht. Die Dauer der kompletten Segmentierung einer Aufnahmesequenz betrug bisher 60 Minuten, die der Mediziner auch komplett anwesend sein musste. Durch die neue Vorgehensweise können vor allem der Aufwand für den Mediziner und somit auch die Kosten der Untersuchung redu-

Abb. 3. Mittels Segmentierung ausgestanzte Schichten des Perfusionsdatensatzes. Oben: manuelle Segmentierung, unten: registrierte Segmentierung

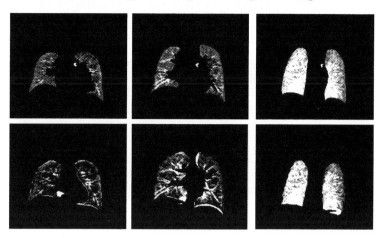

ziert werden. Beides sind wichtige Voraussetzungen für eine breitere Anwendung der Perfusionsanalyse auf MRT-Basis.

Erst nach Fertigstellung der Evaluation lassen sich genaue Aussagen treffen, in welchen Punkten das Verfahren eventuell verbessert werden muss. Momentan ist noch nicht bekannt, inwiefern elastische Transformationen überhaupt notwendig sind, um die zur volumetrischen Auswertung notwendige Genauigkeit zu erreichen. Auch könnte ein modellbasierter Registrierungsansatz für die direkte Registrierung der vorsegmentierten Lunge mit dem Perfusionsbild den gesamten Workflow vereinfachen.

Literaturverzeichnis

1. Fink C, Risse F, Buhmann R, Ley S, Meyer FJ, Plathow C, Puderbach M, Kauczor HU: Quantitative Analysis of Pulmonary Perfusion using Time-Resolved Parallel 3D MRI – Initial results. RöFo, in press
2. Fink C, Puderbach M, Bock M, Lodemann KP, Zuna I, Schmähl A, Delorme S, Kauczor HU: Assessment of Regional Lung Perfusion Using Partially Parallel Three-Dimensional Magnetic Resonance Imaging. Radiology 2003, in press
3. Viola P: Alignment by Maximization of Mutual Information. PhD Thesis. MIT Artificial Intelligence Laboratory, June 1995
4. Wolf I, Vetter M, Wegner I, Nolden M, Böttger T, Hastenteufel M, Kunert T, Meinzer HP: The Medical Imaging Interaction Toolkit (MITK) – a toolkit facilitating the creation of interactive software by extending VTK and ITK. In: Procs. SPIE Medical Imaging, 2004. In press
5. Heimann T, Thorn M, Kunert T, Meinzer HP: Empirische Vergleichsmaße für die Evaluation von Segmentierungsergebnissen. In Procs. BVM Workshop 2004. In press

Fully-Automatic Labelling of a Selected Aneurysm for Volume Estimation

Jan Bruijns

Philips Research Laboratories
Prof. Holstlaan 4, 5656 AA Eindhoven, The Netherlands
Email: jan.bruijns@philips.com

Abstract Nowadays, it is possible to acquire volume representations of the brain with a clear distinction in gray values between tissue and vessel voxels. These volume representations are very suitable for diagnosing an aneurysm. A physician can cure an aneurysm by filling it with coils. We presented a fully-automatic aneurysm labelling method to compute this volume in a previous paper. If an aneurysm is smaller than the "normal" vessels, a bounding box around the aneurysm has to be created. We developed a method to compute such a bounding box with minimal user interaction.

1   Problem and Related Work

Nowadays, it is possible to acquire volume representations of the brain with a clear distinction in gray values between tissue and vessel voxels [1]. These volume representations are very suitable for diagnosing an aneurysm, a local omnidirectional widening of a vessel (see Fig. 1.1).

A physician can cure an aneurysm by filling it either with coils or glue. Therefore, he/she needs to know the volume of the aneurysm. In [2] we describe a method for fully-automatic labelling of the aneurysm voxels (see Fig. 1.3) after which the volume is computed by counting these voxels.

Our method can be applied only if the aneurysm is wider than the "normal" vessels of the volume (see Section 4.1 of [2]). Nevertheless, if this precondition is violated (see Fig. 1.5), our method can still label the aneurysm if and only if the wide vessel part can be excluded by an axis-aligned volume bounding box around the aneurysm (see Fig. 1.6). The problem is to compute such a bounding box with minimal user interaction.

2   What Is New

Creating a bounding box around the aneurysm requires that the user selects one or more 3D points and dimensions so that the resulting bounding box includes the whole aneurysm without any wide vessel part.

To reduce this time-consuming and error-prone interaction and to improve the quality of the resulting bounding box, we developed the first (to the best of our knowledge) semi-automatic method for the creation of a maximal allowed bounding box. The user has to select only one 2D point in a picture of a surface representation of the aneurysm (see Fig. 1.4).

Our starting point is a segmented volume with a 0 for tissue and a 1 for vessel voxels (see [4] and Fig. 1.2), and a surface representation of the vessels (see Fig. 1.4), computed from this segmented volume and the original gray value volume by means of a marching cube algorithm [6].

We use the Manhattan distance transform [5] with regard to the vessel boundaries (we call this distance transform the primary distance transform, abbreviated to PDT, in [2]). The local diameter of a vessel or an aneurysm is given by the maximum PDT of the corresponding cross-section.

The result of our algorithm is a maximal axis-aligned volume bounding box so that "normal" vessel voxels with a PDT greater than or equal to the maximum PDT of the selected aneurysm are excluded (see Fig. 1.6).

3   Method

3.1   Necessary Precondition

Our method gives only valid results if the aneurysm is separated from the connected "normal" vessels by a narrowing:

None of the aneurysm voxels with a PDT equal to the maximum PDT of the aneurysm is connected via a path of face connected voxels, each with a PDT equal to this maximum, to a "normal" vessel voxel with a higher PDT.

This precondition is necessary but not sufficient. In case of an elongated aneurysm, oblique with regard to the co-ordinate system, it is possible that the bounding box of the aneurysm contains a wide vessel part in one of the corners of this box.

The aneurysm voxels with a PDT equal to the maximum PDT of the aneurysm are called the center voxels of the aneurysm.

3.2   The Algorithm

After the user has selected a 2D point on the surface of the aneurysm, the following algorithm is used to find the center voxels of the aneurysm (the algorithm will be illustrated using a circle as 2D aneurysm):

1. Scanning the vessel voxels close to the ray defined by the viewpoint and the 3D point corresponding to the selected 2D point, between the front and back side of the indicated vessel part, the algorithm selects the voxel with the maximum PDT as start voxel. If there are more voxels with this maximum, the algorithm selects the voxel closest to the viewpoint. This algorithm finds a start voxel close to the medial axis of the aneurysm.

   Such a ray intersects the circle aneurysm example via a chord. The pixel closest to the center of this chord has the greatest distance to the circle. This pixel is selected as start point.

2. Apply omnidirectional level-climbing to find layers of vessel voxels. A layer consists of voxels which fulfill the following conditions:
   (a) The voxel is face connected to at least one voxel of the previous layer.
   (b) The voxel has a PDT greater than or equal to the maximum PDT of the previous layer.

   The first layer contains the start voxel. Level-climbing stops when a new layer is empty.

   Sometimes, the center voxels do not consist of a single face connected set. So, it is possible that not all center voxels are found by the level-climbing algorithm. Because the Manhattan distance between a center voxel and at least one other center voxel is less than or equal to the maximum PDT of the aneurysm, some of the possibly skipped center voxels can be collected in a new layer using this criterion. If skipped voxels are found, level-climbing continues with this new layer. Else, level-climbing stops.

   In case of the circle aneurysm example omnidirectional level-climbing results in going from the pixel closest to the center of the chord to the pixels closest to the center of the circle.

   Note that all "layer" voxels are close to the medial axis of the aneurysm.

3. Compute the maximum PDT of the "layer" voxels. The center voxels are those "layer" voxels which have a PDT equal to this maximum PDT.

   In case of the circle aneurysm example the pixels closest to the center of the circle are the center voxels.

After the center voxels are found, a maximal allowed bounding box is computed as follows:

1. Create the bounding box for the center voxels.
2. Maximize this bounding box by expanding the six sizes alternately, layer after layer as long as those layers do not contain vessel voxels with a PDT greater than or equal to the maximum PDT of the aneurysm.

   Note that expansion can continue in one direction while the expansion is stopped in another direction.

4   Results

To validate the semi-automatic method for the creation of the bounding box, we used twenty-three aneurysm volumes (four of them 256x256x256, the rest 128x128x128), acquired with the 3D Integris system [3], for which the maximum PDT of the aneurysm is greater than the maximum PDT of the "normal" vessels. The resulting bounding box was equal to the bounding box of all vessel voxels. The fully-automatic labelling method [2] gave exactly the same results with or without bounding box.

   To check the utility of the semi-automatic method for the creation of the bounding box, we used nine aneurysm volumes (one of them 256x256x256, the rest 128x128x128) for which the maximum PDT of the aneurysm is less than the maximum PDT of the "normal" vessels (an example is shown in Fig. 1.5). Seven of these volumes resulted in an usable bounding box (an example is shown in Fig. 1.6). Two of these volumes resulted in an erroneous bounding box. Closer examination revealed that in these two cases the necessary condition (see Section 4.1) was violated.

This kind of failures are detected by the algorithm itself because the start voxel is not included in the final aneurysm. In these cases, a new bounding box is created automatically using the position and the PDT of the start voxel and the aneurysm is labelled, still.

5   Discussion

The following conclusions can be drawn from the results, the pictures and the experiences gathered during testing:

1. The semi-automatic method for the creation of a maximal allowed bounding box followed by the fully-automatic aneurysm labelling method gives visually acceptable results, but a clinical validation has yet to be done.
2. In case of an aneurysm with one or more bulges, the user should select a point close to the center of the main part of the aneurysm.
3. This method can be used also in case of multiple aneurysms: only the selected aneurysm is labelled.

Our method may be refined by replacing the axis-aligned volume bounding box by a bounding ellipsoid, aligned with the largest principal axis of the aneurysm. Such a bounding ellipsoid may improve the handling of an elongated oblique aneurysm. In this case, our method for fully-automatic labelling of the aneurysm voxels must be adapted so that it allows for such a bounding ellipsoid.

References

1. R. Kemkers, J. Op de Beek, H. Aerts, R. Koppe, E. Klotz, M. Grasse, J. Moret "3D-Rotational Angiography: First Clinical Application with use of a Standard Philips C-Arm System". Proc. CAR'98, 1998.
2. J. Bruijns "Fully-Automatic Labelling of Aneurysm Voxels for Volume Estimation". Proc. BVM2003, Erlangen Germany, pp. 51–55, March 2003.
3. Philips Medical Systems Nederland "INTEGRIS 3D-RA. Instructions for use. Release 2.2". Document number 9896 001 32943, 2001.
4. J. Bruijns "Segmentation of Vessel Voxel Structures Using Gradient Ridges". Proc. VMV2003, Muenchen Germany, pp. 391–398, November 2003.
5. G. Borgefors "Distance transformations in arbitrary dimensions". Computer Vision, Graphics and Image Processing, 27, pp. 321–345, 1984.
6. William E. Lorensen, Harvey E. Cline "Marching Cubes: A High Resolution 3D Surface Construction Algorithm". Computer Graphics, Vol. 21, No. 4, July 1987.

6   Pictures

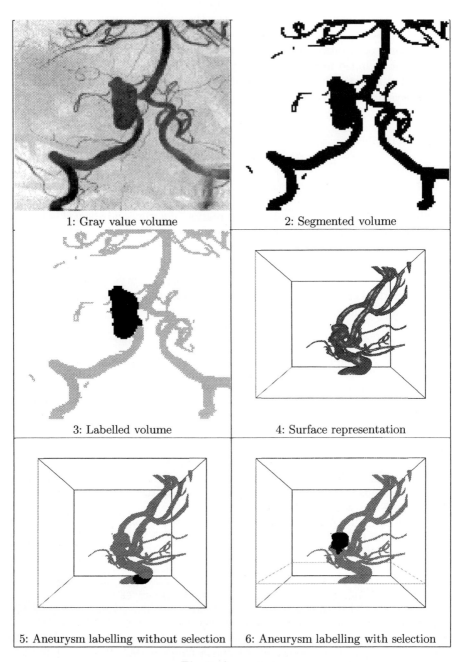

1: Gray value volume

2: Segmented volume

3: Labelled volume

4: Surface representation

5: Aneurysm labelling without selection

6: Aneurysm labelling with selection

Fig. 1. Aneurysms

Segmenting the Mastoid: Allocating Space in the Head for a Hearing Aid Implantation

Zein Salah[1], Dirk Bartz[1], Erwin Schwaderer[2],
Florian Dammann[2], Marcus Maassen[3] and Wolfgang Straßer[1]

[1]WSI/GRIS - VCM, Universität Tübingen,
Sand 14, 72076 Tübingen, Germany
[2]University Hospital, Department of Radiology,
Hoppe-Seyler-Straße 3, 72076 Tübingen, Germany
[3]University Hospital, Department of ENT,
Elfriede-Aulhorn-Straße 5, 72076 Tübingen, Germany
Email: salah@gris.uni-tuebingen.de

Abstract We present a procedure for the segmentation of the mastoid - a sponge-like bone structure behind the middle ear - from CT Images. This segmentation is a first pre-operative step for a robot-supported hearing aid implantation. Up to now, the mastoid is milled out by an ENT surgeon to allocate space for the hearing aid. This tedious milling process of the mastoid is intended to be performed by a robot to reduce the required time and improve the accuracy.

1 Introduction and Related Work

Segmentation of 3D medical images plays a vital role in many medical procedures, where it serves in most cases as a preparing step for further preoperative analysis and planning. In our research, we introduced a procedure for segmenting the mastoid. For this purpose, we investigated several segmentation methods provided by ITK (NLM Insight Registration and Segmentation Toolkit) and commonly used in segmentation.

Level-set-based segmentation filters worked well for the segmentation of various organs. For example, a level-set based approach was used in [1] to segment the carotid artery in MR angiograms in order to determine the degree of stenosis. However, the inhomogenous sponge-like nature of the mastoid blocked a successful application. Furthermore, level-set methods [2,3] are significantly slower than the finally adopted region-growing method and require parameter tuning which contradicts our project goals. Other mostly automatic segmentation methods did also not succeed segmenting the mastoid, while semi-automatic filters like LifeWire [4] usually require too much per-slice user-interaction until the result is achieved. Region Growing (RG) techniques are among the most common segmentation approaches. Seeded Region Growing (SRG) presented in [5] and its improved version presented in [6] both exploited the conventional RG algorithm, where the criteria of similarity of pixels is applied. They start with a small number of user-chosen seeds and group them into regions. A 3D region growing technique called Voxel Grow has been also introduced in [7].

Fig. 1. System Block Diagram

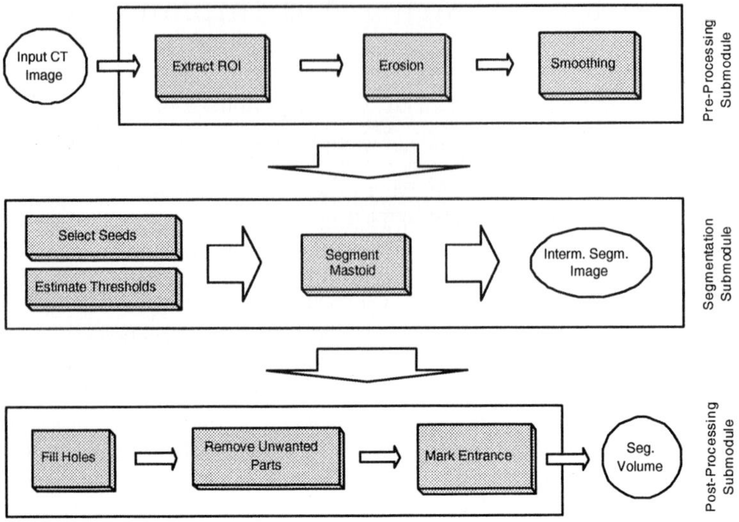

The complex anatomical structure of the mastoid renders an automatic segmentation procedure as impractical. Henceforth, we are aiming at a segmentation procedure that requires as little as possible user interaction in order to release expensive physician time. Our approach is based on numerous data enhancement and segmentation filters of ITK. We also developed a viewer for the exploration of the volume datasets. In particular, it allows the viewing, visual evaluation, and comparison of different segmentation results. Furthermore, we included a post-processing editor for further processing of the segmentation result, mainly to simplify the removal of incorrectly segmented regions.

2   Methods

Our segmentation pipeline is based on a multi-slice CT scan of the head, focusing on the ear region. To minimize user interaction as much as possible, we used 3D implementations of the processing filters and avoided the use of slice-based filters where per-slice interaction is required. Our segmentation procedure, depicted in Figure 1, includes three major step:

1. Preprocessing: In order to avoid long, possibly unnecessary computing, we begin by extracting the region of interest out of the input image and apply all further processing on it, rather than on the whole image. This preprocessing step prepares the input image into an appropriate form for segmentation step. In particular, it vacates the mastoid from the sponge-like structures that degrade the success of the segmentation filters severely. These thin bone structures are removed using an improved implementation of morphological erosion [8]. Remaining structures are resolved by filtering the image with recursive Gaussian smoothing [9].

Fig. 2. Segmentation Process (left to right): Grey Soft Tissue, Bones, Temporary Image, and Preliminary Mastoid Segmentation (black)

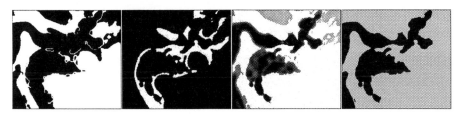

2. Segmentation: This step aims at extracting the mastoid hull. We implemented this step using intensity-threshold based region growing. First, we apply a region growing filter to segment the grey soft tissue region that surrounds most of the mastoid. A second filter is used to segment the bones. We combine the results of these two filters together with the original input image to produce a temporary image, from which a final region growing filter extracts the mastoid. This sequence is outlined in Figure 2. Each of the three filters requires two threshold values as input. These values can be entered interactively, but the system can also automatically guess appropriate values by examining the histogram of the smoothed image computed in the previous step.

Unfortunately, the mastoid segmentation filter may still leak out through holes, hence false regions may be segmented. Since we do not have pre-knowledge about the size as well as the locations of these holes, we decided to permit this leaking and post-process it later.

3. Post-Processing: This steps aims at refining the result of the previous step so that we end up with a clean segmentation of the mastoid. Three main operations are performed in this step:

1. the (possibly existing) internal holes (not-segmented, closed 3D regions within the segmentation) are removed by inverse region growing.
2. unwanted parts are clipped from the segmentation. For this purpose, we developed a semi-automatic editor that detects *connections* to the leaked regions and then removes unwanted parts.
3. an opening of the skull is selected as an entrance for the robot-driven milling process. This is done by marking all skull voxels that (from an out-to-in view) lead to the mastoid.

The second step is actually the most important, and is basically performed as follows: two voxels are selected by the user, one inside the mastoid and the other inside the object to be removed (the leaked region). We then find a path between these voxels in the form of an approximated centerline. Note that the path should go through the connection between the mastoid seed and the object seed. The position along this path where it passes through the narrowest location is located by generating cross sections across the path at equally spaced distances and finding the section that cuts the segmentation with smallest intersection. Finally, the user can accept this position or select an alternative. By placing a

Fig. 3. Segmented Mastoid(above), Realizing an entrance to the mastoid (below)

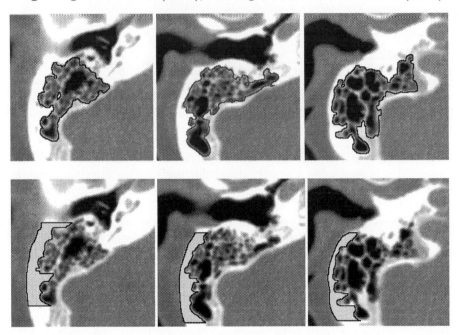

clipping plane, the unwanted part is removed. The whole procedure is applied for all parts that we wish to remove.

3   Results

The segmentation results of our procedure were evaluated visually using a viewer that we developed specially for this purpose. This viewer enables the viewing of medical images in a traditional, slice-oriented manner. We incorporated this viewer in our application to view intermediate as well as final results. Moreover, it allows the viewing, visual evaluation, and comparison of different segmentation results by aligning slices of the volume data with semitransparent overlays of segmented data.

The upper row of Figure 3 shows three slices from a segmented mastoid volume. The lower row shows the realized entrance to the mastoid through the skull.

The execution time of the preprocessing and segmentation steps for full size images (approximately hundred 512x512 slices) take approximately 200 seconds on a 1200 MHz AMD PC. However, this process requires only 40-50 seconds if applied on an extracted region of interest (e.g. 250x220x90). A complete post-processing session time varies, depending on the size of the volume and the complexity of the shape of the resulted segmented object, i.e. on the amount of required cutting. It ranges, however, between two and six minutes of required user-time, in contrast to the previously tedious manual segmentation that took between 20 and 40 minutes.

4 Discussion

The segmentation procedure that we presented is used for a robot-supported hearing aid implantation. As our top goal, we were able to reduce the previous segmentation time, in particular the required time for user-interaction. In the near future, the Department of Radiology will conduct a study on the effectiveness of the segmentation pipeline used by clinical personnel.

Acknowledgment

This work has been supported by the German Academic Exchange Service (DAAD) and the Competence Center for Minimally Invasive Medicine and Technology, Tübingen - Tuttlingen.

References

1. van Bemmel C, Spreeuweers L, Viegever M, et al.: Level-Set Based Carotid Artery Segmentation for Stenosis Grading. MICCAI, Springer, pages 36–43, 2002.
2. Malladi R, Sethian J: Level Set Methods for Curvature Flow, Image Enchancement, and Shape Recovery in Medical Images. In Visualization and Mathematics: Experiments, Simulations, and Environments, pages 329–345, Springer, 1997.
3. Paragios N, Deriche R: Coupled Geodesic Active Regions for Image Segmentation: A Level Set Approach. European Conference in Computer Vision, pages 224–240, 2000.
4. Mortensen EN , Barret WA: Intelligent Scissors for image Composition. Proceedings of ACM Siggraph, pages 191–198, 1995.
5. Adams R, Bischof L: Seeded Region Growing. IEEE Trans. on PAMI 16(6):641–647, 1994.
6. Mehnert A, Jackway P: An Improved Seeded Region Growing Algorithm. Pattern Recognition Letters 18:1065–1071, 1997.
7. Larrabide I, Fiorentini S: Voxel Grow: A Region Growing Segmentation Technique. International Conference on Computer Science, Software Engineering, Information Technology, e-Business, and Applications (CSITeA03), Brazil, 2003.
8. Shapiro L, Stockman G: Computer Vision. Prentice Hall, Upper Saddle River, 2001.
9. Deriche R: Recursively Implementing The Gaussian and its Derivatives. Technical Report Nr. 1893, INRIA, 1993.

Topologically Correct Extraction of the Cortical Surface of a Brain Using Level-Set Methods

Stephan Bischoff and Leif Kobbelt

Lehrstuhl für Informatik VIII, RWTH Aachen, 52062 Aachen
Email: {bischoff|kobbelt}@informatik.rwth-aachen.de

Abstract In this paper we present a level-set framework for accurate and efficient extraction of the surface of a brain from MRI data. To prevent the so-called partial volume effect we use a topology preserving model that ensures the correct topology of the surface at all times during the reconstruction process. We also describe improvements that enhance its stability, accuracy and efficiency. The resulting reconstruction can then be used in downstream applications where we in particular focus on the problem of accurately measuring geodesic distances on the surface.

1   Introduction

In recent years, the problem of reconstructing the cortical surface of a brain from MRI data has received a good deal of attention [1], the main goals being:

1. The reconstruction should closely fit to the measured data.
2. To prevent the partial volume effect, the topology of the reconstruction should match the topology of the brain itself.

In particular the second topic is of relevance if one wants to measure distances within the surface itself (geodesics). Functional regions for example are associated with the surface of the brain rather than with its interior. In this case topological errors in the reconstruction, although geometrically negligible, can lead to "short-cuts" from one part of the surface to another and will render the distance measurements useless, see Figure 1.

Deformable models have proven to be an effective tool to achieve the above goals. These models come in two flavors: Parametric models (often called snakes) represent the surface explicitly e.g. as a spline [2]. Level-set models (often called implicit models), on the other hand, represent the model as the isosurface of a scalar-valued function that is sampled on a Cartesian grid [3].

Because parametric models cannot change their topology, they have traditionally been favored over level-set models where the topology is difficult to control. Hence, once the surface is correctly initialized, a parametric model will keep its topology during the whole reconstruction process. On the downside, however, this comes at the expense of complex reparameterization strategies to avoid excessive internal stretch. Furthermore, parametric models require costly (self-)collision detection in each update step.

Fig. 1. Partial volume effect: Depending on the classification of the center voxel as interior or exterior, a small geometric inaccuracy can result in large differences in the distance of the two points.

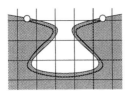 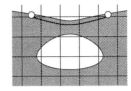

In this work, we propose the use of level-set models for cortical surface reconstruction. These models provide the following advantages:

- They exhibit no parameterization artefacts and are always adequately sampled to the resolution of the underlying grid.
- The complex time- and space-continuous collision detection of parametric models is replaced with an efficient and robust discrete collision detection on a grid. In particular, a collision can only happen on grid edges and only when a grid point value changes its sign.

To prevent the partial volume effect, we make use of level-set models with built-in topology control [4]. However, we improve upon our previous work in several aspects that are described below.

2   Algorithm

2.1   Segmentation and Surface Extraction

For reconstructing the cortical surface we use a deformable model based on the topology preserving level set framework that was introduced in [4]. The basic idea is to represent the active contour as the zero level set of a scalar-valued function $f(x, y, z)$ that is sampled on the grid points $f_{ijk} = f(ih, jh, kh)$. The function f can be regarded as a signed distance to the contour, grid points ijk within the contour are called *conquered* and have negative f_{ijk}-values while outside grid points are positive. The algorithm proceeds by successively conquering grid points thereby expanding the contour. The order in which grid points are conquered is determined by *internal* as well as *external* forces that are derived from the intensity of the underlying MRI image. For each conquered grid point the algorithm checks whether the grid point is *complex*, i.e. whether it connects two previously unconnected components thereby creating a handle. If so, the topology change is resolved by assigning the grid point to one of the neighboring components and placing *cuts* on the edges to the other components, see Figure 2 for an illustration. When the contour has come to a halt, a variant of the Marching Cubes [5] algorithm is used to extract an explicit polygonal mesh representation of the contour. In the following sections we describe how to improve this basic algorithm with respect to stability, accuracy and efficiency.

Fig. 2. Cut edge grid: The conquered grid points $\circ, \diamond, \square, \triangle$ in configuration (a) locally make up three connected components that would incorrectly be connected by conquering the center grid point $\triangle$ in (b). To avoid this, the center point is assigned to one of the components and the edges to the other components are cut (c).

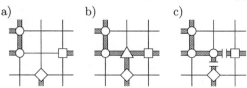

Fig. 3. Upwind scheme: To determine the cut edges we compute the upwind direction in each grid point (a) and then connect to the grid point with the most similar one (b). Compared to previous work [9] that shows strong bias towards the coordinate axes (c), the sub-voxel accuracy of the cut edge framework results in a better stability of the reconstruction (c).

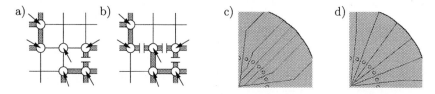

Fig. 4. Computing the cut location. In a post-processing step the two adjacent components P, Q of each cut edge $e = (p, q)$ are advanced separately across the cut interface (a, b and c). The location x of the cut is then computed from the intersection of the two height-profiles of the arrival times of P and Q resp. (d).

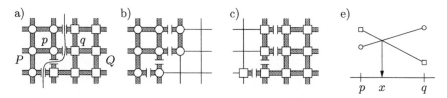

Fig. 5. Extracting the contour: Given a cut-edge grid (a) we first introduce virtual cuts between conquered and non-conquered voxels (b). In a second step we compute a sample point for each voxel that is adjacent to at least one cut (c). Finally we connect these sample points by quadrilaterals (d).

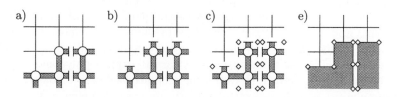

Initialization. We initialize the deformable model with the interface of the grey and white matter which is usually easy to segment in MRI data. To ensure the correct topology of this initial surface, we apply the algorithm of Kriegeskorte and Goebel [6].

Determining the Cut Edges. In the original formulation, a complex grid point is always connected to the nearest (in terms of arrival time of the contour) neighboring component. However, in a level-set framework, it is also possible to explicitly compute for each grid point the so-called *upwind direction*, i.e. the direction from where the contour arrives at the grid point. Comparing these upwind directions instead of the arrival times significantly improves the stability of the algorithm in the sense that it does not exhibit a directional bias towards the coordinate axes, see Figure 3 for an illustration.

Computing the Cut Location. In the original algorithm, the location of a cut on an edge $e = (p, q)$ is determined by extrapolating the arrival times at the grid points p, q adjacent to that edge. This leads to inaccuracies in particular if the direction of the edge is close to tangential to the contour. To improve upon this we proceed as follows (compare Figure 4): In a post-processing step, we locally advance each of the two connected components P, Q adjacent to the cut edge separately and then deduce the cut location from the corresponding arrival times.

Extracting a Polygonal Mesh. To extract a polygonal representation of the contour, the original algorithm uses a variant of the Marching Cubes algorithm that respects the cut edges and then locally applies a mesh decimation scheme. This algorithm is hard to implement efficiently and furthermore often produces unnecessarily many triangles. Hence we propose an extraction method that is similar to the dual contouring algorithm presented in [7]. Let us call the cube spanned by 8 grid points a *voxel*. First we introduce virtual cuts on edges connecting conquered and non-conquered grid points, i.e. edges that cross from the interior of the contour to the exterior. Then we collect all voxels that are adjacent to a cut-edge in a set V. For each voxel $v \in V$ we compute a sample point p_v as the average of the location of the cuts that are adjacent to v. Then we construct two opposing quadrilaterals for each cut-edge e by connecting the four sample points of the voxels adjacent to e (in the case of a virtual cut we only construct one quadrilateral), see Figure 5. If necessary, the resulting quadrangle mesh can then be triangulated and smoothed.

2.2   Geodesic Measurement

Our system lets the user specify an arbitrary reference point on the reconstructed surface and then computes the geodesic distances from this point to all other points on the surface. This is done by an accurate level-set model which directly operates on triangulated manifolds [8].

Fig. 6. Geodesic distances. For visualization purposes the geodesic distances are color-coded as black and white stripes. Left: Reconstruction of a part of the cortical surface. Middle: Without topology control the sulci are not correctly reconstructed. Right: Using topology control the distance field correctly follows the sulci and gyri.

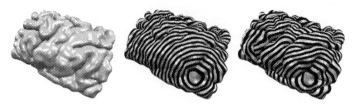

3 Results

We have found that our new update strategies for computing the collision points on the cut-edges increase the stability and accuracy of the algorithm significantly and compare favorably to the model proposed in [9], see Figure 3.

We have applied our algorithm to synthetic as well as to real MRI datasets. The running times for steps 1 and 2 of the algorithm are in the order of a few minutes for a typical $256 \times 256 \times 256$ dataset. The computation of the geodesic distances in step 3 is only a matter of seconds and allows for an efficient measuring and interactive exploration of the reconstructed surface. Figure 6 demonstrates these results.

References

1. Dale AM, Fischl B, Sereno MI: Cortical Surface-Based Analysis I: Segmentation and Surface Reconstruction. NeuroImage 9(2):179–94, 1999
2. Kass M, Witkin A, Terzopolous D: Snakes: Active Contour Models. International Journal of Computer Vision, 1:321–331, 1988
3. Osher S, Sethian JA: Fronts Propagating with Curvature-Dependent Speed: Algorithms Based on Hamilton-Jacobi Formulations. J. Comput. Phys., 79(1):12–49, 1988
4. Bischoff S, Kobbelt L. Sub-Voxel Topology Control for Level-Set Surfaces. Computer Graphics Forum 22(3), 273–280, 2003
5. Lorensen WE, Cline HE. Marching Cubes: A High Resolution 3D Surface Construction Algorithm. Computer Graphics, 21(4),163–169, 1987
6. Kriegeskorte N, Goebel R: An Efficient Algorithm for Topologically Correct Segmentation of the Cortical Sheet in Anatomical MR Volumes. NeuroImage 14, 329–346, 2001
7. Ju T, Lossaso F, Schaefer S, Warren J. Dual Contouring of Hermite Data. SIGGRAPH Conference Proceedings, 339–346, 2002
8. Novotni M, Klein R. Computing Geodesic Distances on Triangular Meshes. WSCG, 341–347, 2002
9. Han X, Xu C, Prince JL. A Topology Preserving Level Set Method for Geometric Deformable Models. IEEE TPAMI, 25(6):755–768, 2003

Semiautomatische Segmentierung dreidimensionaler Strukturen des Gehirns mit Methoden der dynamischen Programmierung

Lars Wischnewski[1] und Gudrun Wagenknecht[1]

[1]Zentralinstitut für Elektronik, Forschungszentrum Jülich GmbH, 52425 Jülich
Email: l.wischnewski@fz-juelich.de

Zusammenfassung. Dieser Beitrag stellt ein semiautomatisches Segmentationsverfahren basierend auf dem Live-Wire-Algorithmus vor. Zur effizienten Pfadbestimmung im dreidimensionalen Suchraum wird für die Graphsuche ein Fibonacci-Heap eingesetzt. Die verwendete Merkmalsextraktion wird anhand von 2D-Phantomen getestet. Auf Basis von 3D-Phantomen werden die Laufzeiteigenschaften der Pfadsuche untersucht.

1 Einleitung

Die Segmentierung dreidimensionaler Strukturen in MRT- oder PET-Bilddaten ist eine wesentliche Voraussetzung für morphologische und funktionelle Analysen des Gehirns. Automatische Segmentierungsverfahren ermöglichen die Abgrenzung komplexer Strukturen in dreidimensionalen Volumendaten des Gehirns.

Ein wichtiger Anwendungsbereich automatischer Segmentierungsverfahren ist die Generierung dreidimensionaler Hirnatlanten auf der Basis kernspintomographischer Bilddaten [1]. Um in Abhängigkeit von der medizinischen Fragestellung weitere interessierende 3D-Regionen („Regions of Interest") segmentieren zu können, soll eine Methode entwickelt werden, die eine hohe Flexibilität mit einem hohen Automatisierungsgrad verbindet. Eine solche semiautomatische Segmentierung kann auf Basis der dynamischen Programmierung realisiert werden und dient der Ergänzung automatischer Methoden.

2 Stand der Forschung

Der Live-Wire-Algorithmus ist ein bildgetriebenes, semiautomatisches Segmentierungsverfahren. Die Interaktion des Anwenders beschränkt sich auf die sukzessive Bestimmung von Konturpunkten, die als Startpunkte in den automatischen Teil des Algorithmus eingehen. Dieser besteht aus der merkmalsabhängigen Berechnung einer lokalen Kostenfunktion sowie einer graphbasierten Pfadsuche auf Basis der dynamischen Programmierung. Die Kostenfunktion wird meist durch eine Linearkombination von Gradientenfiltern realisiert. Ausgehend von einem Startpunkt wird der optimale Pfad zur aktuellen Cursorposition im Bild in Echtzeit berechnet.

In der Literatur wird der Live-Wire-Algorithmus zur Segmentierung geschlossener Objektkonturen im zweidimensionalen Bildbereich in ausgewählten Schichten des vorliegenden Datensatzes eingesetzt [2,3]. In [4] wird ein erweiterter Ansatz vorgestellt, der es ermöglicht, dreidimensionale Strukturen zu extrahieren. Hierzu wird der Live-Wire-Algorithmus in aufeinander folgenden Schritten in zwei zueinander orthogonalen Schichtorientierungen angewendet. Im zweiten Schritt gehen bereits berechnete Oberflächenpunkte als Start- und Endpunkte in die Konturberechnung ein. Zur Suchraumbegrenzung werden in [5,6] Fenster um den Startpunkt bzw. die aktuelle Cursorposition definiert und die Pfadsuche auf das Fenster beschränkt. Eine weitere Möglichkeit, die Komplexität des Suchraums zu reduzieren, besteht darin, in einem Vorverarbeitungsschritt den Suchgraphen auszudünnen [7].

3   Ziele

Zweidimensionale Pfadsuchtechniken berücksichtigen nicht die komplexe dreidimensionale Topologie des Gehirns. Bei der Extraktion dreidimensionaler Strukturen mittels zweidimensionaler, schichtweise extrahierter Objektkonturen müssen entweder alle Schichten segmentiert werden, oder fehlende Zwischenschichten interpoliert werden [8]. Dadurch erhöht sich der Segmentationsaufwand drastisch oder es werden Segmentierungsfehler durch die Interpolation in Kauf genommen. Durch die Erweiterung des Live-Wire-Algorithmus zum echt dreidimensional arbeitenden Verfahren können diese Nachteile vermieden werden. Eine wichtige Anwendung, die erst durch ein solches 3D-Verfahren realisiert werden kann, ist die semiautomatische Segmentierung von 3D-Regionen auf Basis der Hirnoberfläche.

4   Methoden

Zur Extraktion dreidimensionaler Strukturen des Gehirns wird das Live-Wire-Verfahren auf den dreidimensionalen Fall erweitert. Der für die Kostenfunktion notwendige Merkmalsextraktionsschritt wird durch dreidimensionale Gradientenfilter (z.B. Sobel- und Laplaceoperator) realisiert. Die lokalen Kosten $l(p)$ des Voxels p werden als Linearkombination des extrahierten Gradientenbetrags l_G und der Nulldurchgangslinien der zweiten Ableitung l_Z berechnet:

$$l(p) = \omega_G \cdot l_G(p) + \omega_Z \cdot l_Z(p) \qquad (1)$$

Für eine robuste und genaue Segmentierung von Objektstrukturen ist es erforderlich, verschiedene Pixelnachbarschaften bei der Pfadsuche zu berücksichtigen. Als Nachbarschaften kommen im Dreidimensionalen die 6er-, 18er- und 26er-Nachbarschaft in Frage. Um die semiautomatische Segmentierung auch im dreidimensionalen Fall in Echtzeit zu ermöglichen, spielt die effiziente Implementierung des Pfadsuchalgorithmus eine große Rolle. Hierzu wird ein sogenannter Fibonacci Heap, eine Prioritätswarteschlange, verwendet, wodurch die Laufzeit

Abb. 1. Obere Reihe: mit Gaußschem Rauschen (σg 42) überlagertes Phantom (I) mit künstlich generierter Grauwertvariation; Untere Reihe: Phantom (II) mit unterschiedlichem Rauschniveau ($\sigma = 0$, σg 21, σg 42, σg 63). Die Pfeile geben die Start- und Endpunkte an.

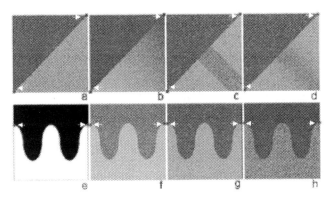

der Graphensuche in einem Graphen mit n Knoten und m Kanten auf O(m+n log n) reduziert wird. Auf Basis des Algorithmus von Dijkstra [2] wurde eine Graphensuche implementiert, die flexibel im zwei- bzw. dreidimensionalen Fall eingesetzt werden kann.

5 Ergebnisse

Das entwickelte Verfahren wurde hinsichtlich der Merkmalsextraktion und der Laufzeit der Pfadsuche anhand von generierten Phantomdatensätzen untersucht. Für die Evaluation der Merkmalsextraktion wurden 2D-Phantome (256er Matrix) eingesetzt. Neben dem Einfluss von Rauschen auf das Segmentationsergebniss lag der Fokus der Analyse auf dem Verhalten des Live-Wire-Algorithmus bei Variation des Kontrastes entlang der zu extrahierenden Objektkontur. Zum Einsatz kamen zwei unterschiedlichen Typen von Phantomen (Abb. 1). Neben örtlich konstantem Grauwertverlauf (Abb. 1a, e-h) wurde das Bildmaterial mit einer linear abfallenden Funktion (Abb. 1b), einer Stufenfunktion (Abb. 1c) und einer geglätteten Stufenfunktion (Abb. 1d) manipuliert, um den Kontrast zu variieren. Die Phantome wurden mit einem Mittelwert von $m_1 = 85$ und $m_2 = 170$ für die zu segmentierenden Regionen generiert und mit Gaußschem Rauschen unterschiedlicher Standardabweichungen verrauscht.

Zur quantitativen Analyse des Segmentationsergebnisses wurden Diskrepanz-Metriken zur Fehlerbewertung eingesetzt. Neben der mittleren Abweichung der extrahierten Kontur und der Fehlerwahrscheinlichkeit fehlklassifizierter Vordergrund- und Hintergrundpixel wurde der Hausdorff-Abstand verwendet [9]:

$$d_{Hausdorff}(A, B) = \max\left(\max_i\{d(a_i, B)\}, \max_j\{d(b_j, A)\}\right) \qquad (2)$$

Abb. 2. Laufzeiteigenschaften der Pfadsuche im Dreidimensionalen für unterschiedliche Nachbarschaft quantifiziert durch die Anzahl der Fibonacci-Heap-Operationen pro Sekunde.

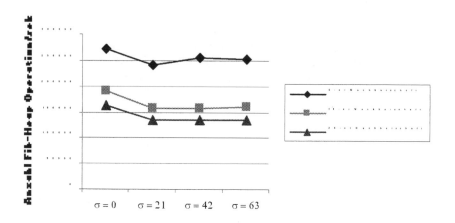

mit A und B Konturen des segmentierten Bildes und der Referenzkontur und

$$d(a_i, B) = \min_i \|b_j - a_i\| \tag{3}$$

Bei der Evaluation des Live-Wire-Algorithmus gingen nur ein Start- und ein Endpunkt als Startparameter für das Verfahren ein (s. Abb. 1). Während der Algorithmus für das einfachere Phantom (I) bei hohem Rauschniveau gute Ergebnisse lieferte, stellte sich bei dem komplexeren Phantom (II) eine wesentliche Verschlechterung der Segmentierung ein, sobald das Bild mit Rauschen überlagert wurde. Durch günstigere Wahl der Startparameter für das Live-Wire-Verfahren bei dem komplexeren Phantom lässt sich das Ergebnis in der Praxis verbessern. Die Ergebnisse der Evaluation zeigt Tabelle 1.

Die Laufzeiteigenschaften der Graphsuche im Dreidimensionalen wurde auf vier 256x256x128 Phantomdatensätzen vom Typ I mit unterschiedlichem Rauschniveau überprüft. Die Ergebnisse sind in Abb. 2 dargestellt. Bei unverrauschten und verrauschten Phantomen hängt die Laufzeit deutlich von der verwendeten Nachbarschaft ab. Bei verrauschtem Bildmaterial wirkt sich die Veränderung des Rauschniveaus demgegenüber nur geringfügig aus.

6   Ausblick

Die Methodik liefert für den dreidimensionalen Fall Linienketten im Bilddatensatz. Für die Generierung dreidimensionaler Strukturen auf Basis der Kortexoberfläche ist geplant, das in [10] vorgestellte Verfahren mit der eigenen Methodik zu kombinieren. Hierbei werden die extrahierten Linienketten durch eine automatische Oberflächengenierung zu Regionen zusammengefasst.

Tabelle 1. Ergebnis der Phantomsegmentierung: Phantom (I) und Phantom (II)

Phantom	Mittlere Distanz / Hausdorff	Fehlklassifikation Vorder-/ Hintergrund
I-a	0,45 / 1,41	0,01 / 0,35
I-b	0,47 / 1	0,02 / 0,35
I-c	0,57 / 1	0 / 0,46
I-d	0,32 / 1	0 / 0,26
II-e	0,53 / 1	0 / 0,86
II-f	13,1 / 108,08	0 / 37,82
II-g	13,6 / 111,8	0,02 / 38,93
II-h	13,47 / 71,85	8,35 / 27,4

Literaturverzeichnis

1. Wagenknecht G., Kaiser, H.J., Büll, U. et. al.: MRT-basierte individuelle Regionenatlanten des menschlichen Gehirns- Ziele, Methoden, Ausblick. In: Wittenberg T, Hastreiter P, Hoppe U, Handels H, Horsch A, Meinzer HP (Hrsg.). Bildverarbeitung für die Medizin 2003. Buchreihe Informatik Aktuell. Berlin: Springer-Verlag, 2003: 378–382

2. Mortensen, E.N., Barrett, W.A.: Interactive Segmentation with Intelligent Scissors, Graphical Models and Image Processing 60: 349–384, 1998

3. Falcao, A.X., Udupa, J.K., Miyazawa, F.K.: An Ultra-Fast User Steered Image Segmentation Paradigm: Live wire on the fly, IEEE Trans Med Imaging, Vol. 19, No 1, 2000

4. Falcao, A.X., Udupa, J. K.: Segmentation of 3D-Objects using Live Wire, SPIE Proc. of Medical Imaging: 228–235, 1997

5. Falcao, A.X., Udupa, J.K., Samarasekera, S., Sharma, S.: User-Steered Image Segmentation Paradigms: Live Wire and Live Lane, Graphical Models and Image Processing 60: 233–260, 1998

6. Kang, H.W., Shin, S.Y.: Enhanced Lane: interactive image segmentation by incremental path map construction, Graphical Models 64 (2003): 282–303, 2003

7. Wong, K. C., Siu, T.Y., Heng, P.A., Wong, T.T.: Accelerating Intelligent Scissorsüsing slimmed graphs, Journal of Graphics Tools, 5(2): 1–13, 2000

8. Schenk A., Prause G., Peitgen H.O.: Optimierte semi-automatische Segmentierung von 3D-Objekten mit Live Wire und Shape-Based Interpolation, Bildverarbeitung für die Medizin – Algorithmen–Systeme–Anwendungen, Lübeck, 2001

9. Chalana, V., Kim, Y.: A Methodology for Evaluation of Boundary Detection Algorithms on Medical Images, IEEE Trans Med Imaging. 16(5): 642–652, 1997

10. Haenselmann T., Effelsberg, W.: Wavelet-based semi-automated live-wire segmentation: SPIE Human Vision and Electronic Imaging VII: 260–269, San Jose, 2003

Fast and Accurate Interactive Image Segmentation in the GEOMAP Framework

Hans Meine, Ullrich Köthe and Hans-Siegfried Stiehl

Cognitive Systems Group, University of Hamburg,
Vogt-Kölln-Str. 30, 22527 Hamburg, Germany
{meine,koethe,stiehl}@informatik.uni-hamburg.de

Abstract Although many interactive segmentation methods exists,none can be considered a silver bullet for all clinical tasks. Moreover, incompatible data representations prevent multiple algorithms from being combined as desired. We propose the GEOMAP as a unified representation for segmentation results and illustrate how it facilitates the design of an integrated framework for interactive medical image analysis. Results show the high flexibility and performance of the new framework.

1   Introduction

Currently, fully automatic segmentation of medical images is neither feasible nor desirable. Having a "user in the loop" is necessary from both a clinical and a legal point of view. Following the paradigm of interactive segmentation, a number of approaches were proposed which combine the cognitive abilities and medical experience of humans with the reproducable accuracy and computational power of machines. Such approaches differ in how they balance speed, ease-of-use, accuracy, reliability and other design criteria. No single method achieves the optimal balance for all classes of images or at least for all clinically relevant regions of a single image. Therefore, combinations of several methods are required.

Current toolkits (e.g. [4,11]) usually contain various segmentation algorithms, but offer only limited means to combine them on a single image. Ideally, a fully integrated tool environment would make it possible to i) switch to the most appropriate method depending on the local image content (e.g. employ edge and region detectors in the same image), and ii) reuse components of one method in another one (e.g. Canny's hysteresis thresholding within a watershed segmentation). Such combinations are currently difficult because different algorithms use incompatible data representations for almost all levels beyond the pixel matrix.

To solve this problem, a unified data representation based on sound computer science principles is needed. Therefore, we link image analysis know-how with the ideas of abstract data types and modern generic programming techniques [1]. As a first result of our research program we propose the GEOMAP, a new representation based on topological maps [5] which covers the requirements of a large number of algorithms. By using GEOMAPs for intermediate and final segmentation results, the combination of algorithms is made possible and, in fact, easy to realize. Our new approach can be implemented very efficiently, achieving interactive response times even on a low-cost PC.

2   Requirements for Method Integration

In order to achieve the high degree of method integration briefly discussed above, we have to i) identify common characteristics of all segmentation methods, ii) cope with their differences, and iii) develop a unified representation to work with. In general, segmentation approaches can be classified into edge-based and region-based ones. One key to unification is to exploit the duality of boundaries and regions. Duality requires the inverse of an edge representation to be a region representation and vice versa. Unfortunately, the standard implementations of popular algorithms do not possess this property. By relying on duality, one can easily switch back and forth between edge- and region-based approaches as needed and without information loss. Segmentation then amounts to finding the most significant boundaries among a large number of candidates. In region-based approaches, edge significance is derived from statistics of the adjacent regions, whereas most edge-based ones employ locally computed edge strength measures.

Below we will specify our proposed representation as an abstract data type (ADT) whose capabilities are derived from a requirement analysis of segmentation algorithms. We can only summarize requirements here, for details see [7]:

Basic Entities Low-level segmentation algorithms typically extract three types of features: regions, edges, and corners/junctions. These three correspond to the topological entities that are theoretically required for a consistent partitioning of the plane (in both the continuous and discrete domains). Therefore, our ADT supports three types of *cells*: faces, edges, and vertices.

Topology Queries The topological part of our representation encodes complete information about the neighborhoods of and adjacencies between all cells describing a particular partitioning of the image plane. The ADT provides convenient access to these relations.

Geometry Queries The geometric part of our representation associates shape information with the abstract topological cells. This can be used to either derive geometric cell properties or to access the cells' underlying pixels in order to compute intensity statistics.

Transformations We consider segmentation as the transformation of an initial partitioning of the image plane (possibly a trivial one where every pixel is a separate region) into the desired result. Thus our ADT offers a set of *Euler operations* which i) perform atomic transformations (e.g. removing one edge) and ii) can be composed in arbitrary order (e.g. to merge several regions).

Inverse Geometry Queries Interactive segmentation tools require a mapping from coordinates (e.g. obtained by a pointing device) to the associated cells. This mapping can also be used to visualize the current segmentation.

Application-Specific Information The ADT must support the association of additional information (like region statistics) with each cell.

Note that in our current implementation we have not yet realized the full potential of the theoretical framework, but restricted ourselves to transformations that start with an initial oversegmentation to be reduced (as discussed below).

3 The GEOMAP Framework and Its Implementation

In order to fulfill the above requirements, we define the GEOMAP data type. The name reflects the fact that we augment the notion of an extended combinatorial map with the necessary geometry-related functionality [5,7]. The GEOMAP itself provides access to a CELLINFO object for each cell (either by enumerating all cells of a given type or via a cell label or pixel coordinate) and allows to invoke Euler operations. The CELLINFO objects contain the necessary application-specific data, the coordinates of all pixels belonging to the cell, and a set of DARTTRA-VERSERs that can be used to query the topological relations of the cell.

A DARTTRAVERSER is similiar to a cursor in a word processor: it refers to a specific location during traversal of a GEOMAP's cells. At any given traversal step, it is located on a vertex and points along an edge starting there. Thus, it uniquely defines a starting vertex, an edge, and a face to the left. It offers functions to i) reverse the orientation, ii) turn around the start vertex, iii) follow the contour of the left face, and iv) access the CELLINFOs of incident cells.

In contrast to other frameworks that provide topological data structures [4,11], consistency of the representation is automatically enforced by the GE-OMAP because Euler operations are guaranteed to perform only admissible trans-formations. This takes a major burden off the algorithm implementer and facil-itates the execution of formal complexity analysis and correctness verification.

In principle, the GEOMAP framework can be used to improve an arbitrary initial segmentation, but its realization is much simplified when we start with an oversegmentation. In this case, only Euler operations reducing the number of cells are needed. This can be seen as an example of the superpixel approach recently introduced by Malik [10]. We define superpixels by performing a water-shed transform of the gradient image at fine scales. Several studies suggest this to be a good starting point for medical image segmentation [6,9].

Superpixel representations and the GEOMAP complement each other in an ideal way: i) Computational cost is reduced, since the number of superpixels is much lower than the number of raw pixels. Moreover, *generic programming* tech-niques [1] can almost entirely eliminate the abstraction penalty usually imposed by topological approaches. ii) Being region-based, superpixel properties are more informative than pixel-based measurements. Additionally, the connection to the pixel plane is never lost during the segmentation process, and one can always access the original data to compute additional cell properties. iii) Edge detection can be interpreted as selecting significant edges among all superpixel boundaries, whereas region growing boils down to merging superpixels.

The restriction to simplifying Euler operators allows to store a sequence of reductions in a GEOMAPPYRAMID which logs the operation applied in each step. This enables the user to backtrack to any previous segmentation state if the process arrived at a wrong result. Each level of the pyramid is a GEOMAP, so any GEOMAP-based algorithm can be applied at any time to compute additional pyramid levels. Our pyramid achieves a much finer granularity (in fact, the finest possible) than other irregular pyramid definitions (e.g. [2]), where a large number of reductions is always executed in parallel.

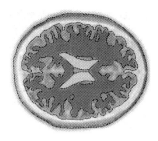

Fig. 1. Brainweb Image (181x217) ITK example. Simulated MR slice originally from http://www.bic.mni.mcgill.ca/brainweb/

Preprocessing:	2.5 sec.
Ventricles & outer brain contour (Canny-like):	2.5 sec.
Gray vs. White matter (Active Paintbrush):	1 min.
Outer Skull (Intelligent Scissors):	25 sec.

4   Application of GEOMAPs in the Medical Domain

In the current prototypical system, we realized the following algorithms:

Canny-like edge detection Canny's algorithm [3] is based on gradient measurements like the watershed transform which we use instead of Canny's non-maxima suppression to get closed superpixel contours. Edgel linking is implicitly performed upon superpixel insertion into a GEOMAP. Hysteresis thresholding then amounts to the removal of GEOMAP edges based on gradient strength measurements.

In addition, our framework allows to use alternative edge significance measures on the basis of edge orientation or region similarity. Due to edge–region duality, region merging is essentially the same process.

Active Paintbrush Edges are removed when the mouse pointer crosses them. This serves to quickly merge several regions by "painting over the edges" [6].

Intelligent Scissors After selecting a seed point on a contour, a live-wire indicating the optimal edge from the seed to the current pointer position is shown in real-time. By coarsely marking a few additional points, a complete contour can be delineated. We implemented the toboganing variant of this algorithm where candidate edges are restricted to superpixel boundaries [8].

A typical session in our framework may proceed as follows: after preprocessing and creation of the initial superpixel-based GEOMAP, the user performs a number of automatic reductions by means of the Canny-like algorithm to remove insignificant edges. Then important contours are marked with the intelligent scissors tool which makes these edges immune against removal. In some areas with either low contrast or many edges, edge removals with the active paintbrush may be preferred for marking regions, whose contours are then protected by a single command. Finally, all unprotected edges are removed automatically. Throughout the process false reductions can be undone. Figs. 1 and 2 show results obtained this way, along with the time each step took. Note that we do not claim clinical correctness due to a lack of ground-truth. Note that the dynamic nature of our tools can only be fully appreciated in a software demonstration.

5   Conclusions

The GEOMAP framework introduced in this paper combines image analysis with computer science concepts in order to define a new integrated representation

Fig. 2. Original CT slice (l), superpixels in ROI (m), segmentation (approx. 40sec) (r)

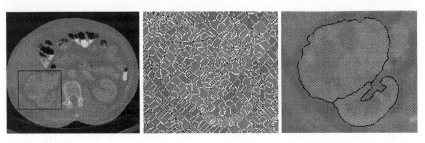

for intermediate and final results of segmentation algorithms. After algorithms have been adapted to this framework (which is not difficult and often leads to more readable code), they can be freely combined even within the same image. Thus, the most appropriate algorithm can be applied at any image location. This is especially suitable for interactive image analysis where the user guides the segmentation process and may backtrack whenever a step does not yield the desired result.

In the future many more algorithms will be integrated into our framework, especially learning based ones. It will also be necessary to collect data with clinical ground truth in order to validate our results. The extensions of our approach to 3D is also on our agenda. This promises more accurate segmentations, but requires the development of more sophisticated data structures and the application of advanced 3D interaction methods.

References

1. M.H. Austern: *Generic Programming and the STL*, Addison Wesley, 1999
2. L. Brun, W.G. Kropatsch: *Receptive fields within the Combinatorial Pyramid framework*, Graphical Models 65(1-3), pp. 23-42, 2003
3. J. Canny: *A Computational Approach to Edge Detection*, IEEE Trans. Pattern Analysis and Machine Intelligence, 8(6), pp. 679-698, 1986
4. L. Ibanez, W. Schroeder, L. Ng, J. Cates: *The ITK Software Guide*, Kitware, Inc., http://www.itk.org/, 2003
5. U. Köthe: *XPMaps and Topological Segmentation*, in: A. Braquelaire, J.-O. Lachaud, A. Vialard (eds.): Proc. of DGCI 2002, pp. 22-33, 2002
6. F. Maes: *Segmentation and Registration of Multimodal Medical Images*, PhD Thesis, Faculteit Geneeskunde, Katholieke Universiteit Leuven, 1998
7. H. Meine: *XPMap-Based Irregular Pyramids for Image Segmentation*, Diploma Thesis, Department of Informatics, University of Hamburg, 2003
8. E.N. Mortensen, W.A. Barrett: *Toboggan-Based Intelligent Scissors with a Four-Parameter Edge Model*, in: Proc. of CVPR'99, Vol. II, pp. 452-458, 1999
9. O.F.Olsen: *Multi-Scale Watershed Segmentation*, in: J.Sporring, M.Nielsen, L.Florack, P.Johansen(Eds.) "Gaussian Scale-Space Theory", Kluwer, 1997
10. X. Ren, J. Malik: *Learning a Classification Model for Segmentation*, in: Proc. of ICCV'03, Vol. I, pp. 10-16, 2003
11. *TargetJr Documentation*, The TargetJr Community, 1998 (project abandoned)

Automatic Segmentation and Classification of Fundus Eye Images for Glaucoma Diagnosis

Katarzyna Stapor[1], Leslaw Pawlaczyk[1], Radim Chrástek[2], Heinrich Niemann[2] and Georg Michelson[3]

[1]Institute of Computer Science, Silesian Technical University, Akademicka 16, PL-44-100 Gliwice, Poland
[2]Chair for Pattern Recognition, Friedrich-Alexander-University Erlangen-Nuremberg, Martenstrasse 3, D-91058 Erlangen, Germany
[3]Department of Ophthalmology, Friedrich-Alexander-University Erlangen-Nuremberg, Schwabachanlage 6, D-91054 Erlangen, Germany
Email: delta@ivp.iinf.polsl.gliwice.pl

Abstract In this paper the new method for automatic classification of fundus eye images into normal and glaucomatous ones is proposed. The new, morphological features for quantitative cup evaluation are proposed based on genetic algorithms. For computation of these features the original method for automatic segmentation of the cup contour is proposed. The computed features are then used in classification procedure which is based on multilayer perceptron. The mean sensitivity is 90% while the mean specificity: 86%. The obtained results are encouraging.

1 Introduction

Optic disc (the region where the optic nerve leaves resp. enters the eye known as "blind spot") structures evaluation is one of the most important examinations in glaucoma progress monitoring and diagnosis. Glaucomatous changes in retina appearance embrace various changes in neuroretinal rim and cup, as the result of nerve fibers damages. Searching for glaucoma damages during routine examination (i.e. based on ophthalmoscope and slit lamp with Volk lens) is not an easy task and gives uncertain results even with the experienced ophthalmologist [1]. The existing methods of qualitative analysis are very subjective, while quantitative methods of optic disc morphology evaluation (cup to disc ratio, neuroretinal rim area; the cup is a area within the optic disc where no nerve fibers and blood vessels are present and in 3D image appears as an excavation; the neuroretinal rim is the area between optic disc border and cup border) do not result in full diagnosis. The new methods of morphologic analysis based on scanning-laser-tomography are expensive and accessible only in specialized ophthalmic centers. That is why we have developed a more objective and cheaper method that enables automatic classification of digital fundus eye images into normal and glaucomatous ones. The fundus eye images were obtained by classical fundus-camera. We plan to build the proposed methodology into classical fundus-camera software to be used in routine examinations by an ophthalmologist.

2   State-of-the-Art

In the existing approaches to automatic segmentation of fundus eye images for supporting glaucoma examinations researchers focused on the detection of the optic disc and its characteristics only [2,3,4]. The automatic extraction of the cup region from fundus eye images was not the area of interest. Also, automatic classification of single fundus eye image acquired from fundus cameras into normal and glaucomatous has received no attention.

3   Method

3.1   Automatic Segmentation of the Cup Contour

Digital fundus eye images are acquired from classical fundus camera in RGB additive color model. The color normalization step using histogram specification [5] is performed to decrease the variation in the color of fundus eye images from different patients. A copy of the acquired fundus eye image is converted into HSV color model. On RGB image blood vessels are detected automatically using a set of contour filters accoding to a method described in [6].

Based on the detected vessels, the averaging of H, S, V components in HSV image is performed to decrease the contrast. All pixels comprising the detected vessels lying inside the user rectangle belong to the subregion named here $R_{cup-vessels}$. First, the input image is converted from RGB to HSV color model [5]. By overlying the image with detected vessels on the input, converted image all border pixels of the detected vessels are found (subregion $R_{cup-vessels}$). For each border pixel in $R_{cup-vessels}$ its new color components $[H_{avg}, S_{avg}, V_{avg}]$, being the average of the appropriate components of pixels lying in the 8-connected neighborhood outside of region $R_{cup-vessels}$ are found. After recalculation of all border pixels, they are deleted, new border pixels are found and the process is repeated until size of $R_{cup-vessels}$ is higher than 0.

The preprocessed HSV image is converted into L*a*b* color model. Based on our previous experience, only channel a* is used for further examinations.

Next, the a* component of L*a*b* image is binarized by the proposed adaptive thresholding method which results in white pixels of the cup (i. e. the object) and black pixels of the rest of the image (i.e. the background). In the adaptive thresholding method a local threshold is found by statistically examining the intensity values of a local neighborhood of each pixel. A window centered at each pixel is constructed as its local neighborhood. The statistic used is a function:

$$T = M_{mean} - C \tag{1}$$

where M_{mean} is a mean of gray level values in the window, C is a constant, experimentally set. Fig. 2(a) shows the input image, Fig. 2(b) the a* channel of the input image, while Fig. 2(c) the contour of the segmented cup region overlaid on the input image.

Fig. 1. Detection of the cup region

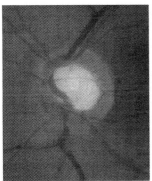 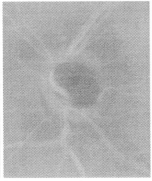 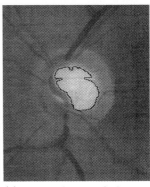

(a) The input image   (b) Channel a* of the input image   (c) The contour of the extracted cup region overlaid on the input image

3.2 Selection of the Cup Features Using Genetic Algorithms

Due to nerve fibres damages during glaucoma progress, different changes in a shape of the neuroretinal rim (and of the cup) are observed. In our approach, 30 geometric features including moment invariants [7] and different shape coefficients [7] are computed on the extracted cup region. Genetic algorithms [8] are then used to select the most significant features characterizing the shape of cup region.

In our encoding scheme, the chromosome is a bit string whose length is determined by the number of features (i.e. 30). Each feature is associated with one bit in the string. If the ith bit is 1 then the ith feature is selected, otherwise, that component is ignored.

The initial population is generated in the following way: the number of 1's for each chromosome is generated randomly, then, the 1's are randomly scattered in the chromosome.

A population of chromosomes is maintained. Each chromosome is evaluated to determine its "fitness", which determines how likely the chromosome is to survive and breed into next generation. We proposed the following fitness function:

$$Fitness = 10^4 accuracy + 0.4 zeros \qquad (2)$$

where *accuracy* is the accuracy rate that the given subset of features achieves (i.e. the performance of a classifier on a given subset of features), *zeros* is the number of zeros in the chromosome.

New chromosomes are created from old chromosomes by the process of crossover, where parts or two different parent chromosomes are mixed to create the offspring, and mutation, where the bits of a single parent are randomly perturbed to create a child.

Reproduction is based on a random choice according to a fraction with repetitions method [8].

The following 8 dimensional feature vector has been selected from a set of 30 features by genetic algorithms:

$$(\phi_3, I_1, I_2, I_5, I_7, I_{14}, R_{c2}, W_{sl}) \tag{3}$$

where ϕ_3 is Hu invariant moment [7], I_1, I_2, I_5, I_7 and I_{14} are compound invariant moments [7], R_{c2} is circular coefficient [7] and W_{sl} is area to perimeter coefficient.

Hu invariant moment is defined as

$$\phi_3 = (\mu_{30} + 3\mu_{12})^2 + (3\mu_{21} - \mu_{03})^2, \qquad \mu_{pq} = \frac{m_{pq}}{(m_{00})^\alpha}, \qquad \alpha = \frac{p+q}{2} + 1 \tag{4}$$

where $\mu_{30}, \mu_{12}, \mu_{21}$ and μ_{03} are normalized central moments of order $(p+q)$ [5]. m_{pq} is spatial central moment of order $p+q$ defined as [5]:

$$m_{pq} = \sum_{i=1}^{M} \sum_{j=1}^{N} (i - I)^p (j - J)^q p(i, j), \qquad I = \frac{m_{10}}{m_{00}}, \qquad J = \frac{m_{01}}{m_{00}} \tag{5}$$

where $p(i, j)$ is the intensity function representing the image, M, N stand for the size of the image with the extracted eye-cup.

$I_1, I_2, I_5, I_7, I_{14}$ are compound invariant moments defined as:

$$I_1 = \mu_{20}\mu_{02} - \mu_{11}^2 \tag{6}$$

$$I_2 = (\mu_{30}\mu_{03} - \mu_{21}\mu_{12})^2 - 4(\mu_{30}\mu_{12} - \mu_{21}^2)(\mu_{21}\mu_{03} - \mu_{12}^2) \tag{7}$$

$$I_5 = \mu_{20} + \mu_{02} \tag{8}$$

$$I_7 = (\mu_{30} - 3\mu_{12})^2 - (\mu_{03} - 3\mu_{21})^2 \tag{9}$$

$$I_{14} = \frac{I_4}{\mu_{00} I_2} \tag{10}$$

where

$$I_4 = \mu_{30}^2\mu_{02}^3 - 6\mu_{30}\mu_{21}\mu_{11}\mu_{02}^2 - 6\mu_{30}\mu_{12}\mu_{02}(\mu_{11}^2 - \mu_{20}\mu_{02}) +$$
$$+ \mu_{30}\mu_{03}(6\mu_{20}\mu_{11}\mu_{02} - 8\mu_{11}^3) + 9\mu_{21}^2\mu_{20}\mu_{02}^2 - 18\mu_{21}\mu_{12}\mu_{20}\mu_{11}\mu_{02} + \tag{11}$$
$$+ 6\mu_{21}\mu_{03}\mu_{20}(2\mu_{11}^2 - \mu_{20}\mu_{02}) + 9\mu_{12}^2\mu_{20}^2\mu_{02} - 6\mu_{12}\mu_{03}\mu_{11}\mu_{20}^2 + \mu_{03}^2\mu_{20}^3$$

Circular coefficient R_{c2} is calculated as ratio of object perimeter to π. Area to perimeter coefficient W_{sl} is given by ratio of object area to object perimeter coefficient.

3.3   Classification of Fundus Eye Images

The method makes use of the neural network classifier (8-4-2 multilayer perceptron [9]) with standard backpropagation learning rule. For comparison we also tested kNN and rule-based classifiers.

4   Results

The new method has been applied into 50 fundus eye images of patients with glaucoma and 50 fundus eye images of normal patients which where previously examined by conventional methods (perimetry, slit lamp with Volk lens). The cup is automatically segmented in the fundus images obtained by Canon CF-60Uvi fundus camera. Next, for the segmented cup the whole set of 30 geometric features is computed. The obtained set of labelled feature vectors is divided into 3 parts: one training and two testing sets. The training set and one testing set are used by genetic algorithms for suboptimal feature vector calculation. On the second testing set of images the suboptimal feature vectors are calculated and pushed into classifier which assigns it a class: normal or glaucomatous. Classifier performance is tested by k-fold cross validation method and gives the following results: neural networks classifier with sensitivity of 90 % and specificity of 86%, KNN classifier with sensitivity of 65% and specificity of 72% and rule-based classifier with sensitivity of 58% and specificity of 64%.

5   Conclusion

Our method proves that shape of the cup and its numerical characteristics correlate with progress of glaucoma. It also shows that by reducing irrelevant information and using only selected features the classifier performance can be improved significantly which is very important for application supporting glaucoma diagnosing. It is expected that the new method, after clinical tests would support glaucoma diagnosis based on digital fundus eye images obtained from fundus-camera. Improvements of the method are expected by better segmentation method based for example on fuzzy clustering.

References

1. Kanski J et al.: Glaucoma: A color manual of diagnosis and treatment. Butterworth-Heinemann, 1996.
2. Goh K.G, Hsu W, Lee ML et al.: ADRIS: an Automatic Diabetic Retinal Image Screening system. In: K. J. Cios (Ed.): Medical Data Mining and Knowledge Discovery, 181–210, Springer, New York, 2000.
3. Morris DT, Donnison C: Identifying the Neuroretinal Rim Boundary Using Dynamic Contours. Image and Vision Computing, 17: 169–174, 1999.
4. Osareh A, Mirmehdi M, Thomas B et al.: Classification and localisation of diabetic related eye disease. In: A. Heyden et al. (Eds.): LNCS 2353: 502–516, 2002.
5. Gonzalez RC, Woods RE: Digital image processing. Prentice-Hall, 2002.
6. Chaudhuri S, Chatterjee S, Katz N et al.: Detection of Blood Vessels in Retinal Images Using Two-Dimensional Matched Filters. IEEE Trans Med Imaging, 8(3): 263–269, 1989.
7. Trier ØD, Jain AK, Taxt T: Feature extraction methods for character recognition–A survey. Pattern Recognition, 29(4): 641–662, 1996.
8. Arabas J: Lectures on genetic algorithms. WNT, Warsaw, 2001.
9. Bishop CM: Neural networks for pattern recognition. Clarendon Press, Oxford, 1995.

Quantification of Tumour Invasion Fronts Using 3D Reconstructed Histological Serial Sections

Ulf-Dietrich Braumann[1], Jens-Peer Kuska[2], Jens Einenkel[3],
Lars-Christian Horn[4] and Michael Höckel[3]

[1]Interdisziplinäres Zentrum für Bioinformatik, Universität Leipzig, 04103 Leipzig
[2]Institut für Informatik, Universität Leipzig, 04109 Leipzig
[3]Universitätsfrauenklinik Leipzig, 04103 Leipzig
[4]Institut für Pathologie, Universität Leipzig, 04103 Leipzig
Email: braumann@izbi.uni-leipzig.de

Abstract The analysis of the 3D structure of tumour invasion fronts within the uterine cervix is considered essential for both discovering and understanding inherent architectural-functional relationships. The variation range of the invasion patterns known so far reaches from a smooth tumour-host boundary to more diffusely spreading patterns, which all are supposed to have a different prognostic importance. However, any verbal morphological quantifications in previous studies have been made just on single histological sections. Therefore, the intention of this paper is twofold: to provide *reconstructed 3D tumoural tissue data* and to apply an *algorithmic tumour invasion quantification*. Thus, to stay as much as close to routine pathology we as well use HE-stained histological sections but as *serial sections* of remarkable extent (90–500 slices). Slicing and staining, however, may induce some severe artefacts rarely to avoid, mainly different kinds of distortions.

The paper introduces an extended processing chain doing a robust volume reconstruction starting from stacks of digitised transmitted light microscope colour images resulting in a 3D visualisation of the invasion front of the cervical tumour. For the invasion quantification we refer to *digital compactness* which is considered to be in tight correspondence to those invasion features pathologists generally are paying attention when verbally assessing 2D sections in routine.

1 Introduction

The main interest of our research is in the 3D characterisation of invasion patterns exhibited by squamous epithelial carcinoma of the uterine cervix. This is a current clinical question. By considering tissue volumes instead of single slices it is expected to enable new insight views about tumour morphology and growth, some of the present research fields in *tissue organisation*. In particular, a new quality of the structural and morphological assessment of the considered tumours is expected. At present, we focus on specimen out of regions around tumour invasion fronts. Properties of those fronts are supposed to have relevance for the further prognosis of the respective patient [1].

Fig. 1. An overview of the processing chain towards tumour invasion front quantification on 3D reconstructed histological serial sections. Solid items are briefly introduced.

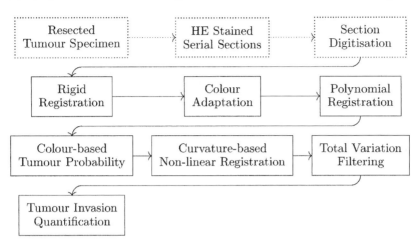

Unfortunately, at present there is no easy-to-apply direct 3D standard imaging technique available for obtaining details about those tumours. For our experimental investigations, despite its huge effort the method of choice for data acquisition was transmitted-light microscopy on stained histological serial sections. This setup inherently gives demand for both high level image processing and analysis. The paper mainly reports on the invasion quantification aspect of our ongoing research project aiming the further clarification of the morphological tumour expression.

2   Material and Methods

The processing chain given here (see fig. 1) is an extension of previous work [2]. Modifications and add-ons mainly consider the postprossing of the segmentation and the tumour invasion front quantification itself. While the latter is given in detail, all other steps regarding the 3D reconstruction and its key aspects are mentioned in brief.

Parameters of the Serial Sections

Sections typically have a rough extent of 2.5 cm × 1.0 cm. The raw digitisation area is 1300 × 1030 pixels corresponding to 10.45 mm × 8.28 mm = 0.865 cm^2 at a nominal pixel size of 8.04^2 μm^2. The digitisation of the serial sections was carried out manually using a digital camera mounted on a transmitted light microscope. Under these conditions, due to the still limited field of view the digitisation practically should be considered as a rough selection of a region of interest (ROI) out of the tumour invasion front.

Rigid Registration

In the first stage, a serial section undergoes a successive pair-wise rigid co-registration of all slices using computed gray-levelled images (luminance of the original colour images). By this, the data set is restricted to an effectively captured volume of interest (VOI). The approach we are using is a non-iterative two-step algorithm consisting of a combination of the polar-logarithmic Fourier-Mellin invariant (FMI, [3]) and phase-only matched filtering (POMF, [4]).

Colour Adaptation

Here we are going to treat fluctuations of the HE colour staining appearing along the serial sections in order to improve the tumour segmentation accomplished later on. The idea behind this simple but effective procedure is as follows: the concerned sample image's colour is subsequently adapted using a colour transform based on statistical distribution parameters determined referring to a certain reference image. Its essence is just to force all sample images to have the same mean and covariance matrix applying a linear transform.

Non-linear Polynomial Registration

This third stage basically does the compensation for slice-global distortions applying a polynomial warping [5] using sparsely-populated displacement vector fields. Those displacement vectors rely on the pairwise correlate of partially overlapping image tiles (i. e. subimages). Again, we use POMF for their computation. For the estimates for the coefficients of the applied 5th degree polynomials, a multivariate linear regression using a least-squares error minimisation is accomplished.

Colour-Based Tumour Probability

To treat the remainig local registration errors, we will need to subsequently apply yet another registration step. Instead of referring to some luminance related images, we are going to use scalar images highlighting the tumour regions. Those are generated simply by computing colour-based tumour probability maps relying on the HE staining, necessarily required for thresholding in tumour segmentation applied later on. The reason for swapping these two steps is to further attenuate artefacts which mostly occur outside the tumour regions which facilitates the final registration step. After manually obtaining representative tumour colour sample segments, we can estimate the multivariate distribution densities for both tumour and background (normal tissue, vessels, inflammation). The densities are estimated utilising chromaticities. What is taken as tumour probability is the quotient of the density for tumour and the sum of the densities for tumour and background.

Curvature-Based Non-linear Registration

Now, what is necessary to remove local registration errors is the determination of the complete remaining displacement vector field. Therefore, a curvature-based non-linear registration described by a 4th order partial differential equation (PDE) is accomplished [6]. The coupled system of PDEs for the displacement fields is solved using successive approximation and discrete Fourier transform (DFT). The respective slice will undergo a spatial transformation according to the determined field.

Total Variation Filtering

Due to the pixel based colour segmentation the data contains a significant amount of noise. To selectively remove this noise component, but at the same time to effectively keep edges a nonlinear total variation (TV) filter for the 3D data is used. Contrasting to e. g. nonlinear diffusion filtering, the advantage of TV filtering is to exhibit a fixed point representing the denoised image itself. The most important filtering parameter is the variance of the assumed Gaussian white noise. A solution method with low memory demands was proposed by Osher et. al. [7], basically transforming the energy minimisation into a time depend problem.

Tumour Invasion Quantification

Actual goal of the overall processing chain is to quantify the tumour invasion front. We apply a method relying on the sizes of both tumour surface and volume. A pretty much known description consisting of just these two components is *compactness*. This is an intrisic 3D object property and is dimensionless defined as ratio surface³/volume² with the sphere as that particular object providing the absolute minimum at 36π. Direct compactness implementations, however, do lack of sufficient robustness, in the presence of noise surface enlargements would cause quite misleading compactness results. An alternative way to determine a compactness which far less can be irritated is *digital compactness* introduced for volumes in [8]. Instead of directly considering both surface and volume, digital compactness C_D relies on internal voxel contact surfaces and is defined simply as:

$$C_D = \frac{A_C - A_{C_{\min}}}{A_{C_{\max}} - A_{C_{\min}}}. \tag{1}$$

Herein, A_C denotes the number of contact surfaces within a 3D object consisting of n voxels, whereas correspondingly $A_{C_{\max}} = 3(n - n^{\frac{2}{3}})$ is the theoretical maximum of contact surfaces achieved with a cubic object consisting of the same n voxels (isotropic case). Contrasting to [8], we define $A_{C_{\min}} = 0$, in order to consistently allow for objects consisting of neighbouring voxels even without contact surfaces, so that $C_{D_{\max}} = 1$ for a "cube" and $C_{D_{\min}} = 0$ for a diagonal "voxel chain". A sphere, however, build up from discrete voxels, obviously would be evaluated little less compact than a cube.

3   Results and Discussion

The procedure meanwhile was applied to an overall of 13 specimens of squamous cell carcinoma of the uterine cervix with volumes in between 6.43 mm × 4.82 mm × 0.54 mm = 16.74 mm³ and 9.04 mm × 5.43 mm × 3.0 mm = 147.26 mm³. The compactnesses for all specimen are rather equally distributed between 0.883 (diffuse invasion) and 0.976 (close invasion, see fig. 2). A corresponding linear regression with a three-tiered 2D based clinical routine assessment based on single slices out of the same specimen yielded a correlation coefficient of 0.73.

With the above drafted scheme an objective quantification of the invasion of these tumours could be achieved for the first time. The obtained correlation indicates no complete conformity of the 3D compactness and the 2D verbal experts' assessment. Basically, this is plausible at all, since the basic motivation for doing this work was to provide the pathologist an additional but reliable means

Fig. 2. Views at three selected 3D reconstructed specimen with tumour invasion fronts, displayed as three-plane orthogonal reconstructions and surface renderings of segmented tumours. Individual digital compactnesses C_D are given below.

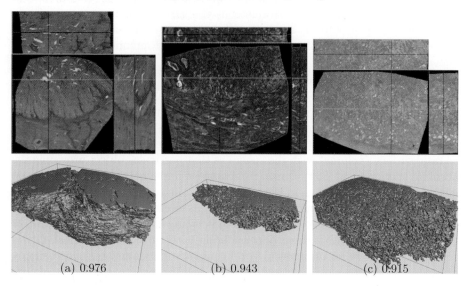

(a) 0.976   (b) 0.943   (c) 0.915

for an automated and by this objective 3D tumour assessment which obviously per se is considered superior of any verbal tumour invasion front description. From this point of view, the above mentioned correlation coefficient emphasises the appropriateness of the digital compactness as description method for the tumour invasion.

References

1. Horn LC, Fischer U, Bilek K: Morphologic Factors associated with Prognosis in Surgically Treated Cervical Cancer. Zentralbl Gynakol, 123(5):266–274, 2001.
2. Braumann UD, Kuska, JP, Einenkel, J: Dreidimensionale Rekonstruktion der Invasionsfront von Gebärmutterhalskarzinomen. Procs BVM 2003:230–234, Springer, 2003.
3. Casasent D, Psaltis D: Position, Rotation and Scale-Invariant Optical Correlation. Appl Opt 15(7):1795–1799, 1976.
4. Horner JL, Gianino PD: Phase-Only Matched Filtering. Appl Opt 23(6):812–816, 1984.
5. Hall EL: Computer Image Processing and Recognition. Academic Press, 1979.
6. Modersitzki J, Schmitt O, Fischer B: Effiziente, nicht-lineare Registrierung eines histologischen Serienschnittes durch das menschliche Gehirn. Procs BVM 2001:179–183, 2001.
7. Chan TF, Osher S, Shen J: The Digital TV Filter and Nonlinear Denoising. IEEE Trans Image Process 10(2):231-241, 2001
8. Bribiesca E: A Measure of Compactness for 3D Shapes. Comp Math Appl, 40(10-11):1275–1284, 2000.

Über die Qualität einer 3D Weichgewebeprädiktion in der Gesichtschirurgie
Ein quantitativer Vergleich mit postoperativen CT-Daten

Stefan Zachow[1], Thomas Hierl[2] und Bodo Erdmann[1]

[1]Konrad-Zuse-Zentrum für Informationstechnik Berlin (ZIB),
www.zib.de/visual/projects/cas – zachow@zib.de

[2]Universitätsklinikum Leipzig, Klinik und Poliklinik für Mund-, Kiefer- und
Plastische Gesichtschirurgie

Zusammenfassung. Am Beispiel eines 18 jährigen Patienten mit ausgeprägter Mittelgesichtshypoplasie wird die 3D Planung einer Knochen verlagernden Korrekturoperation unter Berücksichtigung der *funktionellen und ästhetischen* Rehabilitation demonstriert. Unterschiedliche Varianten einer Le Fort-I Osteotomie zur Oberkiefermobilisierung wurden am 3D Modell geplant und die Verlagerung hinsichtlich der dentalen Okklusion *und* der resultierenden Gesichtsform bewertet. Zur räumlichen Weichgewebeprädiktion wird sowohl ein homogenes als auch ein inhomogenes, volumetrisches Gewebemodell betrachtet und die jeweilige Simulationsgüte anhand postoperativer CT-Daten quantitativ überprüft.

1 Material und Methoden

Für einen 18 jährigen Patienten mit ausgeprägter Mittelgesichtsrücklage wurde eine Distraktionsosteogenese geplant und unter Nutzung eines externen, Halobogen fixierten Distraktors durchgeführt (Abb. 1 c,d). Die Fragen, die im Rahmen der Planung beantwortet werden sollten, sind: i) *„Wie ist der Distraktionsvektor zur Erlangung einer optimalen dentalen Okklusion?"* und ii) *„Welches ist die optimale Osteotomie hinsichtlich der resultierenden Weichgewebeverlagerung in der Nasen- und Wangenregion?"*.

1.1 Planung einer Mittelgesichtsvorverlagerung

Die chirurgische Korrektur einer Mittelgesichtshypoplasie mit ANGLE Klasse III Dysgnathie erfordert typischerweise eine Vorverlagerung des mobilisierten Oberkiefersegmentes nach Le Fort-I Osteotomie, ggf. in Kombination mit einer Rückverlagerung des Unterkiefers. Die Einstellung der dentalen Okklusion bzw. die Bestimmung der optimalen maxillo-mandibulären Relation erfordert eine sorgfältige Therapieplanung. Zur Disposition standen drei mögliche Varianten, die i) konventionelle, ii) hohe oder iii) quadranguläre Osteotomie nach Stoelinga. Die Varianten haben eine unterschiedliche Auswirkung auf die weichgewebigen

Abb. 1. a,b) Patient mit ausgeprägter Mittelgesichtsrücklage, c,d) Distraktionsosteogenese mittels externem, Halobogen fixierten Distraktor

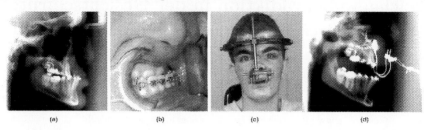

(a)   (b)   (c)   (d)

Abb. 2. links) konventionelle, mitte) hohe und rechts) quadranguläre Le Fort-I Osteotomie; unten) Weichgewebeprädiktion nach Oberkiefervorverlagerung

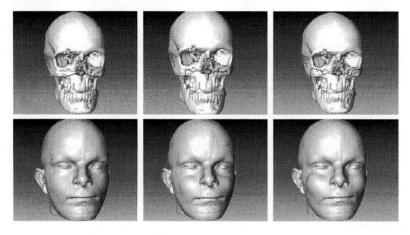

Strukturen der Wangen- und Nasenregion, und es gilt herauszufinden, welche zum ästhetisch ansprechendsten Ergebnis, sowohl hinsichtlich des resultierenden Weichgewebeprofils als auch des Erscheinungsbildes in der En-Face Ansicht führt. Am computergrafischen 3D Schädelmodell des Patienten wurden alle drei Osteotomievarianten gemäß der chirurgischen Vorgaben angezeichnet (Abb. 2 oben) und das 3D Modell entsprechend geschnitten. Die mobilisierten Knochensegmente wurden anschließend interaktiv vorverlagert und unter Kollisionskontrolle zueinander positioniert, um eine optimale dentale Okklusion zu erzielen. Aus der Planung resultierte eine Verlagerungsstrecke von 12,5 mm.

Die Knochenverlagerung führt zu einem 3D Verschiebungsfeld, das auf die Grenzflächen des umliegenden Weichgewebes appliziert werden kann. Für das Weichgewebevolumen, das geometrisch durch ein räumliches Tetraedergitter mit knapp einer Million Elementen und mechanisch durch ein auf der Elastizitätstheorie basierendes physikalisches Modell repräsentiert ist, wird mittels einer Finite-Elemente Approximation die resultierende Deformation berechnet. Die äußere Grenzfläche des deformierten Gitters lässt sich abschließend zur Weichgewebeprädiktion visualisieren, wodurch die ästhetische Komponente der Knochenumstellung in der Planung bewertet werden kann (Abb. 2 unten).

Abb. 3. a) Alignierung des Neurokraniums, b) Histogramm der Abweichungen auf dem präop. Modell, c) Farbkodierte Darstellung auf dem Schädelmodell

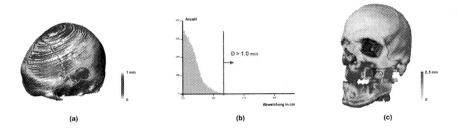

(a)   (b)   (c)

Das gewählte Therapiekonzept sah eine Verlagerung in der *hohen* Le Fort-I Ebene mit einer Überdistraktion von ca. 3 mm vor, da aufgrund des postoperativen Weichgewebezuges mit einer nicht unerheblichen Rückbildung zu rechnen war. Die Gesamtdistraktion betrug somit nahezu 16 mm. Zur postoperativen Feineinstellung der dentalen Okklusion wurden intermaxilläre Gummizüge verwendet, die nach Entfernung des Distraktors und noch nicht vollständiger Mineralisation des knöchernen Regenerats den Oberkiefer kontrolliert zurückgleiten lassen und auf diese Art eine vereinfachte Okklusionseinstellung ermöglichen.

1.2 Validierung der Simulation

Zur postoperativen Verlaufskontrolle wurde ca. 14 Tage nach Entfernung des Distraktors ein weiteres CT mit dem selben Tomographen (Siemens Somatom Plus 4) und einem äquivalenten Scanprotokoll angefertigt, wobei lediglich das *Field of View* geringfügig variierte. Um eine vergleichbare Knochenrekonstruktion vornehmen zu können, wurde die initiale Segmentierungsschwelle derart gewählt, dass das Volumen des Zungenbeinknochens (*Os Hyoideum*) in beiden Datensätzen übereinstimmt. Präoperativ lag diese Schwelle bei einem Wert von 195 HOUNSFIELD Einheiten (HU) woraus bei einer Voxelgröße von $0,41 \times 0,41 \times 1$ mm ein Volumen von $1,471\,cm^3$ resultierte. Im postoperativen Datensatz lag die Schwelle bei 180 HU, was bei einer Voxelgröße von $0,44 \times 0,44 \times 1$ mm zu einem Volumen von $1,473\,cm^3$ führte. In einer anschließenden Feinsegmentierung wurden Metallartefakte entfernt und dünne knöcherne Strukturen, die aufgrund des Partialvolumeneffektes verloren gingen, manuell rekonstruiert.

Nach der Oberflächenrekonstruktion wurden die Schädelmodelle mittels eines ICP-Verfahrens in Übereinstimmung gebracht, wobei die Alignierung nur anhand der Schädelkalotte des Neurokraniums erfolgte, da dieser Bereich operativ nicht verändert wurde (Abb. 3 a). Die Modellregionen bestanden jeweils aus ca. 400 000 Dreiecksflächen (200 000 Punkte) und als Referenz wurde das postoperative Modell gewählt. Minimiert wurde der beidseitige HAUSDORFF-Abstand $D = argmax(d(S_{pr}, S_{po}), d(S_{po}, S_{pr}))$, bis zu einer *rel.* Änderung der mittleren quadratischen Abweichung zwischen zwei Iterationsschritten von weniger als 10^{-6}. Die mittlere Abweichung zwischen den alignierten Modellen lag bei

Abb. 4. a) Oberkieferosteotomie am präoperativen Modell, b) 3D Modell zur postop. Situation, c) Oberkiefervorverlagerung am präop. Modell entsprechend der postop. Situation mit farbkodierter Abweichung

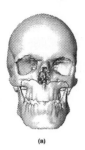
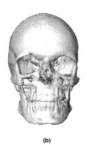
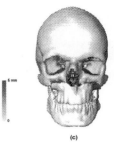

(a)   (b)   (c)

$0,24\,mm$, mit $0,20\,mm$ Standardabweichung. Lediglich $0,51\,\%$ der Oberflächen wiesen eine Abweichung von mehr als $1\,mm$ auf (Abb. 3 b). Nach Anwendung der resultierenden Transformation auf das gesamte präoperative Modell ergab sich eine mittlere Abweichung von $1,20\,mm$ mit einer Standardabweichung von $1,51\,mm$ und einem Median von $0,68\,mm$. Die maximale Abweichung betrug im Bereich der vorverlagerten Maxilla $15,8\,mm$ und am beweglichen Knochen des Zungenbeins und der Wirbelsäule sowie am Unterkiefer bis zu $4\,mm$.

Um die Weichgewebeprädiktion mit der realen Situation zu vergleichen, wurde die Knochenverlagerung so genau wie möglich reproduziert. Aus der farbkodierten Darstellung der Abweichung zwischen dem prä- und dem postoperativen Modell nach Alignierung konnte durch geeignete Wahl der Farbzuordnungstabelle die Osteotomielinie für die Knochensegmentmobilisierung abgeleitet werden (Abb. 3 c). Diese wurde am präoperativen Modell nachgezeichnet und das Modell entsprechend geschnitten (Abb. 4 a). Für die Vorverlagerung des Oberkiefers wurden korrespondierende Landmarken auf dem postoperativen Modell lokalisiert (Abb. 4 b). Geeignete Positionen dazu waren Zahnzwischenräume sowie prominente Punkte auf den Zähnen und dem Oberkieferknochen (z.B. *Spina nasalis anterior*). In gleicher Weise wurde mit dem Unterkiefer verfahren. Aus den Landmarkenpaaren ließen sich die starren Transformationen berechnen, die nach Anwendung zur Position des vorverlagerten Oberkiefers und des postoperativ weiter geschlossenen Unterkiefers führten (Abb. 4 c).

Auf Basis der reproduzierten Knochenverlagerung erfolgte in Analogie zur initialen Planung (Abschnitt 1.1) eine erneute Simulation der sich daraus ergebenden Weichgewebedeformation. Dabei wurde zuerst ein *homogenes* Gewebemodell mit konstanten, linear elastischen Eigenschaften angenommen. Die Querkontraktion, d.h. die POISSON-Zahl μ, wurde im Bereich $0,20\ldots0,49$ variiert.Die größte Übereinstimmung zwischen simulierter und realer Weichgewebedeformation ergab sich bei $\mu = 0,30$. Hierbei lag die mittlere Abweichung auf der Hautoberfläche bei $1,32\,mm$ mit einer Standardabweichung von $1,29\,mm$ und einem Median von $0,97\,mm$. $52\,\%$ der Hautoberfläche wies eine Abweichung kleiner als $1\,mm$ auf, $78\,\%$ weniger als $2\,mm$ und $10\,\%$ der Oberfläche wich in der Simulation mehr als $3\,mm$ vom postoperativen Ergebnis ab (Abb. 5 a).

Abb. 5. Abweichung zwischen der Weichgewebeprädiktion und der realen postoperativen Weichgewebeanordnung: a) bei Verwendung eines homogenen Weichgewebemodells, b) bei Verwendung eines inhomogenen Weichgewebemodells

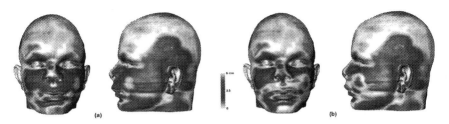

(a)   (b)

In einer weiteren Untersuchung wurde ein *inhomogenes* Gewebemodell betrachtet, bei dem die Muskelregionen aus den CT-Daten segmentiert und die entsprechenden Gebiete im Tetraedergitter mit unterschiedlichen Materialeigenschaften versehen wurden. Der Wert $\mu = 0.30$ wurde für Bindegewebe beibehalten und für Muskelgewebe erneut im Bereich $0,30\ldots0,45$ variiert. Als Elastizitätsmodul für Bindegewebe E_B und nicht angespanntes Muskelgewebe E_M wurden Literaturwerte im Bereich $1\cdot10^4\ldots8\cdot10^5$ Pa gewählt.Die Variationsbreite war relativ gering und die Simulationsergebnisse verbesserten sich nur marginal gegenüber denen des homogenen Gewebemodells (Abb. 5 b). Die beste Übereinstimmung ergab sich für $\mu_B = 0,30$, $E_B = 250\,000$, $\mu_M = 0.42$ und $E_M = 100\,000$ Pa.

2   Ergebnis und Schlussfolgerung

Es wurde gezeigt, dass die räumliche Weichgewebeprädiktion nach simulierter Knochenumstellung auf Basis individueller Patientenmodelle mittels einer FE-Approximation auf Volumengittern zu plausiblen Ergebnissen führt. Die Simulationsgüte hängt dabei zum einen vom gewählten biomechanischen Modell und der Wahl der Elastizitätsparameter ab, zum anderen aber auch von der Qualität des Planungsmodells sowie der korrekten Modellierung des operativen Eingriffs. Zur genaueren Bestimmung repräsentativer Werte für die POISSON-Zahl μ und den Elastizitätsmodul E sind weitere Untersuchungen dieser Art erforderlich und geplant. Weiterhin sind nichtlineare, anisotrope Materialmodelle zu evaluieren. Aus dem Lippenschluss bei der präoperativen Aufnahme resultiert eine unnatürliche Lippenform, die das Simulationsergebnis beeinträchtigt. Im Verlauf weiterer Untersuchungen erfolgen CT-Aufnahmen mit leicht geöffnetem Mund. Zum Zwecke der Quantifizierung von Rezidiven oder *'Remodeling'*-Prozessen sollen in einer prospektiven Studie Weichgewebeveränderungen im Verlauf eines Jahres nach erfolgter Operation photogrammetrisch oder mittels MRT erfasst und quantifiziert werden und die daraus resultierenden Erkenntnisse in zukünftige Simulationen einfließen.

4D Rekonstruktion kardiologischer Ultraschalldaten

Gerd Reis, Martin Bertram, Rolf H. van Lengen und Hans Hagen

Deutsches Forschungszentrum für künstliche Intelligenz GmbH
Abteilung Intelligente Visualisierungssysteme
67663 Kaiserslautern
Email: {reis|herbert|lengen|hagen}@dfki.uni-kl.de

Zusammenfassung. Wir präsentieren eine Methode zur Rekonstruktion vierdimensionaler Datensätze basierend auf einer Sequenz zweidimensionaler Ultraschallbilder. Da die Verlässlichkeit der rekonstruierten Daten stark von der räumlichen Verteilung der Ultraschallbilder abhängt, verwenden wir einen Octree-basierten hierarchischen Ansatz. Die Genauigkeit kann direkt aus der Auflösung der Rekonstruktion abgeleitet werden.

1 Einleitung

Ultraschall (US) ist eine in der Medizin viel genutzte Modalität zur diagnostischen und präventiven Untersuchung. Leider unterliegt US gewissen Restriktionen, welche insbesondere im Bereich der Kardiologie zum tragen kommen. Der Grund ist die spezielle Lage des Herzens, welches zwischen den Lungenflügeln eingebettet und von den Rippen umgeben ist. Hierdurch ergeben sich extreme Einschränkungen bezüglich der Einschallrichtung. Insgesamt stehen drei sogenannte Einschallfenster zur Verfügung, aus denen das Herz in hinreichender Qualität geschallt werden kann. Diese Fenster liegen für alle Patienten im groben an der selben Stelle, allerdings gibt es immer wieder kleinere Unterschiede, die eine individuelle Adaption (*freihand*-US) notwendig macht.

Die Rekonstruktion von Volumina aus beliebig angeordneten US-Bilddaten ist eine aktuelle Forschungsaufgabe [1,2]. Die Rekonstruktion eines interpolierenden Volumens stellt sich dabei als eine recht schwierige Aufgabe dar, da die einzelnen US-Bilder nicht aus einer kontinuierlichen Dichtefunktion bestehen, sondern aus gaussartigen *Speckles* aufgebaut sind. Da der Abstand der einzelnen B-Scans im allgemeinen wesentlich größer ist als deren Pixelauflösung, gestaltet sich die Erkennung von Features zwischen den einzelnen Bildern z. B. mit Scattered-Data Interpolationen sehr schwierig [3].

In dieser Arbeit stellen wir einen sehr effizienten und robusten Algorithmus zur Interpolation der einzelnen B-Scans vor. Diese Methode wurde speziell für die Rekonstruktion zeitvariierender, kardiologischer US-aufnahmen entwickelt, welche in einem fächerartigen Schwenk aufgenommen wurden. Die Technik lässt sich jedoch ohne Einschränkung auf Daten aller möglichen Akquisitionsformen anwenden.

Abb. 1. Linke Hälfte: Daten vor der Interpolation (mittlere und große Winkel), rechte Hälfte: die mit dem vorgestellten Verfahren interpolierten Datensätze.

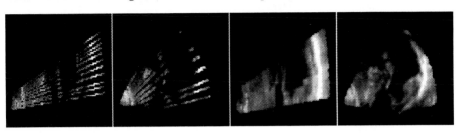

2   Volumen Rekonstruktion aus Ultraschallschnittbildern

Um eine Volumenrekonstruktion zu berechnen benötigen wir US-Daten, welche zusätzlich mit einer Positionierung versehen sind und eine zeitliche Marke besitzen. Dazu wird ein Positionierungsmesser am Schallkopf befestigt und ein fächerförmiger Schwenk über das Herz vorgenommen. Gleichzeitig wird die EKG-Information aufgenommen und gespeichert. In einem vorverarbeitenden Schritt werden die so aufgenommenen Daten entsprechend ihrer Herzphase derart umgeordnet, dass zwischen 25 und 50 Einzelvolumina für einen kompletten Herzzyklus zur Verfügung stehen. Es ist offensichtlich, dass nur recht wenige Daten für ein einzelnes Volumen erhalten bleiben, da die Bilder in einem kontinuierlichen, linearen Schwenk aufgenommen und nachfolgend aufgespalten sowie zyklisch rekombiniert wurden. Das bedeutet bei einer Bildsequenz von 1000 Bildern und einer Unterteilungsrate von 25 Bildern pro Zyklus eine durchschnittliche Zahl von 40 Bildern pro Volumen. Die so entstandenen Datenlücken müssen wieder aufgefüllt werden, um eine sinnvolle Verwendung des Datensatzes zu ermöglichen. In den folgenden Unterabschnitten wird erläutert, wie dies im einzelnen geschieht.

2.1   Interpolation der B-Scans

Meist arbeiten Interpolationsverfahren auf gleichförmig verteilten Daten. Dies ist beim US aber nicht gegeben, da innerhalb einer Scanebene die Auflösung recht hoch ist, z.B. 120x400 Pixel, dem gegenüber aber nur etwa 40 solcher Scans zur Verfügung stehen. Abbildung 1 gibt ein Beispiel der Situation.

Wir legen nun zwei Annahmen zugrunde, welche gravierenden Einfluss auf den Interpolationspfad haben, nämlich:

- die Ursprungsscans setzen ihre Bildinformation orthogonal zu Scanebenen fort und
- der zu interpolierende Scan "sammelt" seine Bildinformation nur normal zur Scanebene.

Insgesamt erhalten wir die Forderung, dass der Interpolationspfad sowohl die Ursprungsscans als auch den zu interpolierenden Scan orthogonal schneiden muss. Eine natürliche Form eines solchen Interpolationspfades stellt ein Kreisbogen

Abb. 2. Links: Geometrie eines fächerartig akquirierten Volumens; rechts: Interpolation des Punktes **v** basierend auf den Grauwerten der Punkte **a** und **b** im Parameterraum

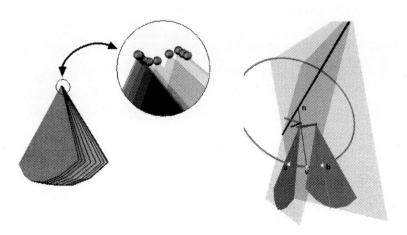

dar, welcher orthogonal zur Schnittachse zweier Scanebenen definiert wird. Dieser Kreisbogen schneidet alle Scans orthogonal zur Bildebene. Aus diesem Grund verläuft die Interpolation parallel zur Akquisitionsrichtung.

Der Grauwert c_v eines Voxelmittelpunkts **v** wird durch die Grauwerte der Schnittpunkte **a** und **b** des Kreisbogens mit den zwei B-scan Ebenen, gewichtet durch ihren jeweiligen Abstand (d_a, d_b) von **v** berechnet, vermöge:

$$c_v = \frac{d_b}{d_a + d_b} c_a + \frac{d_a}{d_a + d_b} c_b,$$

$$d_a = ||\mathbf{v} - \mathbf{n}|| \cdot \arccos(\frac{\mathbf{v} - \mathbf{n}}{||\mathbf{v} - \mathbf{n}||} \cdot \vec{\mathbf{x}}_a), \tag{1}$$

$$d_b = ||\mathbf{v} - \mathbf{n}|| \cdot \arccos(\frac{\mathbf{v} - \mathbf{n}}{||\mathbf{v} - \mathbf{n}||} \cdot \vec{\mathbf{x}}_b),$$

wobei $\vec{\mathbf{x}}_a$ und $\vec{\mathbf{x}}_b$ die jeweilige Einschallrichtung bezeichnen und **n** den Mittelpunkt des Interpolationskreises. Im Falle sehr kleiner Winkel oder paralleler Scans wählen wir **a** und **b** als die nächten Punkte zu **v** auf den jeweiligen Scanebenen. Abbildung 2 veranschaulicht die allgemeine Situation im Parameterbereich. Um Aliasingeffekte zu vermindern werden die Grauwerte an den Stellen **a** und **b** durch eine zusätzliche bilineare Interpolation auf den B-Scans bestimmt.

2.2   Octree basierte Gitteranpassung

In den meisten Fällen sind die US-bilder nicht regelmäßig über das Volumen verteilt. Innerhalb der Lücken sind deshalb auch die interpolierten Daten weniger verlässlich als nahe an den Scanebenen. Aufgrund dieses Umstandes ist es nicht nötig für jedes einzelne Voxel einen Farbwert zu berechnen, sodass eine lokale Anpassung der Auflösung möglich wird. Als Effekt kann der Benutzer direkt die Verlässlichkeit der Rekonstruktion an der lokalen Auflösung ablesen.

Abb. 3. Links: vollständig berechnetes Volumen basierend auf 86 US-Bildern; mitte: Rekonstruktion aus nur zwei US-Bildern; rechts: Differenzbild zwischen einem vollständig berechneten Volumen und der Rekonstruktion aus nur 10 B-Scans.

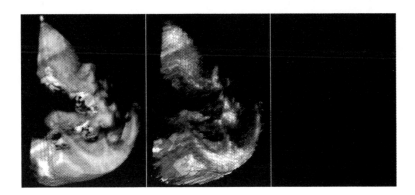

Wir benutzen einen Octree, der wie folgt konstruiert wird: ausgehend vom kompletten Bounding-Volumen als Startvoxel wird dieses solange in acht Subvoxel unterteilt, bis eine der folgenden Bedingungen erfüllt wurde:

- die Zielauflösung wurde erreicht
- es befindet sich kein B-Scan innerhalb eines Radius r vom Voxelmittelpunkt.

Als Radius r wählen wir die Länge der Voxeldiagonalen. Die Zielauflösung wird a priori festgelegt und sollte etwas feiner sein als die Auflösung der B-Scans um Aliasingeffekte zu vermindern. Zur Reduktion von Aliasingeffekten, welche unweigerlich bei der Verwendung unterschiedlicher Detailstufen entstehen, verwenden wir eine MIP-mapping Methode (multum in parvum). Dazu wird für jeden Octreelevel ein Satz "neuer" US-Bilder durch Anwendung eines geeigneten Gaußfilters berechnet.

3 Resultate

Mit dem vorgestellten Verfahren können in kurzer Zeit hochaufgelöste, vierdimensionale Ultraschalldatensätze rekonstruiert werden. Das Verfahren arbeitet robust und ist auch für entartete Fälle (parallele Scans, invertierte Positionierung, usw) einsetzbar. Die Berechnung eines Datensatzes mit einer räumlichen und zeitlichen Auflösung von 512^3 Pixel mal 25 Bilder pro Zyklus dauert in der nichtoptimierten Version ca. 5 Minuten, bei einer Datenbasis von 2350 Ultraschallbildern aus 11 Zyklen. Dies bedeutet eine Rekonstruktionszeit von durchschittlich 0.2 Sekunden pro Datenschicht. Die Rechnungen wurden auf einem handelsüblichen PC (<2GHz) durchgeführt. Abbildung 3 zeigt zwei derart rekonstruierte Datensätze. Die Artefakte beruhen auf der Art der Visualisierung und sind nicht im Datensatz enthalten. Abbildung 4 zeigt fünf Schnittbilder aus einem vierdimensionalen Datensatz, mit einem zeitlichen Offset von 20% eines Herzzyklus.

Abb. 4. Sequenzbilder eines Schnittes durch das rekonstruierte Volumen. Der zeitliche Abstand der einzelnen Bilder beträgt 20% der Zyklendauer.

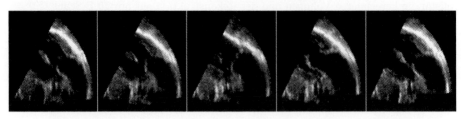

4 Diskussion

Das vorgestellte Verfahren ist insbesondere für fächerförmig akquirierte Daten geeignet, lässt sich aber auf alle Akquisitionsarten anwenden. Die Basisdaten können eine fixe Form aufweisen, oder zeitverändernder Natur sein. Die resultierenden Datensätze sind drei- oder vierdimensional und von extrem hoher zeitlicher und räumlicher Auflösung.

Die Geschwindigkeit der Berechnung ist im Gegensatz zu vielen anderen Ansätzen als hoch anzusehen, wobei dies nicht zu Lasten der Genauigkeit geht. Ein Vergleich mit den vollständig berechneten Daten zeigt, dass der hierarchische Ansatz bei geeigneter Auflösung der Basisdaten nur vernachlässigbare Fehler einführt, gleichzeitig jedoch die Rechenzeit signifikant reduziert. Zusätzlich bietet er eine natürliche Methode zur Überprüfung der Verlässlichkeit des Rekonstrukts.

Danksagung

Diese Arbeit wurde wurde von der Deutschen Forschungsgesellschaft (DFG) über das Projekt 4DUS und teilweise vom Deutschen Bundesministerium für Bildung und Forschung (BMBF) unter dem Zeichen NR 01 1W A02 (VES) unterstützt. Die Ultraschalldaten wurden von Prof. Dr. Voelker, Institut für Kardiologie, Universitätsklinik Würzburg bereitgestellt.

Literaturverzeichnis

1. T. Roxborough and G.M. Nielson, *Tetrahedron based, least squares, progressive volume models with applications to freehand ultrasound data*, Proc. IEEE Vis. 2000, pp. 93–100
2. G.M. Treece, A.H. Gee, R.W. Prager, C.J.C. Cash, and L.H. Berman, *High Resolution Freehand 3D Ultrasound*, TRep. U-Camb., CUED/F-INFENG/TR438, 2002.
3. R. Rohling, A. Gee, L. Berman, and G. Treece. *Radial basis function interpolation for freehand 3D ultrasound*, Proc. ICIP, Med. Img, Springer, 1999.

3D Parametric Intensity Models for Accurate Segmentation and Quantification of Human Arteries

Stefan Wörz and Karl Rohr

School of Information Technology, Computer Vision & Graphics Group
International University in Germany, 76646 Bruchsal
Email: {woerz,rohr}@i-u.de

Abstract We introduce a new approach for 3D segmentation of arteries. The approach is based on a cylindrical parametric intensity model, which is directly fit to the image intensities through an incremental process based on a Kalman filter. The new model has been successfully applied to segment arteries from 3D MRA image data. In addition, we developed a model which describes a stenosis in an artery. The applicability has been demonstrated using images of a human leg.

1 Introduction

Heart and vascular diseases are one of the main causes for the death of women and men in modern society. In Germany, for example, about 45% of all cases of death in 2001 were related to these diseases. An abnormal narrowing of arteries (stenosis) caused by atherosclerosis is one of the main reasons for these diseases as the essential blood flow is hindered. Especially, the blocking of a coronary artery can lead to a heart attack. Moreover, a stenosis in arteries of other organs or limbs can also have severe consequences. In clinical practice, images of the human vascular system are acquired using different imaging modalities, for example, ultrasound, magnetic resonance angiography (MRA), X-ray angiography, or ultra-fast CT. Segmentation and quantification of arteries (e.g., estimation of the diameter) from these images is crucial for diagnosis, treatment, and surgical planning.

The segmentation of arteries from 3D medical images, however, is difficult and challenging. The main reasons are: 1) the thickness (diameter) of arteries depends on the type of artery (e.g., relatively small for coronary arteries and large for the aorta), 2) the thickness typically varies along the artery, 3) the images are noisy and partially the boundaries between the arteries and surrounding tissues are difficult to recognize, and 4) in comparison to planar structures depicted in 2D images, the segmentation of curved 3D structures from 3D images is much more difficult. Previous work on the segmentation of vessels from 3D image data can be divided into two main approaches, one based on differential measures (e.g., [1,2]) and the other based on deformable models (e.g., [3,4,5]). The main

Fig. 1. Intensity plot of a 2D slice (19×19 pixels) of the artery iliaca communis in a 3D MRA image (left) and fitting result of the cylindrical model (right).

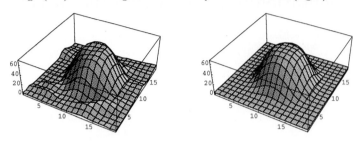

disadvantage of differential measures is that only local image information is taken into account, and therefore these approaches are relatively sensitive to noise. On the other hand, approaches based on deformable models generally exploit contour information of the anatomical structures, often sections through vessel structures, i.e. circles or ellipses. While these approaches include more global information in comparison to differential approaches, only 2D or 3D contours are taken into account. In [6] we described an approach for the segmentation of coronary arteries based on a parametric model (Gaussian line model). The model assumes a Gaussian shaped intensity function along the cross-section of an artery. For thin arteries (diameter below ca. 4 voxels) this model works very well. However, for arteries of medium size (diameter of ca. 4 to 8 voxels) this model needs a calibration in order to estimate the diameter of the vessel. For larger arteries (diameter above ca. 8 voxels) this model is not suitable.

We have developed a new 3D parametric intensity model for the segmentation of arteries from 3D image data. This analytic model is based on a cylindrical structure of variable diameter and directly describes the image intensities of arteries and the surrounding tissue. In comparison to previous contour-based deformable models much more image information is taken into account which improves the robustness and accuracy of the segmentation result. In comparison to our previously proposed Gaussian shaped model, the new model represents a Gaussian smoothed cylinder and yields superior results for arteries of medium and large size. In addition, a calibration of the model is not necessary. The new model has been successfully applied to segment arteries from 3D MRA image data. Moreover, as an extension we developed a model which describes a stenosis where the artery is blocked for a variable length. The applicability of this model has been demonstrated using images of a human leg.

2   Parametric Intensity Models for Tubular Structures

The intensities of an artery segment and its neighborhood can be well modeled by a Gaussian smoothed 3D cylinder, specified by the radius R (thickness) of the artery segment, the intensity levels a_0 (surrounding tissue) and a_1 (artery), and Gaussian smoothing σ. Unfortunately, the exact solution of a Gaussian smoothed cylinder cannot be expressed analytically and thus is computationally expensive.

Based on [7], we have developed an accurate approximation which involves the Gaussian error function $\Phi(x) = \int_{-\infty}^{x} (2\pi)^{-1/2} e^{-\xi^2/2} d\xi$ and can be written as

$$g_{Cylinder}(\mathbf{x}, R, a_0, a_1, \sigma) = a_0 + (a_1 - a_0) \, \Phi\left(\frac{c_2 - 1}{c_1} + c_1\right) \tag{1}$$

where

$$c_1 = \frac{2}{3} \sigma \frac{\sqrt{\sigma^2 + x^2 + y^2}}{2\sigma^2 + x^2 + y^2} \quad , \quad c_2 = \left(\frac{R^2}{2\sigma^2 + x^2 + y^2}\right)^{1/3} \, , \tag{2}$$

and $\mathbf{x} = (x, y, z)^T$. This approximation models the plateau-like intensity profile of medium and large arteries very well (see Fig. 1), which is not possible with a Gaussian function. In addition, we include a 3D rigid transform $\mathcal{R}$ with rotation parameters $\boldsymbol{\alpha} = (\alpha, \beta, \gamma)^T$ and translation parameters $\mathbf{t} = (x_0, y_0, z_0)^T$. This results in the parametric intensity model with a total of 10 parameters $\mathbf{p}$:

$$g_{M,Cylinder}(\mathbf{x}, \mathbf{p}) = g_{Cylinder}(\mathcal{R}(\mathbf{x}, \boldsymbol{\alpha}, \mathbf{t}), R, a_0, a_1, \sigma) \tag{3}$$

Our new intensity model for a stenosis is an approximation of a Gaussian smoothed cylinder which is interrupted for a certain length d, where the slope of the transition is controlled by σ_z. The sizes of the semi-axes of the elliptical cross-section are specified by the parameters σ_x and σ_y. The model is based on the Gaussian function and the Gaussian error function and can be written as

$$g_{Stenosis}(\mathbf{x}) = a_0 + (a_1 - a_0) e^{-\frac{x^2}{2\sigma_x^2} - \frac{y^2}{2\sigma_y^2}} \left(\Phi\left(\frac{z - \frac{d}{2}}{\sigma_z}\right) + \Phi\left(\frac{-z - \frac{d}{2}}{\sigma_z}\right)\right) \tag{4}$$

In addition, we include a 3D rigid transform. The translation parameters define the position of the center of a stenosis in the 3D image.

3 Incremental Artery Segmentation

To segment an artery we utilize an incremental process which starts from a given point of the artery and proceeds along the artery. In each increment, the parameters of the cylinder segment are determined by fitting the cylindrical model to the image intensities $g(\mathbf{x})$ within a region-of-interest (ROI), thus minimizing

$$\sum_{\mathbf{x} \in \text{ROI}} (g_M(\mathbf{x}, \mathbf{p}) - g(\mathbf{x}))^2 \tag{5}$$

by applying the Levenberg-Marquardt optimization method. The length of the segment is defined by the ROI size which typically is 9-19 voxels. Initial parameters for the fitting process are determined from the estimated parameters of the previous segment using a linear Kalman filter, thus the incremental scheme continuously adjusts for varying thickness and changing direction. Since we use a Kalman filter, the incremental scheme is highly robust.

4 Experimental Results

We have applied our new cylindrical model using 3D synthetic as well as 3D MRA image data.

Fig. 2. The differences of the estimated radius (mean, minimum, and maximum for ca. 55 segments) and the true radius of a synthetic cylinder are shown for different radii for the uncalibrated (left) and calibrated Gaussian line model (center), and for the new cylindrical model (right). Note, the missing values in the left and center diagram are far outside of the shown range.

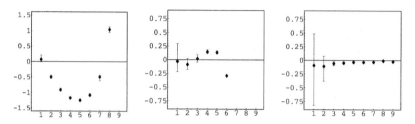

3D Synthetic Data In total 432 synthetic 3D images of straight and curved tubular structures have been generated by using the cylindrical model itself as well as Gaussian smoothed discrete cylinders and tori (with different parameter settings, i.e. radii of $R = 1, \ldots, 9$ voxels, smoothing values of $\sigma = 0.5; 1; 1.5; 2$ voxels, and a contrast of 100 grey levels) with added Gaussian noise ($\sigma_n = 1; 3; 5; 10$ grey levels). From the experiments we found that the approach is quite robust against noise and produces significantly more accurate results in comparison to the previous Gaussian line model for all experiments except for relatively thin radii of less than 3 voxels. For example, the maximal error of the estimated radius of a straight tubular structure (smoothed discrete cylinder) for a radius of 3 voxels turned out to be 0.30 voxels and for a radius of 9 voxels only 0.09 voxels. In contrast, the previous Gaussian line model yields for a radius of 3 voxels a maximal error of ca. 1.5 voxels (0.80 voxels calibrated) and for a radius of 9 voxels more than 6 voxels (with and without calibration). Fig. 2 shows the result for the estimated radius of the smoothed discrete cylinder for a noise level of $\sigma_n = 10$ and a smoothing value of $\sigma = 1$. It can be seen that the cylindrical model is superior for all radii larger or equal than 3 voxels.

The new stenosis model has been applied to about 500 3D images generated by the model itself with added Gaussian noise. The experiments verify that the model is robust against noise and the choice of initial parameters.

3D Medical Images With our approach both position and shape information (diameter) are estimated from the 3D image data. Fig. 3 shows segmentation results of applying the new cylindrical model and the stenosis model to 3D MRA images of the human pelvis and leg. It can be seen that the cylindrical model successfully segments arteries of different sizes and high curvatures. The successful application of the stenosis model to a real stenosis demonstrates the applicability of this new model.

5   Discussion

The new 3D cylindrical intensity model yields robust and accurate segmentation results comprising both position and thickness information. In combination with

Fig. 3. Segmentation results of applying the cylindrical model (left image and left artery in center image) and the Gaussian line model (smaller arteries in center image) to arteries of the pelvis. In addition, the fitting result of the stenosis model for a stenosis in an artery of a leg is shown (note, only a part of the artery close to the stenosis is segmented). For visualization we used 3D Slicer [8].

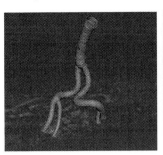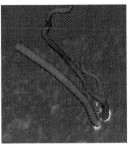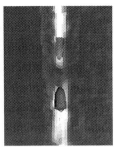

the previously proposed Gaussian line model, we are now able to accurately segment 3D arteries of a large spectrum of sizes, i.e. from very thin coronary arteries (e.g., a diameter of only 2 voxels [6]) up to very large arteries (e.g., a diameter of 26 voxels). The new stenosis model is a first step to provide additional information about abnormalities to the physician.

6   Acknowledgement

The MRA images of the leg and pelvis are courtesy of Dr. med. T. Maier and Dr. C. Lienerth, Gemeinschaftspraxis Radiologie, Frankfurt/Main, Germany.

References

1. Th.M. Koller, G. Gerig, G. Székely, and D. Dettwiler, "Multiscale Detection of Curvilinear Structures in 2-D and 3-D Image Data", *Proc. ICCV'95*, 1995, 864-869
2. K. Krissian, G. Malandain, N. Ayache, R. Vaillant, and Y. Trousset, "Model Based Detection of Tubular Structures in 3D Images", *CVIU*, 80:2, 2000, 130-171
3. A. F. Frangi, W. J. Niessen, R. M. Hoogeveen, *et al.*, "Model-Based Quantitation of 3D Magnetic Resonance Angiographic Images", *T-MI*, 18:10, 1999, 946-956
4. T. Behrens, K. Rohr, and H.S. Stiehl, "Robust Segmentation of Tubular Structures in 3D Medical Images by Parametric Object Detection and Tracking", *IEEE Trans. on Systems, Man, and Cybernetics, Part B: Cybernetics*, 33:4, 2003, 554-561
5. H.J. Noordmans, A.W.M. Smeulders, "High accuracy tracking of 2D/3D curved line structures by consecutive cross-section matching", *Pattern Recogn. Letters*, 19:1, 1998, 97-111
6. R. H. Gong, S. Wörz, and K. Rohr, "Segmentation of Coronary Arteries of the Human Heart from 3D Medical Images", *Proc. BVM'03*, 2003, 66-70
7. M. Abramowitz and I. Stegun, *Pocketbook of Mathematical Functions*, Verlag Harri Deutsch, 1984
8. D.T. Gering, A. Nabavi, R. Kikinis, *et al.*, "An integrated Visualization System for Surgical Planning and Guidance using Image Fusion and Interventional Imaging", *Proc. MICCAI'99*, 1999, 808-819

Prospektive Kompensation von Kopfbewegungen mit den Gradienten des MR-Tomographen

Christian Dold und Evelyn Firle

Fraunhofer Institut für Graphische Datenverarbeitung,
Abteilung Cognitive Computing and Medical Imaging,
Fraunhoferstraße 5, 64283 Darmstadt
Email: Christian.dold@igd.fraunhofer.de

Zusammenfassung. Enorm wichtig bei der Aufnahme des Kopfes ist die Eliminierung von Artefakten hervorgerufen durch Bewegungen. Einige Navigator Techniken wurden publiziert, um diese Bewegungsartefakte zu eliminieren. Diese verlängern jedoch die Untersuchungszeit, welche notwendig ist, um die Bewegungsinformation zu detektieren und stören die Erregerfrequenzen in ihrem zeitlichen Ablauf bzw. stören den Steady State der magnetischen Anregung. Eine Möglichkeit dies zu umgehen, ist die externe Messung der Bewegung mit einem optischen Trackingsystem. Entsprechend der Bewegungsänderung werden die Gradienten des MRT nachgeführt und somit sämtliche Bewegungsartefakte kompensiert. Eine „Volume to Volume" Korrektur als auch eine „Slice to Slice" Korrektur ist möglich. Erste Ergebnisse mit Phantomen und Personen werden näher erläutert.

1 Einleitung

Die Eliminierung von Artefakten, hervorgerufen durch Kopfbewegungen, ist entscheidend bei der Kernspintomographie (MRI) des Kopfes und der funktionellen Kernspintomographie (fMRI). Die Korrekturmethode muss sehr zuverlässig sein und darf die Leistung des MRI Tomographen nicht negativ beeinflussen. Bei der Volumenbasierten Korrektur, wie sie momentan in der klinischen Routine eingesetzt wird, ist die Genauigkeit auf etwa 1-3mm begrenzt. Dies ist für eine funktionelle MRI Untersuchung nicht ausreichend. Korrekturalgorithmen, die z.B. in der Software SPM verwendet werden, sind keine ideale Lösung aufgrund der Zeit, die sie in Anspruch nehmen. Komplexe hochaufgelöste Aufnahmen, bei denen die anfallenden Datenmengen sehr groß ist, verdeutlichen dies. Eine Detektion der Kopfbewegung mit einer Genauigkeit um $100\mu m$ in allen drei Dimensionen bei etwa 10 Aufnahmen pro Sekunde ist notwendig, um eine zuverlässige Korrektur auf Schichtebene (Echo Planar Imaging) vornehmen zu können. Dies kann mit einem Kernspintomographen nur schwer erreicht werden ohne die Leistung des Scanners, die zur schnellen Datenakquisition notwendig ist, zu beeinträchtigen. Die Untersuchung sollte zudem reproduzierbar sein und kurz unterbrochen werden können (z.B. Husten, Niesen des Patienten). Eine ständige Aufnahme der

Kopfbewegung ist notwendig, um jede einzelne Schicht zur ersten Schicht ausrichten und korrigieren zu können bzw. bei 3D Sequenzen sogar eine „K-Line to K-Line" Korrektur vorzunehmen. Diese Ausrichtung muss in das zu untersuchende Zeitfenster passen. Ferner sollte es möglich sein, vorhandene Kernspintomographen zu einem günstigen Preis mit dieser Technik aufzurüsten. Vor allem ältere Menschen, Kinder oder Epilepsie Erkrankte, die meist den Kopf während der Aufnahme bewegen, sollten untersucht werden können.

1.1   Bekannte Methoden zur Detektion der Kopfbewegung

Um Kopfbewegungen zu detektieren bzw. die daraus entstandenen Artefakte zu minimieren, gibt es verschiedene Ansätze. So wurden bereits orbitale Navigatoren (ONAV) für den Kopfbereich entwickelt, um in Echtzeit Bewegungen zu erfassen. Mit drei kurzen Gradientenechos kann eine komplette Positionsbestimmung durchgeführt werden [1]. Ihre Stärke liegt in der einfachen Anwendung (Softwareupdate), aber die Auswertung ist in aller Regel nur im zweidimensionalen Fall gültig, da Teile des Messobjektes das Messvolumen verlassen und sich die Fouriertransformierte in Betrag und Phase ändert (Nicht-Lokalität)[4]. Es wurde an Algorithmen gearbeitet, um im k-Raum lineare und Fourier-Interpolationen basierend auf dem Fourier-Shift-Theorem durchzuführen. Diese Algorithmen führten zu verschiedenen Software-Tools [2]. SPM99 zeigt hier im Vergleich der Genauigkeit und Performance die besten Ergebnisse. Zu den modernsten Verfahren gehört heute auch das Kreuzentropieverfahren [3]. Es zeichnet sich jedoch ab, dass diese retrospektiven Korrekturen im k-Raum (Ortsfrequenzraum bei MR) nur bei kleinen Bewegungen vernünftige Ergebnisse liefern und in der klinischen Routine in kein Zeitschema passen. Somit lösten orbitale Navigatoren die Problematik nicht ausreichend da sie die Akquisitionszeit bedingt verlängerten und die Genauigkeit von der Auflösung der benutzten Sequenz abhängt. Bewegungsartefakte werden in fMRI meist nur von Volumen zu Volumen korrigiert. Auch werden mehrere Interpolationsverfahren publiziert [7], alle jedoch mit dem Nachteil eines sehr hohen Rechenaufwandes. Externe Bewegungsdetektion wie, sie auch bei der Positronen Emsissions Tomography eingesetzt wird [5], könnte hier eine Lösung darstellen. Mögliche Szenarien werden genauer in [6]beschrieben.

2   Verwendete Methoden

Vorgestellt wird eine Bewegungskorrektur die zur vollständigen Kompensation der Bewegungsartefakte führt indem die einzelnen Schichten (bzw. k-Linien) zueinander ausgerichtet werden. Mit einem stereoskopischen Trackingsystem wird die Kopfbewegung mit retroreflektierenden Markern im Infrarotbereich kontinuierlich gemessen. Die Marker sind über ein Mundstück direkt mit dem Kopf verbunden. Bis zu 20 mal pro Sekunde kann die Software des Trackingsystems eine Bewegungsinformation berechnen und an den Kernspintomographen liefern. Für diese Datenübertragung wird das TCP/IP-Protokoll verwendet. Die 6 DOF

Abb. 1. Aufbau des Tracking Systems

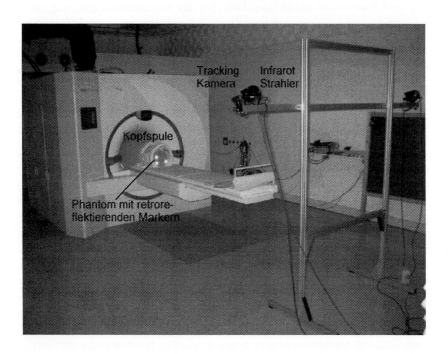

(6 degrees of freedom) werden in einem „log file" gespeichert. Der Bildrekonstruktionsrechner holt sich nun zum aktuellen Zeitpunkt die richtige Position des Objektes ab. Zuvor wurde eine Transformationsmatrix bestimmt um den Ursprung des Koordinatensystem des MR-Tomographen und des Trackingsystems in Deckung zu bringen. Das Koordinatensystem des MR-Tomographen kann anhand der getrackten Daten unter Anpassung der Gradienten nun direkt nachgeführt werden.

3   Ergebnisse

Bei ersten Messungen wurde die Kompatibilität der beiden Systeme nachgewiesen. Tests mit einem Phantom zeigten vielversprechende Ergebnisse. Bei einer translatorischen Bewegung während der Akquisition konnte das Koordinatensystem des MRI Tomographen durch Änderung der Gradienten nachgeführt werden und es traten keine Artefakte durch die Bewegung auf. In einer weiteren Messung wurde bei großen Kopfbewegungen korrigierte und unkorrigierte Aufnahmen gegenüber gestellt. Die Amplitude der Bewegungen ist in Abb.3 für jeden Freiheitsgrad zu sehn. Signifikante Verbesserungen der Bildqualität wurden erreicht. Es wurde eine deutliche Zeiteinsparung bei der Datenakquisition erreicht, da auf MRI-Navigatoren gänzlich verzichtet werden konnte. Das zeitaufwendige Regridding, wie bei retrospektiven Korrekturverfahren notwendig,

Abb. 2. Spin-Echo Aufnahmen mit starker Kopfbewegung. Links ist die Bewegungs-korrektur ausgeschaltet, rechts eingeschaltet. Dementsprechend sind links starke Bewegungsartefakte sichtbar. Eine deutliche Bildverbesserung wurde durch das Nachführen der Gradienten im rechten Bild erreicht. Die verbleibenden Störungen entstehen durch die Zeitverzögerung der aktuellen Implementierung.

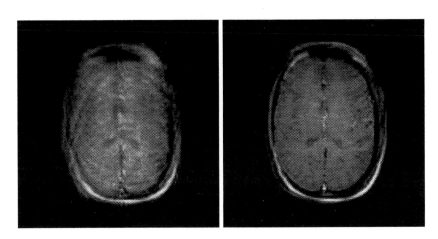

entfällt nun völlig. Eine deutlich bessere Qualität ist nach einer weiteren Verbesserung der Implementierung der Bewegungsdaten zu erwarten, da momentan eine Zeitverzögerung von etwa 30ms durch den Bildrekonstruktionsrechner entsteht.

4   Diskussion

Ein völlig neuer Ansatz der Bewegungskorrektur für Kernspintomographie wurde vorgestellt. Durch die steigende Magnetfeldstärke wird die Kompensation von Bewegungsartefakten noch wichtiger aber auch schwieriger, da die Empfindlichkeit des kompletten Systems ansteigt. Durch die hohe Genauigkeit und die schnelle Ermittlung der 6 DOF von bis zu 20 mal pro Sekunde könnten unkooperative Patienten mit Kopfbewegungen untersucht werden. Die vorgestellte Methode ermöglicht eine neue Dimension der Präzision ($\approx 100\mu m$) und Geschwindigkeit beim Ermitteln der 6 DOF, sowie bald die Verfügbarkeit einer prospektiven Bewegungskorrektur ohne Beeinflussung der Performance auf einem Seriengerät. Dies kann die Tür zur breiten Anwendung der fMRI im Patientenbereich öffnen. Die Epilepsie-Chirurgie, die Schizophreniediagnostik sowie die ZNS-Pharmakologie sind hier zu nennen. Eine Volumen zu Volumen als auch eine Schicht zu Schicht Korrektur wurde bereits realisiert. Eine direkte Kompensation der Kopfbewegungen und sämtlicher Bewegungsartefakte waren das Resultat. Neuere, sogenannte 3D-Seqeunzen, funktionieren ebenfalls mit dieser Technik. Durch die zeitliche Einsparung bei der Datenakquisition im Vergleich zu ONAV wird es deutlich einfacher ein „Steady State"bei der Datenakquisition

Abb. 3. Zu sehen sind die übergebenen Bewegungsparameter, welche vom Tracking System gemessen wurden. Links die Parameter zum unkorrigierten, rechts zum korrigierten Bild von Abb.2. Die Bewegungsamplituden reichen von 8 mm in Translation und 16 Grad in Rotation.

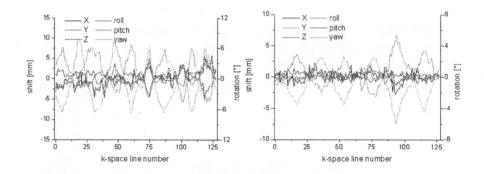

zu realisieren. Die prospektive Bewegungskorrektur der Daten, Unabhängigkeit vom Fourier-Theorem beim Ermitteln der 6 DOF, Möglichkeit der Validierung bei der Entwicklung neuer ONAV, sowie die Möglichkeit der Registrierung der Datensätze sind die signifikanten Vorteile dieser Methode.

5   Danksagung

Die Forschungsarbeit ist Teil des IST (Information Society Technologies) Programms und wird von der EU unter dem Namen **MRI-MARCB** gefördert.

Literaturverzeichnis

1. H.A.Ward et al.: Prospective Multiaxial Motion Correction for fMRI. Magn Reson Med 43:459–469, 2000.
2. Babak A. Ardekani et al: A quantitative comparison of motion detection algorithms in fMRI. Magn Reson Imag 19: 959–963, 2001.
3. B.Kim et al.: Motion Correction in fMRI via Registration of Individual Slices Into an Anatomical Volume. Magn Reson Med 41:964–972, 1999.
4. Stefan Thesen: Retrospektive und prospektive Verfahren zur bildbasierten Korrektur von Patientenkopfbewegungen bei neurofunktioneller Magnetresonanztomographie in Echtzeit. Ruprecht-Karls-Universität Heidelberg, 2001.
5. Roger R. Fulton et al.: Correction for Head Movements in Positron Emission Tomography Using an Optical Motion-Tracking System. IEEE Trans Nucl Sci 49, 2002.
6. Christian Dold, Evelyn Firle: Aufnahme von Kopfbewegungen in Echtzeit zur Korrektur von Bewegungsartefakten bei fMRI. Proc zu BVM Workshop, 2003.
7. Tong R; Cox RW Rotation of NMR images using the 2D chirp-z transform. Magn Reson Med 1999 Feb;41(2):253–6

Unterdrückung von Streustrahleffekten in dynamischen SPECT Aufnahmen

Claudia Prang und Klaus Toennies

AG Bildverarbeitung/Bildverstehen, ISG
Fakultät für Informatik, Otto-von-Guericke-Universität Magdeburg
Email: klaus@cs.uni-magdeburg.de

Zusammenfassung. Streuartefakte in SPECT können eine verminderte Aufnahme des Radiopharmazeutikums im linken Herzventrikel verdecken. Dynamisches SPECT (dSPECT) von Standardaufnahmesequenzen ist eine neue Methode, die zusätzlich Information über die zeitliche Veränderung liefert. Wir untersuchen, inwieweit diese zeitliche Änderung für die Erkennung und Entfernung von Streuartefakten im linken Herzventrikel genutzt werden kann. Die Untersuchung wurde auf künstlich eingebrachten Artefakten in Patientendaten und auf echten Streuartefakten durchgeführt. Tests ergaben, dass künstliche Artefakte erkannt und entfernt werden können. Tests auf echten Streuartefakten zeigten, dass das vereinfachte Modell zu plausiblen Ergebnissen bei der Entfernung von Streuartefakten führt.

1   Einleitung

Durch Single Photon Emission Computed Tomography (SPECT) wird ein dreidimensionales tomographisches Bild der Verteilung eines Radiopharmazeutikums rekonstruiert. Das Signal-Rausch-Verhältnis von SPECT-Daten ist, bedingt durch die geringe Dosis des applizierten Radiopharmazeutikums, niedrig. Zudem verschlechtern Absorption, Kollimatorunschärfe und Streuartefakte das Signal weiter. Die Absorptionskorrektur ist bereits oft in kommerzielle Rekonstruktionsalgorithmen integriert, doch für die Korrektur von Streuartefakten existiert bisher noch keine gute Lösung.

Streuung kann bei kardialen Perfusionsstudien zu diagnostischen Problemen führen. Es kann vorkommen, dass von der Leber emittierte Photonen fälschlicherweise dem linken Herzventrikel zugeordnet werden [1]. Dies kann die Erkennung von Durchblutungsstörungen in diesem Teil des Herzventrikels vollständig verdecken.

Existierende Methoden zur Entfernung von Streuartefakten können direkt auf den Projektionsdaten angewendet werden, in den Rekonstruktionsprozess integriert werden, oder nach der Rekonstruktion als Filters angewendet werden [2-4]. Die Regularisierungskomponente dieser Techniken führt oft dazu, dass der Kontrast in streuartefakt-korrigierten Bildern zwar ansteigt, lokale Variationen aber nicht beseitigt werden. Berücksichtigt die Methode eine inhomogen verteilte

Abb. 1. dSPECT-Bild und TACs: Eine Leber-TAC (orange), zwei artefakt-behaftete Herz TACs (rot, grau) und normale Herz-TAC(blau).

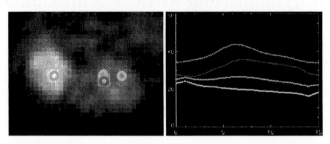

Absorption und Streuung, so ist es wegen der großen Komplexität des Problems oft langsam.

Verglichen mit statischem SPECT vermittelt dynamisches SPECT zusätzliche Information, durch die lokale Streueffekte möglicherweise erkannt und entfernt werden können. Zusammen mit einem globalen Korrekturverfahren könnten so viele der durch Streuung verursachten Effekte effizient entfernt werden. Die Entfernung lokaler Streuartefakte wurde bereits an Fast Rotation Dynamic SPECT gezeigt. Dort wurde das Zeitsignal anhand eines vorab bekannten Modells über das Verhalten der Kontrastmittelkonzentration faktorisiert [5]. Wir gewinnen dagegen die Modellkurven für organspezifisches Verhalten dagegen direkt aus den Daten. Die Methode wurde an simulierten und an echten Streuartefakten in Patientendaten untersucht. Studien mit dem Kontrastmittel Teboroxime-99m an normalen Probanden wurden verwendet.

2   Dynamisches SPECT

Dynamisches SPECT (dSPECT) erweitert die Information aus normalen SPECT-Aufnahmen um eine zeitliche Dimension. Da unterschiedliche Organe das Kontrastmittel unterschiedlich aufnehmen und abbauen, beinhalten dSPECT-Daten zusätzliche, jedoch nicht eindeutige anatomische Information. Die in [6,7] vorgestellte dSPECT-Methode erzeugt ein solches zeitabhängiges Signal aus Standardmessungen (Abb. 1).

Zeitliche Variationen der Kontrastmittelkonzentration auch durch Rekonstruktionsartefakte verursacht werden, da das rekonstruierte Signal erheblich durch Rauschen beeinflusst ist. Zeitaktivitätskurven (time activity curves – TACs) eines einzelnen Voxels sind daher nicht zuverlässig genug. Daher wird die Szene zunächst gemäß einer Ähnlichkeitsbedingung für die TACs durch ein dreidimensionales Region Merging segmentiert [8]. Die Anzahl der Segmente ist so bemessen, das die Aktivität pro Segment pro Zeiteinheit in etwa der Aktivität pro Voxel über den gesamten Zeitraum entspricht.

Für die TAC-basierte Streuerkennung nehmen wir an, dass gestreute und ungestreute Photonen dasselbe Verhalten über die Zeit zeigen. Dies wurde in einer früheren Arbeit bestätigt [8] (Abb. 1). Dann hat die TAC organspezifische Merkmale, die für Erkennung und Entfernung von Streuung genutzt werden.

3 Ein Modell für die Streuung

3.1 Lokale Streuung

Die Signatur $TAC^{afh}(\boldsymbol{v})$ einer Artefaktregion an Position $\boldsymbol{v}$ im linken Ventrikel (LV) ist eine Linearkombination der primären TAC^h und einer unbekannten, gewichteten Anzahl N von Streukurven TAC_i^s:

$$TAC^{afh}(\boldsymbol{v}) = TAC^h(\boldsymbol{v}) + \sum_{i=1}^{N} \beta_i TAC_i^s(\boldsymbol{v}). \tag{1}$$

Die Anzahl der Unbekannten ist jedoch viel zu hoch, um diese Gleichung zu lösen. Daher machen wir die folgenden vereinfachenden Annahmen: Die Streuung verursachenden Organe werden durch eine geringe Anzahl von unterschiedlichen TACs beschrieben, wobei zwei TACs dann als von gleicher Charakteristik betrachtet werden, wenn sie sich nur durch einen konstanten Faktor unterscheiden. Nur eine, in der Regel nahe an der Artefaktregion liegende Region ist für das Streuartefakt verantwortlich. Die Gleichung vereinfacht sich dann zu

$$TAC^{afh}(\boldsymbol{v}) = TAC^h(\boldsymbol{v}) + \beta \cdot TAC^{lv}(\boldsymbol{v}), \tag{2}$$

wobei TAC^{lv} die Leberregion ist, die das Artefakt verursacht. Dieses Modell erfordert die Berechnung der beiden Signaturen TAC^h und TAC^{lv}, sowie die des Parameters β.

3.2 Generierung von TAC^h

Untersuchungen zeigten, dass die Herz-TAC als exponentielle Kurve modelliert werden kann. Dies würde jedoch die Lösung eines zwar einfachen, aber nichtlinearen Gleichungssystems erfordern. Daher erzeugen wir die Modell-TAC direkt aus den Daten. Für die gegebene zeitliche Auflösung von 20 sec pro Zeitschritt kann erwartet werden, dass sich TACs derselben funktionalen Einheit nur durch einen Skalierungsfaktor unterscheiden. Ein Herzmodell $TAC^{h'}$ aus den zur Artefaktregion benachbarten Segmenten führt daher zu der folgenden Gleichung mit unbekannter Skalierung α:

$$TAC^{afh}(\boldsymbol{v}) = \alpha \cdot TAC^{h'}(\boldsymbol{v}) + \beta \cdot TAC^{lv}(\boldsymbol{v}). \tag{3}$$

3.3 Auswahl von TAC^{lbv}

Leber-TACs werden aus schwellwertsegmentierten Regionen hoher Aktivität in der Leber ausgewählt. Sie haben im Gegensatz zu Herz-TACs ihr Aktivitätsmaximum im Aufnahmezeitraum. Allerdings variiert der Zeitpunkt für dieses Maximum innerhalb der Leber. Jede TAC der Leber spannt als Vektor mit TAC^h einen zweidimensionalen Raum auf. Falls die ausgewählte Leber-TAC den Streuartefakt verursachte, dann ist die Projektion TAC^{emb} der Artefakt-TAC TAC^{afh} auf den Unterraum

$$TAC^{emb} = \left(TAC^{afh} \bullet TAC^{h'}\right) TAC^{h'} + \left(TAC^{afh} \bullet TAC^{lv}\right) TAC^{lv} \tag{4}$$

gleich TAC^{afh}. Die Parameter α und β von Gleichung (3) sind durch die beiden Skalarprodukte gegeben. Die korrigierte Herz-TAC ist:

$$TAC^h = \left(TAC^{afh} \bullet TAC^{h'}\right) TAC^{h'} \tag{5}$$

Dabei kann die Norm $\left\|TAC^{afh} - TAC^{emb}\right\|$ für die Auswahl von TAC^{lv} genutzt werden. Falls es keine Leberregion mit $\left\|TAC^{afh} - TAC^{emb}\right\| < \varepsilon$ gibt, lässt sich TAC^{lv} nicht bestimmen.

4   Ergebnisse

Zunächst wurde die Rekonstruktion von TAC^h durch $TAC^{h'}$ nach Gleichung (4) geprüft. Eine TAC im linken Ventrikel wurde durch die gewichtete Summe dieser TAC und einer beliebig gewählten Leber-TAC ersetzt. $TAC^{h'}$ wurde aus benachbarten Herzregionen geschätzt. Acht verschiedene Leber-TACs von drei verschiedenen Datensätzen wurden verwendet. Vier verschiedene Herzregionen in jedem Datensatz wurden für Modellkurven TAC^h verwendet (insgesamt 96 Testfälle). Die richtige Leber-TAC wurde meist gefunden. Falls eine andere Leberkurve als die, die zur Erzeugung des Artefakts diente, gefunden wurde, war deren TAC der richtigen TAC sehr ähnlich.

Die ungestörte Herzkurve wurde nach Gleichung (3) berechnet. Für jeden Testfall wurde der Fehler als prozentuale Abweichung von der Norm der korrekten ungestörten Herz-TAC bestimmt. Der Durchschnittsfehler variierte für unterschiedliche Leber-TACs zwischen 2.4% und 7.1% (sh. Tab.1), wobei bei Leber-TACs 7 und 8 in zwei der zwölf Fälle eine falsche Lebermodell- TAC zu Abweichungen zwischen 20% und 30% führte. Berücksichtigt man, dass die Durchschnittsvariation im linken Herzventrikel zwischen 30 und 40% lag, sind diese Resultate dennoch sehr ermutigend.

In einem zweiten Test wurden in Patientendaten erkennbare Streuartefakte entfernt. Da die wahre TAC nicht bekannt war, beschränkte sich die Auswertung auf die Frage, ob der Ort der das Artefakt verursachenden Leber-TAC plausibel war und ob die Entfernung des Artefakts ein sinnvolles Resultat ergab. Streuartefakte waren in verschiedenen Schichten von zwei Datensätzen erkennbar. In allen Fällen wurde eine Leber-TACs in der Nähe der Artefaktregion gefunden, die zu einem plausiblen Resultat bei der Entfernung des Streuanteils führte, obwohl eine Validierung nicht möglich war (Abb. 2). In einigen Fällen war der TAC-Verlauf nach Entfernung des Streuanteils plausibel, doch lag die Durchschnittsaktivität unter der des umgebenden Gewebes. Ursache kann die normale Aktivitätsvariation oder eine geringere Durchblutung sein.

5   Zusammenfassung

Unsere Untersuchungen zeigten, dass Modellkurven der Herz-TAC eingesetzt werden können, um die verursachende Leber-TAC zu finden. Beide Modell-TACs

Abb. 2. Die dunkelgrüne TAC enthält einen fast vollständig entfernten (rote Kurve) Streuartefakt. Die hellblaue Kurve zeigt die TAC einer benachbarten Region.

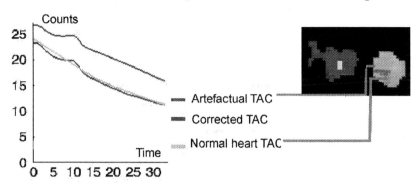

zusammen konnten genutzt werden, um den Streuanteil auch dann zu entfernen, wenn es Abweichungen zwischen der Durchschnittsaktivität von Modellkurve und der der tatsächlichen Herz-TAC gab. Erste Tests an tatsächlichen Streuartefakten zeigen, dass die Hypothese einer einzigen Ursprungsregion für gestreute Photonen zu plausiblen Resultaten bei der Artefaktentfernung führten. Für die weitere Prüfung der Hypothese sind Tests an einem numerischen Phantom geplant. Letztendliches Ziel ist die automatische Bestimmung von Artefaktregionen auf Grund ihres unterschiedlichen Zeitverhaltens und die anschließende Entfernung der Artefakte.

Literaturverzeichnis

1. King MA, et al. A Monte Carlo investigation of artefacts caused by liver uptake in single-photon emission tomography perfusion imaging with technetium 99m-labeled agents. J Nucl Cardiol, 3, pp.18-29, 1996.
2. Buvat I, et al. Comparative assessment of nine scatter correction methods based on spectral analysis using Monte Carlo simulations. J Nucl Med, 36, pp.1476-1488, 1995.
3. Beekman FJ, et al. Efficient fully 3-d iterative SPECT reconstruction with Monte-Carlo-based scatter correction. IEEE Trans Med Imaging, 21, pp-867-877, 2002.
4. Vandervoort E, et al. Implementation of an analytically based scatter correction in SPECT reconstruction. 2003 IEEE Nucl Sci Symp and Med Imaging Conf. October 2003.
5. Sitek A, et al. Removal of liver activity contamination in teboroxime dynamic cardiac SPECT imaging with the use of factor analysis. J Nucl. Cardiol., 9(2), pp.197-205, 2002.
6. Farncombe T, et al. Dynamic SPECT imaging using single camera rotations (dSPECT), IEEE Trans Nucl Sci, 46, pp.1055-1061, 1999.
7. Celler A et al. Performance of the dynamic single photon emission computed tomography (dSPECT) method for decreasing or increasing activity changes, Phys Med Biol, 45, pp.3525–3544, 2000.
8. Toennies KD et al. Scatter segmentation in dynamic SPECT images using principal component analysis. Proc SPIE,. 2003.

Ein lokal-adaptives Ähnlichkeitsmaß als Kriterium der hierarchischen Regionenverschmelzung

Daniel Beier[1], Christian Thies[1], Mark-Oliver Güld[1],
Benedikt Fischer[1], Michael Kohnen[2] und Thomas M. Lehmann[1]

[1]Institut für Medizinische Informatik, RWTH-Aachen, 52057 Aachen
[2] Klinik für Radiologische Diagnostik, RWTH-Aachen, 52057 Aachen
Email: {dbeier, cthies}@mi.rwth-aachen.de

Zusammenfassung. Bei agglomerativen Segmentierungsverfahren basiert die hierarchische Regionenverschmelzung auf dem Vergleich von Ähnlichkeitswerten. Dazu werden Distanzmaße benötigt, welche die Abstände von Regionen beschreibenden Merkmalsvektoren bestimmen. Im Unterschied zu gängigen Distanzmaßen operiert das hier vorgestellte Maß nicht auf statischen Merkmalsvektoren, sondern gewichtet Bereiche adjazenter Regionen, die nahe der jeweiligen Regionengrenze liegen hoch, so dass bei Regionen mit hoher interner Merkmalsvarianz - z.B. große Grauwertverläufe - die Einflüsse solcher Pixel reduziert werden, die sich weit entfernt von der Regionengrenze befinden. Das lokal-adaptive Ähnlichkeitsmaß wurde in einen multiskalaren Segmentierungsalgorithmus integriert. Experimentelle Ergebnisse werden auf medizinischen Bildern verschiedenster Kontexte präsentiert.

1 Einleitung

Bildsegmentierung ist oft der initiale Schritt für viele Prozesse der Bildanalyse, wie z.B. die multiskalare Inhaltsbeschreibung medizinischer Bilder, dem Auffinden von Objekten in Bildern für ein inhaltsbasiertes Image Retrieval oder auch der Objekt-basierten Bildkompression. Diese Verfahren sind in starker Weise von den Ergebnissen der Segmentierungsalgorithmen abhängig. Aufgabe der Bildsegmentierung ist es, relevante Regionen im Bild zu finden und voneinander abzugrenzen. Dabei variiert das notwendige Maß an Detailliertheit je nach Aufgabenstellung. So ist z.B. bei der Betrachtung eines Tumors in einer MR-Aufnahme eine sehr detaillierte Segmentierung des Gewebes notwendig, wohingegen bei der anatomischen Klassifikation von Röntgenbildern nur das dargestellte Körperteil, wie z.B. Kopf, Bein, Hand, etc. extrahiert werden muss.

Segmentierungsalgorithmen, die auf dem agglomerativen Verschmelzen [1,2] bzw. Wachstum [3] von Regionen basieren, benutzen gängige Distanzmaße wie z.B. den Betrag zweier Merkmalsvektoren, die euklidische Distanz, die quadratische Form oder das Ward-Kriterium [4] zur Bestimmung der Ähnlichkeit von Regionen. Die einzelnen Regionen werden dazu durch statische Merkmalsvektoren

Abb. 1. Bei der Betrachtung des gesamten Knochens in dieser Röntgenaufnahme als eine visuell zusammenhängende Region, besitzt diese eine hohe Varianz im Grauwert. Die Kalotte ist wesentlich heller als der Kiefer abgebildet, so dass diese beiden Teilregionen eine große Abweichung bzgl. des mittleren Grauwertes besitzen, semantisch gehören sie jedoch zusammen.

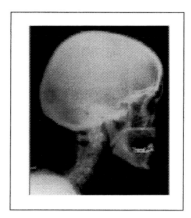

beschrieben, die sich durch Mittelwertbildung über die Regionenpixel ergeben. Diese statischen Mittelwertsvektoren bilden die Parameter des Distanzmaßes. Sie sind nur dann repräsentativ für eine ganze Region, wenn die Varianz der Merkmalswerte innerhalb der Region gering ist. Fließende Verläufe von Merkmalswerten innerhalb visuell zusammenhängender Regionen - z.B. im Grauwert (Abb. 1) - führen jedoch zu einer hohen Varianz. Daher liefern statische Merkmale nicht immer relevante Segmente.

Ein agglomerativer Segmentierungsansatz liefert z.B. in frühen Iterationen des Verschmelzungsprozesses kleine Regionen mit homogener Merkmalsverteilung. Dabei ergibt sich der visuelle Unterschied und somit der Regionenrand aus dem Kontrast. In späteren Schritten werden in der Regel große Regionen mit ausgeprägten internen Merkmalsgradienten betrachtet, und der visuelle Unterschied resultiert aus der lokalen Merkmalsverteilung der benachbarten Teilbereiche adjazenter Regionen. Daher wird ein Ähnlichkeitsmaß benötigt, das von der lokalen Merkmalsverteilung abhängt.

2 Das lokal-adaptive Distanzmaß

Um die Ähnlichkeit adjazenter Regionen R_i und R_j nahe ihrer gemeinsamen Grenze zu erfassen, muss ein Distanzmaß die Koordinaten der Regionenpixel betrachten. Ferner muss es diese lokalen Distanzen zur Berechnung der Gesamtähnlichkeit $\text{dist}(R_i, R_j)$ der benachbarten Regionen R_i und R_j nutzen. Das vorgestellte Distanzmaß basiert auf der Gewichtung der quadrierten Differenz der Merkmalsvektoren $\mu(p_i)$ und $\mu(p_j)$ zweier Pixel $p_i \in R_i$ und $p_j \in R_j$ mittels des Kehrwertes der euklidischen Distanz $d_2(p_i, p_j)$ der Pixelkoordinaten. Eine große räumliche Entfernung zwischen p_i und p_j führt somit zu einer schwachen Gewichtung dieses Pixelpaares. Die Gewichtungsfaktoren aller Pixelpaare in Form ihrer euklidischen Distanz können effizient vorberechnet und in einer Matrix der Größe Bildbreite × Bildhöhe gespeichert werden. Das lokal-adaptive Distanzmaß ist wie folgt definiert:

$$\text{dist}_{\text{P}}(p_i, R_j) = A_{p_i} \cdot \sum_{p_j \in R_j} \frac{1}{d_2(p_i, p_j)} (\mu(p_i) - \mu(p_j))^2 \text{ für } p_i \in R_i \text{ mit} \quad (1)$$

$$A_{p_i} = \left(\sum_{p_j \in R_j} \frac{1}{d_2(p_i, p_j)} \right)^{-1}$$

$$\text{dist}_{\text{R}}(R_i; R_j) = A_{R_i} \cdot \sum_{p_i \in R_i} \frac{1}{\min_{p_j \in R_j} \{d_2(p_i, p_j)\}} \text{dist}_{\text{P}}(p_i, R_j) \text{ mit} \quad (2)$$

$$A_{R_i} = \left(\sum_{p_i \in R_i} \frac{1}{\min_{p_j \in R_j} \{d_2(p_i, p_j)\}} \right)^{-1}$$

$$(\text{analog für Pixel } p_j \in R_j)$$

$$\text{dist}(R_i, R_j) = \frac{|R_i|}{|R_i| + |R_j|} \text{dist}_{\text{R}}(R_i; R_j) + \frac{|R_j|}{|R_i| + |R_j|} \text{dist}_{\text{R}}(R_j; R_i) \quad (3)$$

Hierbei stellt $\text{dist}_{\text{P}}(p_i, R_j)$ die durch die euklidische Distanz gewichtete Ähnlichkeit eines Pixels $p_i \in R_i$ zu allen Pixeln der Nachbarregion R_j dar. Mit $\text{dist}_{\text{R}}(R_i; R_j)$ wird die Ähnlichkeit der gesamten Region R_i zu ihrer Nachbarregion R_j bewertet, wobei die einzelnen Summanden zusätzlich durch den Kehrwert der euklidischen Distanz zum minimal entfernten Pixel der Nachbarregion R_j gewichtet werden. Schließlich ist $\text{dist}(R_i, R_j)$ die größenabhängige Bewertung der beiden Regionen zueinander.

Die räumliche Distanz $d_2(p_i, p_j)$ kann zusätzlich durch monoton steigende Funktionen noch stärker gewichtet werden, z.B. durch: $f(d_2(p_i, p_j))$ mit $f(x) = x^2$, $f(x) = \exp(x)$ für $x \geq 0$.

3   Umsetzung

Das neue Distanzmaß wurde in einen Segmentierungsalgorithmus integriert, der auf einem agglomerativen Prozess zur Regionenverschmelzung basiert [1]. Beim Vergleich zweier Regionen wird vorab die Merkmalsvarianz beider Regionen betrachtet und die aufwändige Ähnlichkeitsberechnung mit dem lokal-adaptiven Distanzmaß nur durchgeführt, wenn mindestens eine Region eine hohe Merkmalsvarianz aufweist. Ansonsten erfolgt die Distanzberechnung zweier Regionen durch die euklidische Distanz ihrer gemittelten Merkmalsvektoren.

Da bei der Berechnung des lokal-adaptiven Distanzmaßes jedes Pixel einer Region mit allen Pixeln der Nachbarregion verglichen wird und sich die Bewertung für eine Region als Summe der Einzelbewertungen der Regionenpixel ergibt, lässt sich die Laufzeit-Komplexität des neuen Distanzmaßes durch $O(|R_i| \cdot |R_j|) + O(|R_i|) + O(|R_j|) \subset O(N^2)$ abschätzen.

4 Experimente

Das neue lokal-adaptive Ähnlichkeitsmaß wurde in einen multiskalaren Segmentierungsalgorithmus zum agglomerativen Regionenverschmelzen integriert und auf ausgewählten Grauwertbildern einer radiologischen Datenbank getestet. Dabei war das alleinige Merkmal zur Regionenbeschreibung die Grauwertintensität der Pixel. Untersucht wurden unter anderem drei Röntgenaufnahmen von Schädel, Thorax und Hand sowie zwei laterale Kernspin Tomographien von Kopf und Knie. Es fand ein qualitativer Vergleich der Ergebnisse mit dem statischen und dem neuen Maß statt.

In frühen Iterationen ergeben sich für naturgemäß kleine Regionen nahezu identische Partitionierungen des Bildes verglichen zum alten statischen Ansatz [1], der nur die mittleren Grauwerte von Regionen vergleicht. Auf allen Bildern ergeben sich mit dem neuen Verfahren bei späten Iterationen mit größeren Regionen Partitionierungen, die intuitiv nachvollziehbar sind (Abb. 2, 3).

5 Diskussion

Das vorgestellte lokal-adaptive Distanzmaß liefert bei der Betrachtung adjazenter Regionen innerhalb eines Segmentierungsalgorithmus eine Ähnlichkeitsbewertung, die Teilbereiche dieser Regionen nahe der Regionengrenze höher bewertet als Bereiche, die weit entfernt von dieser Grenze liegen. Damit wird die Abhängigkeit der Regionenverschmelzung von der Merkmalsdynamik - z.B. dem Grauwert - innerhalb von Regionen aufgehoben. Das beschriebene Verfahren ist merkmalsunabhängig.

Die visuelle Signifikanz der resultierenden Partitionen ermöglicht eine zuverlässige Extraktion des Bildinhalts und eignet sich somit z.B. zum inhaltsbasierten Bilddatenbankzugriff.

6 Ausblick

Aus algorithmischer Sicht kann die quadratische Laufzeit beim paarweisen Vergleich benachbarter Regionen durch geschickte Indizierung noch optimiert werden. Bei Verfahren, die auf dem Wachstum oder Verschmelzen von Regionen basieren, können Teilsummen effizient gespeichert und weitergegeben werden.

Eine weitere Verbesserung des Algorithmus zur Regionenverschmelzung könnte durch Einbeziehen von Kanteninformationen in das Ähnlichkeitsmaß erreicht werden. Auffällig ist, dass bei vielen Bildern einzelne Pixel in der Nähe von scharfen Kanten bis in hohe Iterationsstufen hinein eigene kleine Regionen bilden. Durch Berücksichtigung der Regionengröße bzw. der Iterationsstufen im

Abb. 2. Bei der Segmentierung einer Röntgenaufnahme des Kopfes (links) werden durch die statischen Distanzmaße semantisch zusammenhängende Regionen getrennt (Mitte). Der Unterkiefer verschmilzt mit dem Hintergrund. Mit Hilfe des neuen Distanzmaßes wird der Unterkiefer Teil des Schädels (rechts).

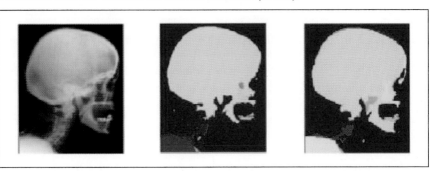

Abb. 3. Bei der sagittalen MR-Aufnahme des Kopfes (links) verschmelzen mit dem statischen Distanzmaß (Mitte) Teile des Rachenraums, der Nasenhöhle, des Liquorraums und der Schädeldecke zu einer unplausiblen Region (gelb). Mit dem neuen Distanzmaß wird dieses vermieden (rechts).

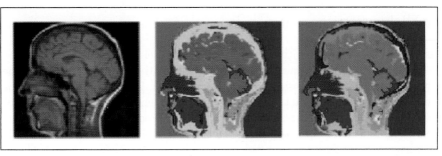

Ähnlichkeitsmaß könnte eine Verschmelzung solcher Regionen mit benachbarten großen Regionen in frühen Iterationsstufen erzwungen werden.

Wünschenswert ist ferner ein lokal-adaptives Ähnlichkeitsmaß, das (analog zum Ward-Kriterium) den minimalen globalen quadratischen Fehler für eine Partitionierung liefert.

Literaturverzeichnis

1. Thies C, Malik A, Keysers D, et al.: Hierarchical feature clustering for content-based retrieval in medical image databases. Procs SPIE 5032(1): 598–608, 2003.
2. Haris K, Estradiadis SN, Maglaveras N, et al.: Hybrid image segmentation using watersheds and fast region merging. IEEE Trans on Image Processing 7(12): 1684–1699, 1998.
3. Adams R, Bischof L: Seeded Region Growing. IEEE Trans on Pattern Analysis and Machine Intelligence 16(6): 641–647, 1994.
4. Ward JH: Hierarchical grouping to optimize an objective function. American Stat Assoc 58: 236–245, 1963.

Ein Werkzeug zur effizienten Quantifizierung des Ansprechens von Lungenmetastasen auf Chemotherapie

Lars Bornemann[1], Volker Dicken[1], Jan-Martin Kuhnigk[1], Matthias Blietz[2], Hoen-Oh Shin[2], Dag Wormanns[3], Stefan Krass[1] und Heinz-Otto Peitgen[1]

[1] MeVis, Centrum für Medizinische Diagnosesysteme und Visualisierung, Universitätsallee 29, 28359 Bremen
[2] Medizinische Hochschule Hannover, Abteilung Diagnostische Radiologie, Carl-Neuberg-Straße 1, 30652 Hannover
[3] Universitätsklinikum Münster, Institut für Klinische Radiologie, Albert-Schweitzer-Straße 33, 48129, Münster
Email: bornemann@mevis.de

Zusammenfassung. Die frühzeitige und präzise Beurteilung des Ansprechverhaltens systemischer Tumortherapien bei Krebserkrankungen mit Lungenmetastasen ist wesentliche Voraussetzung für eine adäquate Therapieanpassung und -steuerung. Dies ist besonders im Hinblick auf die starken Belastungen für den Patienten, sowie die Kosten einer Chemotherapie von Bedeutung. Vor diesem Hintergrund wurde ein Software-Assistent zur Tumorverlaufskontrolle entwickelt, der eine robuste und reproduzierbare 3D-Volumetrie von Raumforderungen in der Lunge erlaubt, selbst wenn diese komplex mit der Pleura oder großen Gefäßen verbunden sind. Weiterhin wird die Verlaufskontrolle durch eine komfortable Benutzerführung, die Übertragung der Rundherdpositionen aus Voruntersuchungen in den aktuellen Datensatz und das automatische Erstellen ausführlicher Reportfiles unterstützt.

1 Einleitung

Je zeitiger und präziser Erfolg oder Misserfolg einer palliativen Chemotherapie bei fortgeschrittenen Krebserkrankungen mit Lungenmetastasen erkannt wird, desto früher und angemessener kann eine Anpassung einer ggf. nicht ausreichend ansprechenden Therapie erfolgen. Dies ist besonders im Hinblick auf die starken Belastungen und Nebenwirkungen für den Patienten sowie die oft sehr hohen Kosten einer Chemotherapie von Bedeutung. Nach den aktuell für die Quantifizierung der Tumorgröße in klinischen Studien verwendeten RECIST-Kriterien [1] gilt die Änderung des maximalen axialen Rundherd-Durchmessers der größten Metastasen um mehr als +20% oder -30% in zwei CT-Aufnahmen im Abstand von 2-3 Therapiezyklen (3-6 Monaten) als Schätzung für eine Volumenzu- oder -abnahme und damit als Indikator für den Therapieerfolg. Durch eine robuste und reproduzierbare 3D-Volumetrie kann ein fehlendes Ansprechen auch nur einzelner Herde auf die Therapie zuverlässiger und ggf. auch früher detektiert werden.

Im Gegensatz zu spezialisierten Screening-Anwendungen, bei denen in der Regel nur kleine Rundherde (3-10 mm) zu quantifizieren sind, liegen bei der onkologischen Verlaufskontrolle oft mehrere größere, vielfach nicht kugelförmige Metastasen vor. Mit Hilfe eines Software-Tools, welches weitgehend unabhängig vom Benutzer eine Segmentierung und 3D-Volumetrie durchführt, vermeidet man sowohl Unannehmlichkeiten und Ungenauigkeiten einer manuellen Vermessung, als auch Fehleinschätzungen aufgrund einer nicht gerechtfertigten Rundheitsannahme. Entscheidend für die Akzeptanz eines Software-Werkzeuges für diese Aufgabe sind neben der Genauigkeit der Segmentierung insbesondere auch Workflow-Aspekte. Für eine Verlaufskontrolle bei multiplen Metastasen ist eine Unterstützung der Identifikation korrespondierender Rundherde in zwei Aufnahmen unerlässlich, was eine Registrierung notwendig macht.

Forschungsarbeiten zur Segmentierung und Volumetrie von Raumforderungen in Lungen-CT-Daten wurden bislang im Wesentlichen motiviert durch hohe Aufnahmezahlen, die im Rahmen von CT-Screening-Studien zur Lungenkrebsfrüherkennung zu befunden sind. Dabei wurde großes Gewicht auf die Reproduzierbarkeit der Quantifizierung kleiner Rundherde gelegt [2,3]. Diese haben in vielen Fällen eine annähernd kugelförmige Form und in der Regel nur leichten Kontakt zur Pleura oder zu Gefäßen [4]. Erste kommerzielle Softwarepakete, die für Screening-Untersuchungen gedacht sind, werden seit 2002 am Markt eingeführt (R2, Siemens, GE, Philips). Diesen Werkzeugen ist gemeinsam, dass die Segmentierung komplexer Tumoren mit deutlichem Gefäß- oder Pleurakontakt in vielen Fällen nicht gut gelingt und Korrekturmöglichkeiten für den Nutzer häufig nicht vorhanden oder umständlich zu bedienen sind. Die Registrierung der Positionen gelingt bei einigen Produkten nur bei ähnlicher Atemlage des Patienten in beiden zu vergleichenden Aufnahmen.

Der vorgestellte Applikationsprototyp erlaubt eine robuste und reproduzierbare Volumetrie komplex mit der Pleura oder großen Gefäßen verbundener Raumforderungen in Lungen-CT-Daten. Er wurde in mehreren Studien evaluiert und bietet einen komfortablen und intuitiven Workflow, der nicht auf Screening-Anwendungen beschränkt ist, sondern auch die Verlaufskontrolle bei Chemotherapie multipler Lungenmetastasen erlaubt.

2   Methoden

Sowohl in Erst- als auch in Verlaufsuntersuchungen markiert der Benutzer gefundene Raumforderungen zunächst mit einem Mausklick. Im Verlaufsfall wird er dann ggf. aufgefordert, den Rundherd einem in der Erstuntersuchung gefundenen zuzuordnen oder ihn als neu zu klassifizieren. Dabei wird er von der Verlaufsregistrierung unterstützt, welche die wahrscheinlichste Entsprechung vorschlägt. Die Registrierung benötigt lediglich vollautomatisch vorab erzeugte, separate Masken für die Lungenflügel in beiden Datensätzen (vgl. [5,6]), um mit Hilfe eines nichtlinearen relativen Koordinatensystems Markerpositionen zwischen Voraufnahme und Verlaufsaufnahme umzurechnen. Anschließend kontrolliert der Benutzer, ob die automatisch erzeugte ROI den Rundherd komplett beinhaltet

Abb. 1. Der Software-Assistent im Modus „Erstuntersuchung": Im linken Viewer kann der Benutzer einzelne Rundherde durch Mausklicks anwählen und die Segmentierung starten. Im rechten Viewer kann die Segmentierung und die Lage des Tumors auch in einer herangezoomten 3D-Ansicht überprüft werden.

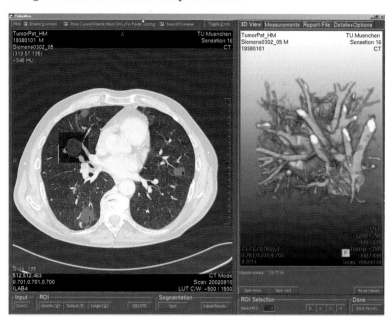

und initiiert dann die Segmentierung und Analyse. Diese besteht aus einem hybriden Verfahren, das mit morphologischen Methoden verbundene Strukturen wie Pleura und Gefäßen abtrennt. Eine Schwellwert-basierte Segmentierung der verbliebenen Rundherdmasse und Volumetrie unter Berücksichtigung der Partialvolumeneffekte in den Randbereichen bestimmt abschließend das Rundherdvolumen sowie dessen Histogramm und mittlere Dichte.

Die Segmentierung kann übersichtlich in einer 3D-Visualisierung (s. Abb. 1) und detaillierter in drei orthogonalen Schichtdarstellungen überprüft und, falls im Einzelfall erforderlich, leicht durch interaktives Anpassen eines Rundheitsparameters optimiert werden. Die Ergebnisse aller bearbeiteten Rundherde werden zu einem Report zusammengefasst, welcher neben den einzelnen und aufsummierten Rundherdvolumina im Verlaufsfall auch deren Entwicklung seit der Voruntersuchung beinhaltet und Fehlerschranken für die Änderungsrate der Gesamttumorlast der Lunge schätzt.

3   Ergebnisse

Die Entwicklung der Volumetrie wurde anhand einer eigens erstellten Datenbank mit über 750 Rundherden aus unterschiedlichen Scannern verschiedener Kliniken durchgeführt. Für eine Reproduzierbarkeitsstudie standen je zwei binnen weniger Minuten aufgenommene klinische Low-Dose-Scans von insgesamt 4 Patienten mit Lungenmetastasen zur Verfügung. Darin wurden insgesamt 53 Raumforderungen von zwei Benutzern mehrfach volumetriert. Die Raumforderungen wiesen ein durchschnittliches Volumen von 2,2ml (Min. 0.004ml, Max. 17ml) auf. Für jeden der Benutzer unterschieden sich die Resultate für Erst- und Zweitaufnahme im Median um weniger als 3,5% des Tumorvolumens (entsprechend ca. 1% Durchmesseränderung einer Kugel mit äquivalentem Volumen). Die mediane Inter-Observer-Variabilität (bzgl. derselben Aufnahme) betrug weniger als 1,5% des segmentierten Volumens. Weiter wurden in einer Phantomstudie 5, 10 und 20mm große Rundherde mit einem validierten Computerprogramm generiert und einem klinischen CT-Lungendatensatz überlagert (4-Zeilen Multidektor-CT: 4x2mm Schichtkollimation). Weitere Herde simulierten ein Größenwachstum in 10%-Schritten bis max. 50% und Volumenverdoppelung. Die lineare Regression zeigt eine hohe Übereinstimmung des berechneten mit dem realen (simulierten) Volumenanstieg bei 10 und 20mm Herden. Bei 5mm Herden wurden geringe Volumenzunahmen unterschätzt. Während bei Rundherden mit 10 und 20mm Durchmesser ein Anstieg des Volumens um 10% sicher erkannt wurde, war bei 5mm Durchmesser erst eine Volumenzunahme um 20% sicher erfassbar (95% Konfidenzintervall). Ferner wurden 5, 10 und 20mm große Herde in 10%-Schritten mit der Pleura überlappend simuliert. Bei den 5mm-Rundherden war für eine Überlappung von bis zu 70% ohne, und bis zu 90% mit 1-2 Parameterkorrekturen eine Volumetrie der Rundherde möglich. Bei 10 und 20mm großen Rundherden war auch bei bis zu 90% Überlappung keine Parameterkorrektur für die Volumetrie erforderlich.

4   Diskussion

Die Patienten-Studie zeigt eine gute Reproduzierbarkeit der Volumetrie, sowohl im Inter-Observer-Vergleich als auch im Verlaufsfall. Die wenigen größeren Abweichungen traten bei Herden mit Zwerchfellkontakt auf. Es ist geplant, den Segmentierungs-Algorithmus für diese Fälle gezielt zu erweitern. Bei der Phantomstudie ist die relativ geringe Auflösung der CT-Daten von 2mm in Längsrichtung zu berücksichtigen, die eine Volumenmessung von kleinen Strukturen limitierte. Mit einer höheren Z-Auflösung (=1mm) des CT-Scans sollte auch bei 5mm Durchmesser eine sichere Erfassung einer 10%-igen Volumenzunahme möglich sein. Gegenüber der herkömmlichen Durchmesser-Messung zeigen sich deutliche Vorteile. Die RECIST-Kriterien fordern eine Durchmesser-Veränderung von mindestens +20% bzw. -30%, welche - bei der in RECIST angenommen sphärischen Form der Raumforderungen - Volumenveränderungen von ca. +73% bzw. -66% entsprechen. Die angeführten Studien zeigen hingegen, dass mit der vorgestellten Software bereits Volumenveränderungen von 20% (bei größeren Herden sogar nur 10%) zuverlässig detektiert werden können. Damit verringern die automatische Volumetrie und effiziente Unterstützung bei der Zuordnung der Rundherde zwischen den Aufnahmen nicht nur den zu betreibenden

Aufwand, sondern führen zu signifikant höherer Zuverlässigkeit und Aussagekraft der Ergebnisse der onkologischen Verlaufskontrolle in der Lunge.

5 Danksagung

Diese Arbeit entstand im Rahmen des Verbundprojekts VICORA. Wir danken den Abteilungen für Radiologie des Universitätsklinikums Aachen, des Universitätsklinikums Münster, der Medizinischen Hochschule Hannover, sowie des Klinikums rechts der Isar der Technischen Universität München für die Bereitstellung, bzw. Auswertung der Daten.

Literaturverzeichnis

1. Therasse P, Arbuck SG, Eisenhauer, et al: New guidelines to evaluate the response to treatment in solid tumors. J Natl Cancer Inst 92:205–16, 2000.
2. Kostis WJ, Reeves AP, Yankelevitz DF, et al: Three-Dimensional Segmentation and Growth-Rate Estimation of Small Pulmonary Nodules in Helical CT Images. IEEE Trans Med Imaging 22(10):1259–1274, 2003.
3. Yankelevitz DF, Reeves AP, Kostis WJ, et al: Small pulmonary nodules: Volumetrically determined growth rate based on CT evaluation. Radiology 217(1):251–256, 2000.
4. McNitt-Gray MF, Wyckoff N, Goldin JG, et al: Computer-aided diagnosis of the solitary pulmonary nodule imaged on CT: 2D, 3D and contrast enhancement features. Procs SPIE 4322:1846–1852, 2001.
5. Kuhnigk JM, Hahn H, Hindennach M, et al.: Lung lobe segmentation by anatomy-guided 3D watershed transform. Procs SPIE 5032:1482–1490, 2003.
6. Kuhnigk JM, Hahn H, Hindennach M, et al.: 3D-Lungenlappen-Segmentierung durch Kombination von Region Growing, Distanz- und Wasserscheiden-Transformation. Procs BVM 03:146–150, 2003.

Genauigkeit und Generalisierbarkeit kantenlistenbasierter Korrelationsverfahren im Vergleich zu grauwertbasierten Verfahren

Ralph Maschotta, Martin Pietraszczyk, Simon Boymann und Dunja Jannek

Institut für Biomedizinische Technik und Informatik
Technische Universität Ilmenau, 98684 Ilmenau
E-mail: ralph.maschotta@tu-ilmenau.de

Zusammenfassung. Wie frühere Untersuchungen auf Grundlage medizinischer Bilder gezeigt haben, liefern kantenlistenbasierte Korrelationsverfahren bei günstigen Bildbedingungen in kürzerer Zeit bessere Ergebnisse als grauwertbasierte Korrelationsverfahren. Ändern sich jedoch die Bildbedingungen bzw. wird das Bild verrauscht, reagieren kantenlistenbasierte Verfahren sehr empfindlich. Trotzdem liefern sie auch unter diesen Bedingungen teilweise bessere Ergebnisse als grauwertbasierte Verfahren. Im folgenden wird mit Hilfe verschiedener analytischer Bilder untersucht, inwieweit sich Veränderungen des zu suchenden Objektes auf das Korrelationsergebnis im Vergleich zu grauwertbasierten Verfahren auswirken. Es zeigt sich, dass die kantenlistenbasierten Verfahren empfindlicher auf Objektänderungen reagieren. Durch eine weitere Untersuchung mit Objekten, die nicht im Bild vorhandenen sind, wird gezeigt, dass kantenlistenbasierte Verfahren genauer als grauwertbasierte Verfahren arbeiten. Auf der anderen Seite können grauwertbasierte Verfahren flächenmäßig ähnliche Objekte besser generalisieren. Durch die vorgestellten Untersuchungen können nähere Aussagen über die Einsatzmöglichkeiten und Grenzen kantenlistenbasierter Verfahren getroffen werden.

1 Einleitung

Kreuzkorrelationsalgorithmen werden zur Lösung verschiedenster Aufgabenstellungen, nicht nur im medizinischen Umfeld, verwendet. Eine in [1] untersuchte Problemstellung realisiert eine Bewegungskompensation von Augenhintergrundbildern mit Hilfe eines Templatematching-Verfahrens. Zur Lösung dieser Aufgabe stehen eine Vielzahl von Lösungsansätzen zur Verfügung. Zu den verbreitetsten Algorithmen zählen jene, bei denen die beste Übereinstimmung eines Templates in einem Bild mit Hilfe verschiedener Abstandsmaße ermittelt wird. Dazu gehören neben der zweidimensionalen Kreuzkorrelation die normierte und die empirische Kreuzkorrelation. Ein weiterer Ansatz besteht darin, die Korrelation nicht auf dem Originalbild, sondern mit Hilfe von Merkmalslisten zu berechnen, die aus dem Originalbild extrahiert werden. Hierzu zählen die kantenlistenbasierten Korrelationsverfahren, bei denen die Korrelation zwischen den Originalbild-Kantenlisten und einer Template-Kantenliste ermittelt wird [1].

Durch die Verringerung der Anzahl der Werte wird eine höhere Geschwindigkeit bei der Berechnung der Korrelation erreicht, was vor allem bei zusätzlichen Rotationen und Skalierungen vorteilhaft ist. Frühere Untersuchungen haben gezeigt, dass kantenlistenbasierte Korrelationsverfahren sehr stark von der zugrundeliegenden Kantenerkennung abhängen und somit empfindlich gegenüber Rauschen, Helligkeits- und Kontrastschwankungen sind. Sie liefern jedoch bei guter Qualität der Bilder bzw. einem robusten Kantenalgorithmus in kürzerer Zeit bessere Ergebnisse [2].

Das Ergebnis der Korrelation hängt aber auch von der Wahl des Templates ab, das im Bild meist nicht exakt vorhanden ist, sondern leicht verformt bzw. verfälscht sein kann. Im folgenden soll untersucht werden, wie empfindlich kantenlistenbasierte Verfahren auf Änderungen des Objektes bezüglich der Größe und der Schärfe des Objektes reagieren. Weiterhin soll untersucht werden, wie gut die unterschiedlichen Verfahren verschiedene Objekte voneinander trennen können.

2   Methoden

Als Testbilder werden in einem schwarzen Bild weiß gefüllte Kreise, Kreuze, Dreiecke oder Quadrate, in unterschiedlicher Art und Weise variiert. Dazu wird entweder die Größe verändert oder das Objekt mit einem Mittelwertfilter unterschiedlicher Maskengröße geglättet. Anschließend wird mit Hilfe verschiedener Korrelationsverfahren ein Template mit einer Größe von 31x31 Pixel mit unverändertem Objekt im Bild gesucht. Weiterhin werden auch nicht im Bild vorhandene Objekte gesucht, um die Erkennungssicherheit der Verfahren vergleichen zu können.

Als grauwertbasierte Verfahren werden die Kreuzkorrelation, die normierte Kreuzkorrelation und die empirische Kreuzkorrelation untersucht [3,4]. Für die kantenlistenbasierten Verfahren werden von den Testbildern und den Templates die Kantenlisten erstellt. Dazu wird ein regelbasierter Gradientenalgorithmus verwendet, der durch eine Kombination verschiedener Gradientenfilter unterschiedlicher Länge auch bei langen Kanten wenige Kantenpunkte liefert [5]. Signifikante Kanten werden in Kantenlisten mit der Position und dem vorzeichenbehafteten Gradientenwert der Kante abgespeichert. Die so ermittelten Kantenlisten bilden die Berechnungsgrundlage für die kantenlistenbasierten Korrelationsverfahren (1). Prinzipiell können auch andere robuste Kantendetektoren je nach Anwendungsgebiet eingesetzt werden. Wichtig ist dabei die Robustheit des Algorithmus und eine geringe Anzahl von ermittelten Kantenpunkten, da diese entscheidend für die Geschwindigkeit der Korrelation ist.

$$S_{pos_x, pos_y} = S_{pos_x, pos_y} + XCorr_{i,j} \tag{1}$$

$$XCorr_{i,j} = O_{d_i} T_{d_j} \tag{2}$$

$$XCorr_{i,j} = a - (O_{d_i} - T_{d_j}) \tag{3}$$

$$XCorr_{i,j} = 1 \tag{4}$$

mit $pos_x = O_{x_i} - T_{x_j}, pos_y = O_{y_i} - T_{y_j}, i = 0, 1, ..., N - 1, j = 0, 1, ..., M - 1$; O
= Bild-Kantenliste; T = Template-Kantenliste; S = Korrelationsbild; a = max.
Grauwert (255); x,y = Kantenposition; d = Gradient; N = Kantenlistengröße
des Bildes; T = Kantenlistengröße des Template.

Als kantenlistenbasierte Korrelationsverfahren wurden ein der Kreuzkorrelation (2), der normierten Kreuzkorrelation und der empirischen Kreuzkorrelation
entsprechendes Verfahren, ein Verfahren mit der Differenz als Abstandsmaß (3)
und ein Verfahren, bei dem übereinstimmende Kanten unabhängig von ihrem
Gradientenwert gezählt werden (4), verwendet [2]. Die verschiedenen Koeffizienten der Korrelationsverfahren werden mit Hilfe der Anzahl der Templatepunkte
normalisiert. Um die Ergebnisse der verschiedenen Verfahren auch quantitativ
vergleichen zu können, wird neben den Koeffizienten die Peak-Signal-to-Noise-
Ratio (PSNR) berechnet [2]. Die Position des Templates im Testbild ist bekannt.
Der Wert des Koeffizienten an dieser Stelle wird als Maximum zur Berechnung
der PSNR verwendet. Die sich aus den Koeffizienten und der PSNR ergebenden
Verläufe werden zur Bewertung der verschiedenen Verfahren verwendet.

3   Ergebnisse

Beispielhaft werden in Abb. 1 die Ergebnisse der Korrelation eines Kreises mit
skalierten (oben) und geglätteten Kreisen (unten) dargestellt. Bei den grauwertbasierten Korrelationsverfahren sind die Koeffizienten bei unverändertem Objekt
erwartungsgemäß am höchsten. Dabei liefern die Templates mit großer Fläche
auch hohe Koeffizienten. Wird das Objekt verändert, sinken die Koeffizienten
meistens. Bei der normalen Kreuzkorrelation bleibt er jedoch konstant, sobald
sich das Template vollständig im Objekt befindet.

Die PSNR liefert ebenfalls bei unverändertem Objekt den höchsten Wert. Dabei wird bei der Verwendung von Kreuzbildern der höchste Wert erreicht. Wird
das Objekt verändert, sinkt die PSNR ebenso erwartungsgemäß. Bei der normierten und der empirischen Kreuzkorrelation sinkt die PSNR bei Veränderung
des Objektes schneller als bei der normalen Kreuzkorrelation. Wird das Bild mit
einem Template korreliert, das nicht im Bild enthalten ist, steigen alle Koeffizienten zunächst an. Bei der normalen Kreuzkorrelation steigt der Koeffizient sogar
bis auf eins, sobald sich das Template komplett im Objekt befindet. Der Koeffizient der anderen grauwertbasierten Verfahren ist etwa an der Stelle am größten,
an der sich das Objekt und das Template am besten überlappen. Wird das Objekt größer, sinken die Koeffizienten. Die maximalen Koeffizienten dieser Verfahren liegen dabei um ca. 30% niedriger als die Maxima bei übereinstimmenden
Templates. Das Maximum der PSNR ist bei nicht übereinstimmenden Objekten
nur um ca. 10% kleiner. Das Maximum liegt bei allen Verfahren in etwa an der
Stelle der besten Überlappung. In Abb. 2 sind die Ergebnisse der Korrelation
eines Dreiecks mit skalierten Kreisbildern dargestellt.

Auch die kantenlistenbasierten Verfahren liefern bei unverändertem Objekt
die höchsten Koeffizienten. Da durch die Art der Kantenerkennung mehrere Kantenpunkte an einer Position entstehen können, kann dieser Wert nach der Normalisierung größer als eins sein. Die Koeffizienten sinken bei kleinster Verfälschung

Abb. 1. Korrelationsergebnisse eines Kreistemplates mit unterschiedlich veränderten Kreisen. oben: Änderung der Skalierung: (l.) Koeffizienten (r.) PSNR; unten: Glättung der Kreise: (l.) Koeffizienten (r.) PSNR; (KL-Kantenlistenbasiert / GW-Grauwertbasiert)

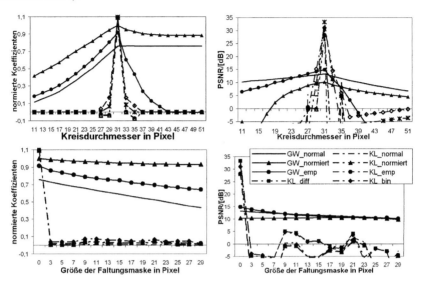

des Objektes sofort sehr stark ab (Tabelle 1). Wie bereits untersucht, ist die PSNR der kantenlistenbasierten Verfahren außer bei den Kreuztemplates bis zu zweimal höher im Vergleich zu den grauwertbasierten Korrelationsverfahren. Auch dieser Wert sinkt bei Verfälschung des Objektes sehr stark ab, wobei das binäre Verfahren nicht so steil abfällt. Ist das Template nicht im Bild vorhanden, sind die Maxima der Koeffizienten um ca. 80% kleiner. Die Maxima liegen dabei an der Stelle, an der die meisten Kanten übereinstimmen, was ungefähr der Stelle entspricht, an der sich die Objekte am besten überlappen. Die PSNR erreicht auch an dieser Stelle das Maximum, das um ca. 40% kleiner ist als bei übereinstimmenden Objekten.

4 Diskussion

Die untersuchten grauwertbasierten Verfahren sind robust gegenüber Änderungen der Größe und Schärfe eines Objektes, wobei die normierte und die empirische Kreuzkorrelation am empfindlichsten reagieren. Sowohl die Koeffizienten als auch die PSNR sinken jedoch nur gering ab, wenn Objekte gesucht werden, die sich nicht im Bild befinden. Das Ergebnis wird maßgeblich von der Fläche eines Objekte beeinflusst. Die grauwertbasierten Verfahren sind somit in der Lage, flächenmäßig ähnliche Objekte zu generalisieren. Ihnen fehlt aber die Genauigkeit, um kleinere Veränderungen der Objekte unterscheiden zu können.

Kantenlistenbasierte Korrelationsverfahren reagieren im Gegensatz dazu sehr empfindlich gegenüber Veränderungen des im Bild zu suchenden Objektes. Dies umfasst nicht nur, wie bereits untersucht, Rauschen und Veränderungen globaler

Abb. 2. Ergebnisse eines Dreiecks mit skalierten Kreisen. (l.) Koeffizienten (r.) PSNR

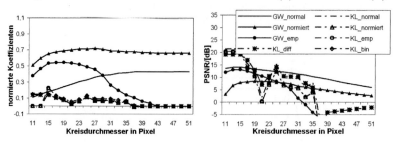

Bildparameter, sondern auch Änderungen der Größe und der Schärfe des zu suchenden Objektes. Außerdem lassen sich zwei unterschiedliche Objekte sehr gut voneinander trennen. Am empfindlichsten reagiert dabei das kantenlistenbasierte Verfahren mit der Differenz als Abstandsmaß. Ausschlaggebend für das Korrelationsergebnis ist im Gegensatz zu den grauwertbasierten Verfahren die Kontur eines Objektes. Sind die möglichen Transformationen bekannt, ist mit diesen Verfahren eine genauere Ermittlung der Transformationsparameter möglich. Diese hohe Genauigkeit der Verfahren bewirkt jedoch, dass diese nicht so generalisierungsfähig sind wie die grauwertbasierten Verfahren. Durch eine Einbeziehung der Kantenumgebung in die Korrelation, zum Beispiel durch Glättung der Template-Kantenliste, könnte eine Steigerung der Generalisierungsfähigkeit erreicht werden. Aber auch ohne diese Erhöhung der Generalisierbarkeit ist der Einsatz dieser Verfahren auch für medizinische Bilder zur Lösung verschiedenster Problemstellungen möglich. Die in [1] vorgestellte Lösung zeigt, dass auch bei verrauschten Bildern mit Templates, die nicht exakt in jedem Bild vorhanden sind, eine Anwendung der kantenlistenbasierten Verfahren möglich ist. Bei Aufgaben, bei denen eine hohe Genauigkeit erforderlich ist und das Aussehen des zu suchenden Objektes sowie die Transformationsmöglichkeiten bekannt sind, können diese Verfahren eingesetzt werden.

Da die Ergebnisse der kantenlistenbasierten Verfahren stark von den Fähigkeiten der zugrundeliegenden Kantenerkennung abhängig sind, sind weitere Untersuchungen der Kantenerkennungsalgorithmen notwendig. Es besteht jedoch keine Abhängigkeit gegenüber einem bestimmten Algorithmus. Wichtig ist seine Robustheit und eine geringe Anzahl an Kantenpunkten. Alternativ können auch die Auswirkungen verschiedener Vorverarbeitungen untersucht werden.

Literaturverzeichnis

1. Maschotta R, et al.: Shift reducing of retinal vessel image series by using edge based template matching algorithm, Procs. EMBEC 02, Part I,848–849,2002.
2. Maschotta R, et al.: Vergleich kantenlistenbasierter Bildmatchingverfahren zur Bewegungskompensation von Fundusbildern, Procs. BMT 03, 132–133, 2003.
3. Bosch K: Statistik-Taschenbuch, 3. verb. Aufl., Oldenburg Verlag, 1998.
4. Jähne B: Digitale Bildverarbeitung, 5. üb. u. erw. Aufl., Springer, 2002.
5. Maschotta P: Ein universelles Hard- und Softwarekonzept für grauwertverarbeitende Bilderkennungssysteme zur automatischen visuellen Inspektion in der Elektroniktechnologie. Technische Hochschule Ilmenau, Diss. B, 1988.

Zeitbedarf des Algorithmus für die Berechnung des gefäßfreien Gebietes

István Pál

$\pi - \lambda @ \beta$
Email: pi-lab@web.de

Zusammenfassung. Die Größe des gefäßfreien Gebietes auf der Retina ist ein wichtiges Merkmal bei der Diagnose zahlreicher retinalen Zirkulationserkrankungen bzw. des Glaukoms. Die automatische Bestimmung dieses Gebietes benötigt die wesentlichen Rechenoperationen bzw. Zeit. Es wird ein Algorithmus vorgestellt, der die Größe des gefäßfreien Gebietes bestimmt. Es wird mathematisch gezeigt, unter welchen Bedingungen dieser Algorithmus für die Scanning Laser Doppler Flowmetrie (SLDF) Perfusonsbilder optimal ist.

1 Problemstellung

Das Scanning Laser Doppler Flowmetrie Verfahren (SLDF) ermöglicht die 2D-Darstellung der retinalen Gefäße bzw. die Blutzirkulation in denen. Dadurch ist eine bessere Untersuchung der retinalen Perfusion und das Glaukom möglich. Eine kurze Beschreibung des Verfahrens findet man auch in [1]. Die Größe des Bildes ist 64×256 Pixel, was auf der Retina einem $0,7 \times 2,7 \text{mm}^2$ großen Gebiet entspricht. Die Größe des gefäßfreien Gebietes bzw. des nicht perfundierten Gebietes ist eine der wichtigsten Merkmale bei der ärtztlichen Untersuchung von Glaukom und Zirkulationserkrankungen des Auges, da diese Größe dem Ausfall der Blutversorgung und der abgestorbenen Zellen auf diesem Gewebe entspricht. Es ist interessant und wichtig die Zeitkomplexität bzw. Operationsbedarf dessen sog. Distanztransformationsalgorithmus zu untersuchen und einen Vergleich mit anderen dazu ähnlichen Verfahren durchzuführen, da dieser Teil des Algorithmus die wesentliche Zeit der gesamten Merkmalberechnung benötigt.

2 Stand der Forschung

Zur automatischen Bestimmung bzw. Messung dieses Gebietes wurde ein Verfahren auf den SLDF-Retinaaufnahmen in [1] vorgestellt. Der Algorithmus berechnet zu jedem Nicht-Gefäßpixel einen Wert, der den Abstand zu dem nächstliegenden Gefäßpixel bedeutet (Distanzbild). Das Gefäßbild wird mit disjunkten Quadraten anhand dem Distanzbild ausgefüllt (Gefäßfreies-Gebiet-Bild), wie es durch den Algorithmus 1 dargestellt ist.

Algorithmus 1: Ausfüllung mit disjunkten Quadraten
1 $\mathbb{P}$:= Menge von Gefäßpunkten
2 $\overline{\mathbb{P}}$:= Menge von gefäßfreien Bildpunkten
$\quad$ 3 $\forall p \in \overline{\mathbb{P}} \quad p \leftarrow p^A := \min\limits_{\forall \overline{p} \in \mathbb{P}}(d_{cs}(p, \overline{p}))$
$\quad$ 4 $\mathbb{P}_M := \{p \in \overline{\mathbb{P}} \mid p = \max\limits_{\forall p}(p^A)\}$
$\quad$ 5 $\mathbb{P}_R(p_i \in \mathbb{P}_M) := \{p_j \in \overline{\mathbb{P}} \mid d_{cs}(p_i, p_j) \leq p_i^A\}$
$\quad$ WHILE $\exists p_m \in \mathbb{P}_M \wedge \mathbb{P}_R(p_m) \cap \mathbb{P} = \emptyset$
$\qquad$ $\mathbb{P} := \mathbb{P} \cup \mathbb{P}_R(p_m)$
$\qquad$ $\overline{\mathbb{P}} := \overline{\mathbb{P}} \backslash \mathbb{P}_R$
$\qquad$ $\mathbb{P}_M := \mathbb{P}_M(p_m)$
UNTIL $\exists p^A : p^A > 1$

Die Mengen $\overline{\mathbb{P}}$ und $\mathbb{P}$ sind natürlich disjunkt und deren Vereinigung gibt das ganze Retinabild an.

Der entscheidende Punkt beim Betrachten der Geschwindigkeit des Algorithmus 1 ist die Bestimmung des minimalen Abstandes (siehe Schritt 3 in Alg. 1). Der Algorithmus 2 berechnet den minimalen Abstand so, dass jedes gefäßfreies Pixel mit jedem Gefäßspixel verglichen wird. Im Algorithmus 3 wird der minimale Abstand ausgehend aus einem gefäßfreien Pixel in Spiralform des nächstliegenden Gefäßpixels gesucht. Die Spiralform bedeutet bei der Distanzfunktion d_{cs} eine Suche an dem Rand der immer größeren Quadraten.

Algorithmus 2:
FOR $\forall p \in \overline{\mathbb{P}}$
$\quad$ $d_{min} := 0$
$\quad$ FOR $\forall \overline{p} \in \mathbb{P}$
$\qquad$ $d := d_{cs}(p, \overline{p})$
$\qquad$ IF $\quad d_{min} > d$
$\qquad$ THEN $d_{min} := d$

Algorithmus 3:
FOR $\forall p \in \overline{\mathbb{P}}$
$\quad$ $d_{akt} := 0; d_{min} := 0$
$\qquad$ $d_{akt} := d_{akt} + 1$
$\qquad$ WHILE $\forall \hat{p} \in \mathbb{P} \cup \overline{\mathbb{P}} : d_{cs}(p, \hat{p}) = d_{akt}$
$\qquad\quad$ $d := d_{cs}(p, \hat{p})$
$\qquad\quad$ IF $\quad d_{min} > d$
$\qquad\quad$ THEN $d_{min} := d$
$\quad$ UNTIL $\exists \hat{p} : \hat{p} \in \overline{\mathbb{P}}$

Weitere Möglichkeiten für die Distanzbildherstellung sind in [2,3,4] vorgestellt.

3   Wesentlicher Fortschritt durch den Beitrag

Ein Auswahlkriterium der unterschiedlichen Lösungen kann anhand den zeitlichen Messungen erfolgt werden. Hier wird aber mathematisch untersucht, unter welchen Bedingungen es sich lohnt, diesen oder jenen Algorithmus für die SLDF-Retinaaufnahmen zu verwenden. Eine Bedingung zwischen Alg. 2 und Alg. 3 wird in einem mathematischen Satz formuliert und es wird bei den SLDF-Bildern untersucht. Dadurch kann man eine wesentliche Verschnellerung des Algorithmus erzielen. Der vorgeschlagene Alg. 3 wird auch mit den sequentiellen Verfahren verglichen und diskutiert.

4   Methoden

Auf den SLDF-Bildern werden im ersten Schritt die Gefäße mit einer nicht-linearen Kontrasttransformation hervorgehoben, segmentiert und schließlich binarisiert [1]. Auf diesem Bild wird die Größe des gefäßfreien Gebietes errechnet und zwar so, dass jedem Pixel, der Nicht-Gefäßpunkt ist, ein Wert (natürliche Zahl) zugeordnet wird. Dieser Wert entspricht dem Abstand bzw. Distanz, der zwischen dem Nicht-Gefäßpunkt und dem nächsten Gefäßpunkt entsteht. Der nächste Gefäßpunkt wird vom Nicht-Gefäßpunkt ausgehend in Spiralform gesucht und der Abstand wird nach dem entsprechenden Maß (Tschebischew, Euklidische usw.) aus den Pixelkoordinaten bestimmt. So entsteht das sogenannte Distanzbild. Das gefäßfreie Gebiet wird mit möglichst großen disjunkten Quadraten iterativ ausgefüllt. Als Abstandsmaß wird die Tschebischewsche Distanzfunktion verwendet:

$$d_c(p_{x_1,y_1}, p_{x_2,y_2}) := \max(|x_1 - x_2|, |y_1 - y_2|) \tag{1}$$

Die Größe des gefäßfreien Gebietes wird aus dem Mittelwert der fünf größten Quadrate errechnet. Dieser Wert kann z.B. als Eingang eines Neuronales Netzes (Klassifikator) verwendet werden, für eine Gesund/Krank Unterscheidung von Retinabildern [5,6].

5   Ergebnisse

Der Zusammenhang zwischen beiden Algorithmen (Alg. 2, Alg. 3) wird durch den folgenden Satz erläutert:

Theorem 1. *Der Zeitbedarf für den Algorithmus 1 aus [1] mit Alg. 3 ist weniger als mit Alg. 2, wenn die maximale Distanz zu einem Gefäßpunkt $d_{max} < \frac{\sqrt{w+1}-1}{2}$ ist, wobei $w > 0$ die Anzahl der weißen Punkte (w-Punkt, Gefäßpunkt) und $s > 0$ die Anzahl der schwarzen Punkte (s-Punkt, Hintergrundpunkt) ist, und es gilt $K_{M \times N} = w + s$, wobei $M > 0$ und $N > 0$ die Anzahl der Bildzeilen und Spalten sind.*

Beweis. Die Behauptung wird auf die erste Iteration bezüglich des Algs. 1 eingesehen, also für die Herstellung des Distanzbildes. Bei den weiteren Iterationen wird es entsprechend gelten. Sei $T_d > 0$ der Zeitbedarf für die Distanzberechnung zwischen einem beliebigen s-Punkt und einem w-Punkt. Die maximale Zeit der Distanzberechnung bei Alg. 2 entsteht dann, wenn $s = w = \frac{K}{2}$ ist. Das ergibt sich aus $f(w) = w \cdot (K - w) = Kw - w^2$ durch Differenzierung $f'(w) = K - 2w = 0$, $f''(w) = -2 < 0$. Bei dem Alg. 2, um die minimale Distanz für alle s-Punkte zu alle w-Punkt zu berechnen, wird dann eine $s \cdot w$ Distanzberechnung gebraucht. Bei dem Alg. 3 wird für alle s-Punkte maximal $s \cdot (n^2 - 1) \cdot T_d$ ($n \leq \min(N, M)$) Operation (Distanzeberechnung und Vergleich) zur Distanzberechnung verwendet. Es ist dann einzusehen:

$$\frac{K}{2} \cdot \frac{K}{2} \cdot T_d \geq s \cdot w \cdot T_d \overset{?}{>} s \cdot (n^2 - 1) \cdot T_d$$

$$w \overset{?}{>} n^2 - 1$$

$$w + 1 \overset{?}{>} n^2 \Rightarrow +\sqrt{w + 1} > n (= 2d + 1)$$

$$+\sqrt{w + 1} > 2d + 1$$

$$\frac{\sqrt{w + 1} - 1}{2} > d$$

was die Behauptung des Satzes beweist.

In der Praxis wird die Distanzberechnung nur dann ausgeführt, wenn ein Gefäßpixel auf dem Rand der aktuellen Quadrates gefunden wird. Die Anzahl der Gefäßpixel ist meistens deutlich weniger als die Anzahl der Pixel auf dem Quadratrahmen. Bei der Verwendung von Maximum-Abstandsfunktion reduziert es sich auf eine Distanzberechnung.

Bei der Herstellung der Quadratausfüllung wird die maximale Distanz d_{max} von Iteration zu Iteration kleiner und die Anzahl der w-Punkten wird erhöht, so wird die Berechnungszeit bei Alg. 2 erhöht und bei Alg. 3 reduziert.

Die Anzahl der Distanzberechnung A_d ist beim Alg. 2 nur dann minimal, wenn es $w = 1$, $s = 64 \cdot 256 - 1$ oder $w = 64 \cdot 256 - 1$, $s = 1$ gilt und dann $A_d = 64 \cdot 256 - 1$. Das ergibt sich aus der Parabel $f = Kw - w^2$, wobei angenommen ist, dass $w, s \geq 1$. Man kann nun der Fall $w = 64 \cdot 256 - 1$, $s = 1$ bzw. der rechten Teil der Parabel berücksichtigen. In diesem Fall gilt die Optimalität des Alg. 3 auf den SLDF-Bildern, nämlich es ist immer gültig, dass d_{max} (≈ 32) kleiner als $\frac{\sqrt{A_d + 1} - 1}{2} \approx 63,5$ ist (siehe die Größe der SLDF-Bilder in der Problemstellung!).

6   Diskussion

Bei den SLDF-Bildern bedeutet die Verwendung des Alg. 3 eine wesentliche Verschnellerung der Verarbeitungszeit, obwohl es auch prozessor-, betriebsystem- und kompilerabhängig ist. Es stellte sich auch in der Paxis anhand mehreren

Tausend SLDF-Bildern heraus, dass es im Fall des Glaukoms bzw. Zirkulationsproblemen des Auges genügend viele w-Punkten gibt und die eine entsprechende Entfernung zu den s-Punkten haben und damit der Alg. 3 schneller abläuft als Alg. 2. Die genügende Anzahl der w-Punkten muss aber nicht immer gelten!

Die sequentiellen Verfahren [2,3,4] benötigen unabhängig vom Bildinhalt immer zwei Durchläufe (Iteration) auf dem Bild. Das hier vorgestellte Verfahren, das auch parallel ausführbar ist, ist bildinhaltabhängig. Bei Normalaufnahmen ist es schneller als bei Glaukomaufnahmen. Natürlich kann die Parallelität auf sequenziellem Rechner nicht als Vorteil erwähnt werden, aber dieser Algorithmus kann für beliebige Metrik mit Austausch der Distanzfunktion verwendet werden, solange bei den sequenziellen Verfahren immer unterschiedliche Algorithmen entwickelt werden müssen.

Literaturverzeichnis

1. Pál I, et al.: *Erkennung von Mikrozirkulationsstörungen der Netzhaut mittels "Scanning Laser Doppler Flowmetrie"*. In: Lehmann T, Scholl I, Spitzer K (Hrsg.), *Bildverarbeitung für die Medizin: Algorithmen–Systeme–Anwendungen Proceedings des Aachener Workshops*, Verlag der Augustinus Buchh., Aachen, S. 89–94, Nov. 8.- 9. 1996.
2. Rosenfeld A, Pfalz J. L: *Sequential operations in digital picture processing. Journal of the Association for Computing Machinery*, 13:471–494, 1966.
3. Rosenfeld A, Pfalz J. L: *Distance functions on digital pictures. Pattern Recognition*, 1:33–61, 1968.
4. Borgefors G: *Distance Transformations in Arbitrary Dimensions. Computer Vision, Graphics, and Image Processing*, 27:321–345, 1984.
5. Pál I, et al.: *Evaluation of retina pictures using "Scanning Laser Doppler Flowmetrie" with neuronal networks. Magyar Képfeldolgozók és Alakfelismerők Országos Konferenciája, Konferenciakiadvány / Proceedings of the Hungarian Image Processing and Pattern Recognition Society*, Keszthely/Hungary, S. 18–24, Okt. 9.-11. 1997.
6. Pál I: *Neuronale Netze zur Klassifikation der SLDF-Perfusionsbilder anhand dem Erlanger Glaukomregister*. In: Handels H, Horsch A, Lehmann T, Meinzer H.-P (Hrsg.), *Bildverarbeitung für die Medizin 2001: Algorithmen–Systeme– Anwendungen Proceedings des Workshops in Lübeck*, Springer–Verlag, Berlin, Informatik aktuell, S. 372–376, März 4.-6., 2001.

Analyse von Bronchien in der Multislice-CT

Oliver Weinheimer[1,2], Tobias Achenbach[1], Claus Peter Heussel[1],
Manfred Thelen[1] und Thomas Uthmann[2]

[1]Klinik und Poliklinik für Radiologie, Johannes Gutenberg-Universität Mainz,
D-55101 Mainz, E-mail: mail@oliwe.com, Web: http://www.oliwe.com
[2]Inst. für Informatik, Johannes Gutenberg-Universität, D-55099 Mainz

Zusammenfassung. Es wird eine Methode zum objektiven Bestimmen der Wanddicke und des Gesamtdurchmessers von Bronchien in der 3-dimensionalen Computertomographie vorgestellt. Die Methode wurde erfolgreich an Phantomen evaluiert. Erste Studien sowohl an tierischen als auch an menschlichen Bronchien verliefen erfolgversprechend.

1 Problemstellung

Die Computertomographie (CT) ist als radiologische Methode der Wahl in der Diagnostik vieler Lungenerkrankungen etabliert. Die Einführung der Multislice-CT hat entscheidend zur Verbesserung und Verfeinerung der Abbildung des Lungenparenchyms beigetragen. Sie verbindet die Vorteile der hochauflösenden CT (HRCT) und der, das komplette Lungenparenchym erfassenden, Spiral-CT in einer Untersuchung. Bei verschiedenen Erkrankungen (Emphysem, COPD, Bronchiolitis) gehen die Veränderungen des Lungenparenchyms mit einer Verdickung der Bronchialwände einher. Unser Ziel ist die möglichst exakte Bestimmung des Lumens und der Wandstärke von Bronchien in Multislice-CT Bildern. Neben dem Messen in einer axialen Schicht soll auch das Messen innerhalb einer zum Bronchusverlauf orthogonalen Ebene möglich sein, um winkelbedingte Meßfehler zu vermeiden.

2 Stand der Forschung

Es wurden in der Literatur bereits verschiedene Methoden vorgestellt, um die Abbildung des Bronchialbaums in der CT zu vermessen [1,2,3,4,5].

Der in [3] verwendete Algorithmus basiert auf der *full-width-at-half-maximum*-Methode (FWHM), d.h. es wird angenommen, daß die Wand in der Hälfte zwischen dem Maximum (MAX) und dem Minimum (Min) der Röntgendichte (Hounsfield Units / HU) entlang eines virtuellen Strahls aus dem Bronchuszentrum durch die Wand beginnt.

In der von [2] verwendeten Methode wird das Lumen mit einem Seeding Algorithmus bestimmt. Um das identifizierte Lumen wird anschließend ein Kreis gezeichnet, der solange erodiert wird, bis die äußere Grenze der Bronchialwand erreicht ist. Die Methode wurde an 5 Plastik-Phantomen getestet.

Abb. 1. (a) Darstellung der Röntgendichte eines Phantoms als topographisches Relief. Dieses Phatom war teils von Wasser, teils von Luft umgeben. (b) Schnitt durch das Relief. Die beiden Pfeile symbolisieren das vorhandene Dilemma: *Wo ist die exakte Grenze der Phantomwand?* Die Stelle im Kurvenverlauf, an der die Wandgrenze angenommen werden müßte, damit das Phantom möglichst optimal auf den Bildern vermessen werden kann, wird als *Best-Percentage-Level* bezeichnet. Diese läßt sich manuell bestimmen.

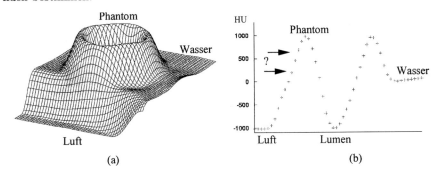

In [5] wird ein komplexerer, modellbasierter Algorithmus vorgeschlagen. Ein Bronchienmodell wird mittels einer 3D point-spread function (PSF) in ein CT-Bild überführt. Es wird versucht, den Unterschied zwischen dem künstlich erzeugten Bild und dem wahren Bild zu minimieren. Das Verfahren wurde an 5 Phantomen aus Plexiglas getestet.

3   Wesentlicher Fortschritt durch den Beitrag

Im Gegensatz zur FWHM-Methode gehen wir, motiviert durch Phantommessungen, nicht davon aus, daß die Wand im „halben" Maximum beginnt, sondern daß die Wand „irgendwo" zwischen dem MAX und dem Min beginnt (siehe Abb. 1). Um mehr über den exakten „Start" der Wand zu erfahren, wurden 18 sehr unterschiedliche Phantome mit einem Siemens Volume Zoom orthogonal gescannt und mit einem *field of view* (FOV) von 10 cm und dem B46f-Kernel rekonstruiert. Die Voxelgröße betrug somit $0,2 \times 0,2 \times 1,0\,mm^3$ bei einer 512er Bildmatrix. Die Phantome sind aus verschiedenen Materialien (-800 bis 1600 HU), mit unterschiedlichen Gesamtdurchmessern (2,6 bis 11,4 mm) und Wanddicken (0,2 bis 1,7 mm). Die Phantome wurden bezüglich dieser Parameter ähnlich den Segment- und Subsegmentbronchien des Menschen ausgewählt. Die realen Gesamtdurchmesser (D) und Wanddicken (W) der Phantome wurden mit einer Schieblehre und mit einer Federdruckuhr festgestellt. Hier ist zu beachten, daß auch beim realen Vermessen der Phantome mit diesen beiden Meßmethoden mit Fehlern von etwa +/- 0,1 mm zu rechnen ist. Anhand der Phantommessungen konnte eine Abhängigkeit der Wandgrenzen von den MAX-Werten und den Richtungsableitungen in einer Umgebung um die MAX-Werte (U(MAX)) gezeigt werden (siehe Abb. 2).

Abb. 2. Die gefundenen Abhängigkeiten der Wandgrenzen. (a) Der lineare Zusammenhang zwischen dem Best-Percentage-Level und den Dichtewerten ist deutlich zu sehen. Ein Fit von f(x) = ax + b bietet sich deshalb an. (b) Fit einer Ebene g(x,y) = ax +by +cxy +d, wobei als zweiter Parameter die relative Änderung der Dichtewerte in einer Richtung einfließt. Durch die Hinzunahme dieses weiteren Parameters konnte der Fit verbessert werden.

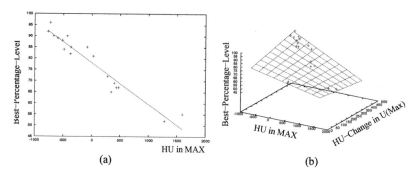

(a)   (b)

4   Methoden

Mit Hilfe der erkannten Abhängigkeiten (siehe Abb. 2) wurde eine Methode entwickelt, die sich dynamisch an die Bildgegebenheiten angepasst und als FWXM (*full-width-at-x-percent-of-maximum*) bezeichnet werden kann. Die Bronchienanalyse in den axialen Bildern wird auf, vom Zentrum der Bronchien, radial ausgeschickten virtuellen Strahlen durchgeführt (2D-Modus).

Um das Messen auch in zu den Bronchien orthogonalen Ebenen zu ermöglichen, wird das Lumen des Tracheobronchialbaums bzw. der Phantome mit dem in [6] vorgestellten Verfahren segmentiert. Das voxelbasierte Segmentierungsergebnis wird durch einen topologieerhaltenen sequentiellen 3D-Thinningalgorithmus in Anlehnung an [7,8] in eine Skelettdarstellung überführt (siehe Abb. 3(a)(b)(c)). Auf der Grundlage der Skelettdarstellung wird ähnlich [9] ein kreisfreier Graph aufgebaut, wobei die Verzweigungspunkte der Bronchien den Knoten des Graphen entsprechen. Mit Hilfe des errechenbaren Richtungsvektors zwischen jeweils zwei Verzweigungspunkten können zu dem entsprechenden Bronchus orthogonale Ebenen durch das Volumen gelegt werden. Innerhalb dieser Ebenen wird der Bronchus mit der FWXM-Methode vermessen (3D-Modus).

Abb. 3(d) zeigt ein nahezu orthogonal gescanntes Phantom. Real gemessen erhält man in diesem Beispiel D = 4,8 mm und W = 0,87 mm. In den axialen Schichten erhält man mit FWXM im 2D-Modus D = 4,89 mm und W = 0,87 mm. Abb. 3(e) zeigt das gleiche Phantom im Winkel von ≈ 45° zur Scanebene gescannt. Vermißt man es nun erneut in den axialen Schichten, so erhält man, bedingt durch den Winkel, D = 5,67 mm und W = 1,01 mm. Im 3D-Modus werden die winkelbedingten Meßfehler verringert und man erhält D = 4,87 mm und W = 0,91 mm. Dieses Beispiel dokumentiert sehr gut die erfolgte Winkelkorrektur.

Um ein Bronchus überhaupt vermessen zu können, muß dieser größtenteils von Lungenparenchym umgeben sein (siehe Abb. 3(f)), damit auf den virtuellen

Abb. 3. (a) 3D-Visualisierung der Segmentierung eines Schweinetracheobronchial-baums. (b) Um die Richtungsvektoren der Bronchien zu bestimmen wird die Segmentierung - hier ein menschlicher Tracheobronchialbaum - als binäre Voxelmenge aufgefaßt und (c) in eine Skelettdarstellung überführt. (d) Ein im nahezu orthogonal gescanntes Phantom. (e) Phantom etwa im 45° Winkel gescannt. (f) Schweinebronchus, der durch die beiden angelagerten Lungenarterien nicht überall vermessen werden konnte.

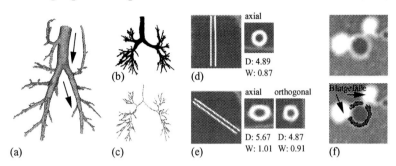

(a)   (b)   (c)   (d)   (e)   (f)

Strahlen die Maxima und Minima bestimmt werden können. Probleme entstehen durch parallel verlaufende Lungenarterien (bronchovaskuläre Bündel).

5 Ergebnisse

Die 18 Phantome wurden mit der entwickelten FWXM-Methode in axialen Schnitten im 2D-Modus analysiert. Der durchschnittliche absolute Fehler beim berechneten Gesamtdurchmesser betrug 0,09 mm (2,4 %), bei der Wanddickenbestimmung 0,06 mm (13,9 %). Der hohe mittlere relative Fehler bei der Wanddickenbestimmung kommt durch die Phantome sehr geringer Wanddicke ($\leq$ 0,3 mm) im Vergleich zur Voxelgröße zustande.

Die Fehler im 3D-Modus waren entsprechend für den Gesamtdurchmesser 0,10 mm (2,4 %) und fuer die Wanddickenbestimmung 0,07 mm (15,4 %). Zusätzlich wurden 4 der Phantome im Winkel von $\approx$ 45° gescannt. Diese wurden ebenfalls im 3D-Modus vermessen. Die Fehler waren hier für den Gesamtdurchmesser 0,12 mm (3,1 %) und fuer die Wanddickenbestimmung 0,07 mm (22,6 %).

Um die Reproduzierbarkeit der Ergebnisse zu überprüfen wurde ein Schwein jeweils in kurzen Abständen zweimal gescannt. Es wurde ein Bronchus ausgewählt und in beiden Aufnahmen im 3D-Modus vermessen. Im ersten Scan wurde D = 7,03 mm und W = 0,77 mm, im zweiten Scan D = 6,96 mm und W = 0,75 mm berechnet.

Sowohl das 2D- als auch das 3D-Verfahren konnte problemlos auf menschliche Routine Thorax Multislice-CT Datensätze angewendet werden.

6 Diskussion

Um noch mehr über die Verläßlichkeit der Methode zu erfahren, werden weitere Reproduzierbarkeitsstudien mit Schweinelungen durchgeführt.

Wie gut arbeitet die Methode mit Bildern von Scannern anderer Hersteller, mit verschiedenen Rekonstruktionskernels und FOVs? Lassen sich Unterschiede zwischen Bronchien von Rauchern und Nichtrauchern in menschlichen Routine Datensätzen feststellen? In prospektiven Studien sollen auch diese Fragestellungen beantwortet werden.

Unsere Anwendung repräsentiert eine neue, komfortable und effektive Methode zur Analyse der Bronchien in Multislice-CT Daten. Die vielversprechenden Testergebnisse liefern die Motivation die Methode weiter zu entwickeln.

Literaturverzeichnis

1. F. Chabat, X.-P. Hu, D. M. Hansell, G.-Z Yang: ERS Transform for the Automated Detection of Bronchial Abnormalities on CT of the Lungs. IEEE Trans Medical Imaging, 20(9), Sept. 2001.
2. Gregory G. King, N. L. Müller, K. P. Whittall, Q. Xiang, and P. D. Pare: An analysis algorithm for measuring airway lumen and wall areas from high-resolutioncomputed tomographic data. Am J Respir Crit Care Med, 161: 574–580, 2000.
3. Yasutaka Nakano, et al: Computed Tomographic Measurements of Airway Dimensions and Emphysema in Smokers. Am. J. Respir. Crit. Care Med, 162(3): 1102–1108, Sept. 2000.
4. Joseph M. Reinhardt, Neil D. D'Souza, Eric A. Hoffman: Accurate measurement of intra-thoracic airways. IEEE Trans. Medical Imaging, 16(6): 820–827, Dec. 1997.
5. Osama Saba, Eric A. Hoffman, Joseph M. Reinhardt: Maximizing Quantitative Accuracy of Lung Airway Lumen and Wall Measures Obtained from X-ray CT Imaging. J. Applied Physiology, 95: 1063–1095, 2003.
6. O. Weinheimer, T. Achenbach, C. Buschsiewke, C. P. Heussel, T. Uthmann, and H.-U. Kauczor. Quantification and characterization of pulmonary emphysema in multislice-ct. In Medical Data Analysis. Springer, ISMDA 2003, volume 2868 of LNCS
7. D. G. Morgenthaler: Three-dimensional simple points: Serial erosion, parallel thinning and skeletonization. Technical Report TR-1005, 1981.
8. K. Palagyi, et al: A Sequential 3D Thinning Algorithm and its Medical Applications. Springer, volume 2082 of LNCS, 409–415, 2001.
9. H. Kitaoka, Y. Park, J. Tschirren, J. Reinhardt, M. Sonka, G. McLennan, E. A. Hoffmann: Automated Nomenclature Labeling of the Bronchial Tree in 3D-CT Lung Images. Springer, MICCAI 2002, volume 2489 of LNCS, 1–11

Veränderungen zentraler sensomotorischer Hirnfunktionen nach Alkoholzufuhr

Carsten Klingner und Johannes Bernarding

Institut für Biometrie und Medizinische Informatik
Medizinische Fakultät der Otto-von-Guericke Universität Magdeburg
Leipziger Strasse 44, 39120 Magdeburg
Email: johannes.bernarding@medizin.uni-magdeburg.de

Zusammenfassung. Der Alkoholeinfluss auf das sensomotorische System wurde mittels funktioneller Magnetresonanztomographie (fMRT) untersucht. Die motorischen Aufgaben bestanden im Betätigen zweier Schalter mit dem rechten, dem linken und mit beiden Zeigefingern bei verschiedenen Frequenzen. Die Untersuchung wurde nach Einnahme von 0.7 ml Alkohol pro kg Körpergewicht wiederholt. Vor und nach Gabe von Alkohol wurden aktivierte Gebiete in beiden sensomotorischen Cortices (SMC) und in der für die Koordination beider Hirnhälften wichtigen Zusätzlichen Motorregion (SMA) nachgewiesen. Die Aktivierung in beiden SMC war nach Alkohol reduziert. Die Reduktion war in der nicht-dominanten Hemisphäre ausgeprägter. Die SMA zeigte hingegen geringere Aktivierungsreduktion.

1 Einleitung

Abhängig vom individuellen Metabolismus und der zugeführten Menge beeinflusst Alkohol verschiedene zentral-nervöse Funktionen wie z.B. die sensomotorische Kontrolle, das visuelle System, das Sprachsystem, allgemeine Wahrnehmung und die Aufmerksamkeit. Trotz einer Vielzahl von Studien zu den pathophysiologischen und biochemischen Auswirkungen des Alkohols und seiner Abbauprodukte [1] gibt es jedoch nur wenige Studien, die die direkte Wirkung auf die Aktivierung der Neuronen untersucht haben. In der hier vorgestellten Studie sollte daher nicht-invasiv untersucht werden, wie sich Alkohol auf die Aktivierung der motorischen Areale sowie der motorischen Koordination auswirkt. Für diese Fragestellung sollte erstmals die funktionelle Magnetresonanztomographie (fMRT) eingesetzt werden. Diese hat in den letzten Jahren eine Fülle neuer Einsichten in die Funktionsweise des Gehirns ermöglicht [2]. Es wird mehrheitlich angenommen, dass die direkt nachweisbaren Veränderungen der Blutoxygenierung, der sogenannte BOLD-Effekt (blood oxygenation level dependent contrast) proportional zur Aktivierung der Neurone ist. Für den Einfluss von Alkohol auf die Aktivierung liegen jedoch nur sehr wenige Studien vor. Diese zeigten eine Reduktion der Aktivierung im visuellen und akustischen System [3,4,5]. fMRT-gestützte Untersuchungen zu alkohol-induzierten Änderungen des motorischen Systems wurden bisher noch nicht publiziert.

Abb. 1. Ergebnisse der Gruppenanalyse der rechtseinhändigen Aufgaben für die Frequenzen 1Hz, 2Hz und 3Hz (R1, R2, R3). Die aktivierten Gebiete sind dunkel überlagert dargestellt, der Schwärzungsgrad ist proportional der Aktivierung.

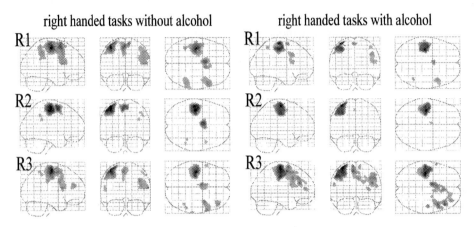

2   Material und Methoden

12 gesunde freiwillige rechtshändige Versuchspersonen wurden mit folgenden motorischen Paradigmata untersucht: (1) Betätigen eines Schalters mit dem linken Zeigefinger, (2) Betätigen eines weiteren Schalters mit dem rechten Zeigefinger und (3) synchrones Betätigen beider Schalter mit beiden Zeigefingern. Die Rate der Schalterbetätigung betrug für jede Aufgabe 1 Hz, 2 Hz und 3 Hz. Für jede Aufgabe wurde ein Blockparadigma benutzt (10 Messungen Aktivierung, 10 Messungen Ruhe). Der Wechsel der Frequenz wurde dem Probanden mittels einer roten Leuchtdiode übermittelt, deren Licht mittels Glasfaser in den Magneten geleitet wurde. Nach der ersten Messreihe erhielt der Proband außerhalb des Tomographen ein Glas Orangensaft mit 0.7 ml Alkohol pro kg Körpergewicht. Nach 40 Minuten wurde die Messreihe wiederholt. 5 Kontrollpersonen wurden mit dem gleichen Versuchsprotokoll untersucht. Statt Orangensaft mit Alkohol erhielten sie ein isokalorisches Orangengetränk.

Das MR-Protokoll umfasste eine hoch-aufgelöste 3D MPRAGE zur Darstellung der Anatomie sowie single-shot EPI Sequenzen (16 Schichten, 5 mm Schichtdicke, Lokalisation transversal vom parietalen Kortex nach kaudal). Zwei selbstentwickelte optisch-entkoppelte Schalter dienten zur Aufnahme der Druckgeschwindigkeit und Druckfrequenz. Ein selbstentwickeltes Programm diente zur digitalen Aufnahme der Schaltersignale und zur Synchronisierung der Lichtsignale mit den Messungen des Tomographen. Bilddaten und Reaktionsdaten des Probanden wurden zu einem externen PC transferiert und mit SPM (SPM 99b, Matlab R6.12) sowie weiteren eigenentwickelten Programmen weiterverarbeitet. Die Daten wurden evaluiert für verschiedene Schalterdruckfrequenzen bezüglich statistisch relevanter Unterschiede (p<0.001) zwischen Reaktionen unter Alkohol vs. non-Alkohol.

Abb. 2. Frequenzabhängigkeit des BOLD Signals. Das Signal des Maximums sowie von 26 benachbarten Voxeln wurde gemittelt.

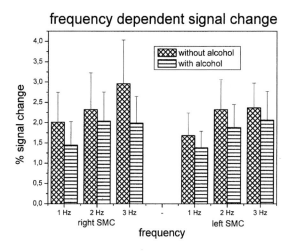

3   Ergebnisse

Sowohl vor als auch nach Einnahme von Alkohol waren bei allen Versuchspersonen beide sensomotorische Areale (SMC, sensomotor cortex) aktiviert. Das Gebiet der supplementary motoric area (SMA) zeigte ein weniger ausgeprägtes BOLD-Signal. Nach der Einnahme von Alkohol war die Aktivierung in beiden SMC und der SMA deutlich reduziert. Der Signalabfall war hierbei in der nicht-dominanten Hemisphäre (rechter SMC, rSMC) ausgeprägter als in der dominanten Hemisphäre (linker SMC, lSMC). Die Lokalisation der aktivierten Gebiete blieb unverändert, wobei die Punkte der maximalen Aktivierung etwas variierten, verursacht durch die relativ grosse Ausdehnung der aktivierten Regionen.

In der Gruppenanalyse zeigte sich, dass die Aktivierungsänderungen in beiden SMC signifikant waren. Die Änderung der SMA-Aktivierung war nachweisbar, lag aber unter dem Signifikanzlevel (Abb. 1). Nach Alkohol reduzierte sich das aktivierte Volumen im rSMC um 72.8 % (Einzelhand-Aufgabe) und 50.3 % (beide Hände). In den Aufgaben für beide Hände wurde eine Volumenreduktion von 25.3% für den lSMC gefunden, während in der Einzelhand-Aufgabe das Volumen des lSMC um 23.9% vergrößert war.

Abbildung 2 zeigt die Frequenzabhängigkeit der BOLD Signaländerungen in den beiden sensomotorischen Cortices. Mit erhöhter Frequenz der Schalterbetätigung stiegen die BOLD Signale an. Dieses Verhalten war sowohl vor als auch nach Gabe von Alkohol zu beobachten. Die linke (dominante) Hemisphäre zeigte generell geringere BOLD-Signaländerungen nach der Aufnahme von Alkohol. Deutlich sichtbar ist die Signalreduktion nach Einnahme von Alkohol, wobei die Frequenzabhängigkeit des Signals erhalten blieb.

4 Diskussion

Bei der Analyse der Alkoholwirkungen auf das motorische System können die zahlreichen Untersuchungen der sensomotorischen Areale mittels fMRT zum Vergleich herangezogen werden. Wichtig ist vor allem, dass gleiche Bewegungen zu unterschiedlichen Aktivierungen führen, abhängig davon, ob die Bewegung von der dominanten Hemisphäre oder von der nicht-dominanten Hemisphäre gesteuert wird [6,7]. Einige Autoren argumentieren, dass beide Hemisphären unterschiedlich organisiert sind während andere dies verneinen [8,9,10].

In mehreren Studien wurde bereits festgestellt, dass Alkohol einen stärker ausgeprägten Effekt (Prädominanz) auf die nicht-dominante Hirnhälfte hat [4,5, 11,12]. Hierbei wurde jedoch vor allem das visuelle und das akustische System untersucht. Die vorliegenden Studie zeigt, dass diese Ergebnisse auch auf den motorischen Kortex übertragbar sind. Der hier gemessene prädominante Alkoholeffekt auf die rechte Gehirnhälfte zeigt sich sowohl in der Stärke der BOLD-Antwort als auch in der Grössenveränderung des aktivierten Volumens. Der linke somatomotorische Kortex wies unter Aktivität nur der rechten Hand sogar eine Vergrößerung um 23.86% auf, in den Aufgaben mit beiden Händen jedoch eine Abschwächung von 25.25%. Der rechte somatomotorische Kortex wies dagegen eine sehr viel stärkere Volumenverminderungen von 72,76% bzw. 50.26% auf und bestärkt damit die These, dass die Alkoholwirkung in der nicht-dominanten Hemisphäre stärker ist. Die gemessene Volumenreduktion ist vereinbar mit den Ergebnissen von Seifritz [4], die eine Reduktion um 40% nachwiesen und mit den Ergebnissen von Wendt [3], die eine Reduktion um 74% nachwiesen. Levin [5] dagegen fand keine Volumenreduktion im visuellen Kortex nach Alkoholeinnahme.

In dieser Studie konnten die bekannten Ergebnisse über die Frequenzabhängigkeit der neuronalen Aktivität bestätigt werden. Es zeigte sich unter Alkoholeinfluß keine signifikant unterschiedliche Frequenzabhängigkeit. Im Gegensatz zum visuellen Cortex 560-4 schwächten sich während des hier untersuchten Alkoholversuches die Amplitudenantworten nicht mit zunehmender Zeitdauer ab.

Zusammenfassend lässt sich konstatieren, dass der fMRT-basierte Nachweis der Alkoholwirkung auf das motorische System vergleichbare Abschwächungseffekte aufzeigt, wie sie im visuellen und akustischen System bereits nachgewiesen wurden.

Literaturverzeichnis

1. Volkow ND, Hitzemann R, Wolf AP, Logan J, Fowler JS, Christman D, Dewey SL, Schlyer D, Burr G, Vitkun S, Hirschowitz J: Acute effects of ethanol on regional brain glucose metabolism and transport., Psychiatry Research 35(1): 39–48, 1990.
2. Friston KJ, Frith, Turner R, Frackowiak RS: Characterizing evoked hemodynamics with fMRI. Neuroimage 2(2): 157–165, 1995.
3. Wendt PE, Risberg J: Ethanol reduces rCBF activation of left dorsolateral prefrontal cortex during a verbal fluency task. Brain and Lang. 77(2): 197–215, 2001.

4. Seifritz E, Bilecen D, Hanggi D, Haselhorst R, Radu EW, Wetzel S, Seelig J, Scheffler K: Effect of ethanol on BOLD response to acoustic stimulation: implications for neuropharmacological fMRI, Psychiatry Res. 99(1): 1–13, 2000.

5. Levin JM, Ross MH, Mendelson JH, Kaufamn MJ, Lange, N, Maas LC, Mello NK, Cohen BM, Renshaw PM: Reduction in BOLD fMRI response to primary visual stimulation following alcohol ingestion, Psychiatry Res. 82(3): 135–146, 1998.

6. Peters M, Servos P: Performance of subgroups of left-handers and right-handers., Can. J. Psychol. 43(3): 341–35, 1989.

7. Jäncke L, Peters M, Schlaug G, Posse S, Steinmetz H, Müller-Gärtner H: Differential magnetic resonance signal change in human sensorimotor cortex to finger movements of different rate of the dominant and subdominant hand. Cogn Brain Res. 6(4): 279–284, 1998.

8. Amunts K, Schlaug G, Schleicher A, Steinmetz H, Dabringhaus A, Roland PE, Zilles K: Asymmetry in the human motor cortex and handedness., Neuroimage 4(3 Pt 1): 216–222, 1996.

9. White LE, Lucas G, Richards A, Purves D: Cerebral asymmetry and handedness. Nature 368(6468): 197-198, 1994.

10. White LE, Andrews TJ, Hulette C, Richards A, Groelle M, Paydarfar D, Purves D: Structure of the sensorimotor system. II: Lateral symmetry. Cereb. Cortex 7(1): 31–47, 1997.

11. Rhodes LE, Obitz FW, Creel D: Effect of alcohol and task on hemispheric asymmetry of visually evoked potentials in man. Electroencephalogr Clin Neurophysiol. 38(6): 561–568, 1975.

12. Wendt PE, Risberg J, Stenberg G, Rosen I, Ingvar DH: Ethanol reduces asymmetry of visual rCBF responses. J Cereb Blood Flow Metab. 14(6): 963–973, 1994.

Robotergestütztes Assistenzsystem zur medizinischen Navigation

Carsten Born[1], Thomas Freundlich[1], Detlef Richter[1] und Gerd Straßmann[2]

[1]Fachhochschule Wiesbaden, Fachbereich Information, 65197 Wiesbaden
[2]Philipps Universität, Universitätskliniken Marburg, 35032 Marburg
Email: carsten.born@epost.de

Zusammenfassung. Im Rahmen der vorliegenden Arbeit wurde ein robotergestütztes Assistenzsystem entwickelt, das sowohl bei der extrakorporalen Tumorbestrahlung als auch bei der interstitiellen Brachytherapie zum Einsatz kommen soll. Dabei sollen einerseits die Genauigkeit der Bestrahlung erhöht, andererseits aber auch die Abläufe der Behandlung vereinfacht und beschleunigt werden. Der Roboter soll Landmarken auf der Haut von Patienten einzeichnen und Biopsienadeln in ein Tumorzentrum führen können. Alle dazu erforderlichen Positionierungsdaten werden aus den CT-Aufnahmen des Patienten bestimmt.

1 Problemstellung

Die Dosisapplikation im Rahmen einer externen Radiotherapie von malignen Tumoren wird im allgemeinen mittels 25-35 Einzelfraktionen innerhalb mehrerer Wochen durchgeführt. Anfänglich wird eine CT-Untersuchung der Tumorregion gemacht, um eine 3D-konforme Bestrahlungsplanung zu erstellen. Durch die Bestrahlungsplanung wird eine Optimierung der Dosisverteilung durch die Festlegung der Einzelstrahlen, d.h. der Gantry-Winkel des Linearbeschleunigers, der Bestrahlungsfeldgröße und der Photonenergie erreicht. Im Rahmen einer darauf folgenden konventionellen Röntgensimulation wird die Bestrahlung mittels einer Röntgenröhre, die die gleiche Geometrie wie der Linearbeschleuniger hat, am Patienten simuliert. Die Lage des Patienten muss hierbei so lange korrigiert werden, bis sie seiner Lage während der Aufnahme am CT entspricht. Liegt der Patient radiologisch richtig, wird seine Position durch drei Laserkreuze von Wandlasern, die auf den Patienten projiziert werden, definiert und durch die Anbringung von Hautmarkierungen entsprechend der Laserkreuze festgehalten. Dieser Prozess ist sehr zeitaufwendig und personalintensiv. Ziel unserer Arbeit ist es, die Hautmarkierungen zur Patientenpositionierung direkt nach der Aufnahme noch am CT von einem Roboter auf die Patientenoberfläche zeichnen zu lassen.

2 Stand der Forschung

Zurzeit erfolgt vor jeder Bestrahlung im Beschleunigerraum mit Hilfe der gleichen externen Wandlasergeometrie und den Hautmarkierungen die korrekte Positionierung des Patienten in Bezug auf die Strahlenquelle. Mit Hilfe bereits zur Verfügung stehender kommerzieller Softwaresysteme kann die virtuelle Bestrahlungssimulation im Rahmen einer Ablaufoptimierung des Therapieprozesses angewendet werden. Diese ermöglichen die präzise Bestrahlungsplanung direkt nach der CT-Untersuchung, nach der der Patient weiterhin auf dem CT-Tisch liegen bleibt. Zur Definition seiner Position werden dann bewegliche Laser am CT eingesetzt, die die Laserkreuze zum Einzeichnen der Hautmarkierungen in Bezug zur Strahlenquelle auf den Patienten projizieren. Diese sind mit hohen Anschaffungskosten verbunden. Dieser Prozess ersetzt die zuvor beschriebene zeitaufwendige Röntgensimulation. Bei diesem Verfahren ist es jedoch lediglich möglich, den Zielpunkt, d.h. das Isozentrum als Kreuzungspunkt aller Zentralstrahlen der Bestrahlungsfelder, auf dem Patienten zu markieren. [1,2]

3 Wesentliche Fortschritte durch den Beitrag

Bei der herkömmlichen Röntgensimulation wird die Ortsgenauigkeit der CT-Daten größtenteils verschenkt, da der Patient vom CT-Tisch aufsteht und sich zum Röntgensimulator begibt, wo er vom Radiologen nach Augenmaß in die richtige Lage gebracht werden muss, bevor die Hautmarkierungen aufgebracht werden können.

Bei in Verbindung mit der virtuellen Bestrahlungsplanung eingesetzten kommerziellen Systemen, bestehend aus einem automatischen beweglichen Punktlasersystem, werden die Zielkreuze Punkt für Punkt eingezeichnet. Diese Methode ist relativ ungenau und zeitintensiv. Durch die Verwendung eines Robotersystems kann die Einzeichenzeit deutlich verringert werden. Dem entsprechend stellt ein Robotersystem zur Einzeichnung der Hautmarkierungen das optimale Werkzeug zur Umsetzung der virtuellen Bestrahlungsplanung dar. Durch diesen Einsatz kann die konventionelle und teure Röntgensimulation ersetzt werden. Darüber hinaus ist auch eine sehr präzise Zielpunkteinzeichnung auf nicht invasiven Patientenfixationen (Masken) für die Hochpräzisionsbestrahlung möglich. Hierdurch entfällt auch die teure Anschaffung eines stereotaktischen Lokalisationssystems. Als Voraussetzung für das robotergestützte Einzeichnen der Hautmarkierungen ist die virtuelle Bahnplanung unter Einsatz einer Kollisionskontrolle notwendig.

4 Methoden

Die kommerzielle Bestrahlungsplanungs-Software EXOMIO extrahiert aus den im DICOM-Datenformat vorliegenden CT-Bildern Punkte der Körperoberfläche des Patienten. In Verbindung mit dem Software-Hersteller wurde eine Schnittstelle für den Datenexport definiert, wobei die Patientenoberfläche als Dreieckbasiertes Gitternetz (Mesh) im VRML97 Format übergeben wird.

Der für dieses Projekt verwendete Roboter Typ RV3-AL der Fa. Mitsubishi verfügt über eine Multi-Tasking-fähige Steuereinheit. Zwischen der Steuereinheit und dem verwendeten PC wurde eine Datenkommunikation aufgebaut. Hierzu

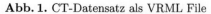

Abb. 1. CT-Datensatz als VRML File

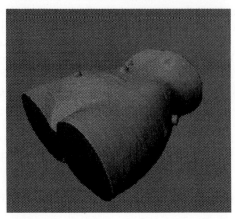

wurde eine Controller-Software entwickelt, die die Daten vom PC empfängt und den Roboterarm steuert.

Die gewünschten Hautmarkierungen, die der Roboter zeichnen soll, entsprechen dem Rand der Bestrahlungseintrittsfläche, die aus der Bestrahlungsplanungs-Software in Bezug zum Oberflächenmodell bekannt ist. Die Felder werden in Form einer Eckpunktliste übergeben. Zur Wegfindung wird die Strecke zwischen zwei benachbarten Eckpunkten als gerade Linie ermittelt. Auf dieser Linie wird 2 mm in Richtung Zielpunkt vorgerückt. Für den so gefundenen Punkt wird der am nächst liegende Punkt auf der Patientenoberfläche ermittelt. Dieser Oberflächenpunkt wird als nächstes von Roboter angefahren. Mit der so erreichten Position als Startpunkt wiederholt sich die Berechnung so lange, bis der Zielpunkt erreicht ist. Für jeden Punkt auf dieser Strecke erfolgt eine isolierte Kollisionsprüfung zwischen der Körperoberfläche des Patienten und dem Roboterarm.

Zur Kollisionskontrolle ist es notwendig, die Patientendaten in geeigneter Form aufzubereiten. Zunächst erfolgt die Generierung eines Voxelmodells aus den Oberflächendreiecken der Patientenkontur, wobei die benachbarten Voxel sukzessive zu größeren Quadern zusammengefasst werden, bis am Ende nur noch ein quaderförmiges Element die gesamte Oberfläche einschließt. Die eigentliche Kollisionskontrolle wird nun durch eine Tiefensuche im Voxelmodell bei Überschneidungen eines Quaders des Patientenmodells mit dem ähnlich aufgebauten Voxelmodell des Roboters realisiert. Eine Kollision tritt auf, wenn der gesamte binäre Suchbaum des Patientenvoxelmodells durchlaufen wurde und das Ursprungsdreieck des Oberflächenmodells als unterste Ebene mit dem Voxelmodell des Roboters rechnerisch in Berührung kommt, also eine räumliche Überschneidung auftritt. Wird durch die Kollisionskontrolle an einem Streckenpunkt eine Überschneidung gefunden, so erfolgt automatisch die Ermittlung des dem Punkt am nächsten gelegenen Oberflächendreieckes. Danach wird der Punkt solange entlang der Flächennormale des Dreiecks nach außen verschoben, bis keine Kollision mehr auftritt. Danach erfolgt die Überprüfung des nächstens

Streckenpunktes nach der gleichen Methode. Dieser Vorgang wird wiederholt, bis der Endpunkt der zu zeichnenden Strecke erreicht wird. Ist die Bahnplanung ohne Kollision abgeschlossen, werden die Daten der endgültigen Streckenführung an den Roboter übermittelt und der Roboterarm bewegt.

Auch nach der virtuellen Bahnplanung für den Roboterarm findet die beschriebene Kollisionskontrolle als Echtzeitüberwachung der Roboterbewegung während des Aufzeichnens der Bestrahlungsfelder auf der Körperoberfläche statt. Sobald der Roboterarm eine Bewegung ausführt, wird kontinuierlich seine momentane Position von der Steuereinheit an den Rechner übertragen. Dabei wird jetzt zusätzlich ein Sicherheitsabstand eingehalten, der so groß gewählt wird, dass der Arm die Distanz zur Körperoberfläche während der Rechenzeit für die Kollisionskontrolle nicht zurücklegen kann.

Zur visuellen Kontrolle kann der gesamte Bewegungsablauf des Roboterarms und die Körperoberfläche vorab auf dem Bildschirm unter OpenGL maßstabsgetreu als Animation dargestellt werden. Dadurch können Arzt und Patient die geplante Bewegung des Roboterarms analysieren und auf Durchführbarkeit prüfen. Darüber hinaus findet eine Echtzeitvisualisierung der Bewegungen statt. Zusätzlich zur Darstellung innerhalb des Programms kann die Animation auch als VRML97 File exportiert werden und über einen VRML-Browser ablaufen.

5   Ergebnisse

Die Bahnberechnung und Kollisionsprüfung läuft auf einem Standard PC mit 1 GHz Pentium III Prozessor unter Windows 2000. Die anfangs notwendige interne Aufbereitung der Patientendaten zur Kollisionskontrolle nimmt etwa 30 s in Anspruch. Der Gesamtvorgang einer einzelnen Kollisionsprüfung (Berechnung der Roboterposition im Raum, Transformation des Robotermodells und Prüfung auf Kollision mit dem Patienten) dauert durchschnittlich 33 ms. Somit wären etwa 30 Kollisionsprüfungen pro Sekunde möglich. Der Roboter ist auf eine Bahngeschwindigkeit von maximal 2 mm pro Sekunde eingestellt. Da der Roboter-Kontroller nur etwa 3 bis 4 mal pro Sekunde die aktuelle Roboterposition an den PC übermitteln kann, wird bei Bewegung des Roboters in Abständen von ca. 0,5 mm auf Kollision geprüft. Als Sicherheitsabstand für die Kollisionserkennung wurden 5 mm gewählt.

Der durchschnittliche Positionsfehler der Kollisionskontrolle lag bei den von uns ausgewerteten Testdaten bei 2,5 mm. Die Fehler liegen dabei modellbedingt immer zugunsten des Patienten. Die Kollisionskontrolle stellt also im Schnitt 2,5 mm bevor der Roboter den Patienten berührt eine Kollision fest. Die Absolutgenauigkeit der Positionierung konnten wir bisher nicht vermessen, da wir dazu direkt am CT-Tisch arbeiten müssten. Der Roboter erreicht eine Positioniergenauigkeit von 0,2 mm und eine Genauigkeit der räumlichen Ausrichtung von 0,6 °. Dazu kommen die Messgenauigkeit der Positionsangaben im CT-Datensatz und der Fehler innerhalb der Bestrahlungsplanungssoftware bei der Umwandlung der Daten in ein Oberflächenmodell. Wir erwarten eine absolute Positioniergenauigkeit im Bereich von 1-1,5 mm zu erreichen.

Abb. 2. Visualisierung von Roboter und CT-Daten

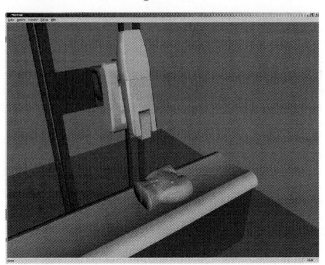

Ein erster labormäßiger Test des Systems ist für 2005 geplant.

6   Diskussion

Für die Kommunikation mit den Programmen verschiedener Hersteller für die virtuelle Bestrahlungsplanung beziehungsweise für die 3D-konformale Bestrahlungsplanung muss eine Schnittstelle entwickelt werden, die einen schnellen Datenimport und –export ermöglicht. Eine erste Systemanbindung an die CT-gestützte Softwaresimulation EXOMIO wurde erfolgreich durchgeführt und getestet.

Prinzipiell ist die Anwendung dieser robotergestützten Einzeichnung auch für invasive Eingriffe wie die Biopsie und Markierung von optimalen operativen Zugängen im Sinne einer interdisziplinären Zusammenarbeit mit der Radiologie und Chirurgie möglich.

Literaturverzeichnis

1. Thilmann C et al., The use of a standardizied positioning support cushion during daily routine of breast irradiation, Int. J. Radiation Oncology Biol. Phys 1998; 41: 459–63
2. Fein D et al. Intra and interfractional reproducibility of tangential breast fields: a prospective on-line portal imaging study, Int. J. Radiation Oncology Biol. Phys 1996; 3: 733–40

Rekonstruktion des Oberflächenreliefs pigmentierter Hautmale durch photometrisches Stereo

Matthias Färber[1], Heinz Handels[2], Thorsten Grünendick[3],
Andreas Rick[3], Alexei Orlikov[3] und Siegfried J. Pöppl[1]

[1]Institut für Medizinische Informatik, Universität zu Lübeck, 23538 Lübeck
[2]Institut für Medizinische Informatik, Universität Hamburg, 20246 Hamburg
[3]Visiomed AG, 44801 Bochum
E-Mail: faerber@informatik.uni-luebeck.de

Zusammenfassung. Im Rahmen dieses Beitrages wird ein Verfahren zur Berechnung eines 3D-Modells des Oberflächenreliefs der Haut vorgestellt. Als Eingabe für das Verfahren dienen gerichtet beleuchtete Auflichtfotografien der Hautoberfläche. Mit Hilfe von photometrischem Stereo wurden anhand dieser Aufnahmen die Gradientenbilder der Oberflächenfunktion berechnet. Diese bilden die Grundlage für die Rekonstruktion der Höhenwerte durch ein globales Integrationsverfahren. Das Verfahren wurde an verschiedenen Testobjekten sowie mit den Fotografien von 22 Oberflächen benigner und maligner Hautmale getestet. Eine Evaluierung des Verfahrens erfolgte anhand eines Vergleichs der rekonstruierten Höhenwerte eines Datensatzes mit den Messwerten eines optischen Profilometers.

1   Einleitung

Das maligne Melanom ist, wegen der hohen Mortalität bei zu später Diagnose, eine der gefährlichsten Krebserkrankungen. Die Inzidenz des Hautkrebses nimmt weltweit, besonders aber in den westlichen Industrienationen, aufgrund multikausaler Faktoren beständig zu. Eine möglichst frühzeitige Erkennung und Entfernung maligner Hautläsionen ist für die Prognose der Patienten von entscheidender Bedeutung. Vor diesem Hintergrund muss der Verbesserung von computergestützten Diagnosetechniken besondere Priorität eingeräumt werden.

In der Praxis hat sich die Anwendung der ABCDE-Regel zur Diagnose durchgesetzt. Die Kriterien A bis D (**A**symmetrie, **B**egrenzung, **C**olorit und **D**urchmesser) werden im Allgemeinen mit Hilfe von Epilumineszenz-Aufnahmen visuell oder computergestützt [1,2,3] beurteilt.

Um auch die **E**rhabenheit von Läsionen rechnergestützt begutachten zu können bedarf es eines 3D-Modells des Hautoberflächenreliefs. Diese Modelle werden bisher mit Hilfe von Profilometern erstellt. Optische Profilometer arbeiten üblicherweise mit Silikon-Abdrücken der Haut. Diese Abdrücke werden je nach Gerät mit Hilfe von Fokussierungs- oder Streifenprojektionsverfahren vermessen. Hierbei erreicht man vertikale Auflösungen von unter einem Mikrometer.

Abb. 1. Gerichtet beleuchtete Auflichtfotografien eines Testobjektes.

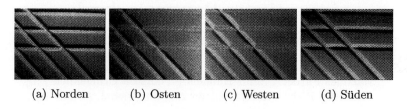

(a) Norden   (b) Osten   (c) Westen   (d) Süden

Eine direkte Vermessung am Patienten ist ebenfalls denkbar. Es kommt hierbei jedoch durch kleinste Bewegungen des Patienten schnell zu Fehlmessungen.

In [4] wurden Abdrücke von Hautläsionen mit einem optischen Profilometer vermessen, und nach der Extraktion signifikanter Merkmale mit Hilfe eines Klassifikationsverfahrens in gut- und bösartig eingeteilt. Hierbei wurden in einer ersten Evaluation Erkennungsraten über 97% erreicht.

Mit dem vorgestellten Verfahren vereinfacht sich die Aufnahme von profilometrischen Daten erheblich. Die benötigten Bilddaten können innerhalb von Sekunden direkt am Patienten erstellt werden. Eine zeitraubende Aufnahmesequenz am ruhig liegenden Patienten oder die Erstellung von Hautabdrücken ist nicht mehr nötig.

2   Methoden

Mit einer umgebauten Videodermatoscopiekamera (microDERM, Visiomed AG) wurden jeweils vier gerichtet beleuchtete Aufnahmen der Oberflächen maligner und benigner Hautmale sowie einiger Testoberflächen angefertigt.

Diese vier Aufnahmen unterschieden sich einzig in der Einstrahlungsrichtung der Lichtquellen.

So wurde die Oberfläche bei der ersten Aufnahme aus nördlicher Richtung beleuchtet, bei den folgenden dann aus östlicher, westlicher und südlicher Richtung (Abb. 1). Für spätere Qualitätsuntersuchungen wurden einige der oben genannten Oberflächen zusätzlich mit einem optischen Profilometer vermessen.

Zur Berechnung der Oberflächennormalen wurde die Methode des photometrischen Stereo angewendet [5]. Bei diesem Verfahren wird vereinfachend das lambertsche Reflexionsmodell zur Modellierung der Hautreflexionen eingesetzt. Der reflektierte Lichtanteil eines Oberflächenpunktes E ist bei diesem Ansatz nur abhängig von der Intensität der parallel einstrahlenden Lichtquelle E_0, der Albedo ρ der Hautoberfläche (Lichtabsorption im Oberflächenpunkt) und dem Winkel Θ zwischen Einstrahlvektor s und Oberflächennormaler n.

$$E = \frac{E_0}{\pi} \cdot \rho \cdot cos(\Theta) = \frac{E_0}{\pi} \cdot \rho \cdot s^t n \qquad (1)$$

Spekulare (spiegelartige) Reflexionen, die zusätzlich von der Betrachterposition abhängen, sowie ambientes Licht werden nicht beachtet.

Abb. 2. Gradientenbilder und Ergebnisbild.

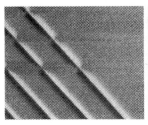 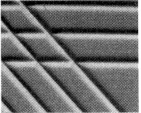 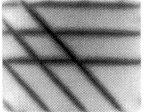

(a) Gradient in Zeilenrich- (b) Gradient in Spalten-   (c) Ergebnisbild
tung   richtung

Unter Ausnutzung der gemessenen Intensitäten E_i eines Bildpunktes in den vier Aufnahmen und den bekannten normierten Einstrahlungsvektoren s_i° konnte ein lineares Gleichungssystem aufgestellt werden.

$$\begin{pmatrix} E_1 \\ E_2 \\ E_3 \\ E_4 \end{pmatrix} = \frac{\rho}{\pi} \cdot \begin{pmatrix} E_{01} & 0 & 0 & 0 \\ 0 & E_{02} & 0 & 0 \\ 0 & 0 & E_{03} & 0 \\ 0 & 0 & 0 & E_{04} \end{pmatrix} \cdot \begin{pmatrix} s_{1x} & s_{1y} & s_{1z} \\ s_{2x} & s_{2y} & s_{2z} \\ s_{3x} & s_{3y} & s_{3z} \\ s_{4x} & s_{4y} & s_{4z} \end{pmatrix} \cdot \begin{pmatrix} n_x \\ n_y \\ n_z \end{pmatrix} \tag{2}$$

Ein numerisches Verfahren zur Minimierung des Residuums $\|E - \frac{\rho}{\pi} \cdot E_0 \cdot S \cdot n^\circ\|$ lieferte eine Approximation für den Normalenvektor der Hautoberfläche.

Das Ergebnisbild mit den Normalenvektoren der Oberfläche $n(x, y)$ lässt sich zu einem Steigungsbild (Gradientenbild) mit zweidimensionalen Einträgen $p(x, y)$ und $q(x, y)$ umrechnen, wobei:

$$p(x, y) = \frac{\partial Z(x, y)}{\partial x} \quad \text{und} \quad q(x, y) = \frac{\partial Z(x, y)}{\partial y} \tag{3}$$

Die Einträge geben also die Gradienten der Oberflächenfunktion Z(x,y) in Zeilen- und Spalten-Richtung an (Abbildungen 2(a) und 2(b)).

Die gesuchte Oberflächenfunktion Z(x,y) des Läsionsreliefs wurde anschließend durch ein geeignetes Integrationsverfahren rekonstruiert (Abb. 2(c)).

Es wurden zwei unterschiedliche Integrationsverfahren getestet. Zum einen das Integrationsverfahren von Rodehorst [6], welches entlang eines vorgegebenen Pfades lokal intergriert und zum anderen das globale Integrationsverfahren von Frankot und Chellappa [7]. Letzteres erwies sich als weniger rauschanfällig und war deshalb besser für die vorliegenden Daten geeignet.

Es hat sich gezeigt, dass das verwendete lambertsche Reflexionsmodell der Architektur des Kamerasystems nicht hinreichend entsprach. Der Grund hierfür war die Diskrepanz zwischen den punktförmigen Lichtquellen der Kamera und den im Modell vorausgesetzten parallel eintreffenden Lichtstrahlen (Abb. 3(a)). Es war deshalb nötig den Lichtquellenvektor s für jeden Bildpunkt anzugleichen und mit Hilfe von Kalibrierungsbildern (Abb. 3(b)) die Unterschiede in der Ausleuchtung des Bildbereichs zu kompensieren (Abb. 3(c)).

Abb. 3. Ausleuchtungsangleichung durch Verwendung von Kalibrierungsbildern.

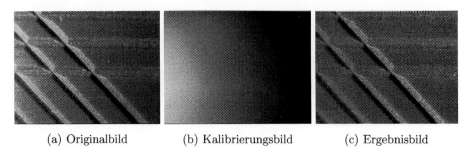

(a) Originalbild   (b) Kalibrierungsbild   (c) Ergebnisbild

Da für eine spätere Betrachtung vor allem der Verlauf der feineren Hautfurchen verdeutlicht werden sollte wurden die Ergebnisse hochpassgefiltert.

3 Ergebnisse

Die durch obige Methoden berechneten Höhenprofile wurden mit Hilfe von Grauwertbildern dargestellt. Die Rekonstruktion der Testoberflächen zeigte, dass das Verfahren in der Lage ist, einen korrekten Eindruck des Oberflächenprofils zu vermitteln. Die Methode wurde zudem an 22 Aufnahmeserien benigner und maligner Hautmale getestet, wobei die charakteristischen Strukturen der Oberflächen dieser Hautmale korrekt rekonstruiert wurden. Dies zeigt auch ein qualitativer Vergleich mit den Messwerten eines optischen Profilometers (Abb. 4).

4 Diskussion und Ausblick

Es hat sich gezeigt, dass mit den verwendeten Methoden die charakteristischen Strukturen des Oberflächenreliefs der Haut rekonstruiert werden konnten. Für die dermatologische Diagnostik ist insbesondere der Verlauf der Hautlinien sehr wichtig. Diese sind in den Ergebnisbildern sehr gut zu erkennen. Der wesentliche Fortschritt durch die neue Methode besteht jedoch nicht in einer herausragenden Genauigkeit der rekonstruierten Oberflächen, vielmehr verringert das Verfahren den Aufwand für die Erstellung profilometrischer Daten erheblich. Die Aufnahme der erforderlichen Bilddaten erfolgt innerhalb von Sekunden mit einer leicht modifizierten Videodermatoskopiekamera, die im Bereich der Dokumentation und computergestützten Klassifikation pigmentierter Hautmale ohnehin zum Einsatz kommt.

Die Ergebnisse bilden die Grundlage für weitere Arbeiten, mit dem Ziel, Strukturunterschiede zwischen dem Relief gutartiger Hautläsionen und dem Relief maligner Melanome zu quantifizieren und somit einen Beitrag zur Verbesserung der computergestützten Diagnose von Melanomen zu leisten.

Abb. 4. Höhenwertbild der Handinnenfläche. Die Bildausschnitte sind leicht gegeneinander verschoben.

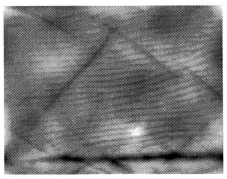 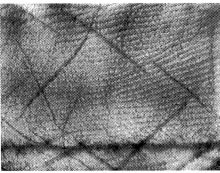

     (a) Ergebnis des Verfahrens   (b) Profilometrische Daten

Literaturverzeichnis

1. Horsch A, Stolz W, Neiss A et al.: Improving Early Recognition of Malignant Melanomas by Digital Image Analysis in Dermatoscopy. Stud. Health Technol. Inform., 43:531–535, 1997.
2. Pompl R, Bunk W, Horsch A et al.: MELDOQ: Ein System zur Unterstützung der Früherkennung des malignen Melanoms durch digitale Bildverarbeitung. Procs BVM 2000:234–238, 2000.
3. Golston JE, Stoecker WV, Moss RH et al.: Automatic Detection of Irregular Borders in Melanoma and Other Skin Tumors. Computerized Medical Imaging and Graphics 16(3):163–177,1992.
4. Handels H, Ross T, Kreusch J et al.: Computer-Supported Diagnosis of Melanoma in Profilometry. Methods of Information in Medicine 38:43–49, 1999.
5. Klette R, Schlüns K, Koschan A: Computer Vision: Three Dimensional Data from Images. Springer, Berlin, 1998.
6. Klette R, Schlüns K: Height Data From Gradient Fields. Procs Machine Vision Applications Architectures and System Integration 2908:204–215, 1996
7. Frankott RT, Chellappa R: A Method for Enforcing Integrability in Shape From Shading Algorithms. IEEE Trans. on PAMI 10:439–451, 1998.

Nicht-lineare Texturmaße basierend auf den Minkowski-Funktionalen in 3D: Vorhersage der Bruchlast trabekulärer Knochenpräparate durch Strukturanalyse hochauflösender MR-Aufnahmen

Holger F. Boehm[1,2], Christoph W. Raeth[1], Roberto A. Monetti[1],
David Newitt[3], Sharmila Majumdar[3], Ernst J. Rummeny[1],
Gregor Morfill[2] und Thomas M. Link[11]

[1]Institut für radiologische Diagnostik, Technische Universität München, Ismaninger
Str. 22, 81675 München, [2]Max-Planck-Institut für extraterrestrische Physik,
Giessenbachstraße, 85748 Garching, [3]Magnetic Resonance Science Center,
Department of Radiology, UCSF, San Francisco, CA USA 94143
Email: boehm@roe.med.tu-muenchen.de

Zusammenfassung. Die Topologie multi-dimensionaler, konvexer Objekte kann mit Hilfe der Minkowski-Funktionale (MF) eindeutig charakterisiert werden. Im 3-dimensionalen euklidischen Raum sind diese proportional dem Volumen, der Oberfläche, der mittleren integralen Krümmung und der Euler-Poincaré-Charakteristik. In unserer Arbeit wird mittels nicht-linearer Strukturmaße, die auf den MF in 3D basieren, aus hochauflösenden MRT-Bilddaten menschlicher spinaler und femoraler Knochenpräparate die mechanische Bruchfestigkeit (MCS) vorherbestimmt. Die prädiktive Wertigkeit der neuen Parameter in vitro wird der Wertigkeit der Knochenmineralsalzdichte (BMD), gemessen durch quantitative Computertomographie (QCT), sowie der Wertigkeit linearer Strukturmasse gegenüber gestellt.

1 Einleitung

Die Topologie n-dimensionaler geometrischer Objekte kann eindeutig durch n+1 Minkowski-Funktionale (MF) beschrieben werden. Im 3-dimensionalen euklidischen Raum sind diese proportional dem Volumen, der Oberfläche, der mittleren integralen Krümmung und der Euler-Poincaré-Charakteristik. In unserer Arbeit verwenden wir die MF bei der Texturanalyse trabekulären Knochengewebes zur Vorhersage der mechanischen Festigkeit.

Im Zusammenhang mit der Knochenerkrankung Osteoporose, bei der es zu einer Zerstörung der trabekulären Mikroarchitektur mit der Folge eines gesteigerten Frakturrisikos kommt, gewinnen Struktureigenschaften als Kriterium zur quantitativen Beurteilung der knöchernen Integrität zunehmend an Bedeutung.

Abb. 1. Beispiel zweier Präparate mit zugehörigen MF-Spektren. Nahezu identische Mineralsalzdichte von 200 g/cm², jedoch deutliche Differenz hinsichtlich maximaler Frakturlast: oberes Präparat mit MCS = 3.6 kN, unteres Präparat mit MCS = 0.6 kN.

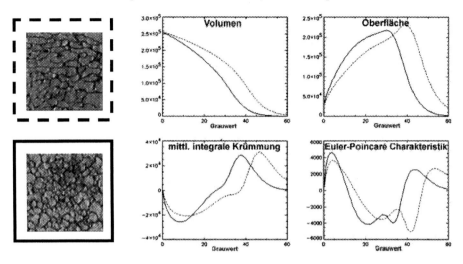

Als derzeitiger Goldstandard zur Diagnose der Osteoporose und zur Abschätzung möglicher Frakturrisiken dient die Mineralsalzdichte (BMD), die jedoch die zugrundeliegende Textur des Knochens unberücksichtigt lässt und nur zu ca. 60-80% die mechanischen Eigenschaften erklärt [1,2,3]. Die knöcherne Mikroarchitektur hat entscheidenden Einfluss auf die Stabilität [4,5]. Durch moderne Bildgebungsverfahren gelingt heute die Darstellung mikroarchitektureller Details (Abb. 1) [6,7]. Diese Bilddaten können texturanalytisch ausgewertet werden, wobei insbesondere lineare Strukturmasse, welche in Analogie zur mikroskopischen Histomorphometrie trabekuläre Dimensionen beschreiben, erfolgreich zur Vorhersage der Bruchfestigkeit verwendet werden.

2 Material und Methoden

In der Studie wurden würfel-fömige Knochenproben mit einer Kantenlänge von 12 mm untersucht, von denen 33 aus dem proximalen Anteil von Femurpräparaten und 11 aus humanen Wirbelkörpern stammen.

In einem 1.5-Tesla Scanner wurden hochauflösende, axiale MR-Aufnahmen der Knochenproben mit einer Ortsauflösung von 117x156x300 μm³ mittels einer 3D-Gradienten-Echo-Sequenz angefertigt. **Quantitative Computertomographie** (QCT) wurde mit einem klinischen CT-Scanner zur Knochendichtemessung durchgeführt.

Im Rahmen destruktiver Messungen wurde die maximale Bruchlast (MCS) des Probenmaterials in axialer Orientierung unter Verwendung einer hydraulischen Presse ermittelt.

Tabelle 1. Erläuterungen zu den verwendeten nicht-linearen Strukturmassen.

Parameter	Definition
SUR05	Spannweite der Grauwerte des 2. MF (Oberfläche), bei denen mindestens halbmaximale Werte erreicht werden
MBRMAXPOS	Grauwert des 3. MF (mittlere integrale Kümmung), bei dem das Maximum liegt
CHIMAX	Maximum des 4. MF (Euler-Poincaré Charakteristik)
SW_M3D	Parameter basierend auf einem integrativem Filteralgorithmus mit zwei unabhängigen Fenstern (sog. „sliding windows"), der alle vier MF berücksichtigt

Auf die Bilddaten wurden nicht-lineare Strukturparameter basierend auf den MF in 3D sowie konventionelle lineare Parameter in 2D (app.Tb.Sp = scheinbare trabekuläre Separation, app.BV/TV = scheinbare trabekuläre Volumenfraktion) [8,9,10] angewandt.

Die MF wurden durch sukzessive Binärisierung für alle Grauwertstufen eines Bilddatensatzes bestimmt. Gemäss dem Algorithmus von Michielsen et al. [11] ergeben sich die Funktionale aus der Anzahl freier Flächen, Kanten und Ecken der „Objekt"-Voxel. Um die Spektren der MF (Abb. 1) in Abhängigkeit vom Grauwert quantitativ zu beschreiben, wurden verschiedene charakteristische Grössen wie z.B. Position und Wert von Extrema, Nulldurchgänge, Breite der Spektra sowie Parameter basierend auf einem integrativem Filteralgorithmus mit zwei unabhängigen Fenstern (sog. „sliding windows") herangezogen (Tabelle 1).

3   Ergebnisse

Werden alle Proben berücksichtigt, ergibt sich als beste Korrelation zwischen MCS und einem einzelnen Parameter für SUR05 ein R^2 von 0.35 ($p < 0.001$) bei exponentieller Kurvenanpasung. Die Ergebnisse der übrigen Parameter lagen zwischen $R^2 = 0.25$ bis 0.33 ($p < 0.001$). Durch multiple Korrelation unter Einschluss der charakteristischen Parameter aller vier MF verbesserte sich die Vorhersage der MCS auf $R^2 = 0.57$. Für die Gruppe der femoralen Knochenproben ergab sich als bestes Resultat bzgl. Vorhersage der MCS ein R^2 von 0.31 (exponentielle Kurvenanpassung, $p = 0.001$) für den Parameter MBRMAXPOS. Die Bruchlast der spinalen Präparate war am besten mit CHIMAX bei $R^2 = 0.66$ und linearer Kurvenanpassung ($p < 0.001$) korreliert. Die Ergebnisse der übrigen Parameter lagen bei den femoralen Proben zwischen $R^2 = 0.28$ und 0.30, bei den spinalen zwischen $R^2 = 0.13$ und 0.57.

Durch multiple Korrelation der Einzelparameter konnte die Prädiktion der Bruchlast der femoralen Knochenwürfel auf $R^2 = 0.56$, die der spinalen auf $R^2 = 0.89$ angehoben werden. Unter Verwendung des „sliding windows"-Algorithmus wurde eine Strukturvariable SW_M3D abgeleitet, mit der die Vorhersage der MCS auf einem Niveau von $R^2 = 0.89$ für die spinalen und $R^2 = 0.62$ für die femoralen Präparate gelang. Die Korrelation der MCS mit app.BV/TV und der MCS mit app.Tb.Sp betrug bei der Analyse aller Proben $R^2 = 0.35$ bzw. 0.43. Bei den femoralen (vertebralen) Präparaten wurde ein $R^2 = 0.54$ (0.36) für MCS vs. app.BV/TV und ein $R^2 = 0.48$ (0.37) für MCS vs. app.Tb.Sp beobachtet. Für die Korrelation zwischen MCS und BMD ergab sich für das Gesamtkollektiv ein R^2 von 0.68, im Fall der femoralen (vertebralen) Proben ein R^2 von 0.72 (0.43).

4   Diskussion und Ausblick

Nicht-lineare Strukturmasse, die auf den MF in 3D basieren, können erfolgreich zur Vorhersage der mechanischen Belastbarkeit trabekulären Knochengewebes in-vitro eingesetzt werden. Nur wenige Arbeiten haben bislang den Zusammenhang zwischen Textur und Bruchlast untersucht [12,13]. Einige der Autoren korrelieren den elastischen Modulus (EM) mit Strukturparametern [14,15]. Da in-vitro-Modelle im Rahmen der Osteoporosediagnostik jedoch das Frakturrisiko beurteilen sollen, erachten wir die MCS als geeignetere Grösse zur Beschreibung der biomechanischen Stabilität des Knochengewebes [16,17].

Die in dieser Arbeit vorgestellten Texturparameter lassen sich in zwei Hauptgruppen einteilen. Die erste Gruppe umfasst Parameter, die direkt aus den Spektren der MF durch Betrachtung objektiver Grössen gewonnen werden können. Die zweite Gruppe basiert auf optimierenden Filteralgorithmen. Als Kritik zu letzterem Vorgehen könnte angeführt werden, dass es sich hierbei um ein stark datengetriebenes Verfahren handelt. Wir fassen diese Arbeit jedoch als Pilotstudie in Vorbereitung einer in-vivo-Untersuchung auf und werden in Zukunft die Reproduzierbarkeit der Ergebnisse mittels sog. ,,Boot-Strap"- und ,,Leave-One-Out"-Methoden verifizieren. Im Vergleich zu linearen Strukturmassen in 2D oder nicht-linearen Parametern erweisen sich die in unserer Arbeit vorgestellten topologischen Texturmasse hinsichtlich Vorhersage der Frakturlast als gleichwertig oder überlegen [12,13,14,16,17,18].

In Zukunft könnten Strukturparameter, die auf den MF in 3D basieren, als Werkzeug zur nicht-invasiven Diagnostik der Osteoporose eingesetzt werden und zu einem eingehenderen Verständnis der Pathologie dieser Erkrankung dienen.

Literaturverzeichnis

1. Mc Broom R, Hayes W, Edwards W, et al.: Prediction of vertebral body compressive fracture using quantitative computed tomography, J Bone and Joint Surgery (65A): 1206–1214, 1985.
2. Cortet B, Marchandise X: Bone microarchitecture and mechanical resistance, Joint Bone Spine (68): 297–305, 2001.
3. Mosekilde L, Mosekilde L, Danielson C: Biomechanical competence of vertebral trabecular bone in relation to ash density and age in normal individuals, Bone (8): 79–85, 1987.
4. Dalstra M, Huiskes A, Odgaard E: Mechanical and textural properties of pelvic trabecular bone, J Biomech (27): 375–389, 1993.

5. Vesterby A, Mosekilde L, Gundersen HJ, et al.: Biologically meaningful determinants of the in vitro strength of lumbar vertebrae, Bone (12): 219–224, 1991.
6. Majumdar S, Newitt D, Jergas M: Evaluation of technical factors affecting the quantification of trabecular bone structure using magnetic resonance imaging, Bone (17): 417–430, 1995.
7. Majumdar S, Genant H: A review of the recent advances in magnetic resonance imaging in the assessment of osteoporosis, Osteoporos Int (5): 79–92, 1995.
8. Majumdar S, Genant H, Grampp S, et al.: Correlation of trabecular bone structure with age, bone mineral density and osteoporotic status: in vivo studies in the distal radius using high resolution magnetic resonance imaging, J Bone Miner Res (12): 1–9, 1996.
9. Lin JC, Amling M, Newitt D, et al.: Heterogeneity of trabecular bone structure in the calcaneus using magnetic resonance imaging, Osteoporosis Int (8): 16–24, 1998.
10. Parfitt M, Drezner M, Glorieux F, et al.: Bone Histomorphometry: Standardization of nomenclature, symbols and units: Report of the ASBMR histomorphometry nomenclature committee, J Bone Miner Res (2): 595–610, 1987.
11. Michielsen K, De Raedt H, Kawakatsu T: Integral-Geometry Morphological Image Analysis, Phys Rep (347): 461–538, 2001.
12. Waldt S, Meier N, Renger B, et al.: The texture-analysis of high-resolution computed tomograms as an additional procedure in osteoporosis diagnosis: in-vitro studies on vertebral segments, Rofo Fortschr Geb Rontgenstr Neuen Bildgeb Verfahr (171): 136–142, 1999.
13. Haidekker MA, Andresen R, Werner HJ: Relationship between structural parameters, bone mineral density and fracture load in lumbar vertebrae, based on high-resolution computed tomography, quantitative computed tomography and compression tests, Osteoporos Int (9): 433–440, 1999.
14. Uchiyama T, Tanizawa T, Muramatsu H, et al.: Three-dimensional microstructural analysis of human trabecular bone in relation to its mechanical properties, Bone (25): 487–491, 1999.
15. Link TM, Majumdar S, Lin J, et al.: A comparative study of trabecular bone properties in the spine and femur using high resolution MRI and CT, J Bone Miner Res (13): 122–132, 1998.
16. Boehm HF, Raeth C, Monetti RA, et al.: Application of the standard Hough-transformation to high resolution MRI of human trabecular bone to predict mechanical strength, Proc of the SPIE: Medical Imaging: Image Processing: 470–479, 2003.
17. Boehm HF, Raeth C, Monetti RA, et al.: Local 3D scaling properties for the analysis of trabecular bone extracted from high-resolution magnetic resonance imaging of human trabecular bone, Invest Radiol (38): 269–280, 2003.
18. Monetti RA, Boehm HF, Mueller D, et al.: Scaling index method: a novel nonlinear technique for the analysis of high resolution MRI of human bones, Proc of the SPIE: Medical Imaging: Image Processing: 1777–1786, 2003.

Einsatz der Protonen-MR-spektroskopischen Bildgebung zur Zielvolumenbestimmung in der Strahlentherapieplanung bei glialen Hirntumoren

Thomas Neff[1], Peter Bachert[2], Mattias Lichy[3],
Heinz-Peter Schlemmer[4] und Rolf Bendl[1]

[1]Abteilung Medizinische Physik in der Strahlentherapie,
Deutsches Krebsforschungszentrum (DKFZ), 69120 Heidelberg
[2]Abteilung Medizinische Physik in der Radiologie, DKFZ
[3]Abteilung Radiologie, DKFZ
[4]Abteilung für Radiologische Diagnostik,
Universitätsklinikum Tübingen, 72076 Tübingen
Email: thomas.neff@dkfz-heidelberg.de

Zusammenfassung. Ergänzend zu CT- und MR-Bildern liefert die Protonen-Magnetresonanz-Spektroskopie (^{1}H-MRS) zusätzliche Informationen über Ausdehnung und Aktivität des Tumors für die Strahlentherapieplanung glialer Hirntumore. Durch den veränderten Stoffwechsel des Tumorgewebes, finden sich in diesen Regionen durch die MR-spektroskopische Bildgebung (^{1}H spectroscopic imaging – ^{1}H-SI) andere Metabolitenkonzentration als in gesundem Gewebe. Wegen intraindividueller Unterschiede ist eine Quantifizierung der Tumorwahrscheinlichkeit allein aufgrund der Metabolitenkonzentrationen nicht möglich. Dieser Beitrag stellt drei implementierte Verfahren vor, die mittels einfacher Quotientenbildung, Regressionsanalyse und linearer Diskriminanzanalyse die Quantifizierung von Tumorwahrscheinlichkeiten aufgrund von spektroskopischen Informationen durchführen und damit die Lücke zwischen Forschung mit der ^{1}H-MRS und derem klinischen Routineeinsatz in der Strahlentherapie schließen.

1 Einleitung

Bei der Therapie glialer Hirntumoren stellt die fraktionierte stereotaktische Bestrahlung (FSRT) eine mittlerweile etablierte Therapieform dar, die durch eine genaue Adaption des Zielvolumens eine Erhöhung der lokalen Dosis bei gleichzeitiger Schonung der umliegenden Gewebe ermöglicht. Eine präzise Beschreibung des Zielvolumens durch Computertomographie (CT) und Magnet-Resonanz-Tomographie (MRT) ist aufgrund der Komplexität und Vieldeutigkeit der morphologischen Veränderungen oftmals unzureichend. Über morphologische Gewebeeigenschaften hinausgehende Informationen bezüglich der Tumorausdehnung geben die biologischen bildgebenden Verfahren, mit deren Hilfe Stoffwechselvorgänge dargestellt werden können. Neben nuklearmedizinischen Modalitäten, die den Einsatz von radioaktiv markierten Tracern erfordern (PET,

SPECT), etabliert sich gerade mit der Protonen-Magnetresonanz-Spektroskopie (^{1}II-MRS) ein Verfahren, das in der Lage ist, ohne Einsatz radioaktiver Tracer verschiedene Aspekte des Stoffwechsels im Untersuchungsgebiet abzubilden. Die ^{1}H-MRS nutzt die Tatsache, dass die Wasserstoffprotonen der einzelnen chemischen Verbindungen durch die Molekülbindung ein leicht zueinander verschiedenes lokales Magnetfeld besitzen und somit in einem MR-Experiment mit unterschiedlicher, wenngleich nur minimal differierender Resonanzfrequenz, antworten – „chemical shift" genannt. Aus jedem untersuchten Voxel gewinnt man so ein Spektrum, das Rückschlüsse auf die vorhandenen Stoffwechselprodukte (Metaboliten) zulässt. Im Gehirn misst man vor allem die Resonanzen der Choline (Cho), (Phospho-) Creatin (Cr) und N-Acetyl-Aspartat (NAA) [1]. Die gewonnenen zwei- oder dreidimensionalen Datensätze haben eine Ortsauflösung von ca. 1cm^3. Die aufgezeichnete Signalintensität ist dabei etwa proportional zur Konzentration der Metaboliten. Tumoren haben durch ihren vom Normalgewebe abweichenden Stoffwechsel auch andere Metabolitenkonzentrationen. Die Zuordnung eines Voxels zu Normal- bzw. Tumorgewebe durch das alleinige Heranziehen der Signalintensitäten eines Metaboliten ist allerdings nicht möglich. Dieser Beitrag beschreibt die Implementierung von unterschiedlichen Verfahren der Quantifizierung MR-spektroskopischer Informationen, um die Möglichkeiten der morphologischen Bildgebung bei der Definition des Zielvolumens zu erweitern und damit die Lücke zwischen Anwendung der MRS in der Forschung und therapeutischem Routineeinsatz zu schließen.

2   Material und Methoden

Im Rahmen dieser Arbeit werden implementierte Methoden vorgestellt, die es ermöglichen die spektroskopischen Informationen durch Quantifizierung dem Strahlentherapeuten zugänglich zu machen. Die Auswertung von MR-Spektroskopie-Daten ist noch sehr experimentell. Die Daten benötigen nach der Aufzeichnung eine eingehende Bearbeitung, um die Spektren zu gewinnen. Die Auswertung der Signale erfolgt mit speziellen Programmen wie *SITools* [2], dem von der EU geförderten Projekt *MRUI* oder einem Modul von Siemens *Syngo*. Die spektroskopischen Datensätze ($32 \times 32 \times 1$ Voxel), die im Rahmen dieser Arbeit untersucht wurden, wurden mit einem 1,5-T Tomographen (Magnetom Vision; Siemens, Erlangen) aufgezeichnet und die Rohdaten wurden von einem Radiologen mit *SITools* ausgewertet. Ein implementierter Ansatz zur Berechnung der Tumorwahrscheinlichkeit war die Bildung der normierten Metaboliten-Intensitätsverhältnisse Cho/(Cho+NAA) (siehe Abb. 1(d)), welche einen Wertebereich zwischen 0 und 1 haben. In Tumor-Voxeln ist der NAA-Level oftmals nahe 0, dadurch haben die Verhältnisse Cho/NAA einen sehr großen Wertebereich, was einen Vergleich erschwert. Ein zweiter Ansatz, der auf einer Idee von McKnight et al. beruht [3], nimmt eine automatische Trennung der Voxel in normale Voxel und „Tumorvoxel" vor. Dazu wird eine Regressionsanalyse des Metaboliten-Intensitätsverhältnisses Cho/NAA unter der Annahme durchgeführt, dass die Residuen der Verhältnisse zur Regressionsgeraden normalver-

Abb. 1. Darstellung der implementierten Verfahren mit den Metaboliten-Intensitäts-verhältnissen von Patient 6 (nähere Erläuterungen siehe Text).

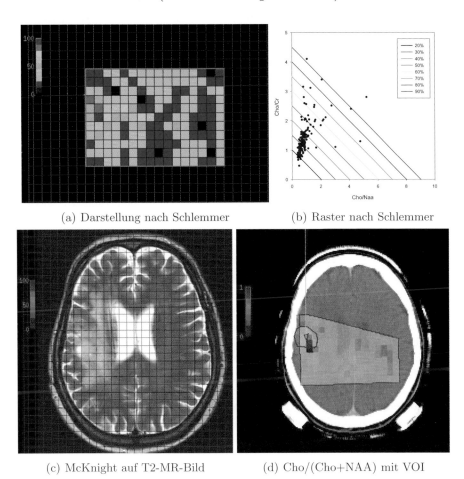

(a) Darstellung nach Schlemmer   (b) Raster nach Schlemmer

(c) McKnight auf T2-MR-Bild   (d) Cho/(Cho+NAA) mit VOI

teilt und die Tumorvoxel Residuen am oberen Ende dieser Normalverteilung haben (da Cho im Tumor erhöht und NAA stark erniedrigt ist, ergeben sich dadurch sehr große Verhältnisse). Das Kriterium zur Trennung in normale und „Tumorvoxel" ist der z-Score: $(Residuum - \mu)/\sigma$. Ein Voxel gilt ab einem z-Score von 2,0 als tumorverdächtig (grün eingefärbt) und ab 3,0 als besonders tumorverdächtig (orange eingefärbt) (siehe Abb. 1(c)). Der dritte Ansatz geht auf ein Verfahren von Schlemmer et al. zurück und berechnet die Tumorwahr-scheinlichkeit der untersuchten Voxel [4]. Dabei wurde mit den Verhältnissen Cho/Cr und Cho/NAA bei 54 Patienten mit nachgewiesenem Tumor (Biopsie) oder tumorfreiem Gehirngewebe eine lineare Diskriminanzanalyse durchgeführt. Dadurch konnten Trennlinien ermittelt werden, die die Tumorwahrscheinlichkeit eines Voxels auf Grund der berechneten Intensitätsverhältnisse angeben. Mit die-

Tabelle 1. Vergleich der Größe tumorverdächtiger Areale mit der Größe der VOI im zugehörigen CT-Datensatz (Anzahl der verdächtigen Voxel jeweils in Klammern)

Patient	Diagnose	VOI-Größe	McKnight		Schlemmer	
1	Astrocytom Grad 2	$8919{,}4\,\mathrm{mm}^2$	$387{,}6\,\mathrm{mm}^2$	(9)	$2584{,}0\,\mathrm{mm}^2$	(60)
2	Astrocytom Grad 4	$680{,}5\,\mathrm{mm}^2$	$86{,}1\,\mathrm{mm}^2$	(2)	$904{,}4\,\mathrm{mm}^2$	(21)
3	Astrocytom Grad 2	$2375{,}8\,\mathrm{mm}^2$	$215{,}3\,\mathrm{mm}^2$	(5)	$1593{,}5\,\mathrm{mm}^2$	(37)
4	Astrocytom Grad 2	$4277{,}8\,\mathrm{mm}^2$	$344{,}5\,\mathrm{mm}^2$	(8)	$2368{,}7\,\mathrm{mm}^2$	(55)
5	Astrocytom Grad 2	$3546{,}7\,\mathrm{mm}^2$	$258{,}4\,\mathrm{mm}^2$	(6)	$947{,}5\,\mathrm{mm}^2$	(22)
6	Astrocytom Grad 2	$438{,}5\,\mathrm{mm}^2$	$301{,}5\,\mathrm{mm}^2$	(7)	$1162{,}8\,\mathrm{mm}^2$	(27)
7	Astrocytom Grad 2	$4232{,}9\,\mathrm{mm}^2$	$344{,}5\,\mathrm{mm}^2$	(8)	$1378{,}1\,\mathrm{mm}^2$	(32)
8	Astrocytom Grad 2	$6446{,}0\,\mathrm{mm}^2$	$258{,}4\,\mathrm{mm}^2$	(6)	$1507{,}3\,\mathrm{mm}^2$	(35)

sem Raster können die Voxel weiterer Patienten klassifiziert werden, indem die Verhältnisse aus diesen Voxeln in Beziehung zu den Trennungslinien der Tumorwahrscheinlichkeit gesetzt werden (siehe Abb. 1 (b)). So wird für jedes Voxel die Tumorwahrscheinlichkeit bestimmt und die Voxel werden je nach Tumorwahrscheinlichkeit eingefärbt. Ein Voxel wird als tumorverdächtig angesehen, wenn die Tumorwahrscheinlichkeit mindestens 50% beträgt (siehe Farbskala in Abb. 1 (a)). Üblicherweise werden morphologische und spektroskopische Datensätze innerhalb einer Untersuchung aufgenommen. Die Positionierung spektroskopischer Bilder im Fall der Überlagerung mit morphologischen MR-Bilder kann dadurch einfach über die Positionsparameter in den beiden Datensätzen erreicht werden. Bei der Überlagerung mit CT-Bildern (die die Grundlage der Planerstellung und Dosis-Simulation in der Strahlentherapie sind) wird das zugehörige morphologische MR-Bild mittels Mutual-Information-Algorithmus rigide registriert und die als Ergebnis dieser Registrierung vorliegende Transformation auf das spektroskopische Bild angewandt. Rotationen zwischen CT- und MR-Datensätzen führen zu schief liegenden Schichten im spektroskopischen Datensatz und bei transversalem Schichtbild zu angeschnittenen Schichten (siehe Abb. 1(d)).

3 Ergebnisse

Die hier vorgestellten Ansätze zur Quantifizierung der Tumorwahrscheinlichkeit wurden mit Daten (CT, MR, ^{1}H-MRS) von 8 Patienten validiert. Es wurde die Lage von tumorverdächtigen Gebieten, die durch die Quantifizierungsmethoden identifiziert wurden, mit dem Teil des *Volume of interest* (VOI) des Zielvolumens aus dem Bestrahlungsplan-CT verglichen, der die gleiche Schichtlage wie die spektroskopische Schicht hat. Die vom Strahlentherapeuten eingezeichnete VOI enthält neben dem sichtbaren Tumorgewebe einen Sicherheitsabstand, der nicht sichtbare Tumorausläufer, Positionierungsfehler und Lageveränderungen der Organe berücksichtigt. Durch den Vergleich der VOI mit tumorverdächtigen Arealen konnte überprüft werden, in wie weit sich die VOI und tumorverdächtiges Gebiet entsprechen. Aufgrund des retrospektiven Charakters der Datensätze wurde auf einen quantitativen Vergleich der Regionen beider Modalitäten und die Berechnung der Größe von überlappenden Gebieten verzichtet (durch die unterschiedlichen Untersuchungszeitpunkte von MR und CT ist von einer Veränderung der Anatomie aufgrund von Tumorwachstum oder Reaktion auf Strahlentherapie auszugehen). Lediglich die absoluten Größen wurden untersucht, um einen Eindruck von den Größenverhältnissen zu bekommen (siehe Tabelle 1). Die Methode nach McKnight et al. liefert die kleinsten tumorverdächtigen Areale und kann damit als strengstes Kriterium angesehen werden. Die Methode nach Schlemmer et al. liefert größere tumorverdächtige Areale, die jedoch im Normalfall kleiner sind als die eingezeichnete VOI. Beim normierten Verhältnis Cho/(Cho+NAA) fehlt noch die medizinische Validierung ab welchem Verhältnis man von tumorverdächtigem Gebiet sprechen kann. Auf eine genauere Untersuchung wurde deshalb verzichtet.

4   Diskussion und Ausblick

Die Abgrenzung des Zielvolumens ist der schwierigste Teil der Strahlentherapieplanung. In CT-Aufnahmen ist oft überhaupt kein Tumorgewebe sichtbar und auch morphologische MR-Bilder zeigen den Tumor oft nicht vollständig bzw. liefern keine Unterscheidungsmöglichkeit zwischen Tumor und weiteren pathologischen Veränderungen wie Nekrosen, Operationsnarben, etc. Die ^{1}H-MRS liefert diese Informationen - wenn auch mit geringerer räumlicher Auflösung - und damit die Möglichkeit, aktives Tumorgewebe identifizieren zu können. Mit den implementierten Verfahren können diese Informationen in den klinischen Workflow der Bestrahlungsplanung integriert werden, d.h. MR-spektroskopische Informationen in die Definition des Zielvolumens einfließen zu lassen, was aufgrund des experimentellen Charakters der Modalität und der Auswertemöglichkeiten bisher nicht möglich war. Welche Auswirkungen die spektroskopischen Informationen auf die Definition der VOI tatsächlich haben, ob zum Beispiel besonders tumorverdächtige Areale einen Dosis-Boost erhalten sollten, ist noch nicht abschließend geklärt. Ein allgemeiner Kritikpunkt an der ^{1}H-MRS ist die grobe Auflösung. Durch neue MR-Scanner mit größeren Feldstärken ist in Zukunft mit einer Verbesserung der räumlichen Auflösung zu rechnen.

Literaturverzeichnis

1. Nelson SJ, Vigneron DB, Dillon WP: Serial evaluation of patients with brain tumors using volume MRI and 3D ^{1}H MRSI. NMR Biomed 12:123–138, 1999.
2. Soher BJ, Young K, Govindaraju V, Maudsley AA: Automated Spectral Analysis III: Application to in Vivo Proton MR Spectroscopy and Spectroscopic Imgaging. Magn Reson Med 40:822–831, 1998.
3. McKnight TR, Noworolski SM, Vigneron DB, et al.: An Automated Technique for the Quantitative Assessment of 3D-MRSI Data from Patients with Glioma. J Magn Reson Imaging 13:167–177, 2001.
4. Schlemmer HP, Bachert P, Herfarth KK, et al.: Proton MR Spectroscopic Evaluation of Suspicious Brain Lesions After Stereotactic Radiotherapy. AJNR Am J Neuroradiol 22:1316–1324, 2001.

Ein generisches Interaktionskonzept mit Undo für die medizinische Bildverarbeitung

Ingmar Wegner, Marcus Vetter, Ivo Wolf und Hans-Peter Meinzer

Abteilung Medizinische und Biologische Informatik
Deutsches Krebsforschungszentrum, D-69120 Heidelberg
Email: i.wegner@dkfz.de

Zusammenfassung. Mit Hilfe der rechnergestützten Bildverarbeitung
können Ärzte besser analysieren und diagnostizieren, aber auch Operationen präziser planen und durchführen. Dabei wird häufig eine komplexe Mensch-Maschine-Interaktion benötigt, um das gewünschte Resultat
zu erzielen. Fehler bei der Bedienung können nicht ausgeschlossen werden und so ist ein geschicktes Zusammenspiel zwischen Interaktion und
Rücknahmemöglichkeit eines Befehls hilfreich. Dieser Beitrag beschreibt,
wie mittels Zustandsmaschinen ein allgemeines, umfangreiches und generisches Interaktionsmuster aufgebaut und über XML konfiguriert werden
kann. Ein allgemeiner Undo-Mechanismus, der optional genutzt werden
kann, ist in das Interaktionskonzept integriert.

1 Einleitung

Verfahren der medizinischen Bildverarbeitung sehen häufig eine komplexe Wech-
selbeziehung zwischen Mensch und Computer vor. Diese Mensch-Maschine-Interaktion ermöglicht dem Benutzer beispielsweise ein geometrisches Objekt in
einer dreidimensionalen Ansicht zu verschieben. Dabei kann dies durch eine unterschiedliche Abfolge von Befehlen geschehen. Diese Abfolge kann sich von Benutzer zu Benutzer unterscheiden, so dass es von Vorteil ist, wenn die Interaktion
auf den Benutzer anpassungsfähig ist. Zum Beispiel kann ein Benutzer das direkte Manipulieren eines Objekts ohne vorheriges Selektieren präferieren. Einige
Softwareprodukte wie z.B. SurgeryPlanner von MeVis (www.mevis.de) bieten
diese benutzerspezifische Definition der Interaktion an. Jedoch wenn nicht nur
eine sondern verschiedene Applikationen mit unterschiedlichen Anforderungen
bei Wiederverwendung der Interaktionsmechanismen erstellt werden sollen, wird
ein allgemeines und umfassendes Konzept der Interaktion notwendig. Dabei bietet sich eine generische Realisation der Interaktion an, in der erst zu Beginn der
Applikation die genaue Abfolge der Interaktion festgelegt wird. Ein schnelles Anpassen der Interaktion sowie das Laden von Benutzerpräferenzen wird hierdurch
erleichtert.

Während der Interaktion kommt es häufig vor, dass der Benutzer einen Fehler begeht [1]. Benutzerfreundlich ist ein Programm, wenn es dem Benutzer
ermöglicht, diesen Fehler rückgängig zu machen. Diese Möglichkeit der Rücknahme und Wiederholung eines Befehls (Undo/Redo) hat sich in fast allen interaktiven Systemen (Textverarbeitung, Grafikdesign etc.) durchgesetzt, jedoch

bisher kaum in der medizinischen Bildverarbeitung. Dabei fördert sie die Akzeptanz der überwiegend komplexen Anwendungen. Die Erweiterung einer Applikation mit Undo/Redo-Funktionalität ist nicht trivial und deswegen muss die Funktionalität bereits in der Planung berücksichtigt werden.

Es existieren mehrere Ansätze, wie die nötigen Informationen für das Undo und das Redo eines Befehls aufbewahrt werden. Das eingeschränkte lineare Undo-Modell z.B. legt die Information in einem Kellerspeicher (Undo-Stack) ab, so dass alle Befehle der Reihe nach gespeichert werden. Der Benutzer kann nach Belieben die Befehle in der umgekehrten Reihenfolge rückgängig machen, woraufhin dieser Befehl in einem Redo-Speicher abgelegt wird. Bei Neueingabe eines Befehls wird der Redo-Speicher gelöscht. Ein weiteres Modell, das Single-Undo-Modell speichert nur die Information des zuletzt getätigten Befehls ab.

Die Information, wie ein bestimmter Befehl rückgängig gemacht wird, kann in einer inversen Operation abgelegt werden [2]. Zu einer Operation „Punkt hinzufügen" wäre die Inverse „Punkt löschen". Weitere Ansätze sehen ein erneutes Ausführen der Applikation bis zur erwünschten Befehlsposition vor.

Trolltech stellte im Dezember 2003 ein Undo/Redo-Framework begleitend zu dem GUI-Toolkit QT vor, welches sich an den Command-Design-Pattern von QT orientiert. Das Undo-Modell richtet sich nach dem eingeschränkten limitierten Undo-Modell. Ein allgemein formulierter Ansatz eines Open-Source-Toolkits, welcher den Einsatz unterschiedlicher Undo-Modelle vorsieht, ist bisher nicht bekannt.

Das hier vorgestellte Konzept kombiniert eine umfangreiche und anpassungsfähige Interaktion mit einem erweiterbaren Undo-Mechanismus und wurde in das Open-Source-Projekt Medical Imaging Toolkit (MITK) [3] integriert. Das im Deutschen Krebsforschungszentrum Heidelberg entwickelte MITK unterstützt die Erstellung von interaktiven medizinischen Bildverarbeitungsprogrammen mit Bedarf an komplexer Interaktion. Es vereint die Segmentierungs- und Registrierungs-Algorithmen vom Insight Toolkit (ITK) mit den Visualisierungs-Algorithmen vom Visualisation Toolkit (VTK) und fügt u.a. Funktionalität zur Datenverwaltung hinzu.

2 Methoden

Das Problem der Realisation einer komplexen Interaktion wird durch die Zerlegung in Teilinteraktionen, die hierarchisch angeordnet werden können, gelöst. Beispielsweise kann die Interaktion eines geometrischen Objekts in Subfiguren, Linien und Kurven, zerlegt werden (s. Abb. 1). Die Modellierung der Interaktion der Subfiguren gestaltet sich wesentlich leichter, da zum einen weniger Verhalten abgebildet werden muss und zum anderen feste Grenzen zwischen den Abstraktionsebenen existieren. Ein Kurvenverlauf besteht aus einzelnen Kurven, die wiederum aus Stützstellen bestehen. Die Interaktion der Stützstellen teilt sich in das Verhalten von Tangenten und Punkten auf. Die Punkte sind in dieser Hierarchie das unterste System und können gesetzt, gelöscht, verschoben und selektiert werden.

Abb. 1. Beispiel eines Objekts bestehend aus einem Bezierkurvenverlauf(links) und einem Streckenverlauf (rechts). Punkte haben gleiches Verhalten, können aber z.B. um das Verhalten einer Tangente (links) erweitert werden. Das aus unterschiedlichen Subobjekten zusammengesetzte Objekt kann für die Segmentierung herangezogen werden.

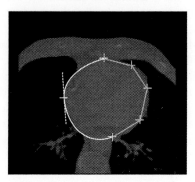

Durch die Formulierung der Interaktion in mehrere Abstraktionsebenen können diese wiederverwendet werden. Ein Linienverlauf benötigt die Interaktion von Punkten genauso wie ein Kurvenverlauf. Weiterhin können die Interaktionen durch ihre Zerlegung parallel und unabhängig voneinander entwickelt werden.

Die Interaktion wird objektorientiert durch Mealy-Zustandsmaschinen [4] implementiert. Diese bestehen aus Zuständen, Übergängen auf einen nächsten Zustand, Ereignissen und auszuführenden Aktionen. Eine deterministische Zustandsmaschine befindet sich zu jeder Zeit in genau einem Zustand, hier realisiert über einen Zeiger, und wartet auf ein Ereignis, das vom Benutzer beispielsweise durch einen Tastendruck ausgelöst wird. Empfängt die Maschine ein Ereignis, wird im aktuellen Zustand nach dem entsprechendem Übergang gesucht und bei Erfolg der Zeiger auf den nächsten Zustand gesetzt. Dabei wird eine im Übergang definierte Aktion, die beispielsweise einen Punkt verschiebt, ausgeführt. Die Maschine befindet sich nun in einem neuen Zustand, der eine neue Anordnung von Übergängen mit dazugehörigen Ereignissen beinhaltet. Durch dieses Konzept kann das komplexe Verhalten beliebiger Interaktion optimal abgebildet werden.

Alle Definitionen der Zustandsmaschinen werden in schriftlicher Form in einer XML-Datei abgelegt. Dabei können auch unterschiedliche Konfigurationen abgelegt werden, was das Laden von Benutzerpräferenzen ermöglicht.

Die Realisation der Interaktion wird durch zwei Untereinheiten bewerkstelligt: In dem Interaktionsobjekt wird eine Referenz auf den aktuellen Zustand gehalten und es werden alle Aktionen implementiert. Das Verhaltensmuster bildet ein Konstrukt aus Objekten, das die Zustände und Übergänge mit den dazugehörigen Informationen über Ereignis und Aktion darstellt.

Zum Programmbeginn werden alle Zustandsmuster durch die Definitionen in der Datei erzeugt. Während des Programmablaufs können dann mehrere Interaktionsobjekte unterschiedliche Zustände eines Zustandsmusters referenzieren (Abb. 2),wodurch wertvolle Ressourcen gespart werden könnwn. Durch den generischen Ansatz verlangt eine Änderung des Verhaltens keine Neuerstellung des Programms, sondern lediglich einen Neustart.

Abb. 2. Wiederverwendung eines Interaktionsmusters. Zugriff von mehreren Interaktionsobjekten (Interactor) auf ein Zustandsmuster (Interaction-Pattern).

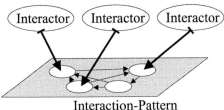

Interaction-Pattern

Die Erstellung einer neuen Interaktion kann auf drei verschiedene Weisen geschehen:

– Veränderung eines bestimmten Ereignisses eines Übergangs (XML-Datei)
– Anpassung der Abfolge in einer Zustandsmaschine (XML-Datei)
– Ableitung einer Klasse und Ergänzung der fehlenden Aktion

Eng in das Interaktionskonzept integriert, aber trotzdem optional gehalten, zeigt sich das Undo-Konzept. Es ist gekapselt, wodurch unterschiedliche Undo-Modelle unterstützt werden. Im Einsatz steht bisher das weit verbreitete eingeschränkte lineare Undo-Modell.

Jede Veränderung der Daten wird über ein Operationsobjekt bewerkstelligt. In diesem Objekt werden alle für die Veränderung sowie für die Rücknahme der Veränderung nötigen Informationen gespeichert. Dies schließt ebenso die Identifikationsnummer des verursachten Benutzerbefehls mit ein, so dass alle zugehörigen Operationsobjekte detektiert werden können.

Die Objekte werden von einer Undo-Kontrolleinheit verwaltet und abhängig vom gewählten Undo-Modell in Undo- bzw. Redo-Liste abgelegt. Zur regulären Ausführung der Veränderung werden nur die für die Veränderung notwendigen Informationen an das entsprechende Datum übergeben, welches dann die Veränderung durchführt.

Nach Belieben kann der Benutzer einen Undo-Befehl erteilen, wonach alle für die Rücknahme der Veränderung nötigen Informationen an das entsprechende Datum gesendet werden. Dies wird für alle in der Undo-Liste befindlichen Operationsobjekte eines Benutzerbefehls durchgeführt. Hierauf werden die Objekte in die Redo-Liste übertragen und für folgende Redo-Befehle bereitgehalten.

Zuzüglich der Befehls-ID wird eine Gruppen-ID in den Operationsobjekten abgelegt. Hierdurch ist das Rückführen mehrerer Befehle möglich, so dass nicht nur das Setzen eines Punktes, sondern das gesamte Aufbauen einer Punktwolke rückgängig gemacht werden kann. Hierdurch kann schneller zum gewünschten Arbeitsschritt zurückgegangen werden.

3   Ergebnisse

Das Interaktionskonzept wurde für vielseitige Anwendungen der medizinischen Bildverarbeitung entwickelt und erlaubt eine konsistente Interaktion in 2D sowie

3D. Derzeit wird es im MITK erfolgreich eingesetzt und zeigt bereits die erwarteten Vorteile der Wiederverwendung von Interaktionskomponenten. Zum einen bleibt dem Entwickler eine Doppelimplementierungen erspart und zum anderen kann der Benutzer bei neuen Interaktionen auf bereits bestehendes Wissen zurückgreifen.

Die schnelle Anpassung der Interaktion durch Veränderung der XML-Datei hat sich als vorteilhaft für die Erprobung neuer Interaktion erwiesen. Gerade bei großen Software-Projekten lässt sich ein klarer Zeitvorteil feststellen.

Durch die Formulierung einer inversen Operation stellt sich das Undo-Konzept für den Entwickler als eigenständig dar. Die Funktionalität steigert die Akzeptanz des Benutzers und ermöglicht ein bequemes Arbeiten, bei dem ein Fehler nicht zum Neubeginn der Arbeit führt.

4   Diskussion

Die Definition der Zustandsmaschine muss bisher in schriftlicher Form modelliert werden. Entwicklungen an Zustandsmaschinen können jedoch besser in grafischer Form veranschaulicht werden. Das Niederschreiben einer gezeichneten Maschine ist für den Entwickler unnötige Mehrarbeit, die in Zukunft durch einen grafischen Editor abgenommen werden soll.

Ist eine Formulierung einer inversen Operation für ein Undo nicht möglich, so liegt die Entscheidung beim Entwickler einen Zwischenstatus abzuspeichern oder das Datum bei einem Undo neu zu berechnen. Das zusätzliche Belegen einer Speicherplatz-Ressource ermöglicht dem Benutzer das Rückführen aller Befehle und ist somit vertretbar.

Literaturverzeichnis

1. Brown PS, Gould JD: An Experimental Study of People Creating Spreadsheets. ACM Transactions on Office information Systems 5(3): 258-272, 1987
2. Archer JE, Conway R, Schneider FB: User recovery and reversal in interactive systems. ACM Transactions on Programming languages and Systems 6(1):1-19, 1984
3. Wolf I, Vetter M, Wegner I et. al.: The Medical Imaging Interaction Toolkit (MITK) in Print SPIE 2004 Nr. 194
4. Mealy GH: A method for synthesizing sequential circuits. Bell System Technical Journal 34: 1045-1079, 1955

Segmentierung des linken Ventrikels in 4d-dSPECT-Daten mittels Frei-Form-Deformation von Superellipsoiden

Regina Pohle[1], Melanie Wegner[2], Klaus D. Tönnies[1] und Anna Celler[3]

[1]Institut für Simulation u. Graphik, Otto-von-Guericke-Universität, 39016 Magdeburg
[2]BrainLAB AG, 85551 Heimstetten
[3]Medical Imaging Research Group, Vancouver Hospital, V6H 3Z6 Vancouver
Email: regina.pohle@isg.cs.uni-magdeburg.de

Zusammenfassung. Die 4D-dSPECT-Technik ist eine neue Möglichkeit zur Erkennung und Beurteilung von Herzerkrankungen. Die Auswertung der Daten erfolgte dabei in einem mehrstufigen Vorgang. So muss zuerst wegen der schlechten Bildqualität eine Reduktion von Rauschartefakten in den Daten vorgenommen werden. Zur eigentlichen Segmentierung des linken Ventrikels wurde eine modellbasierte Segmentierungsmethode entwickelt. Diese besteht in der Anpassung eines Gestaltmodells mittels Frei-Form-Deformation an die Daten. Zur Abschätzung der Güte dieser Segmentierung wurde ein Vergleich mit einer manuellen Segmentierung durchgeführt.

1 Einleitung

Im Gegensatz zum herkömmlichen SPECT, bei dem die Aktivitätswerte über die komplette Aufnahmezeit gemessen werden, wird hierbei ein zeitaufgelöstes Signal rekonstruiert. Dieses erlaubt detaillierte Einblicke in das Aufnahmeverhalten und den Abfluss des injizierten Radiopharmazeutikums. Diese neuartige bildgebende Technik soll zur Diagnostik von Herzerkrankungen herangezogen werden, da hiermit das Durchblutungsverhalten des linken Herzventrikels orts- und zeitaufgelöst dargestellt werden kann.

Die erzeugten Bilder weisen ein sehr niedriges Signal-Rausch-Verhältnis auf. In Abb. 1 werden zwei typische Bildbeispiele für eine mittlere Schicht zu zwei verschiedenen Zeitpunkten im Verlauf der Zeitsequenz gezeigt. In den Bildern erkennt man ganz deutlich das unterschiedliche Zeitverhalten der einzelnen Organe bei der Aufnahme des Radiopharmazeutikums. Aufgrund der großen räumlichen Nähe von Leber- und Herzregion in den Bilddaten (Abb. 1, rechts) ist eine einfache grauwert- bzw. homogenitätsbasierte Segmentierung des linken Ventrikels nicht möglich. Andere Segmentierungsmethoden, die statistische Information benutzen, wie z.B. die Active Shape Models und die Active Appearance Models sind aufgrund der geringen Anzahl bisher verfügbarer Datensätze gleichfalls nicht einsetzbar. Deshalb erfolgt in unserem Ansatz die Segmentierung des linken Herzventrikels mit einer modellbasierten Methode, nachdem wegen der schlechten Bildqualität eine Bildverbesserung durchgeführt wurde [1].

Abb. 1. Beispiele für die verwendeten dSPECT-Datensätze. Links: mittlere Schicht zu Beginn der Zeitsequenz und Mitte: gleiche Schicht 4 Minuten später. Es zeigt sich deutlich, dass im Verlauf der Zeit eine Aktivitätserhöhung in der Leberregion und ein gleichzeitiger Aktivitätsabfall im linken Ventrikel erfolgte. Rechts: 3D-Darstellung der mittleren Aktivitätswerte eines Datensatzes mittels Volumenrendering

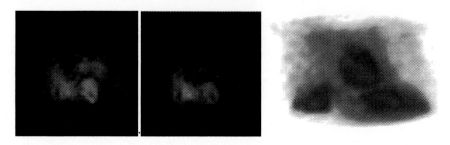

2 Segmentierung des linken Ventrikels

In den dSPECT-Daten, die ausschließlich Organfunktionen darstellen, werden nur solche Herzbereiche abgebildet, die eine intakte Durchblutung aufweisen. Zur Einschätzung der Funktionstüchtigkeit eines Herzens sind aber auch solche Areale von Interesse, die z. B. infolge eines Herzinfarktes nicht mehr intakt sind. Um also aus den dSPECT-Daten anatomische Informationen ableiten zu können, ist zur Segmentierung ein anatomisches Modell erforderlich. Durch Nutzung dieses zusätzlichen Wissens können dann die fehlenden funktionellen Informationen ergänzt werden. Die Segmentierung des linken Ventrikels soll dabei so erfolgen, dass sowohl die Position des Epikards als auch die des Endokards aus den Daten abgeleitet werden kann. Im ersten Schritt wird das Epikard als die äußere Struktur durch ein Gestaltmodell beschrieben.

2.1 Erstellung des Gestaltmodells

Dieses notwendige anatomische Gestaltmodell des linken Ventrikels wurde anhand von manuellen Segmentierungen in sechs unterschiedlichen Datensätzen gewonnen. Dazu wurde zuerst die mittlere Gestalt des linken Ventrikels berechnet, indem für jede manuell segmentierte Gestalt der Schwerpunkt und die Rotation um die z-Achse bestimmt und alle sechs ermittelten Gestalten entsprechend gleich ausgerichtet wurden. Dann wurden für 30 gleichmäßig verteilte Winkel die Konturpunkte auf den einzelnen Oberflächen erfasst und von den korrespondierenden Punkten die jeweils mittlere Position berechnet. Dieses Durchschnittsmodell wurde nachfolgend durch ein Superellipsoid approximiert. Wie in der Abb. 2 links zu sehen ist, lässt sich die Form des Epikards nur sehr grob durch das Superellipsoid annähern. Eine Verfeinerung der Modellanpassung erfolgte schließlich durch eine Free-Form-Deformation.

Abb. 2. Links: Superellipsoid nach Größenanpassung, Mitte: Gestaltmodell nach FFD mit eingezeichnetem Verschiebungsfeld, Rechts: Visualisierung der Veränderung des ursprünglichen Superellipsoids zum Initialmodell

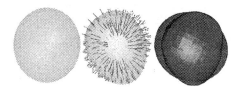

2.2 Free-Form-Deformation (FFD)

Die Free-Form-Deformation wurde bereits von Szeliski und Lavallée [2] zum Matching von 3D-Oberflächen anatomischer Strukturen verwendet. Bei dieser Deformation wird das Superellipsoid in eine Kontrollpunktebox eingebettet. Werden nun einzelne dieser Kontrollpunkte verschoben, so beeinflusst diese Verschiebung auch die Lage der Punkte des eingebetteten Superellipsoids. Die Verbindung zwischen den Objekt- und Kontrollpunktpositionen kann ausgedrückt werden als:

$$F = BP, \tag{1}$$

wobei F eine $N_S x 3$-Matrix der Koordinaten des Superellipsoids ist, P eine $N_P x 3$-Matrix der Koordinaten der Kontrollpunkte und B eine $N_S x N_P$-Deformationsmatrix. N_P ist hierbei die Anzahl der Kontrollpunkte und N_S die Anzahl der Superellipsoidpunkte.

Neue Kontrollpunktpositionen, die den Abstand zwischen den Punkten des manuell erstellten Modells und den Punkten des Superellipsoids minimieren, werden berechnet, indem das Verschiebungsfeld minimiert wird. Dies kann mittels Singulärwertzerlegung der Matrix B gelöst werden. Die genaue Beschreibung dazu findet sich in [3].

Der Einfluss der einzelnen Punktepaare des mittleren Gestaltmodells auf das berechnete Deformationsfeld wurde in unserem Fall dadurch eingeschränkt, dass nur 50% der Singulärwerte, die größer als 0 waren, bei der Methode der kleinsten Quadrate verwendet wurden. Damit wurde die Glattheit des Initialmodells sichergestellt.

2.3 Segmentierung des Epikards

Zur eigentlichen Segmentierung des Epikards muss der Benutzer zuerst das erste und letzte Vorkommen des linken Ventrikels im Datensatz markieren und die maximale Ausdehnung in x- und y-Richtung eingeben. Mit Hilfe dieser sechs Punkte wird dann eine Bounding-Box für das zu erwartende Objekt definiert. Der Mittelpunkt des Initialmodells wird anschließend auf den Box-Mittelpunkt positioniert, und das Modell wird mit einem Vergrößerungsfaktor von 1.2 etwas vergrößert. Durch diese Vergrößerung wird sichergestellt, dass sich keine Bildpunkte des Epikards innerhalb des Modells befinden. Dadurch kann eine Suchrichtung nach innen angenommen werden. Weil das Modell außerdem durch diese

Abb. 3. Beispiele für erzeugte Ventrikel-Segmentierungsergebnisse in vier verschiedenen Testdatensätzen

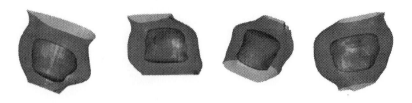

Benutzerinteraktion schon in der Nähe der tatsächlichen Objektgrenzen positioniert wurde, braucht nur noch in der unmittelbaren Nähe nach Konturpixeln gesucht werden. Aus diesen wird wieder anhand einer FFD das Verschiebungsfeld der einzelnen Oberflächenpunkte berechnet. Als Steifheitskriterium wurden 2/3 der kleinsten Singulärwerte eliminiert, um den Einfluss falsch identifizierter Konturpunkte abzuschwächen. Durch diese Art der Spezifikation der Steifheit der Oberfläche war es gleichfalls möglich, den Segmentierungsansatz auch für Bilddaten von Patienten zu verwenden.

2.4   Segmentierung des Endokards

Nach der Epikard-Segmentierung muss der Benutzer zur Endokard-Segmentierung wiederum die erste und letzte Schicht markieren, in der das Endokard vorkommt. Anhand dieser Eingabe werden für alle dazwischenliegenden Schichten die Koordinaten der Ventrikelmittelpunkte berechnet. Mit diesen Mittelpunkten werden dann alle Epikard-Konturpunkte der jeweiligen Schicht durch eine Linie verbunden. Auf diesen Linien erfolgt anhand des größten Gradientenbetrags die Bestimmung der Positionen der jeweiligen Endokard-Konturkandidaten. Diese Kandidaten werden anschließend für die Verformung eines neuen Initialmodells benutzt. Das neue Superellipsoid wird generiert durch Nutzung der Parameter aus dem vorher ermittelten Epikard-Modell. Das Verschiebungsfeld zwischen den Endokard-Konturkandidaten und den korrespondierenden Superellipsoidpunkten wird berechnet, wobei bei der FFD wiederum nur 1/3 der größten Singulärwerte verwendet werden. In Abb. 3 sind einige erzeugte Ventrikel-Modelle zu sehen.

3   Ergebnisse der Segmentierung

Zur Bewertung der Ergebnisse wurden manuelle Segmentierungen von jeweils drei unterschiedlichen Experten für sechs Datensätze verwendet. Die Tests haben gezeigt, dass die Methode trotz der teilweise schlechten Datenqualität sehr gute Segmentierungsergebnisse liefert. Die ermittelte mittlere Abweichung korrespondierender Oberflächenpunkte betrug sowohl für das Epikard als auch für das Endokard 1 Pixel im Vergleich zu dem mittleren Modell der manuellen Segmentierung. Diese Fehler lagen damit in dem selben Bereich wie die Unterschiede zwischen den einzelnen manuellen Segmentierungen.

Eine weitere Untersuchung beschäftigte sich mit dem Einfluss der Iterationszahl bei der FFD auf das Ergebnis. Es konnte festgestellt werden, dass mit steigender Iterationsanzahl der Einfluss falsch-segmentierter Konturpunkte auf das Ergebnis zunimmt. Aus diesem Grund wird die FFD nur mit einer Iteration durchgeführt.

Tests mit simulierten Bildern von einem Patientenphantom haben gleichfalls gute Ergebnisse geliefert. Dies war dadurch möglich, dass nur eine kleinere Anzahl der Singulärwerte bei der FFD genutzt wurde. Durch die Auswahl der Anzahl der verwendeten Werte ließ sich die Steifheit des Modells variieren. Dadurch wurde eine Minimierung der Untersegmentierung der nicht vom Blut durchflossenen Herzbereiche gewährleistet. Einzelheiten der Tests sind ausführlich in [4] beschrieben.

4   Diskussion und Ausblick

Anhand der Segmentierung der dSPECT-Daten konnte gezeigt werden, dass es mitunter bei unzureichenden Informationen in den Daten sinnvoll ist, die Erwartungshaltung des Benutzers in das Modellwissen zu integrieren. Dieses Modell kann dann an die Daten angepasst werden, wodurch sich das Segmentierungsproblem lösen lässt. Ein Problem besteht jedoch noch darin, ein ausgewogenes Maß zwischen den Modellannahmen und den Informationen zu finden, was in diesem Fall über die Anzahl der genutzten Singulärwerte gesteuert werden konnte.

Die Ergebnisse der Segmentierung können nun in das Rendering-System zur Visualisierung der dSPECT-Bilder integriert werden, um die Wahrnehmung und Interpretation dieser Bilddaten für den Arzt zu verbessern. Hier sind z. B. hybride Visualisierungen realer Datensätze und segmentierter Ergebnisse und die Abbildung der Durchblutungsparameter auf der segmentierten Oberfläche denkbar.

Literaturverzeichnis

1. Pohle, R., Tönnies K.D., Celler, A.: 4d-Segmentierung von dSPECT-Daten des Herzens. Bildverarbeitung für die Medizin, Erlangen, Tagungsband, Springer, S.176–180, 2003.
2. Szeliski, R., Lavallée, S.: Matching 3-D anatomical surfaces with non-rigid deformations using octree-splines, Proc. of the IEEE Workshop on Biomedical Image Analysis, Seattle, pp. 144–153, 1994.
3. Bardinet, E., Cohen, L.D., Ayache, N.: Tracking and motion analysis of the left ventricle with deformable superquadrics. Medical Image Analysis, No. 2, pp: 129–149, 1996.
4. Wegner, M., Segmentierung von Leber und linkem Ventrikel in 4D-dSPECT-Daten. Diplomarbeit, Otto-von-Guericke-Universität, Magdeburg, 2003.

Semi-automatische Segmentierung von Risikoorganen mit Hilfe von aktiven Konturmodellen für die adaptive Therapieplanung

Gerhard Lechsel und Rolf Bendl

Abteilung für Medizinische Physik in der Strahlentherapie,
Deutsches Krebsforschungszentrum, 69120 Heidelberg
E-Mail: g.lechsel@dkfz-heidelberg.de

Zusammenfassung. In der vorliegenden Arbeit wurde ein aktives Konturmodell (Active Contour Model, ACM) für die semi-automatische Segmentierung relevanter Strukturen in medizinischen Bilddaten für die Therapieplanung implementiert. Eine vorgegebene Initialkontur, die innerhalb des zu segmentierenden Organs platziert wird, dehnt sich dreidimensional aus, bis sie durch Kanten in den Bilddaten gestoppt wird. Lücken in den Bilddaten werden durch eine Glattheitsbedingung ausgeglichen. Eine Änderung der Topologie der Kontur während der Ausdehnung wird durch ein Reparametrisierungsverfahren ermöglicht, der verwendete Algorithmus beruht auf dem von McInerney und Terzopoulos [1] vorgeschlagenen Verfahren der Zerlegung in affine Zellen (Affine Cell Image Decomposition, ACID).

1 Problemstellung

Die moderne Strahlentherapie ist ein wichtiger Bestandteil der Krebsbehandlung. Ihr Ziel ist es, eine therapeutisch wirksame Dosis am Tumor zu konformieren und gleichzeitig das umliegende Normalgewebe und die Risikoorgane so gering wie möglich zu belasten. Mit den neuen Behandlungsmethoden, wie der intensitätsmodulierten Strahlentherapie und der damit verbundenen inversen Bestrahlungsplanung, kann dieses Ziel verwirklicht werden. Vor Therapiebeginn werden mit bildgebenden Verfahren wie der Computertomographie oder der Magnetresonanztomographie Datensätze erstellt, anhand derer Tumor und Risikoorgane lokalisiert werden. In der klinischen Therapieplanung erfolgt die Segmentierung der therapierelevanten Strukturen üblicherweise manuell und nur einmal unabhängig von der Anzahl der Fraktionen einer Strahlenbehandlung. Lageveränderungen der Organe aufgrund unterschiedlicher Füllung der Hohlorgane, Volumenveränderungen in Folge der Bestrahlung oder Positionierungsfehler werden durch zusätzliche Sicherheitsabstände bei der Segmentierung berücksichtigt. Eine weitere Präzisierung der Strahlentherapie soll künftig durch eine adaptive Planung erreicht werden. Hierzu soll kurz vor jeder Fraktion ein

3D-Bilddatensatz vom Patienten aufgenommen und die Planung an die veränderte Lage der Organe angepasst werden. Dafür steht nur ein sehr kurzes Zeitfenster zur Verfügung und es werden daher schnelle und robuste Segmentierungsverfahren benötigt.

2   Stand der Forschung

Modellbasierte Verfahren sollen diesen Vorgang beschleunigen und reproduzierbar machen. Vorwissen über Anatomie und Form des zu segmentierenden Objektes werden von diesen Verfahren genutzt, um unvollständige und verfälschte Bildinformationen wie Bildartefakte, die durch Rauschen und Partialvolumeneffekt verursacht werden, auszugleichen.

Bei den modellbasierten Ansätzen unterscheidet man im Wesentlichen zwischen top-down und bottom-up Verfahren [2]. Bei den ersteren beschreibt man die zu segmentierenden Strukturen global, wie z. B. bei den Active Shape Models ASM und Active Appearance Models bei Cootes und Taylor [3] durch ein statistisches Modell. Bei den letzteren Verfahren versucht man, aus den Bilddaten das gesuchte Objekt zu extrahieren.

Für einen flexiblen Einsatz der Segmentierung in der Therapieplanung sind bottom-up Verfahren geeigneter, da für deren Verwendung keine komplexen Modelle erstellt werden müssen. Die aktiven Konturmodelle (Active Contour Models, ACM), passen eine Oberfläche unter Berücksichtigung bestimmter Randbedingungen an die Bilddaten an. Zu diesen aktiven Konturmodellen zählen die von Kass et al. [4] entwickelten Snakes. Grundlage der Snakes-Technik ist die Minimierung eines Energiefunktionals.

Diese klassischen Snakes haben eine feste Topologie. Neuere Methoden erlauben eine Änderung der Topologie während der Segmentierung. Malladi, Sethian und Vemuri [5] verwenden bei ihrem Level-Set Verfahren dazu eine implizite Formulierung der Oberfläche. Ein anderer Ansatz wird von McInerney und Terzopoulos [1] verfolgt. Das Reparametrierungsverfahren der topologischen Snakes (T-Snakes) erfolgt durch Schnitt der Kontur mit einem affinen Gitter (ACID).

3   Methoden

Ziel dieser Arbeit war es, ein robustes interaktives Werkzeug zur Beschleunigung der Segmentierung von Risikoorganen zu implementieren. Hierfür wurde der von McInerney und Terzopoulos [1] vorgestellte Ansatz der topologischen Snakes als Grundlage verwendet und erweitert, da dieses Verfahren für eine mögliche Erweiterung und eine Verbindung mit anderen Methoden durch seine explizite Darstellung besser geeignet ist als eine implizite Formulierung der Kontur durch ein Level-Set Verfahren.

Hierbei wird in der derzeitigen Implementierung eine Startkontur innerhalb des gesuchten Organs platziert. Entsprechend dem aktiven Konturmodell, dehnt sich die Startkontur unter Einfluss einer Inflationskraft ρ aus. Durch den Einfluss weiterer Kräfte, wie der Merkmalskraft f (aus den Bildinformationen) und einer inneren Energie der Kontur $\boldsymbol{k}$ (Krümmung der Kontur), passen sich die Konturpunkte $\boldsymbol{x}$ an die Objektgrenzen an:

$$\Delta\boldsymbol{x} = w_1\boldsymbol{\rho} + w_2\boldsymbol{f} + w_3\boldsymbol{k} \ . \tag{1}$$

Die Parameter w_1, w_2 und w_3 sind Wichtungsfaktoren. Die Kontur erreicht ihre endgültige Form, wenn die Inflationskraft durch die anderen Kräfte kompensiert wird.

Die Reparametrierung der Kontur während der Segmentierung erfolgt nach einer vorgegebenen Anzahl von Iterationen. Dabei werden die neuen Konturpunkte durch Schnitt mit einem Gitter ermittelt, das durch Zerlegung des Bildes in affine Zellen entsteht. Durch die Verwendung eines Simplex-Gitters ist diese Reparametrierung eindeutig.

4   Wesentlicher Fortschritt durch den Beitrag

Innerhalb des am DKFZ verwendeten Planungssystems ist der Benutzer in der Lage, mit wenigen einstellbaren Parametern wichtige planungsrelevante Strukturen interaktiv über mehrere Schichten hinweg zu segmentieren. Besonderer Schwerpunkt bei der Implementierung lag auf der Bedienbarkeit des Verfahrens durch den Strahlentherapeut, d. h., das Verfahren muss nach einer Veränderung der Parameter durch den Benutzer das Ergebnis der Segmentierung möglichst schnell ermitteln und darstellen.

Zur Beschleunigung der Segmentierung kann durch einen zusätzlich vom Benutzer einstellbaren Parameter das Gitter für die Simplex-Zerlegung schrittweise verfeinert werden. Dadurch dehnt sich die Kontur zu Beginn schneller aus, da sie aus weniger Punkten besteht und die Schrittweite, die bzgl. des Gitters definiert ist, größer wird.

Mit zwei weiteren Parametern können die Wichtungsfaktoren für die Merkmalskraft w_2 und die Krümmungskraft w_3 der Bewegungsgleichung für das aktive Konturmodell eingestellt werden. Eine Veränderung dieser Parameter führt unmittelbar zu einer Anpassung des Segmentierungsergebnisses.

Die Ausdehnung einer Kontur wird vor allem durch die Merkmalskraft beeinflusst, die im Wesentlichen auf der Kanteninformation in den Bilddaten beruht. Für die Ausdehnung in einer Schicht werden die Merkmalsbilder für die Ausdehnung in x- bzw. y-Richtung getrennt berechnet.

Die innere Kraft $\boldsymbol{k}_i$ in einem Punkt $\boldsymbol{x}_i$ der Kontur wird mit der Formel

$$\boldsymbol{k}_i = \frac{1}{2N} \sum_{n=1}^{N}(\boldsymbol{x}_{i+n} + \boldsymbol{x}_{i-n}) - \boldsymbol{x}_i \tag{2}$$

berechnet, wobei i der Index eines Punktes der Kontur ist und die Punkte geordnet sind. Anschaulich entspricht die Krümmung einem Vektor zum Mittelpunkt der $2N$ nächsten Nachbarn. Für $N = 1$ ist $\boldsymbol{k}_i$ eine Näherung für die zweite Ableitung. Die innere Kraft wird für $N > 1$ über einen größeren Bereich der Kontur berechnet. Dadurch werden eine ungleichmäßige Verteilung der Punkte,

Abb. 1. Segmentierungsbeispiel der Blase. Merkmalsbilder für Ausdehnung in (a) x-Richtung, (b) y-Richtung. (c) Startkontur. (d) Ergebnis nach 300 Iterationen.

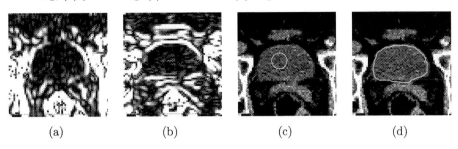

(a)   (b)   (c)   (d)

die durch die Reparametrisierung entsteht, und größere Lücken in den Kanten-informationen besser ausgeglichen.

Die Ausdehnung in benachbarte Schichten muss aufgrund der geringeren Auflösung der Bilddaten in z-Richtung gesondert betrachtet werden. Eine Kontur dehnt sich in eine benachbarte Schicht aus, wenn die Grauwerte der inneren Voxel dieser Kontur zu den benachbarten Grauwerten keine zu große Abweichung haben. Die erlaubten Grauwertunterschiede werden dabei ebenfalls durch den Wichtungsfaktor für die Merkmalskraft vorgegeben.

5 Ergebnisse

Das implementierte Verfahren erfüllt die Erwartungen bezüglich Schnelligkeit und Robustheit. Das Ergebnis ist weitgehend unabhängig von der Position und Form der Startkontur innerhalb des zu segmentierenden Organs. Dadurch ist es möglich einfache Startkonturen zu verwenden, die vom Benutzer beliebig innerhalb des gesuchten Organs platziert werden können. Die Parameterwahl ist abhängig vom zu segmentierenden Organ, der Bildmodalität (CT oder MR), der Verwendung von Kontrastmittel während der Aufnahme und der Qualität des Datenmaterials.

Der Zeitbedarf für eine Segmentierung ist abhängig von der Größe des Organs und der Wahl der Startkontur. Die Segmentierung eines Organs dauert wenige Sekunden. In einem Datensatz mit 80 Schichten und einer Auflösung von 256×256 Pixel benötigt der Algorithmus zur Segmentierung einer Blase (etwa 10 000 Voxel) ca. 2 000 Iterationen, wenn nur in einer einzelnen Schicht eine Startkontur (Kreis mit Durchmesser von 10 Voxel). Die Zellengröße für den Reparametrisierungsschritt wurde auf 2×2 Voxel festgesetzt und die Krümmung jeweils über die vier nächsten Nachbarn bestimmt. Auf einem PC mit einem 3 GHz Pentium 4 Prozessor benötigt der Algorithmus dafür ca. 10 Sekunden. Der Zeitbedarf nimmt ab, je näher die Startkontur am Rand eines Organs liegt. Wird als Startkontur ein Zylinder mit gleichem Durchmesser definiert, der sich über alle relevanten Schichten erstreckt, sind nur 300 Iterationen notwendig, um ein vergleichbares Segmentierungsergebnis zu erhalten. Die Rechenzeit dafür beträgt ca. 3 Sekunden (Abb. 1).

Für das Merkmalsbilds hat sich die Verwendung eines schichtweise Gauss-geglätteten und mit einem Sobel-Operator erzeugten Gradientenbildes als gut erwiesen. Das Erlernen der Segmentierung mit diesem Tool ist intuitiv, da der Benutzer ein schnelles Feedback auf eine Veränderung der Parameter bekommt.

6 Diskussion

Das auf dem T-Snakes Model basierende Verfahren ist für den Einsatz in der Therapieplanung geeignet. Bei der Implementierung wurden die drei wesentlichen Kriterien (Genauigkeit, Reproduzierbarkeit, Effizienz) eines interaktiven Segmentierungsverfahrens, wie sie von Olabarriaga und Smeulders [6] formuliert wurden, berücksichtigt.

Die separate Behandlung der Ausdehnung einer Kontur in z-Richtung trägt der meist geringeren Auflösung medizinischer Bilddaten zwischen den Schichten Rechnung. Durch die Mittelung der Krümmung über mehr als nur die beiden nächsten Nachbarn eines Punktes, wie bei McInerney und Terzopoulos [1] vorgeschlagen, sollen größere Lücken in den Bilddaten besser ausgeglichen werden. Auch die getrennte Berechnung der Merkmalsbilder für die Ausdehnung in x- bzw. y-Richtung trägt zu einer verbesserten Genauigkeit der Segmentierung bei.

Die interaktive Segmentierung erhöht zudem die Reproduzierbarkeit. Im Gegensatz zu einer manuellen Segmentierung ist durch die Verwendung einstellbarer Parameter und der weitgehenden Unabhängigkeit des Ergebnisses von der Startkontur eine verbesserte Objektivität der Segmentierung erreichbar.

Die Effizienz eines interaktiven Segmentierungsverfahrens ist dadurch gegeben, dass der Benutzer ein unmittelbares Ergebnis einer Parameterveränderung erhält. Die Schnelligkeit des Verfahrens erlaubt eine angemessene Antwortzeit des Algorithmus auf eine Interaktion. Dabei ist die Bedeutung der Parameter für einen Benutzer verständlich und eine Bedienung dadurch einfach erlernbar.

Eine umfangreichere Auswertung steht noch aus. Insbesondere der Einfluss der Merkmalsbilder auf die Segmentierung soll noch näher untersucht werden.

Literaturverzeichnis

1. McInerney T, Terzopoulos D: T-snakes: Topology adaptive snakes. Med Image Anal 4(2):73–91, 2000.
2. McInerney T, Terzopoulos D: Deformable models in medical image analysis: a survey. Med Image Anal 1(2):91–108, 1996.
3. Cootes TF, Taylor CJ: Statistical models of appearance for medical image analysis and computer vision. Proc SPIE Med Img: 236–248, 2001.
4. Kass M, Witkin A, Terzopoulos D: Snakes: Active Contour Models. Int J Comput Vis 1(4):321–331, 1988.
5. Malladi R, Sethian JA, Vemuri BC: Shape Modeling with Front Propagation: A Level Set Approach. IEEE Trans on Pattern Anal and Machine Intell 1995.
6. Olabarriaga SD, Smeulders AWM: Interaction in the segmentation of medical images: A survey. Med Image Anal 5:127–142, 2001.

Empirische Vergleichsmaße für die Evaluation von Segmentierungsergebnissen

Tobias Heimann, Matthias Thorn, Tobias Kunert und Hans-Peter Meinzer

Abteilung für Medizinische und Biologische Informatik,
Deutsches Krebsforschungszentrum, 69120 Heidelberg
Email: t.heimann@dkfz.de

Zusammenfassung. In diesem Beitrag entwickeln wir eine Methodik zum umfassenden und objektiven Vergleich von Segmentierungsergebnissen. Dazu wurde zuerst die Verwendung bestehender Gütemaße in der Literatur analysiert. Die unterschiedlichen empirischen Maße wurden kategorisiert und auf ihre Einsatzfähigkeit in der medizinischen Bildverarbeitung überprüft. Die erfolgversprechendsten Methoden wurden in einer klinischen Studie auf ihre Korrelation miteinander untersucht, um die kleinstmögliche Menge von komplementären Maßzahlen zu erhalten.

1 Einleitung

Im Zuge der steigenden Bedeutung der Qualitätssicherung in der Medizin darf die Validierung von Segmentierungsverfahren nicht vernachlässigt werden. Die Reproduzierbarkeit und Genauigkeit der Ergebnisse sind letztendlich mitentscheidend für die Güte der Patientenversorgung. Interessant ist hierbei nicht nur die Frage, welche Qualität automatische Segmentierungsverfahren im Vergleich zu manuellen Methoden erzielen, sondern auch, inwiefern die Ergebnisse zwischen unterschiedlichen automatischen oder manuellen Verfahren variieren. Um eine allgemeine und objektive Bewertung dieser Fragestellungen zu ermöglichen, führt kein Weg an quantitativen, mathematisch fundierten Methoden vorbei. In der Praxis sind die geeigneten Gütemaße jedoch oft unbekannt oder werden falsch eingeschätzt, da z.B. der Einfluss spezifischer Parameter übersehen wird. Dieser Beitrag stellt die unterschiedlichen Evaluationsmethoden vor, arbeitet Gemeinsamkeiten und Unterschiede heraus und präsentiert letztendlich eine Systematik zum umfassenden Vergleich von Segmentierungsergebnissen.

2 Stand der Forschung

Für die Evaluation von Segmentierungsverfahren gibt es einige grundsätzlich unterschiedliche Herangehensweisen [1]: Analytische Methoden bewerten die Segmentierungsalgorithmen direkt, indem sie Eigenschaften wie Funktionsweise, Anforderungen, Anwendungsbereiche und Komplexität untersuchen. Empirische Methoden bewerten die Algorithmen anhand von Segmentierungsergebnissen, die auf speziellen Testbildern erzielt worden sind. Dabei gibt es zwei Möglichkeiten: Zum einen kann das Ergebnis an festgelegten Qualitätsmaßstäben gemessen werden (Goodness-Methoden), zum anderen kann die Abweichung von einem idealen Ergebnis gemessen werden (Diskrepanz-Methoden). Applikationsbezogene Methoden dagegen bewerten Segmentierungsalgorithmen anhand ihres Nutzwertes für eine bestimmte Anwendung.

Der vorliegende Beitrag konzentriert sich aufgrund der vielseitigen Einsatzmöglichkeiten und großen Popularität auf die Klasse der empirischen Diskrepanz-Methoden. In der medizinischen Bildverarbeitung wird dabei i.A. das Segmentierungsergebnis der zu überprüfenden Methode mit einem als richtig anerkannten Goldstandard verglichen.

Eine der einfachsten Möglichkeiten, zwei Segmentierungsergebnisse A und B miteinander zu vergleichen, ist die Größe der Schnittmenge $(A \cap B)$, auch bekannt als Simple Matching Coefficient [2]. Im dreidimensionalen Fall entspricht das dem von beiden Körpern geteilten Volumen, im zweidimensionalen Fall der gemeinsamen Fläche. Der Dice-Koeffizient [3], auch Sorensen- oder Czekanowski-Koeffizient genannt, normalisiert diesen Wert auf einen Bereich von 0 bis 1:

$$C_D = \frac{2|A \cap B|}{|A| + |B|} \tag{1}$$

Eng verwandt damit ist der etwas konservativere Tanimoto-Koeffizient [4], der auch als Jaccard-Koeffizient bekannt ist:

$$C_T = \frac{|A \cap B|}{|A \cup B|} \tag{2}$$

Der Kappa-Wert bezieht auch die zufällige oder statistisch zu erwartende Schnittmenge mit in die Berechnung ein. Dazu muss zusätzlich eine Region of Interest R definiert werden, die A und B umschließt. Aus der beobachteten Übereinstimmung P_0 und der erwarteten Übereinstimmung P_e, gegeben durch

$$P_0 = \frac{|(A \cap B) + (\bar{A} \cap \bar{B})|}{|R|} \text{ und } P_e = \frac{|A||B| + |\bar{A}||\bar{B}|}{|R|^2} \tag{3}$$

lässt sich dann der Kappa-Wert wie folgt definieren:

$$\kappa = \frac{P_0 - P_e}{1 - P_e} \tag{4}$$

Anstatt die Ähnlichkeit zweier Segmentierungen anhand der Schnittmenge zu bewerten, kann man auch die Distanz zwischen den beiden Oberflächen zum Vergleich heranziehen. So ist die Hausdorff-Distanz definiert als [5]:

$$H(A, B) = \max\{\boldsymbol{h}(A, B), \boldsymbol{h}(B, A)\} \text{ mit } \boldsymbol{h}(A, B) = \max_{a \in A} \min_{b \in B} d(a, b) \tag{5}$$

wobei A und B hier die Punktmengen der beiden Oberflächen darstellen und $d(a, b)$ eine Distanz zwischen zwei Punkten. Die Hausdorff-Distanz entspricht

Abb. 1. Grafische Darstellungen der Distanzverteilung: (a) Lokale Distanzunterschiede zwischen Würfel und Kugel; helle Punkte entsprechen hohen Distanzen. (b) Für jede Distanz ist der Anteil aller Punkte abzulesen, die diesen Abstand überschreiten.

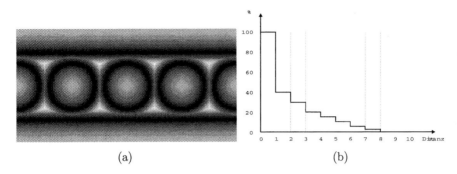

(a)   (b)

damit der maximalen Abweichung zwischen zwei Segmentierungen. Die durchschnittliche Oberflächendistanz lässt sich wie folgt berechnen:

$$\frac{\sum_{a \in A} \min_{b \in B} d(a,b) + \sum_{b \in B} \min_{a \in A} d(b,a)}{|A| + |B|} \tag{6}$$

Bei beiden Distanzmaßen fällt auf, dass die Entfernungen jeweils in beide Richtungen gemessen werden. Dieser Schritt ist notwendig, um das Symmetrie-Kriterium einer Metrik zu erfüllen, da sich von A nach B u.U. andere Punktkorrespondenzen mit anderen Distanzen entwickeln als von B nach A.

3 Material und Methoden

Die in der Literatur beschriebenen Vergleichsmaße wurden in vier Kategorien unterteilt: Überlappungsmaße, Oberflächendistanzen, Formdeskriptoren und Deformationsenergien. Jede Kategorie wurde auf ihre Eignung für die medizinische Bildverarbeitung untersucht, wobei diese i.A. unabhängig von bestimmten Modalitäten und Szenarien bewertet werden kann.

Um einen Überblick zu gewinnen, welche Methoden in der wissenschaftlichen Gemeinschaft populär sind, wurden 40 ausgewählte Publikationen der BVM-Tagungen aus den vergangenen drei Jahren analysiert. Alle untersuchten Veröffentlichungen beschäftigen sich mit neuen Segmentierungsverfahren in der medizinischen Bildverarbeitung und liefern potentiell auswertbare Ergebnisse.

Eine Auswahl von Gütemaßen wurde schließlich in einer objektorientierten Evaluationssoftware implementiert. Im Einzelnen handelt es sich dabei um die in Abschnitt 2 vorgestellten Maße: Tanimoto- und Dice-Koeffizient, Kappa-Wert, durchschnittliche Oberflächendistanz und Hausdorff-Distanz. Die Software kann sowohl mit grafischer Oberfläche als auch als Skript gestartet werden, um unterschiedlichen Anforderungen (interessante Einzelfälle oder hohes Datenaufkommen) gerecht zu werden. Zur Visualisierung der Oberflächendistanzen in der grafischen Variante wurden zwei neue Konzepte realisiert: Die Projektion der

Tabelle 1. Pearson-Korrelationskoeffizienten zwischen unterschiedlichen Vergleichs-
maßen, berechnet über 5280 Einzelvergleiche.

Vergleichsmaße	Korrelation
Tanimoto – Dice	1,00
Tanimoto – Kappa	0,98
Dice – Kappa	0,98
Tanimoto – Mittlere Distanz	-0,40
Tanimoto – Hausdorff	-0,14
Mittlere Distanz – Hausdorff	0,68

Abstände auf eine 2D-Karte zur lokalen Auswertung (Abb. 2(a)) und die Darstellung in einem akkumulierten Histogramm zur globalen Auswertung (Abb. 2(b)).

In einer Studie mit 12 Medizinstudenten wurden von jedem Probanden in
vier Durchläufen fünf unterschiedliche Volumen-Datensätze segmentiert. Jedes
Volumen bestand dabei aus fünf aufeinanderfolgen Schichten einer Leber-CT-
Aufnahme mit 3mm Schichtabstand. Ein Inter-Observer-Vergleich zwischen allen Probanden setzte sich damit aus 5280 unterschiedlichen Einzelvergleichen
zusammen, in denen für jedes implementierte Gütemaß ein Ergebnis berechnet
wurde. Alle Ergebnisse wurden mit dem Kolmogorov-Smirnov-Test auf Normalverteilung untersucht und der Pearson-Korrelationskoeffizient zwischen den unterschiedlichen Maßen berechnet.

4   Ergebnisse

Die Literaturrecherche hat ergeben, dass 60% der BVM-Autoren empirische
Vergleichsmaße zur Auswertung verwenden, 15% benutzen applikationsbezogene Methoden und ein Viertel verzichtet auf eine Evaluation (Abb. 3(a)). Die
populärsten empirischen Vergleichsmaße sind – zumindest im deutschen Sprach-
raum – die mittlere und die maximale Oberflächendistanz, wobei letztere der
Hausdorff-Distanz entspricht. Unter den Überlappungsmaßen sticht der Tanimoto-Koeffizient hervor, alle anderen Methoden tauchen nur selten auf.

Wenn man die Ergebnisse zeitlich sortiert, wird eine interessante Entwicklung sichtbar (Abb. 3(b)): Offensichtlich ist die Evaluation von Segmentierungsverfahren erst in den letzten beiden Jahren ins Bewusstsein der wissenschaftlichen Gemeinschaft vorgedrungen. Während vor drei Jahren noch nicht einmal
die Hälfte der Veröffentlichungen quantitativ ausgewertet wurde, waren es zwei
Jahre später bereits über 90%. Der Anteil applikationsbezogener Methoden ist
dabei am stärksten gestiegen, aber auch für empirische Methoden zeichnet sich
ein deutlicher Trend nach oben ab.

Die Ergebnisse der Studie zeigen, dass Tanimoto, Dice und Kappa wie erwartet stark korrelieren (Tab. 1). Aus diesen drei wurde der Tanimoto-Koeffizient
stellvertetend für alle Überlappungsmaße mit der durchschnittlichen und maximalen Distanz verglichen, wobei nur eine schwache Korrelation sichtbar wurde.
Auch die beiden Distanzmaße sind untereinander nur mittelmäßig korreliert.

Abb. 2. Verwendete Evaluationsmethoden aus 40 Publikationen (a) und deren zeitliche Entwicklung (b).

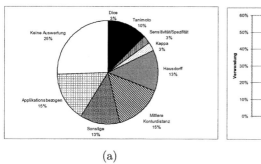
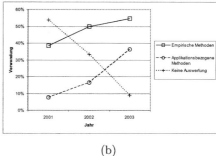

(a)   (b)

5   Diskussion

Von den in der Literatur beschriebenen Evaluationsverfahren sind für die medizinische Bildverarbeitung nicht alle gleichermaßen geeignet. Zu den aussagekräftigsten und gleichzeitig am vielseitigsten zu verwendenden zählen die empirischen Diskrepanzmethoden. Um eine hohe Akzeptanz dieser Verfahren bei Medizinern zu erreichen, sollten jedoch nur Vergleichsmaße mit direktem Bezug zur Wirklichkeit verwendet werden. Für die in diesem Beitrag vorgestellten Kategorien trifft diese Anforderung auf Überlappungsmaße und Oberflächendistanzen zu. Wie die Ergebnisse der Studie zeigen, sind zur umfassenden Evaluation von Segmentierungsergebnissen mindestens drei Vergleichsmaße nötig: Eines aus der Gruppe der Überlappungsmaße (z.B. Tanimoto-Koeffizient), die durchschnittliche Oberflächendistanz und die Hausdorff-Distanz. Alle drei Maße sind untereinander nur schwach bis mittelmäßig korreliert und berechnen damit jeweils unterschiedliche Aspekte der Übereinstimmung. Sie können somit als orthogonale Achsen eines einzigen Bewertungssystems aufgefasst werden, welches wir für einen umfassenden und nachvollziehbaren Vergleich von Segmentierungsergebnissen zur Benutzung empfehlen.

Literaturverzeichnis

1. Zhang YJ: A Survey on Evaluation Methods for Image Segmentation. Pattern Recognition 29(8):1335–1346, 1996.
2. van Rijsbergen CJ: Information Retrieval. Butterworths, London, 1979.
3. Dice LR: Measures of the Amount of Ecologic Associations between Species. Journal of Ecology 26, 1945.
4. Tanimoto TT: An Elementary Mathematical Theory of Classification and Prediction. IBM Research, 1958.
5. Veltkamp RC: Shape Matching: Similarity Measures and Algorithms. Procs. Shape Modelling International:188–197, 2001.

Kantenerhaltende Glättung medizinischer Bilddaten zur Optimierung automatischer Segmentierungsverfahren

Jürgen Braun, Marius Laumans, Klaus Haarbeck und Thomas Tolxdorff

Institut für Medizinische Informatik, Biometrie und Epidemiologie
Charité - Universitätsmedizin Berlin, Campus Benjamin Franklin
Email: juergen.braun@medizin.fu-berlin.de

Zusammenfassung. Klinisches Bildmaterial für ein zur Diagnoseunterstützung eingesetztes automatisches, histogrammbasiertes Segmentierungsverfahren wurde mit Hilfe eines kantenerhaltenden Glättungsfilters vorverarbeitet, um die Qualität der Segmentierung zu optimieren. Die Adaption der Filtereinstellungen erfolgte anhand ausgewählter Datensätze, die eine größtmögliche Variation der zu analysierenden Pathologie wiedergaben. Nachfolgende Segmentierungen zeigten für vorverarbeitetes Bildmaterial gegenüber der Verwendung ungefilterter Daten eine verbesserte Gewebezuordnung aufgrund einer verringerten Zahl physiologisch nicht sinnvoller Unterstrukturen. Nach Glättung konnten pathologische Strukturen mit vergleichbarer Sensitivität und unverändert hoher Spezifität segmentiert werden.

1 Einleitung

Als Folge der stetigen Entwicklung neuer und immer schnellerer Aufnahmemethoden in der Magnetresonanztomographie (MRT) zur Ermittlung funktioneller oder physiologischer Eigenschaften, wachsen die anfallenden Datenmengen stark an. Den Radiologen obliegt im allgemeinen die Aufgabe, die stetig steigende Informationsmenge objektiv zu analysieren.

Zur Diagnoseunterstützung wurden daher eine Vielzahl halbautomatischer und automatisierter Segmentierungsverfahren entwickelt [1,2,3]. Trotz der Verwendung von zusätzlichen Verschmelzungsalgorithmen [4] besteht ein oftmals nicht ausreichend gelöstes Problem dieser Verfahren in der Übersegmentierung, d.h. der Ermittlung einer physiologisch nicht sinnvollen Zahl unterschiedlicher Gewebetypen. Für ein zur Diagnoseunterstützung eingesetztes automatisches Segmentierungsverfahren [5] wird gezeigt, daß die Anzahl übersegmentierter Gewebe durch Anwendung eines auf anisotroper Diffusion (AID) basierenden Verfahrens [6] zur kantenerhaltenden Glättung reduziert werden und die Qualität der Segmentierung verbessert werden kann.

Abb. 1. (1) T_2w-Bild, (2) ADC-Map und (3) DW-Bild eines Cortexinfarktes vor Filterung. (4)-(6) dieselben Bilder nach Filterung mit t = 5, $\sigma = 3$ [(4) T_2w-Bild (K = 4), (5) ADC-Map (K = 8) und (6) DW-Bild (K = 2)].

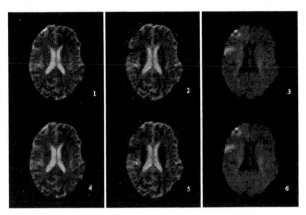

2   Methoden

Zur kantenerhaltenden Glättung wurde ein auf anisotroper Diffusion beruhender Filter nach Perona und Malik [6] implementiert. Die Optimierung der Filterparameter σ (Gauss'scher Weichzeichner), K (Kantenparameter) und t(Anzahl der Iterationen) wurde getrennt für jeden Eingabebildtyp durchgeführt. Als Bildmaterial diente eine Kombination von MRT-Bildern von Schlaganfallpatienten. Dazu zählten T_2-gewichtete (T_2w), diffusionsgewichtete (DW), und berechnete Bilder des apparenten Diffusionskoeffizienten (ADC) [7]. Um der Variabilität in der Erscheinung von Hirninfarkten Rechnung zu tragen, erfolgte die Optimierung von σ, K und t an einem (1) Cortexinfarkt, (2) einem kleinflächigen zusammenhängenden Infarkt, (3) einem kleinflächigen verstreuten Infarkt, (4) einem ausgedehnten Mediainfarkt und (5) einem akuten Hirninfarkt bei gleichzeitig vorliegendem chronischen Infarkt.

Zur Segmentierung wurde ein automatisches, histogrammbasiertes Verfahren [5] eingesetzt. Der Goldstandard für die Analyse der Infarktgebiete wurde von einem Radiologen durch manuelle Segmentierung festgelegt. Die Güte der Seg-

Komb.	Diffusionskonstante K	Clusterzahl	Sensitivität	Spezifität
I	$K_{T2w}=4$, $K_{ADC}=8$, $K_{DWI}=2$	15.40±1.52	0.81±0.24	0.99±0.01
II	$K_{T2w}=4$, $K_{ADC}=16$, $K_{DWI}=2$	13.80±1.92	0.69±0.40	0.99±0.01
III	$K_{T2w}=4$, $K_{ADC}=16$, $K_{DWI}=2$	14.60±1.82	0.74±0.31	0.99±0.01
-	ohne Filterung mitAID	20.60±6.35	0.80±0.25	0.99±0.01

Tabelle 1. Ergebnisse der Optimierung der Filterparameter an 5 unterschiedlich ausgeprägten Hirninfarkten. Vergleichend sind die Segmentierungsergebnisse nach Filterung mit drei verschiedenen Kombinationen von K und die Ergebnisse ohne Filterung mit AID dargestellt.

Tabelle 2. Vergleich der Segmentierungsergebnisse ohne und mit Filterung durch AID.

	Clusterzahl	Sensitivität	Spezifität
Segmentierung *ohne* Filterung	19.66 ± 5.62	0.58 ± 0.22	1 ± 0.01
Segmentierung *mit* AID-Filter	16.15 ± 2.82	0.56 ± 0.22	1 ± 0.01

mentierung für die Infarktregionen wurde mit und ohne Filterung durch AID anhand von Spezifität und Sensitivität gegen den Goldstandard quantifiziert.

Aus Tabelle 1 folgt, daß Kombination I die besten Ergebnisse liefert. Damit konnte bei nahezu unveränderter Sensitivität und Spezifität die Anzahl segmentierter Gewebe um 25 % reduziert werden. Abbildung 1 zeigt am Beispiel des Cortexinfarktes das Ergebnis der AID-Filterung für einen Datensatz bestehend aus T_2w-, ADC- und diffusionsgewichteten Bildern. Es wurden insgesamt 27 Patienten, 13 weibliche und 14 männliche, an einem 1,5 T Magnetom Vision Tomographen (Siemens, Erlangen) mit einer Standardkopfspule untersucht. Das Untersuchungsprotokoll bestand aus T_1-, T_2- und diffusionsgewichteten Bildern. Die Untersuchungsdauer betrug 15 min. Das Durchschnittsalter der Patienten beim Infarkteintritt betrug 65 ± 13.5 Jahre. Das durchschnittliche Infarktalter 4.14 ± 3.26 Tage. Für die Untersuchungen lag die Einwilligung der Ethikkommission vor, die Einwilligung der Patienten erfolgte schriftlich nach umfassender Aufklärung.

3 Ergebnisse

Zur individuellen Anpassung an T_2w, DW und ADC Bilder fand eine Optimierung der AID-Filterparameter mit der Zielsetzung statt, eine Glättung unter Kantenerhalt zu ermöglichen ohne Gewebegrenzen zu verwischen. Die Optimierung unter Berücksichtigung von Wirkung und Wechselwirkungen der einzelnen Parameter erfolgte durch bildgestützte Auswertung der erzielten Segmentierungsergebnisse gegenüber dem von einem Radiologen definierten Goldstandard.

Mit σ wurde die vor der AID stattfindende Glättung der Bilder mit Hilfe eines Gauß'schen Weichzeichners gesteuert. σ zeigte in einem Bereich von $2 \leq \sigma \leq 20$ einen geringen Einfluß auf das Ergebnis und wurde auf 3 gesetzt.

Für das zur Verfügung stehende EPI-Bildmaterial erwies sich für die Iterationszahl ein Wert von $t = 7$ als optimal, um eine gute Glättung bei gleichzeitigem Erhalt von Unterstrukturen zu gewährleisten.

Den größten Einfluß auf das Ergebnis der AID zeigte der Kantenparameter K, der abhängig von der Aufnahmetechnik des zu filternden Bildes optimiert werden mußte. Die genaue Bestimmung wurde mit drei Kombinationen von K bei konstantem $t = 5$ und $\sigma = 3$ für die T_2w-, ADC- und DW- Bilder der fünf unterschiedlichen Infarktverteilungen durchgeführt.

Tabelle 1 zeigt zusammenfassend die Ergebnisse für die Segmentierungen mit unterschiedlichen Kombinationen von K anhand der Kriterien (1) Reduktion von durch Clustern repräsentierte Gewebetypen, (2) Sensitivität und (3) Spezifität.

Tabelle 2 zeigt zusammenfassend die Ergebnisse für die automatische Segmentierung [5] von Hirninfarkten aller untersuchten Patienten ohne und mit

Abb. 2. Oben: links das DW-Bild eines Mediainfarkts (Pfeil) mit AID Filterung, rechts das Segmentierungsergebnis im Histogrammraum (Pfeil). Als Eingabe für die automatische 3D-Segmentierung dienten ein T2w-, ein DW-Bild und eine ADC-Map (Filterparameter: t = 5, σ = 3 und Parameterkombination I für K). Unten: korrespondierende Bilder ohne Filterung.

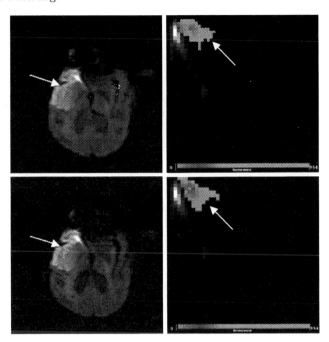

Filterung durch AID unter Verwendung von Parameterkombination I ($K_{T2w}=$ 4, $K_{ADC}=$ 8 und $K_{DWI}=$ 2, σ = 3 und t = 5). Insgesamt wurden 82 Schichten gegen den vom Radiologen definierten Goldstandard ausgewertet. Mit Filterung durch AID konnte mit vergleichbarer Sensitivität und Spezifität die Anzahl segmentierter Gewebe um 20 % gesenkt werden.

Abbildung 2 zeigt exemplarisch ein DW-Bild für einen Mediainfarkt mit und ohne Filterung durch AID und korrespondierende Segmentierungsergebnisse für den Infarkt im Histogrammraum. Cluster, die das Infarktgewebe im Histogrammraum repräsentieren, werden durch die Glättung mit AID kompakter und besitzen eine engere Werteverteilung.

4 Diskussion

Die AID ist vorteilhaft bei verrauschtem Bildmaterial, wie den vorgestellten, mit EPI-Aufnahmetechniken akquirierten MR-Bilddaten anzuwenden. Ein weiterer Vorteil dieser Methode ist die effiziente Implementierung des AID-Algorithmus.

Die Ergebnisse der Segmentierung von Infarktgebieten in 82 Schichten zeigten nach Filterung mit AID eine Stabilisierung der Ergebnisse durch die deutlich reduzierte Anzahl segmentierter Gewebe bei Verringerung der zugehörigen Standardabweichung unter Erhalt von Sensitivität und Spezifität.

Ein Vergleich mit veröffentlichten AID-basierten Methoden zur Filterung und Segmentierung von medizinischem Bildmaterial gestaltet sich aufgrund des unterschiedlichen Datenmaterials schwierig. Simmons et al. [8] verglichen drei Verfahren zur Segmentierung von Hirngeweben auf der Grundlage von MR-Bildmaterial. In diesem Fall wurde gezeigt, daß eine schwellwertbasierte Segmentierung nur durch Anwendung eines AID-Filters erfolgreich durchgeführt werden konnte. Zingale et al. [9] verbesserten mit AID-Filterung ihre Ergebnisse zur automatischen Segmentierung von Hirnkonturen in MR-Bildern. In einer Arbeit zur Charakterisierung von Hirntumoren im Menschen und im Hamstermodell [10], wurden die zugrundeliegenden MR-Bilder ebenfalls mit einem AID-Filter vorverarbeitet. Die anschließende Segmentierung basierte auf dem *k-nearest neighbor* Algorithmus. Die Vorgehensweise dieser Arbeit ist der hier vorgestellten ähnlich, jedoch wurden die Filterergebnisse nicht validiert.

Insgesamt zeigt sich, daß die Filterung mit AID eine effektive Methode zur Vorverarbeitung von medizinischem Bildmaterial ist und durch ihre Anwendung die Ergebnisse von Bildverarbeitungsverfahren verbessert werden können.

Literaturverzeichnis

1. Clarke LP, Velthuizen RP, Camacho MA, Heine JJ, Vaidyanathan M, Hall LO, Thatcher RW, Silbiger ML: MRI segmentation: methods and applications. Magn Reson Imaging (13): 343–368, 1995.
2. Atkins MS, Mackiewich BT: Fully automatic segmentation of the brain in MRI. IEEE Trans Med Imaging (17): 98–107, 1998.
3. Lemieux L, Hagemann G, Krakow K, Woermann FG: Fast, accurate, and reproducible automatic segmentation of the brain in T1-weighted volume MRI data. Magn Reson Med (42): 127–135, 1999.
4. Handels H: Automatic 3D segmentation and characterization of brain tissues in multiparametric MR image sequences. Medinfo: 696–700, 1995.
5. Braun J, Bernarding J, Koennecke HC, Wolf KJ, Tolxdorff T: Feature-based, Automated Segmentation of Cerebral Infarct Patterns Using T2- and Diffusion-weighted Imaging. Comput Methods Biomech Biomed Engin (5): 411–420, 2002.
6. Perona P, Malik J: Scale-space and edge detection using anisotropic diffusion, IEEE Trans. PAMI (12): 629–639, 1990.
7. Bernarding J, Braun J, Hohmann J, Mansmann U, Hoehn-Berlage M, Stapf C, Wolf KJ, Tolxdorff T: Histogram-based characterization of healthy and ischemic brain tissues using multiparametric MR imaging including apparent diffusion coefficient maps and relaxometry. Magn Reson Med (43): 52–61, 2000.
8. Simmons A, Arridge SR, Barker GJ, Cluckie AJ, Tofts PS: Improvements to the quality of MRI cluster analysis. Magn Reson Imaging (12): 1191–1204, 1994.
9. Zingale R, Zingale A: Detection of MRI brain contour using isotropic and anisotropic diffusion filter. A comparative study. J Neurosurg (42): 111–114, 1998.
10. Vinitski S, Gonzalez C, Andrews D, Knobler R, Curtis M, Mohamed F, Gordon J, Khalili K: In vivo validation of tissue segmentation based on a 3D feature map using both a hamster brain tumor model and stereotactically guided biopsy of brain tumors in man. J Magn Reson Imaging (8): 814–819, 1998.

Entwicklung eines halbautomatischen Algorithmus zur Segmentierung von Lebermetastasen

Petra Damoser[1,2], Martin Horn[1,2], Carl Ganter[1],
Marcus Settles[1] und Martin Fiebich[2]

[1]Institut für Röntgendiagnostik und Arbeitsgruppe MITI,
Klinikum rechts der Isar, Technische Universität München
[2]Fachhochschule Gießen/Friedberg, Gießen
Email: pdamoser@roe.med.tum.de

Zusammenfassung. Dieser Beitrag beschreibt eine halbautomatische Segmentierungsmethode für Leberläsionen in MRT Datensätzen (Magnetresonanztomographie). Das Ziel der ersten Diplomarbeit war es eine robuste Segmentierungsmethode zu entwickeln. Insbesondere soll sie keine angrenzenden Gefäße und metastasenfremde Strukturen erfassen. Darauf aufbauend wurde in einer zweiten Diplomarbeit versucht das Segmentierungsergebnis zu verbessern. Ein weiterer Teil war es, das Auffinden der Läsionen zu automatisieren und somit die Benutzerinteraktionen zu minimieren.

1 Einleitung

Die beiden Diplomarbeiten, die im Folgenden vorgestellt werden, entstanden im Rahmen einer Zusammenarbeit mit der Arbeitsgruppe MITI (minimalinvasive interdisziplinäre Therapie und Intervention) am Institut für Röntgendiagnostik des Klinikums rechts der Isar der Technischen Universität München.

MITI beschäftigt sich mit der Entwicklung eines interdisziplinären gastroenterologischen chirurgischen Arbeitsplatzes [1]. Hierfür ist seitens der Bildgebung eine Segmentierung von Organen und Läsionen nötig, um deren Lage und Ausdehnung zu bestimmen. Präoperativ ermöglicht dies, die Art des Eingriffs (z. B. minimalinvasiv) und den Zugangsweg festzulegen. Die Entwicklungen der MITI-Arbeitsgruppe beschränken sich derzeit auf minimalinvasive Eingriffe in der Leber, wodurch sich auch die Diplomarbeiten auf Läsionen dieses Organs beschränken.

Lebermetastasen weisen große Unterschiede in ihrer Lage, Größe und Signalintensität (Homogenität) auf. Häufig haben Metastasen, Gefäße und andere angrenzende Organe, bzw. Strukturen vergleichbare Signalintensitäten, was ein Isolieren der Läsionen aus dem Datensatz erschwert. Voraussetzung für einen Algorithmus ist in jedem Fall ein möglichst großer Metastasen-Leber-Kontrast, wie er z.B. in MRT-Datensätzen mit eisenhaltigem Kontrastmittel vorliegt.

Ziel der Arbeiten war es, ein robustes Segmentierungsverfahren für Lebermetastasen zu entwickeln. Das Hauptproblem war dabei die Abgrenzung zu Gefäßen und isointensen Strukturen. Zu diesem Zweck wurde in der ersten Diplomarbeit ein Algorithmus entwickelt und dessen Ergebnisse im Vergleich mit handsegmentierten Metastasen als Goldstandard evaluiert. Darauf aufbauend wird in der zweiten Arbeit versucht, das Segmentierungsergebnis zu verbessern und die Suche nach Metastasen in der Leber zu automatisieren.

2   Material und Methoden

Die Untersuchungen der Patienten wurden an einem 1,5 Tesla Gerät (Intera 1.5T, Philips, Niederlande) vorgenommen. Das verwendete eisenhaltige Kontrastmittel (Endorem® Guerbet, France) bewirkt eine Signalauslöschung in der Leber, wird jedoch nicht von den Tumorzellen aufgenommen. Der Algorithmus wurde an 20 Metastasen getestet. Ein klinikinternes Bildverarbeitungsprogramm, das für das Bearbeiten und Auswerten von Bildserien im Dicomformat entwickelt wurde, diente als Grundlage.

Die grundlegende Idee der Segmentierungsmethode ist die Annahme, dass sich Lebermetastasen annähernd kugelförmig darstellen. Zunächst wird der Datensatz durch das Setzen eines Grauwertintervalls reduziert. Hierbei muss der Benutzer beachten, dass das Intervall die Metastase möglichst vollständig erfasst und gleichzeitig bestmöglich von ihrer Umgebung abgrenzt. In der Metastase wählt der Benutzer eines der *vorsegmentierten Voxel* als Saatpunkt. Dies startet die geometrische Analyse der Metastase.

1. Um den Saatpunkt (Kugelmittelpunkt) wird eine imaginäre Kugel, mit einem Anfangsradius r gleich der kleinsten Auflösung der Bildserie, gesetzt.
2. Start eines 3D Region-Growing Algorithmus vom Mittelpunkt aus, begrenzt auf die vorsegmentierten Voxel und die Kugel. Die der Region zugehörigen Voxel werden als *Metastasenvoxel* markiert und gezählt.
3. Anzahl **aller** Voxel in der Kugel (*Kugelvoxel*) zählen.
4. Das Verhältnis von Metastasenvoxel zu Kugelvoxel ist der Kontrollparameter P, welcher maximal den Wert Eins annehmen kann:

$$P = \frac{Metastasenvoxel}{Kugelvoxel} \tag{1}$$

5. Die Kugel wird in die Nachbarvoxel des Kugelmittelpunktes verschoben, dort ebenfalls P berechnet und die Werte miteinander verglichen. Ist P im Mittelpunkt kleiner als in seinen Nachbarn, wird der Nachbar mit dem größten P zum neuen Mittelpunkt. Dieses Verfahren wird solange wiederholt, bis sich durch lokale Verschiebungen des Mittelpunkts keine Erhöhung von P mehr ergibt.
6. Im neudefinierten Mittelpunkt wird der Radius um die kleinste Auflösung ΔR erhöht: $r = r + \Delta r$.
   Mit diesem Radius werden die Schritte ab Punkt 2 wiederholt.

Abb. 1. Der Kontrollparameter P als Funktion des Kugelradius r für eine Metastase mit einem isotrop gemittelten Radius von etwa 22 mm.

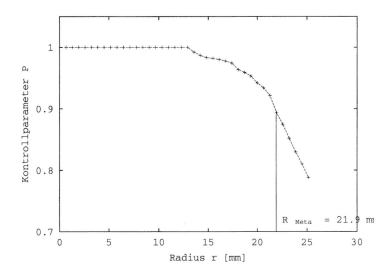

Fällt P unter 0.1, endet das Kugelwachstum. Abb. 1 zeigt den Verlauf von P als Funktion des Kugelradius r.

Die vom Algorithmus segmentierten Metastasen wurden mit von Radiologen handsegmentierten Metastasen verglichen. Bei jeder Radiuserhöhung wurden die falsch-positiven (fp) und falsch-negativen Voxel (fn) gezählt und auf die Anzahl der Voxel der handsegmentierten Metastase (hs) normiert. Der Gesamtfehler (GF) wird als die Summe dieser beiden Einzelfehler definiert:

$$GF = \frac{fp + fn}{hs} \qquad (2)$$

und gegen P aufgetragen (siehe Abb. 2). Für jede Metastase wurde P_0 im Minimum des Gesamtfehlers bestimmt. Der Mittelwert von P_0 wurde als allgemeingültiges Abbruchkriterium für den Kugelalgorithmus festgelegt.

Darauf aufbauend wurden in der zweiten Diplomarbeit eine Erweiterung des Algorithmus und der dilate-/erode-Filter zur Verbesserung des Segmentierergebnisses getestet.

Nachdem der Kugelwachstumsalgorithmus abgeschlossen ist, wird versucht Metastasenvoxel an der Oberfläche zu finden, die aufgrund von Abweichungen der Metastase von der Kugelform systematisch nicht segmentiert wurden. Hierzu wird der aktuelle Kugelradius (*Innenradius*) um einen Faktor $f = \frac{Aussenradius}{Innenradius}$ erhöht. Mit einem 3D-Region-Growing werden alle weiteren vorsegmentierten Voxel in der Kugelschale zwischen Innen- und Außenradius ermittelt. Um diese Methode zu testen, wird für einen jeweils festen Wert von P der Faktor f im Intervall [1.0, 3.0] in Schritten von 0.1 erhöht und die beiden Einzelfehler sowie der Gesamtfehler ermittelt.

Abb. 2. Die relative Anzahl der falsch-positiven und falsch-negativen Voxel, sowie der Gesamtfehler GF, aufgetragen gegen den Kontrollparameter P. Das Minimum des Gesamtfehlers liegt hier bei $P_0 = 0.92$.

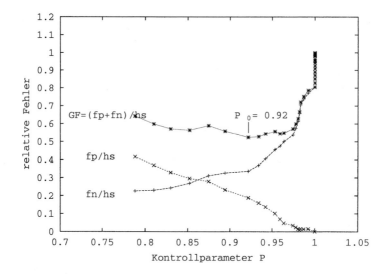

Um die Löcher und Einbuchtungen, die durch die Vorsegmentierung entstanden sind, zu schließen, wird ein dilate-/erode-Filter eingesetzt. Das Segmentierergebnis des Kugelwachstums wird schrittweise um 1 bis 8 Randschichten jeweils dilatiert und erodiert und dabei alle Fehler bestimmt.

Der zweite Teil der zweiten Diplomarbeit beschäftigt sich damit, die Suche nach Metastasen zu automatisieren. Hierzu muss die Leber per Hand vorsegmentiert werden, um die Suche auf das Organ beschränken zu können. Über die Leber wird ein kubisches Raster gelegt mit einer Kantenlänge die der Schichtdicke Δz entspricht. Jeder Rasterpunkt in der Leber, der vorsegmentiert ist, wird als Saatpunkt für den Kugelalgorithmus verwendet. Für alle so gefundenen Cluster wurden die Größe, die Verbindung zu Nachbarstrukturen sowie die Übereinstimmung mit handsegmentierten Metastasen bestimmt.

3   Ergebnisse

In 2 von 20 Fällen (10%) ließ sich kein eindeutiges Fehlerminimum für das Kugelwachstum bestimmen. Eine der Metastasen lag isoliert von anderen Strukturen und ergab bei der Auswertung keinen falsch-positiven Fehler. Die andere grenzte an das Herz, welches im selben Grauwertintervall lag. Durch die iterative Verschiebung der Kugel zum größten Kontrollparameter P, wanderte die Kugel in das Herz ab.

Die im Fehlerminimum der auswertbaren Metastasen ermittelten Parameter P_0 ergaben im Mittel einen Wert von 0.8 ± 0.1. Der bei diesem Wert von $P=0.8$ abgelesene Gesamtfehler liegt im Mittel über die 18 Metastasen bei 36%.

Bei der Untersuchung der Randbereiche ergab die Auswertung bei keinem f eine Verbesserung des Segmentierergebnisses. Bei einem Abbruchkriterium von 0.8 ließ sich mit einem Dilate-Erode-Filter im Mittel keine besseren Segmentierergebnisse erzielen. Hält man sich strenger an die Kugelform und wendet diesen Filter bei einem Abbruch von 0.9 an, werden zwar Löcher in der Metastase gefüllt, jedoch war die Verbesserung des Gesamtfehlers im Mittel nicht signifikant.

Für die Automatisierung liegen derzeit noch keine quantitativen Ergebnisse vor.

4   Diskussion

Der mittlere Gesamtfehler liegt bei 36%. Den größten Beitrag hierzu leistet die subjektive Vorsegmentierung. Die Schwellwerte werden hierbei sehr eng gesetzt, um die Anzahl der falsch-positiven Voxel (fp) möglichst niedrig zu halten und eine Verschiebung der Kugel aus der Metastase heraus zu vermeiden. Der Preis dafür sind Löcher innnerhalb der Metastase, d.h. ein Minimum an zunächst unvermeidbaren falsch-negativen Voxeln.

Die Handsegmentierung von Raumforderungen weist eine statistische Streuung von 5% bei einzelnen Auswertern und von 17% zwischen verschiedenen Auswertern auf ([2]). In der vorliegenden Arbeit erschwert zudem die fehlende zoom-Funktionalität des Programms die Handsegmentierung der Metastasen.

Der systematische Fehler des Kugelalgorithmus liegt in der Abweichung einer reellen Metastase von der Kugelform. Der ermittelte Abbruchwert von $P = 0.8$ stellt bei den untersuchten Metastasen und der verwendeten Vorsegmentierung daher einen optimalen Kompromiss dar. Zum einen eine gewisse Toleranz gegenüber anisotropen Metastasen, zum anderen eine möglichst weitgehende Vermeidung metastasenfremder Strukturen.

Die dem Kugelwachstum nachgeschaltete Untersuchung der Metastasenränder und der dilate-/erode-Filter zeigten bei keinem der eingestellten Werte eine signifikante Verbesserung des Segmentierergebnisses.

Hinsichtlich der Automatisierung, die dem Arzt Vorschläge liefern soll, wird versucht Bewertungskriterien zu finden, die eine Aussage treffen, ob eine wahre Metastase gefunden wurde. Erste Ergebnisse lassen die Größe als vielversprechendes, zuverlässiges Bewertungskriterium erscheinen. Eine Verfeinerung durch eine Reihenfolge zusätzlicher Bewertungsparameter muss noch untersucht werden.

Literaturverzeichnis

1. http://www.miti.med.tum.de
2. Ashton EA, Takahashi C, Berg MJ, et al.: Accuracy and reproducibility of manual and semiautomated qualification of MS lesions by MRI. In: Journal of Magnet Resonance Imaging. 2003; 17(3): 300–308

Detektion von Kanten lebender Knochenzellen in vitro

Sebastian Magosch[1], Hans-Gerd Lipinski[1],
Martin Wiemann[2] und Dieter Bingmann[2]

[1]Fachbereich Informatik/Medizinische Informatik, Fachhochschule Dortmund
[2]Physiologisches Institut der Universität Essen
Email: sebastian@magosch.de

Zusammenfassung. Es wird eine Methode vorgestellt, mit deren Hilfe es möglich ist, gezielt lebende Zellen in einer Knochenzellkultur anhand ihrer geometrischen Form zu selektieren. Dabei werden die Kanten der Zellen mit Hilfe von Kantendetektoren bestimmt. Die Überwachung der angewendeten Kantenbestimmungs-Methode erfolgt dabei durch die gleichzeitige Darstellung von Originalbildern und überlagerten Kanten.

1 Problemstellung

Bei der biologischen Bewertung der Vitalität von lebenden Knochenzellen in einer Zellkultur ist deren Mobilität und die damit verbundene äußere geometrische Form der Zellen von großer Bedeutung. Daher sind möglichst automatisierte Verfahren zur Zellformbestimmung wünschenswert, insbesondere in solchen Fällen, in denen eine große Zahl von Zellen (>1000) gleichzeitig überwacht werden muss.

Durch den Einsatz digitaler Kameras und spezieller Einfärbungsmethoden lassen sich mikroskopische Bilder von vitalen Knochenzellen sowohl in Form von einzelnen Bildern als auch von Schichtbilderserien, die eine räumliche Rekonstruktion des Zellpräparates erlauben, gewinnen. Diese Bilddaten können dann mit Hilfe komplexer Algorithmen weiterverarbeitet werden, um bestimmte Informationen zur Morphologie oder Funktion der Zellen zu gewinnen. Die besonders wichtige morphologische Strukturanalyse der Zellen bzw. Zellkompartimente kann mit Hilfe von Kantendetektoren bei vorheriger Vorverarbeitung der Bilder z.B. mit rauschunterdrückenden Filtertechniken automatisiert erfolgen.

Durch diese automatisierten Verfahren können gezielt Informationen über die morphologischen Strukturen aus einem Bild extrahiert werden. Dabei liefern insbesondere Kanten eine wichtige Information über die Form und die Lage eines Objektes. Dieses ist aus biologischer Sicht besonders wichtig, weil lebende Knochenzellen in Knochenzellpräparaten sowohl ihre Position als auch ihre Form fortlaufend ändern.

Die automatische Bestimmung einer Kontur in einem digitalen Bild ist nicht trivial, da in der Praxis keine optimalen mikroskopischen Bilder mit definierten Kanten als Vergleichsobjekte zur Verfügung stehen. Oft besitzen diese Zellbilder Schatten, Texturen, Reflexionen sowie Überdeckungen, welche die Objektform wesentlich beeinträchtigen. Probleme ergeben sich zusätzlich durch eine mangelhafte Qualität des analogen Ausgangsbildes, welches durch Rauschen (z.B. des Bildsensors), geringen Kontrast, grobe Auflösung und unzureichende Ausleuchtung entstehen kann.

Mit Hilfe eines neu entwickelten Verfahrens und der Variation bekannter Methoden können vitale Knochenzellbilder so verarbeitet werden, dass die Umrisse der wichtigen morphologischen Strukturen innerhalb des Bildes möglichst optimal in kürzester Zeit gewonnen werden.

2   Stand der Forschung

Sowohl Kantendetektoren als auch Glättungsalgorithmen sind mittlerweile in zahlreichen Variationen in der Literatur zu finden. Die meisten der damit erzielten Erfolge lassen sich auf histologische Bilddaten nur begrenzt anwenden, da hier die Kanten oft besonders unscharf sind und die Bilder zudem eine Vielzahl von Bildstörungen aufweisen. Dabei werden Objektkanten entweder gar nicht oder offensichtlich falsch erkannt. Eine exakte Bestimmung der Kanten ist allerdings problematisch, da deren Lage auch für den sachkundigen Betrachter nicht eindeutig feststellbar ist.

3   Wesentlicher Fortschritt durch den Beitrag

Unter Verwendung wichtiger bekannter Kantendetektierungsalgorithmen kann der jeweils am besten für die Situation geeignete Algorithmus eingesetzt werden [1,2]. Hierbei wird eine besonders hohe Sensitivität verwendet um die Fehlerrate möglichst gering zu halten. Mit Hilfe eines neu entwickelten Lauflängenalgorithmus können die fälschlich erkannten Kanten herausgefiltert werden, so dass nur die Konturen ausgewählter Zellobjekte und nicht die von Störungen ermittelt werden. Dabei ist es möglich, die Kanten einer sehr großen Zahl von mobilen Zellen in sehr kurzer Zeit (< 1 s) zu bestimmen.

4   Methoden

Kalvarienfragmente von neugeborenen Ratten wurden in einem Wachstumsmedium gehalten und über Nacht mit einem Fluoreszenzfarbstoff angefärbt. Die Knochenfragmente wurden anschließend für die experimentellen Untersuchungen in eine Beobachtungskammer mit einem Deckglas-Boden überführt und danach mit einem 40fach Immersionsobjektiv betrachtet. Ein Bildstapel von Fluoreszenzbildern wurde mit einer CCD-Kamera aufgenommen (siehe Abbildung 1), die Bestandteil einer konfokalen Laser Scanning Einrichtung ist.

Die Grundlage für die durchgeführten Filterungen bilden bekannte Kantendetektionsalgorithmen, wie z.B. Differenz-, Laplace-, Sobel-, Prewitt-, Kirsch-, Robinson-, Canny- und Marr-Hildreth-Operator, sowie Glättungs- und Skelettierungsalgorithmen, die zur Bestimmung der Zellumrisse angewendet werden [1,2].

Abb. 1. Originalbild eines Knochenzellansammlung in der Zellkultur

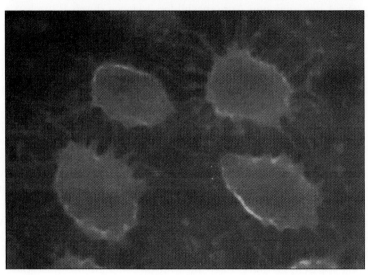

5   Ergebnisse

Neben effizienter Buffering-Methoden, wurde eine "Dual-Bild-Darstellung", ein Overlay-Mix-Modusßowie ein "Grauwertbandpassfilteréntwickelt. Durch den Einsatz dieser Techniken werden gleichzeitig sowohl die Original-Bilddaten als auch die detektierten Kanten visualisiert. Durch das Übereinanderlegen von detektierten Kanten und Originalbild wird eine eindrucksvolle virtuelle Plastizität der zellulären Strukturen erzeugt, die für den Betrachter zumindest eine visuelle Klassifizierung der Objektgrenzen ermöglicht, da es durch ergänzenden Einsatz einer speziellen Grauwertmanipulation möglich wird, die Zellen virtuell einzufärben.

Des Weiteren wurde ein neuartiger Lauflängenfilter entwickelt, der die Längen detektierten Kanten nach vorheriger Skelettierung vermisst und anhand ihrer Länge die Zellen selektiert. Dazu werden die Zellbilder binärisiert und die zugehörigen Kanten ermittelt. Die Skelettierung erfolgt mit Hilfe eines Thinning-Algorithmus [1], welcher die Umrisse der Zellen im Binärbild erzeugt. Da diese eine Breite von nur einem Pixel aufweisen, kann man den Umfang der Zellen detektieren. Lässt man nur ganz bestimmte Größen des Umfangs (Lauflänge") zu, kann man eine Sortierung nach Zelltypen vornehmen. Damit ist es möglich, Zellen, die einen ganz bestimmten Zustand während ihres Bewegungsablaufes einnehmen (der sich in ihrer geometrischen Form ausdrückt), automatisch zu selektieren.

Die Abbildung 2 zeigt das Resultat der angewendeten Verfahren auf eine Zellansammlung. Dargestellt sind die nach Anwendung des Thinning-Algorithmus ermittelten Kanten, welche in die invertierten Originalbilddaten (vgl. Abbildung 1) eingezeichnet wurden. Durch eine effiziente Buffering-Verarbeitung der

Abb. 2. Überlagerung detektierter Kanten und invertiertem Originalbild

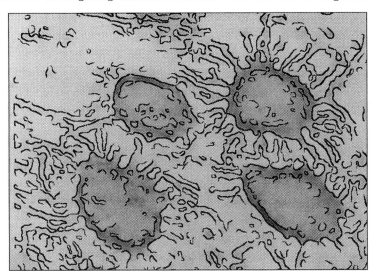

Bilder ist es möglich, auch relativ große Bildmatrizen (2000 x 2000 pixel) als üblicherweise zu erarbeiten und damit auf Grund der größeren Datenbasis exaktere biologische Ergebnisse zu erzielen.

6 Diskussion

Die Entwicklung und Anwendung von Zellkantendetektoren erlauben es, anstelle einer interaktiven Festlegung von Zellgrenzen automatisch komplexe Objektkonturen zu erkennen und weiterzuverarbeiten. Die Auswahl der möglich vom Programm her zur Verfügung gestellten Verfahren obliegt dabei dem biowissenschaftlichen Anwender. Mit Hilfe der Verfahren ist es möglich, vitale Zellen, die während ihres Bewegungsablaufs in einer Zellkultur fortlaufend ihre äußere Form ändern, automatisch zu selektieren. Dieses ist für Biowissenschaftler insofern hilfreich, da sich mit der neuen Methode auch große Zellzahlen automatisch überwachen lassen.

Literaturverzeichnis

1. J.R. Parker, Algorithms for Image Processing and Computer Vision, John Wiley & Sons, Inc. Canada, 1997.
2. R. Klette, P. Zamperoni, Handbuch der Operatoren für die Bildverarbeitung, Verlag Vieweg, Braunschweig/Wiesbaden, 1995.

Merkmalsgesteuerte Segmentierung in der medizinischen Mustererkennung

Michael Beller, Rainer Stotzka und Hartmut Gemmeke

Institut für Prozessdatenverarbeitung und Elektronik
Forschungszentrum Karlsruhe, Germany
Email: michael.beller@ipe.fzk.de

Zusammenfassung. Es wird eine neuartige Methodik zur merkmals-
gesteuerten Segmentierung vorgestellt, die eine Verallgemeinerung des
Constrained Region Growings (CRG) darstellt. Dazu werden Unterscheidungsmerkmale von Objekten aus einer Datenbasis verwendet, um mit
diesen Merkmalen weitere Objekte zu segmentieren. Die Merkmale werden automatisch bestimmt und ein Klassifikator aufgebaut. Dieser wird
zusammen mit den Merkmalen in den Segmentierungsprozess zurückgekoppelt. Mit dieser Methode werden Objekte der selben Problemklasse
segmentiert und mit den Ergebnissen eines normalen Regionenwachs-
tums verglichen.

1 Einleitung

Die Unterscheidbarkeit verschiedener Objekte, z.B. unterschiedlicher Blutzellen
in Mikroskopbildern, basiert häufig auf der Qualität der Segmentierung der einzelnen Objekte. Durch die Segmentierung werden die Objektgrenzen ermittelt
und das Objekt vom Hintergrund getrennt. Aus den segmentierten Objekten
wird durch die Merkmalsextraktion eine formale Beschreibung abgeleitet, mit
der die Objekte klassifiziert werden. Die Segmentierung stellt folglich einen wichtigen Schritt dar, der sehr genau durchgeführt werden sollte.

Meist wird die Segmentierung manuell durchgeführt, da menschliche Experten hierzu sehr gut in der Lage sind. Manuelle Segmentierungen sind zeitaufwändig, daher sollten Bilddaten automatisch ausgewertet werden. Dazu
müssen automatische Segmentierungsverfahren verwendet werden. Das Ergebnis
einer automatischen Segmentierung sollte dem einer manuellen Segmentierung
durch einen Experten (Goldstandard) qualitativ gleichwertig sein, sonst können
wichtige Unterscheidungsmerkmale, z.B. die Morphologie, verloren gehen. Dadurch würde sich auch das Klassifikationsergebnis verschlechtern.

Einfache Segmentierungsverfahren können bei verminderter Bildqualität oder
komplexen Objekten versagen [1]; Expertenwissen über die zu segmentierenden Objekte in eine für den Rechner verständliche Form umzusetzen ist oft nur
schwer möglich. Daher wurde eine Methodik entwickelt, mit der der Segmentierungsprozess problemabhängig modifiziert wird. Die vorgestellte Methodik soll
gemäß den Vorüberlegungen eine dem Goldstandard vergleichbare und somit im
Sinne der nachfolgenden Klassifikation gute Segmentierung produzieren.

2   Stand der Technik

Eines der am häufigsten verwendeten Segmentierungsverfahren ist das Region Growing [2]. Aufgrund eines festen Homogenitätskriteriums werden Pixel zu Regionen zusammengefasst. Meist wird dazu der Gradient eines Bildes mit einer Schwelle θ verwendet. An unscharfen Kanten oder Verläufen der Bildobjekte kann die Segmentierung versagen. Durch eine Anpassung des Homogenitätskriteriums an das Segmentierungsproblem versuchen wir, dies zu vermeiden. Die Homogenität einer Region ist durch die Ähnlichkeit der sie bildenden Elemente gegeben, z.B. Gradient, ähnliche Textur innerhalb der Region oder spezielle Ausprägungen des Regionenrandes. Wir verwenden das Seeded Region Growing [2,3,6], bei dem die Regionen von einem Saatpunkt ausgehend wachsen.

Es existieren Methoden, ein Regionenwachstum mit (zusätzlichen) vom Gradienten verschiedenen Randbedingungen zu versehen. Dadurch entstehen andere Segmentierungen als beim normalen Region Growing. Diese Form der Segmentierung wird bisher als Constrained Region Growing (CRG) [2,6] bezeichnet. Die wenigen beschriebenen CRG–Algorithmen sind mit nur wenigen Randbedingungen aufgebaut, die zudem empirisch für die Problemstellung ausgewählt werden.

Warfield et al. beschreiben ein solches CRG in [6]. Sie verwenden zusätzlich zu beobachteten Unterscheidungsmerkmalen Expertenwissen in Form eines anatomischen Atlanten zur Formulierung ihrer Randbedingungen (engl.: constraints).

Pohle et al. [3] schätzen mittels des Gradienten und einfacher morphologischer Eigenschaften die Homogenität während der Segmentierung und passen die Segmentierungsparameter dementsprechend an.

Die folgenden Ansätze basieren zwar nicht auf Region Growing, verwenden jedoch verschiedene Randbedingungen zur Steuerung von Segmentierungsalgorithmen: Metzler et al. [4] segmentieren wissensbasiert. Aus einer Datenbasis von Regionenbildern werden mit evolutionären Algorithmen neue Regionenbilder erzeugt. Dazu fassen sie die Segmentierung als hochdimensionales Optimierungsproblem auf und kombinieren ein globales und ein lokales Optimierungsverfahren zu einem iterativen Schema, das verschiedene Bildeigenschaften als Randbedingungen für die Segmentierungen verwendet.

Paclik et al. [5] benutzen Eigenschaften aus Spektralbildern, um Randbedingungen für ihre texturbasierte Segmentierung zu schaffen. Dazu verwenden sie unüberwachtes Clustering zur Segmentierung. Texturlose Objekte können so nicht gefunden werden. Unüberwachtes Clustering vergrößert das Risiko, die Pixel in falsche Klassen einzusortieren.

Ginneken [7] und Cremers [8] beschränken ihre Segmentierungsmöglichkeiten durch statistische Modelle der äußeren Form, die von Trainingssets abgeleitetet sind. Objekte, von denen die Grundgesamtheit ihrer Formen nicht geschätzt werden kann oder solche, deren Form nicht ausschlaggebend ist, können auf diese Weise nicht segmentiert werden.

Die in der Literatur beschriebenen Segmentierungsverfahren, die zusätzliche Randbedingungen vorgeben, sind stark anwendungsspezifisch. In unserem Ansatz werden die benötigten Randbedingungen für die Segmentierung vom Algorithmus selbst gewählt und in die Segmentierung zurückgekoppelt. Die Randbedingungen bestehen aus Merkmalen zur Unterscheidung verschiedener Objektklassen. Durch ein breites Spektrum von verwendbaren Merkmalen wird eine Unabhängigkeit von menschlichen Beobachtungen sichergestellt. Außerdem können so Merkmale eingebunden werden, die der Mensch nicht berücksichtigen kann, z.B. auch Feinheiten der Textur.

3 Merkmalsgesteuerte Segmentierung

Zunächst wird die Methodik für eine allgemeine merkmalsgesteuerte Segmentierung vorgestellt. Danach folgt eine Beschreibung der Anwendung dieser Methodik für mikroskopische Grauwertbilder angefärbter Blutzellen.

Ausgehend von einer Datenbasis digitaler Bilder und ihrer Referenzsegmentierungen wird im ersten Schritt ein Klassifikationssystem aufgebaut: Die Eigenschaften oder Merkmale M_R (z.B. Grauwerte, Texturen, ...) der Regionen werden berechnet. Mittels einer Merkmalsselektion werden nur die treffendsten n Merkmale $M_R^\star$ zur Beschreibung der Objekte ausgewählt. Die ausgewählte Merkmalskombination besteht aus denjenigen Merkmalen, die die verschiedenen Regionen gut trennen. Sie beschreibt auch, in welchen Merkmalen sich Regionen der gleichen Klasse besonders ähneln. Ein Klassifikator C_R erstellt Trenngrenzen zwischen den verschiedenen Klassen von Objekten (Zellkern, Zellplasma, ...). Für den Klassifikator lässt sich, da die Grundgesamtheit der Objekte nur durch eine Stichprobe repräsentiert ist, ein Generalisierungsfehler E_G schätzen. Das Regionenwachstum arbeitet pixelbasiert, daher werden zusätzlich pixelbezogene Eigenschaften M_P aus der Datenbasis extrahiert, z.B. aus einem 3×3 Fenster um jedes Pixel. Aus diesen werden ebenfalls die m treffendsten Merkmale $M_P^\star$ selektiert. Diese Merkmale stellen die innere Homogenität der Objekte dar. Es wird ein zweiter Klassifikator C_P aufgebaut, der die Pixel der Objekte und des Hintergrunds gut unterscheiden kann.

Die gewonnen Daten werden im zweiten Schritt in einem CRG–Algorithmus verwendet. Dabei handelt es sich um die Klassifikatoren sowie die Merkmalsmengen $M_P^\star$ und $M_R^\star$. Ausgehend von einem Startpunkt werden die $M_P^\star$ jedes Nachbarn berechnet. C_P entscheidet über die Regionenzugehörigkeit der Nachbarn. Dieses Vorgehen erzeugt Regionen, die in den Pixeleigenschaften homogen sind. Nach der Segmentierung wird von C_R überprüft, ob die entstandenen Regionen der Zielklassifikation gerecht werden, d.h. die Regionenmerkmale werden extrahiert und die Regionen entsprechend klassifiziert.

Die vorgestellte Methodik wird auf mikroskopische Grauwertbilder angefärbter Blutzellen (speziell Lymphozytenkerne) angewendet. Dazu wird auf eine von Experten vorsegmentierte Stichprobe von 39 Lymphozyten zurückgegriffen. Jeder Lymphozytenkern wurde von 2 Experten 5 mal manuell segmentiert, um die Inter-/Intra–Observer–Variability zu begrenzen. Die Klassenzugehörigkeiten der verschiedenen Regionen (Zellkern, ...) sind bekannt. Wir gehen davon aus, dass die manuelle Segmentierung es im vorliegenden Fall ermöglicht, die genaueste Beschreibung der Objekte in Form von Merkmalen

Abb. 1. Lymphozytensegmentierungen. Oben: Original und herkömmliches Region Growing bei verschiedenen Schwellwerten. Unten: manuelle Segmentierung und Constrained Region Growing. Die schwarzen Bereiche stellen die jeweilige Segmentierung des Kerns abhängig vom Schwellwert des Gradienten θ dar. Das CRG beinhaltet den Gradienten und die statistischen Maße *Mittelwert, Standardabweichung, Maximaler Grauwert, Schiefe, Kurtosis* und *Entropie*.

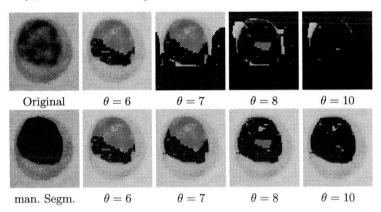

Original	$\theta = 6$	$\theta = 7$	$\theta = 8$	$\theta = 10$

man. Segm.	$\theta = 6$	$\theta = 7$	$\theta = 8$	$\theta = 10$

zu erstellen, was zu einer optimalen Klassifikation führt. Der Startpunkt für das CRG wurde manuell vorgegeben. Es wird nur die 4er Nachbarschaft berücksichtigt, um einzelne diagonale Regionenverschmelzungen zu vermeiden. Bei den verwendeten Merkmalen handelt es sich im vorliegenden Fall um 6 statistische Merkmale (s. Abb. 1). Der Klassifikator C_P ist ein Baumklassifikator, der die Schwellwerte für jedes Merkmal $M_P^\star$ zu einer Entscheidung kombiniert.

4   Ergebnisse

Die resultierenden Segmentierungen zeigen gegenüber dem normalen Region Growing erhebliche Verbesserungen. Als objektives Qualitätsmaß werden der Mean–Square–Error (MSE) und der Root–Mean–Square–Error (RMSE) zur Referenzsegmentierung aus der Datenbasis verwendet (s. Tab. 1). Visuell betrachtet werden Fehlsegmentierungen stark verringert.

5   Diskussion

Es wurde ein neuartiger Ansatz für die merkmalsgestützte regionenbasierte Segmentierung vorgestellt. Der klassische Zuordnungsprozess über den Gradienten und einen Schwellwert wird auf anwendungsspezifische deskriptive Merkmale für Pixel und Regionen und geeignete Klassifikatoren erweitert. Die Homogenität wird durch Informationen aus vorsegmentierten Objekten und deren Merkmalen beschrieben und als Randbedingung für das Constrained Region Growing benutzt. Diese Randbedingung wird automatisch ermittelt.

Tabelle 1. Segmentierungsqualität. Während beim normalen Regionenwachstum MSE und RMSE für $\theta \geq 6$ fast immer steigen, sinken sie bei unserer Methode stetig ab.

θ	MSE(RG)	MSE(CRG)	RMSE(RG)	RMSE(CRG)
6	4360	4376	66	66
7	14231	4023	119	63
8	16987	1966	130	44
10	16914	1460	130	38

Im vorgestellten Anwendungsbeispiel wird aus Gründen der Einfachheit und Rechenzeit nur auf 6 ausgewählte statistische Merkmale und einen einfachen Baumklassifikator zurückgegriffen. Die Segmentierungsergebnisse sind besser als beim normalen Region Growing. Wir verwenden z. Zt. maximal 75 Merkmale statistischer, geometrischer und texturieller Natur und verschiedene Selektor/Klassifikator–Kombinationen, die wir manuell in die Segmentierung einfügen. Diese Rückkopplung kann jedoch automatisch stattfinden. Die Komplexität gegenüber herkömmlichen Segmentierungsmethoden steigt stark an, da im ungünstigsten Fall für jedes Pixel alle Eigenschaften der Umgebung berechnet werden müssen. Eine Beschränkung auf weniger Eigenschaften kann hier Abhilfe schaffen. Allerdings kann dadurch die Qualität der Segmentierung sinken.

Literaturverzeichnis

1. Beller M, Stotzka R, Gemmeke H, Weibezahn KF, Knedlitschek G: Bildverarbeitung für ein motorisiertes Lichtmikroskop zur automatischen Lymphozytenidentifikation. Bildverarbeitung für die Medizin 2003 196–200, 2003
2. Wan SY, Higgins WE: Symmetric Region Growing. IEEE Transactions on Image Processing 12 (9):1007–1015, 2003
3. Pohle R, Toennies KD: Segmentation of medical images using adaptive region growing. Proceedings of SPIE Medical Imaging 2001 4322:1337–1346, 2001.
4. Metzler V, Vandenhouten R, Krone J, Grebe R: Wissensbasierte Bildsegmentierung mittels stochastischer Optimierung. Digitale Bildverarbeitung in der Medizin, Tagungsband 5.Freiburger Workshop 1997
5. Paclík P, Duin RPW, van Kempen GMP, Kohlus R: Supervised Segmentation of Textures in Backscatter Images. Proceedings 16th International Conference on Pattern Recognition 490–493, 2002
6. Warfield SK, Dengler J, Zaers J et al.: Automatic Identification of Gray Matter Structures from MRI to Improve the Segmentation of White Matter Lesions. Journal of Image Guided Surgery 1 (6):326–338, 1995
7. Ginneken Bv, Frangi AF, Staal JJ, Haar Romeny BM ter, Viergever MA: Active Shape Model Segmentation with optimal Features. IEEE Transactions on Medical Imaging 21 (8):924–993, 2002
8. Cremers D, Kohlberger T, Schnörr C: Nonlinear Shape Statistics in Mumford-Shah Based Segmentation. 7th European Conference on Computer Vision, 2003

Visualisierung von Gefäßsystemen mit Convolution Surfaces

Steffen Oeltze und Bernhard Preim

Institut für Simulation und Graphik,
Otto-von-Guericke-Universität Magdeburg, 39106 Magdeburg
Email: {stoeltze/preim}@isg.cs.uni-magdeburg.de

Zusammenfassung. Wir präsentieren eine modellbasierte Methode zur Visualisierung von Gefäßbäumen. Ausgangspunkt sind segmentierte Gefäße, Gefäßmittellinien und Durchmesserinformationen. Diese Daten werden durch implizite Oberflächen visualisiert, um einen glatten Gefäßverlauf zu erreichen. Wir beschreiben, wie unerwünschte Effekte bei impliziten Oberflächen vermieden werden können und wie der Durchmesserverlauf korrekt dargestellt werden kann.

1 Einleitung

Sowohl für die präoperative Eingriffsplanung als auch für die medizinische Ausbildung ist die Visualisierung von Gefäßbäumen von großem Interesse. Hierbei stehen ein Verständnis der relativen Lage zu krankhaften Veränderungen, Topologie und Morphologie der Strukturen im Vordergrund. Traditionelle Verfahren, wie Isosurface-Rendering und Maximum Intensity Projection (MIP), sind zur Erfüllung dieser Zielstellungen nicht geeignet. Aufgrund der begrenzten Auflösung medizinischer Bilddaten, erzeugen diese Verfahren eine artefaktbehaftete Darstellung. Daher sollte ein Modell der Gefäßstruktur, basierend auf den Patientendaten rekonstruiert, werden. Wir gehen dabei von Bildanalyseergebnissen aus, die einen Gefäßbaum durch das Skelett und Durchmesserinformation für jedes Voxel beschreiben [9]. Wir beschreiben eine Visualisierungsmethode, welche die Gefäßoberfläche auf der Basis dieser Information und der Modellannahme von kreisrunden Querschnitten nicht-pathologischer Gefäße [6] rekonstruiert. Dabei streben wir eine korrekte Abbildung des Durchmesserverlaufs der Gefäße an. Des Weiteren verlangen wir eine weiche, organisch wirkende Gefäßform, besonders an Verzweigungen. Verschiedene klinische Aufgaben erfordern eine Nahansicht der interessierenden Gefäßteile. Hier sollte der Betrachter nicht durch Diskontinuitäten abgelenkt werden (Abb. 1). Weiterhin sollten die Gefäßenden geschlossen werden. Eine letzte Anforderung ist die Vermeidung der Konstruktion von Strukturen im Inneren des Gefäßbaums. Diese Ziele sind motiviert durch Lehrbuchillustrationen und Diskussionen mit Ärzten.

Abb. 1. Close-Up. Isosurface (links), Kegelstümpfe nach [7] (mitte) und Convolution Surface (rechts)

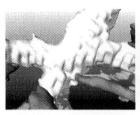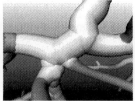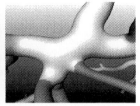

2   Verwandte Arbeiten

Wir konzentrieren uns auf Arbeiten, welche auf der Basis des Gefäßskeletts und Messungen der Gefäßdicke das Originalgefäß approximieren. Pionierarbeit leisteten hier [6], welche Gefäßabschnitte durch Zylinder mit einem aus der lokalen Gefäßbreite berechneten Radius darstellten. Abrupte Übergänge und Diskontinuitäten sind vor allem an den Verzweigungen zu beobachten. Der Einsatz von Kegelstümpfen [7] erlaubt die Abbildung eines kontinuierlichen Gefäßverlaufs ohne abrupte Übergänge zwischen einzelnen Gefäßabschnitten. Alle anderen Probleme bleiben jedoch bestehen. Die in [4] und [5] entwickelten Verfahren streben geometrische Kontinuität der Gefäßoberfläche an. Dies wird in [4] durch die Konstruktion mit Freiformflächen erreicht, während in [5] ein Basismodell mittels Subdivision Surfaces iterativ verfeinert wird. Die Untersuchung zeigt, dass die Sicherstellung geometrischer Kontinuität an den Verzweigungen das größte Problem darstellt. Dies motiviert den Einsatz von impliziten Oberflächen.

3   Visualisierung von Gefäßsystemen mit Impliziten Oberflächen

Implizite Oberflächen werden bei der Modellierung weicher, verformbarer Objekte eingesetzt. Sie basieren auf einer impliziten Funktion der Form [8]:

$$F(p) - Iso = 0 \qquad (1)$$

$F(p)$ wird als *scalar field function* bezeichnet. Mit Hilfe des Isowertes Iso können implizite Oberflächen (*isosurfaces*) konstruiert werden, welche jeweils Punkte gleichen Skalarwertes miteinander verbinden.

3.1   Convolution Surfaces

Nachdem die Modellierung mit impliziten Funktionen zunächst auf Skalarfelder punktförmiger Primitive begrenzt war, erweiterten [1] das Konzept auf Primitive beliebiger Art, wie Liniensegmente oder Polygone. Dies ermöglicht die

Abb. 2. [a] Blending Stärke an einer Trifurkation. Mitte: originaler Gaußfilter [3]. Rechts: engerer Gaußfilter. [b] Unwanted Blending. Beide Krümmungen der S-Form haben eine Ausdehnung von 3 mm. Der Radius der Convolution Surface, ab welchem Unwanted Blending auftritt, ist hier 1.07 mm (links). Das Problem wird beträchtlich reduziert durch Verwendung eines schmaleren Filters (rechts).

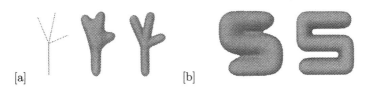

[a]   [b]

Beschreibung eines Objektes durch das Skelett und korrespondierende Oberflächeninformation. So kann ein Gefäßbaum durch sein Skelett, approximiert durch Liniensegmente, und eine Durchmesserinformation pro Voxel [7] beschrieben werden. Die den Convolution Surfaces zugrundeliegende implizite Funktion ist:

$$F(p) = f(S,p) = \int_S \left(e^{\left(\frac{-\|s-p\|^2}{2} \right)} \right) ds \qquad (2)$$

$f(S,p)$ beschreibt die Faltung eines Skeletts mit einem 3d Gaußfilter. S ist das gesamte Skelett, während s einen beliebigen Punkt auf dem Skelett kennzeichnet. Convolution Surfaces nutzen das Konzept der Faltung. Gleichung 2 kann für einen Gaußfilter mit Höhe 1 und Standardabweichung $1/2$, sowie unter Berücksichtigung von Gleichung 1 wie folgt umgeschrieben werden:

$$F(p) = f(S,p) = (h \otimes S)(p) = Iso \qquad (3)$$

Das Skelett S enspricht dem Signal, h ist die Filterfunktion und $\otimes$ kennzeichnet den Faltungsoperator. Eine geeignete Filterfunktion sollte nach [3] Tiefpaßcharakteristik besitzen, um glatte Flächen und Übergänge zu erzeugen.

Die beiden bei der Modellierung mit Impliziten Oberflächen häufig auftretenden Probleme sind *Unwanted Blending* und *Bulging*. Unwanted Blending beschreibt das ungewollte Verschmelzen der Oberflächen nicht aneinander grenzender Primitive. Unter Bulging versteht man das Auftreten von leichten Auswölbungen an Verzweigungen. Diese könnten mit pathologischen Veränderungen des Gefäßes verwechselt werden. Das Auftreten beider Artefakte sollte minimiert werden.

3.2 Filterwahl

Wir falten das Skelett mit Hilfe eines Gaußfilters. Dessen Verwendung ermöglicht die korrekte Abbildung des Durchmesserverlauf [3]. Eine einfache Schreibweise der Filterfunktion ist:

$$h(d) = e^{-d^2 \omega}, \ d > 0 \qquad (4)$$

Tabelle 1. Geometrische und rechnerische Komplexität für verschiedene Gefäßbäume. Hardware: Pentium 4 CPU 3.06GHz, 1024MB RAM, ATI Radeon 9600.

Kanten	Liniensegmente	Dreiecke	Rechenzeit (s)	fps
136	1,652	150,668	9.8	64.0
149	2,623	263,188	12.9	42.8
1504	18,333	1,122,244	91.9	14.6
3461	23,973	2,425,612	67.5	1.8

d kennzeichnet die Distanz zwischen p und dem Zentrum der Filterfunktion. ω ist der *width coefficient* und ist äquivalent zu $1/(2\sigma^2)$ (σ Standardabweichung). Mit dem initialen Filterdesign in [3] ($Iso = 0.5$, $\omega = \ln 2$) ergeben sich sehr weiche Übergänge an den Verzweigungen (Abb. 3(a) (Mitte)). Gespräche mit einem erfahrenen Radiologen haben gezeigt, dass dies zu einer Fehlinterpretation führen kann. Wir schlagen daher eine engere Filterfunktion vor. Ein empirisch ermittelter Wert von $\omega = 5 * \ln 2$ resultiert in einer Convolution Surface, welche die durch das Skelett gegebene Form eindeutiger repräsentiert (Abb. 3(a) (rechts)). Für eine korrekte Abbildung des Durchmesserverlaufs wurde der Isowert neu berechnet: $Iso = 1/32$. Zur Validierung haben wir das Unwanted Blending Problem an einem S-förmigen Skelett untersucht. Das Verhältnis von Entfernung der Convolution Surfaces zur Entfernung der korrespondieren horizontalen Liniensegmente entscheidet über das Auftreten von Unwanted Blending. Durch unseren modifizierten Filter konnten wir das Verhältnis von 29% (Abb. 3(b) (links)) auf 9% (Abb. 3(b) (rechts)) verringern. Bulging wurde ebenfalls erheblich reduziert.

3.3 Konstruktion eines geometrischen Modells

Für die Visualisierung der Gefäßstrukturen wird die Convolution Surface in ein Dreiecksnetz überführt. Hierzu verwenden wir eine objekt-orientierte Version des *Implicit Polygonizers* [2]. Für die Triangulierung muss die implizite Funktion an sehr vielen Punkten im Raum berechnet werden. Dies wird beschleunigt durch eine Datenstruktur, welche die Eingrenzung des zu betrachtenden Skelettabschnitts gestattet. In einem Vorverarbeitungsschritt ist diese Datenstruktur unter Verwendung von Bounding Volumes pro Liniensegment generiert worden. Die Triangulierung resultiert in Listen mit Koordinaten, Normalen und Indices.

4 Zusammenfassung

Zur Veranschaulichung der geometrischen Komplexität unserer Modelle und des Rechenaufwands, präsentieren wir die Ergebnisse für vier Gefäßbäume in Tabelle 1. Zeilen zwei und drei repräsentieren die Gefäßstrukturen aus Abb. 3 (links) und Abb. 3 (rechts). Die erste und die vierte Zeile korrespondieren zu einem Lebergefäßbaum bzw. zu dem Ausgusspräparat einer Schweineleber.

   Unsere Methode ist bisher auf 15 klinischen Datensätze angewandt worden. Weder Unwanted Blending noch Bulging sind zu beobachten. Die geometrische

Abb. 3. Bronchialbaum (links) und cerebrale Blutgefäße (rechts).

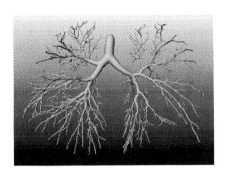 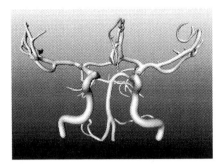

Kontinuität der Oberfläche ist entlang des gesamten Gefäßbaums sichergestellt. Dies folgt aus den theoretischen Betrachtungen in [3] und kann durch Untersuchungen, besonders der Verzweigungen, bestätigt werden. Die Gefäßenden sind geschlossen und es sind keine Strukturen im Gefäßinneren konstruiert worden.

5   Danksagung

Wir danken dem Centrum für medizinische Diagnosesysteme und Visualisierung (MeVis) für die Überlassung von ILab. Besonders danken wir Olaf Konrad-Verse, Milo Hindennach und Dr.med. Holger Bourquain für Ideen und Diskussionen über die Gefäßvisualisierung.

Literaturverzeichnis

1. Bloomenthal J, Shoemake K: Convolution Surfaces, Computer Graphics 25(4):251–256, 1991.
2. Bloomenthal J: An Implicit Surface Polygonizer, In Graphics Gems IV 324–349, Academic Press 1994.
3. Bloomenthal J: Skeletal Design of Natural Forms, PhD thesis, 1995.
4. Ehricke HH, Donner K, Koller W, et al.: Visualization of Vasculature from Volume Data, Computers and Graphics 18(3):395–406, 1994.
5. Felkel P, Fuhrman A-L, Kanitsar A, et al.: Surface Reconstruction of the Branching Vessels for Augmented Reality Aided Surgery, Proc. of BIOSIGNAL 16:252–254, 2002.
6. Gerig G, Koller T, Szkely G, et al.: Symbolic Description of 3d structures applied to cerebral vessel tree obtained from MR angiography volume data, Proc. of Information Processing in Medical Imaging, LNCS 687:94–111, 1993.
7. Hahn H, Preim B, Selle D, et al.: Visualization and Interaction Techniques for the Exploration of Vascular Structures, Proc. of IEEE Visualization 395–402, 2001.
8. Opalach A, Maddock SC: An Overview of Implicit Surfaces, Introduction to Modelling and Animation Using Implicit Surfaces, 1.1-1.13, 1995.
9. Selle D, Preim B, Schenk A, et al.: Analysis of Vasculature for Liver Surgical Planning, IEEE Trans Med Imaging 21(11):1344–1357, 2002.

Bildanalyse und Visualisierung für die Planung von Nasennebenhöhlen-Operationen

Dörte Apelt[1], Bernhard Preim[2], Horst K. Hahn[1] und Gero Strauß[3]

[1]MeVis – Centrum für Medizinische Diagnosesysteme und Visualisierung,
Universitätsallee 29, 28359 Bremen
[2]Institut für Simulation und Graphik, Otto-von-Guericke-Universität Magdeburg,
Universitätsplatz 2, 39106 Magdeburg
[3]Klinik und Poliklinik für HNO-Heilkunde, Universität Leipzig
Liebigstraße 18a, 04103 Leipzig
Email: apelt@mevis.de

Zusammenfassung. Bei endoskopischen Eingriffen an den Nasennebenhöhlen kann die Operationsplanung durch eine patientenindividuelle Aufbereitung der CT-Daten mit Segmentierungsmethoden und eine interaktive Visualisierung der relevanten Objekte unterstützt werden. In diesem Beitrag wird eine Vorgehensweise zur Segmentierung der Knochen und Weichteile der NNH vorgestellt.

1 Problemstellung

Chirurgische Eingriffe an den Nasennebenhöhlen (NNH) werden häufig durchgeführt, wobei endoskopische Techniken überwiegen. Meist erfolgt die Planung nur grob anhand von CT-Daten, so dass viele Entscheidungen erst intraoperativ getroffen werden können. Insbesondere bei komplizierten Eingriffen, wie der Entfernung von Tumoren, sollen durch eine patientenindividuelle computergestützte Operationsplanung und Navigation die Sicherheit des Eingriffs erhöht und dessen Dauer verkürzt werden. Mögliche Komplikationen ergeben sich aus der Nähe der Nasennebenhöhlen zu den Sehnerven und aus ihrer Beteiligung am Aufbau der Augenhöhlen und der Schädelbasis. Für die Planung ist eine Visualisierung der einzelnen Strukturen der Nasennebenhöhlen, ihrer anatomischen Landmarken– sofern diese nicht in früheren Eingriffen entfernt wurden–, der Weichteile und der Sehnerven von Nutzen [1]. Ein Segmentierungsverfahren, das die Bestimmung dieser Strukturen ermöglicht, wird in diesem Beitrag thematisiert.

Anatomisch werden vier Nasennebenhöhlen unterschieden: Siebbein-, Keilbein-, Stirnbein- und Kieferhöhle. Unter diesen Höhlen besitzt das Siebbein den kompliziertesten Aufbau. Es besteht aus einer Vielzahl irregulär angeordneter Knochenlamellen mit einer Dicke von durchschnittlich 0.3 mm und stellt sich im CT nur schwach dar. Abbildung 1 zeigt vier CT-Aufnahmen verschiedener Patienten. Die Lage des Siebbeins ist in Abb. 1 a durch eine Ellipse gekennzeichnet. Erkennbar ist außerdem die Variabilität der Strukturen und ihrer Umgebung in Abhängigkeit vom Patienten und seiner Erkrankung.

Bislang war keine Segmentierungslösung bekannt, die über die Verwendung von Schwellwertverfahren und von Mitteln der manuellen Segmentierung der Nasennebenhöhlen hinausging. Insbesondere gab es noch keinen Ansatz, der durchgängig die Aufbereitung patientenindividueller Daten im NNH-Bereich unterstützt. Daher wurde ein Verfahren zur Segmentierung der Nasennebenhöhlen entwickelt und implementiert, das keine Annahmen über die Form der Objekte trifft und damit zur Erfassung sämtlicher anatomischer und pathologischer Variationen geeignet ist.

2   Material und Methode

Verschiedene Segmentierungsverfahren, wie Schwellwertverfahren, Clusteranalyse, RegionGrowing und Wasserscheidentransformation, wurden hinsichtlich ihrer Eignung für die Segmentierung des Siebbeins und der Weichteile untersucht. Dabei wurde die Dimensionalität der Daten (3D) stets berücksichtigt.

Gegenstand der Untersuchung waren 7 CT-Datensätze der Klinik und Poliklinik für HNO-Heilkunde der Universität Leipzig, bei denen sehr unterschiedliche anatomische und pathologische Verhältnisse vorlagen. Die Auflösung der Bilder lag zwischen $0.275 \times 0.275 \times 1.000$ mm^3 und $0.447 \times 0.447 \times 1.000$ mm^3.

Segmentiert wurden die Begrenzungen der Hohlräume, nicht die Hohlräume selbst. Dieses Vorgehen erlaubt eine realitätsnahe Darstellung der segmentierten Strukturen im Dreidimensionalen sowie eine Abschätzung der Knochendicken (Abb. 2).

Eine Abgrenzung der Siebbeinstrukturen von den benachbarten Weichteilen und Knochen war aufgrund von Partialvolumeneffekten und sich überlagernden Hounsfield-Wertebereichen schwierig. Deshalb wurden Konturbarrieren genutzt: Der Anwender gibt auf selbst gewählten Schichten eines Datensatzes Konturen (Freihand, Polygonzug, Rechteck, Kreis oder LiveWire) vor, die das zu segmentierende Objekt grob umschließen. Ein Einzeichnen der Konturen ist nur auf jeder zweiten bis zehnten Schicht erforderlich. Die dazwischen liegenden Konturen werden durch Interpolation ermittelt. Dabei entsteht ein Volume of Interest (VOI), auf dem die weiteren Arbeitsschritte ausgeführt werden.

Für die eigentliche Segmentierung war die Wasserscheidentransformation aufgrund ihrer Schnelligkeit und der hohen Ergebnisreproduzierbarkeit das Verfahren der Wahl. Überdies ermöglichte sie eine individuelle Anpassung des Ergebnisses durch Nutzerinteraktionen. Verwendet wurde die IWT (Interactive Watershed Transform) nach [2], bei der eine hierarchische Wasserscheidentransformation durchgeführt und anschließend eine benutzergesteuerte Definition von Objektzugehörigkeiten durch das Setzen von Markern und durch das Anpassen weiterer Parameter, wie der Rauschtoleranz, realisiert wird. Ausgeführt wird das Verfahren auf dem Intensitätsbild, wobei wahlweise ein Höhen- oder Tiefenbild als Eingabe fungiert. Letzteres wird zur Segmentierung der knöchernen Strukturen benutzt. Für die Weichteilsegmentierung wurde die IWT so erweitert, dass sie auf ein Intervall eingeschränkt werden kann. Dadurch wird gewährleistet,

Abb. 1. Variationen des Siebbeins – in (a) durch eine gelbe Ellipse gekennzeichnet; (a) und (c) belüftet, (b) unbelüftet, (d) teilweise belüftet

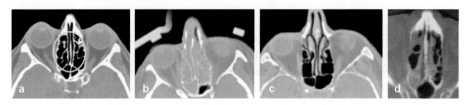

Abb. 2. (a) Hohlraum der Kieferhöhle, (b) knöcherne Begrenzung des Hohlraumes

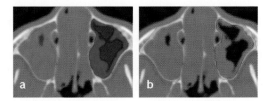

dass nur der relevante Grauwertbereich, welcher zwischen dem von Knochen und belüfteten Regionen liegt, Eingang in die Segmentierung findet.

Da die dünnen Knochenwände der NNH im Segmentierungsergebnis oftmals deutlich zu dick waren, wurde bei Bedarf eine Nachbearbeitung mit morphologischen Operatoren (Erosion, Closing) durchgeführt.

Eine Zusammenfassung der Arbeitsschritte ist in Abb. 4 schematisch und in Abb. 3 anhand eines Beispiels für die Siebbeinsegmentierung dargestellt.

3   Ergebnisse

Die Segmentierung der Nasennebenhöhlen, Sehnerven und Weichteile erfolgte bei allen Datensätzen mit einer Dauer von unter einer Stunde. In allen Fällen konnten die für die Planung relevanten Strukturen nahezu vollständig erfasst werden. Mitunter wurden jedoch sehr dünne Knochen nicht erkannt oder fanden

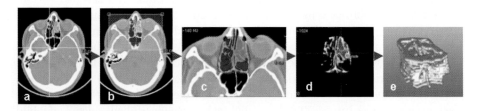

Abb. 3. Segmentierung eines Objekts (Siebbein): (a) Originaldaten, (b) VOI, das alle relevanten Objekte enthält, (c) sekundäres VOI mit einem Objekt, (d) IWT, (e) Ergebnis im 3D

Abb. 4. Schematische Darstellung der Vorgehensweise bei der Bildanalyse der NNH

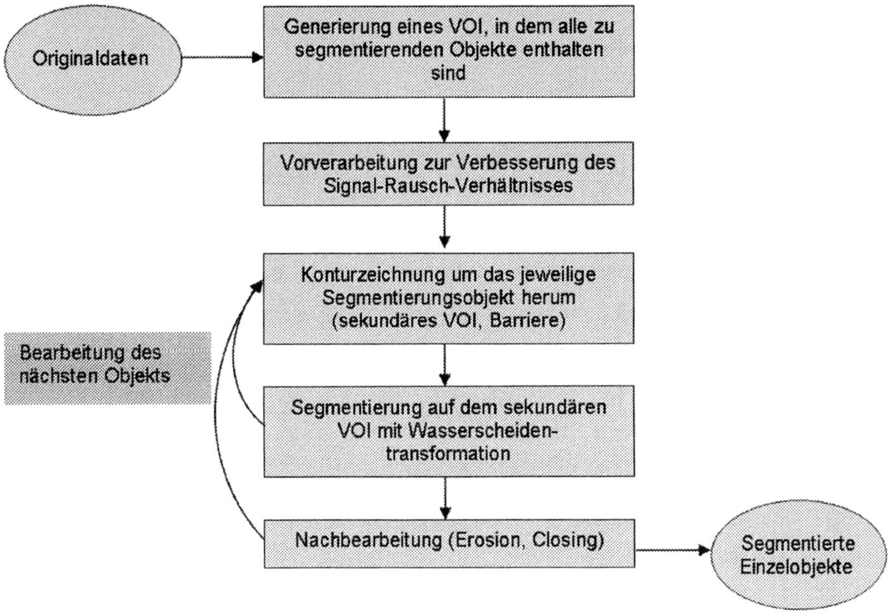

nur bei einem Schwellwert, der eine Verdickung der stärkeren Knochen bewirkt, Eingang in das Segmentierungsergebnis.

In der Betrachtung der verschiedenen Datensätze zeigte sich eine starke Abhängigkeit des Verarbeitungsaufwands, hauptsächlich bei der Erzeugung der Konturbarrieren, von den vorliegenden CT-Daten in Bezug auf die anatomischen und pathologischen Gegebenheiten. Dies war vor allem der Fall, wenn die Hounsfield-Werte der Knochen mit denen umgebender Weichteile fast identisch waren. Hier war eine möglichst exakte manuelle Abgrenzung durch die Barrieren erforderlich.

Für die Bildanalyse wurde unter Verwendung der Bildverarbeitungs- und Visualisierungsplattform ILAB4 (MeVis, Bremen) die Applikation RHINOVISION implementiert, deren Zielgruppe in erster Linie Radiologen sind. In ihr lassen sich alle Arbeitsschritte beginnend beim Einlesen der DICOM-Daten, über die Vorverarbeitung, Barrierengenerierung, Segmentierung und Nachbearbeitung bis hin zum Speichern der einzelnen Ergebnisse ausführen. Jeder Schritt kann in drei orthogonalen 2D-Ansichten (axial, sagittal, koronal) der Daten verfolgt und durchgeführt werden. Für die Segmentierung jedes Objekts sind vom Anwender Konturbarrieren zu erzeugen und eine Wasserscheidentransformation durchzuführen. Die Segmentierungsobjekte können einzeln oder gruppiert abgespeichert werden, so dass sie auch einzeln bzw. gruppiert visualisiert und modifiziert werden können. RHINOVISION wurde im Juni 2003 bei den Kooperationspartnern in Leipzig installiert und befindet sich dort in einer ersten klinischen Evaluierungsphase.

Abb. 5. Darstellung der segmentierten NNH und Sehnerven im INTERVENTIONPLAN-NER, in (b) und (c) mit jeweils einer Schnittebene; zusätzlich ist der Schädel eingeblendet

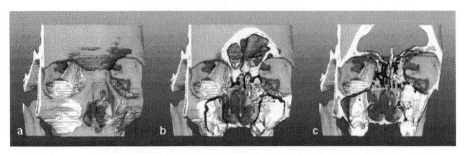

Zur Darstellung der segmentierten Objekte ist eine Anbindung an den INTER-VENTIONPLANNER, MeVis [3] realisiert worden. Dadurch ist eine selektive Darstellung der segmentierten Strukturen im 2D und 3D möglich. Abb. 5 zeigt die Knochenstrukturen der NNH und den Sehnerv in verschiedenen Farben zusammen mit den volumengerenderten Originaldaten. Zudem können Methoden der Vermessung und des Clippings genutzt werden. Insbesondere Abstandsbestimmungen zwischen zu entfernenden Strukturen und Risikostrukturen, wie dem Sehnerv, sind hilfreich für die Operationsplanung.

4 Diskussion

Mit dem beschriebenen Verfahren – der Kopplung einer interaktiven Barrierengenerierung mit einer (intervallbasierten) Wasserscheidentransformation – ist eine Segmentierung der Strukturen der Nasennebenhöhlen möglich. Dabei können sowohl die Knochenstrukturen als auch die Weichteile und Nerven erfasst werden. Der größte Zeit- und Interaktionsaufwand besteht für das Erzeugen der Konturbarrieren. Eine Automatisierung der dazu notwendigen Arbeitsschritte ist geplant.

Da keine Vorannahmen über Form und Lage der Objekte getroffen werden, lässt sich das Segmentierungsvorgehen auch auf andere Strukturen übertragen. Beispielsweise stellen die Strukturen im Felsenbein des Ohres und speziell der Cochlea (Gehörschnecke) bzgl. der Bereichseingrenzung und Partialvolumeneffekte eine ähnliche Herausforderung wie die Nasennebenhöhlen dar.

Literaturverzeichnis

1. Koitschev A, Baumann I, Remy CT, Dammann F: Rationelle CT-Diagnostik vor Operationen an den Nasennebenhöhlen. HNO 50: 217-222; Springer 2002.
2. Hahn HK, Peitgen HO: IWT –Interactive Watershed Transform: A hierarchical method for efficient interactive and automated segmentation of multidimensional grayscale images. Medical Imaging, Proc. of SPIE 5032: 643-653, San Diego, 2003.
3. Preim B, et al.: Visualisierungs- und Interaktionstechniken für die Planung lokaler Therapien. Simulation und Visualisierung: 237-248, SCS 2003.

Distance Based Enhancement for Focal Region Based Volume Rendering

Jianlong Zhou[1], Andreas Döring[2] and Klaus D. Tönnies[3]

Institute for Simulation and Graphics,
University of Magdeburg, 39106 Magdeburg
Email: [1,3]{zhou,klaus}@isg.cs.uni-magdeburg.de, [2]doering-andreas@web.de

Abstract This paper proposes a method to control the object enhancement in context region in focal region based volume rendering. The proposed method uses the distance as a factor to control the volume features in the context region. The main contributions are as follows: To introduce the distance into the rendering pipeline for volume feature enhancement; To demonstrate the implementation of how to use distance in focal region based volume rendering; And to show the important capabilities of distance based enhancement in focal region based volume rendering for 3D data interpretation.

1 Introduction

With the development of 3D data recording techniques (e.g. CT, MRI), very large data volumes are created in medical imaging. In real applications, on the one hand, the volume of interest only occupies a small percentage of all data volumes, on the other hand, the object of interest (e.g. tumors) is often resided inside of the volume and it is difficult to visualize this kind of object based on the traditional volume rendering methods because of the overlapping. To solve these problems, a new approach named *focal region based volume rendering* was proposed in our previous research for 3D data analysis [5]. The focal region based volume rendering divides the volume data into two parts: focal region and context region. The user needs to emphasize the object and show details in the focal region. At the same time, because the objects far away from the focal region are not the volume of interest, they are not needed to be shown in details and needed to be faded out. In some cases, the objects of interest have similar scalar data values with their surrounding structures. It is difficult for the user to recognize the objects of interest and their surroundings. These surrounding structures often disturb the interpretation of object details in the focal region. The goal of this paper is to develop a method to move out or de-emphasize the unimportant objects in the context region and emphasize the objects in the focal region for 3D data analysis.

This paper proposes a method to control the object enhancement in the context region in focal region based volume rendering. The proposed method uses the distance as the main factor to control the volume features in the context region. The main contributions are as follows: To introduce the distance into the rendering pipeline for volume feature enhancement; To demonstrate the implementation of how to use distance in focal region based volume rendering; And to show the important capabilities of distance based enhancement in focal region based volume rendering for information extraction.

2   Related Work

Intensity depth-cuing is a well known technique for enhancing the perception of depth in a scene [1]. This technique dims the color of objects far from the viewer, creating an effect similar to viewing the scene through haze. Rheingans et al. [4] adapted this technique for volume rendering, dimming volume sample colors as they recede from the viewer. Lu et al. [3] introduced a method to use distance as one of the factor to create the nonphotorealistic volume stippling. This technique enhances depth perception by using the position of a voxel within the volume box to generate a factor that modifies both the point count and the size of the points. It uses a linear equation with different powers to express the function of the distance attenuation to generate this factor. Kanda et al. [2] introduced a method using the distance which is defined using gradient between adjacent voxels to render volume data. The visualization is performed by rendering the volume where the initial voxel values are replaced with the distances (gradients).

The distance based viewing is accordant with the real human viewing. The previous researches showed that distance or voxel positions can be used in volume rendering to depict the data information in a different way. In our approach, we pay more attention to the power of distance for analyzing volume data to provide additional information – the importance of the current voxels. This method is exactly matching the needs for context rendering in our focal region based volume rendering approach [5].

3   Distance for Focal Region Based Volume Rendering

The initial idea of distance based enhancement for focal region based volume rendering is that we want to control what to be shown and what not to be shown or to be shown with less details depending on the voxel positions. The voxels near the focal region should show the details of the object and the voxels far away from the focal region are needed to be faded out. In order to combine the voxel position into the rendering pipeline, a criteria need to be set up to measure the effects of voxel positions on the rendering. The relative position information of a voxel can show the importance for a specific organ or position. So the distance between the current volume sample position and a specific position specified by user (in this paper, this position refers to the focal region center) is introduced into the volume rendering pipeline to depict the importance of the current volume sample for the whole rendering.

The distance is an important factor that helps us understand the relationship between elements within the volume. To combine this distance into rendering pipeline, a mechanism is defined to use the distance to modulate the optical properties (e.g. opacity) of each volume sample position and give different patterns for the modulation. One way to combine the distance information into the rendering pipeline is to modulate the object original opacity with distance coefficients and can be realized from the following equation:

$$\alpha_d = \alpha_0 \left(k_{d0} + k_{de} \left(1 - \frac{d_i}{d} \right)^{k_{dn}} \right) \tag{1}$$

where α_d is the enhanced opacity and α_0 is the original object opacity, k_{d0}, k_{de}, k_{dn} are coefficients to control the contributions of the different parts, d is the diameter of the whole volume and k_{di} is the distance from the current volume sample position to the focal center.

The basis of the method is to use the distance to modulate the opacity of each volume sample position and apply different functions for the modulation. The procedure of volume rendering in the proposed method is as follows:

1. Setting a focal region center and focal region radius;
2. Calculating the distances between the focal region center and the current volume sample position;
3. Modulating the opacities of volume samples based on the calculated distances using specified functions;
4. Rendering the whole volume using texture based volume rendering with register combiners mechanism;
5. Changing the focal region center and focal region radius to start another rendering process.

4   Hardware-Based Implementation

Because of the expensive computation of the distance when combining distance into the rendering pipeline, the hardware based approach is used to implement the distance enhancement for focal region based volume rendering to improve the rendering performance. The presented approach is implemented on Windows XP platform on a standard PC with single 2.40 GHz Intel Pentium4 CPU and 1.0 GB memory. The graphics board is NVidia GeForce 4 Ti 4200 processor with 64 MB of data RAM. To provide the programmer with a mechanism to explicitly control the per-fragment information, NVidia has introduced the OpenGL extension NV_register_combiners. The register combiners provide a flexible way to control the rendering pipeline.

The core of setting up distance based enhancement using register combiners is to create a *position texture PT* and load it into Texture Unit 1. The texture values in *PT* represent voxels positions as *RGB* values. *PT* is used as a helper texture in the subsequent operations. The main advantage of using *PT* is that it is only created one time before rendering and never changed afterwards. It is not necessary to reload the distance texture every time when some parameters of the focal region are changed.

The following equation is used to compute a distance based factor to modulate the original texture:

$$v = ((\overrightarrow{p_{PT} - p_{FC}}) \cdot (\overrightarrow{p_{PT} - p_{FC}})) - r \qquad (2)$$

where p_{PT} is the value of the position texture, p_{FC} is the focal center position and r is the focal region radius. All values of p_{PT}, p_{FC} and r are normalized to $[0, 1]$.

Firstly the position of the focal center is transformed to texture coordinates through dividing the focal center position coordinates (x, y, z) by the size of the volume. The result is stored in the register of Constant Color 0. Secondly the position of the focal center is subtracted from PT. In this way, we get vectors from the texture position to the focal center. Afterwards, the dot products between these vectors themselves are calculated. These dot products are the distances we are interested in. In the third step the focal radius r is subtracted from the dot products as shown in Equation 2. The final calculated factor v is inverted and used as a modulation factor for $RGBA$ values of the original volume texture.

The factor v calculated from Equation 2 can be used in Equation 1 to substitute the distance factor $\frac{d_i}{d}$ to combine the influence of distance into the rendering pipeline. Furthermore, other type of enhancement functions can be used to combine distance factor into the rendering pipeline to show the effect of distance on rendering.

5   Results and Discussion

The proposed method has been applied to the liver data to explore the liver tumor information to show its usefulness for 3D data analysis. Usually, when rendering the liver for information extraction, the other structures surrounding the liver are often displayed because of the similar scalar data values with the user interested objects. Using distance based enhancement for focal region based volume rendering, the unnecessary objects surrounding the objects of interest can be removed or de-emphasized from the scene and this makes the user concentrate more on the objects of interest and focal region. The results in Figure 1 show that the distance based enhancement for focal region based volume rendering is a powerful tool for 3D data analysis. From the comparison in Figure 1 we can see that when the distance based enhancement is applied to the volume data, the surrounding redundant information is removed out or de-emphasized and the objects of interest (e.g. liver and tumors) are shown in details. This method allows the user to flexibly control which part should be emphasized or de-emphasized. A very similar method for removing redundant information in volume rendering is volume clipping using geometric planes. The geometric plane based volume clipping is not flexible like distance based enhancement. The geometric plane based volume clipping is a binary operation, it just removes the selected objects all out or not. Distance based enhancement can alter the overall look-and-feel of the data set in a continuous fashion. It can provide different enhancement operations for the selected objects.

Fig. 1. Liver data focal region based rendering without distance enhancement applied to it (left) and with distance enhancement applied to it (right).

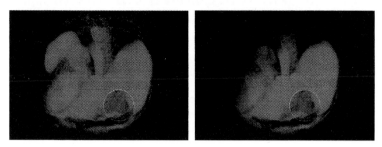

6   Conclusions and Future Work

We proposed an approach to emphasize and de-emphasize the different regions in focal region based volume rendering using a distance based approach. This approach was applied to the liver data for analyzing tumor information. The results showed that the proposed approach is useful for enhancing context region depending on the enhancement functions. Because the presented approach used a fixed distance enhancement function, this is not flexible in applications other than in focal region based volume rendering. For example, the user wants to make the regions near a specified point with less details and the regions far away from the specified point with details on the contrary or enhance the different object parts according to the user's specification. To solve these shortcomings of the presented approach, our future work will focus on the development of extending the distance based approach to be a transfer function mechanism to enhance the volume and the user pre-specified point can be generalized to be any feature point but not only the focal center.

References

1. J. Foley, A. van Dam, S. Feiner, and J. Hughes. *Computer Graphics: Principles and Practice.* Addison Wesley, second edition, 1996.
2. K. Kanda, S. Mizuta, and T. Matsuda. Volume visualization using relative distance among voxels. In *Proceedings of SPIE (Visualization, Image-Guided Procedures, and Display)*, volume 4681, pages 641–648, San Diego, 23.-28. February 2002.
3. A. Lu, C. J. Morris, D. S. Ebert, P. Rheingans, and C. Hansen. Non-photorealistic volume rendering using stippling techniques. In *IEEE Viusalization 2002*, 2002.
4. P. Rheingans and D. Ebert. Volume illustration: Nonphotorealistic rendering of volume models. *IEEE Transactions on Visualization and Computer Graphics*, 7(3):253–264, 2001.
5. J. Zhou, M. Hinz, and K. D. Tönnies. Focal region-guided feature-based volume rendering. In *Proceedings 1st International Symposium on 3D Data Processing Visualization and Transmission (3DPVT)*, pages 87–90, Padova, Italy, June 2002.

Vollständige Rekonstruktion eines Rattenhirns aus hochaufgelösten Bildern von histologischen Serienschnitten

Stefan Wirtz[1], Bernd Fischer[1], Jan Modersitzki[1] und Oliver Schmitt[2]

[1]Institut für Mathematik, Universität zu Lübeck, 23560 Lübeck
[2]Institut für Anatomie, Universität Rostock, 18055 Rostock
Email: wirtz@math.uni-luebeck.de

Zusammenfassung. Parameterfreie Algorithmen im Bereich der nicht-linearen Registrierung von Schnittbilddaten weisen relativ lange Lauf-zeiten auf. Werden hochaufgelöste Datensätze registriert, so ergibt sich die Forderung nach effizienten und stabilen Verfahren. Hochaufgelöste Schnittbilddaten werden bei der mikroskopischen Analyse zellulärer Strukturen erzeugt, um funktionelle Bilddaten von Zellverteilungen zu korrelieren. Die Bilddaten sind sehr umfangreich und weisen häufig Arte-fakte auf. Die Registrierung wird als Minimierungsproblem eines Funk-tionals aus Distanzmaß und Regularisierer formuliert. Die Minimierung führt zu einem System nichtlinearer partieller Differentialgleichungen, das direkt und effizient gelöst wird. Nach der Registrierung können his-tologische Details erkannt und neuroanatomische Strukturen korrekt zu-geordnet werden, was ohne Registrierung unmöglich ist.

1 Einleitung

In den Neurowissenschaften ist es unerlässlich, den genauen Ort einzelner Neu-ronen bzw. bestimmter Strukturen und funktioneller Einheiten bestimmen zu können. Daher muss das biologische Material adäquat aufgearbeitet werden, um Strukturen im Mikrometerbereich und damit auf Zellebene sichtbar machen zu können. Hierzu wird das Gehirn in ca. $20\,\mu$m dünne Schnitte zerlegt, welche dann histologisch gefärbt werden. Diese gefärbten Gewebeschnitte können dann mit Hilfe eines Flachbettscanners oder eines motorisierten Videomikroskops in sehr hohen Auflösungen digitalisiert werden. Dadurch erhält man eine Serie von aufeinander folgenden und unausgerichteten Schichten, den sogenannten Serien-schnitten.

Die im Herstellungsprozess entstandenen Deformationen und Artefakte wie Falten, Risse und Gewebeverlust, machen eine direkte Superpositionierung der Schichten unmöglich, d.h. ursprünglich kohärente Regionen benachbarter Schich-ten passen nicht mehr zu- bzw. aufeinander. Somit müssen die Gehirnschichten bei maximaler Auflösung registriert werden, um die kompletten dreidimensiona-len Informationen wieder zu erhalten.

Die Digitalisierung der Gehirnschichten mit einer Auflösung von $6\,\mu\mathrm{m}/\text{Pixel}$, führt zu ca. 500 Bildern der Größe (1900×1900) Pixel mit Grauwerten (Intensitätswerten) zwischen 0 und 255. Wegen dieser enormen Datengröße (ca. 1.7 GB) sind extrem schnelle und effiziente Algorithmen notwendig.

Aufgrund der Art der Deformation haben wir den sogenannten elastischen Registrierungsansatz gewählt [1,2], der das elastische Verhalten der histologischen Schichten modelliert.

2 Methoden

Zu Beginn der Registrierung führen wir eine auf der Hauptachsentransformation basierende rigide Vorregistrierung durch, um Rotationsartefakte zu kompensieren und die zentrale Lage des Objekts im Bild zu gewährleisten [3]. Für den nichtlinearen Teil des Registrierungsprozesses benutzen wir einen variationellen Ansatz, um so zu einer schnellen und flexiblen Implementierung zu gelangen [4].

Ziel der Registrierung von Serienschnitten mit Schichten $R := \big(R^{(1)}, ..., R^{(M)}\big)$, $R^{(\nu)} : \Omega \subset \mathbb{R}^2 \to \mathbb{R}$, $\nu = 1, ..., M$, ist es, Transformationen, bestehend aus dem Ort x und einem Verrückungsfeld $u := \big(u^{(1)}(x), ..., u^{(M)}(x)\big)$, $u^{(\nu)}(x) : \mathbb{R}^2 \to \mathbb{R}^2$, $\nu = 1, ..., M$, für jede einzelne Schicht zu finden, so dass benachbarte Regionen wieder korrekt zueinander ausgerichtet sind. Variationell formuliert bedeutet dies die Minimierung eines Funktionals

$$\mathcal{J}[R; u] \;\; := \;\; \mathcal{D}[R; u] \, + \, \alpha \cdot \mathcal{S}[u], \tag{1}$$

bestehend aus einem Distanzmaß $\mathcal{D}$ und einem durch $\alpha \in \mathbb{R}^+$ gewichteten Regularisierer $\mathcal{S}$ der auf dem linearen elastischen Potential der Verrückung u basiert

$$\mathcal{S}[u] \;\; := \;\; \sum_{\nu=1}^{M} \int_\Omega \frac{\mu}{4} \sum_{j,k=1}^{2} \Big(\partial_{x_j} u_k^{(\nu)} + \partial_{x_k} u_j^{(\nu)}\Big)^2 + \frac{\lambda}{2} \Big(\mathrm{div}\, u^{(\nu)}\Big)^2 dx, \tag{2}$$

mit den Materialkonstanten λ und μ [1,5]. Als Distanzmaß haben wir das sogenannte *sum of squared differences* Maß als geeignet erachtet

$$\mathcal{D}[R; u] \;\; := \;\; \frac{1}{2} \sum_{\nu=2}^{M} \int_\Omega \Big[R^{(\nu)}\big(x - u^{(\nu)}(x)\big) - R^{(\nu-1)}\big(x - u^{(\nu-1)}(x)\big) \Big]^2 dx. \tag{3}$$

Dieses Distanzmaß wird gleichzeitig als Fehlermaß eingesetzt, um den Registrierungsverlauf messen zu können.

Als notwendige Bedingung für ein Minimum des Funktionals $\mathcal{J}$ bzgl. u muss die Ableitung für alle Variationsrichtungen von u verschwinden, d.h.

$$d\mathcal{J}[R; u, v] \;=\; 0 \quad \text{für alle Variationen } v. \tag{4}$$

Dies führt zu einem System partieller Differentialgleichungen, den Navier-Lamé-Gleichungen (NLG) für Serienschnittbilder

$$\sum_\nu \Big(f^{(\nu)} - \alpha \cdot \big(\mu \Delta u^{(\nu)} + (\lambda + \mu)\nabla \mathrm{div}\, u^{(\nu)}\big)\Big) \;=\; 0. \tag{5}$$

Durch Gleichung (5) wird die elastische Verformung eines Objekts bei einwirkender Kraft f beschrieben. Hier entspricht die Kraft der Gâteaux-Ableitung des Distanzmaßes $\mathcal{D}$

$$f^{(\nu)} := \left(R^{(\nu-1)} \circ \varphi^{(\nu-1)} - 2R^{(\nu)} \circ \varphi^{(\nu)} + R^{(\nu+1)} \circ \varphi^{(\nu+1)} \right) \nabla R^{(\nu)} \circ \varphi^{(\nu)} \quad (6)$$

mit $\varphi^{(k)} := x - u^{(k)}(x)$.

Durch Approximation der NLG mit Finiten Differenzen und einer Fixpunktiteration wird aus den partiellen Differentialgleichungen ein lineares Gleichungssystem (LGS) mit $2N$ Unbekannten, wobei N die Anzahl der Pixel eines Schichtbildes ist. Dieses Gleichungssystem muss in jedem Iterationsschritt für jede einzelne Schicht gelöst werden. Die extrem große Matrix des LGS muss nicht gespeichert werden, da eine optimale Umordnung der Koordinaten zu einer gut strukturierten Matrix mit zirkulanten Blöcken führt, die mit Fouriermatrizen diagonalisierbar sind [6]. Daher müssen nur die Diagonaleinträge gespeichert werden. Dies und die Verwendung eines nichtlinearen Gauß-Seidel-Verfahrens ergibt einen besonders schnellen und effizienten Algorithmus für die Registrierung. Statt kubischer Komplexität mit quadratischem Speicherbedarf klassischer Algorithmen direkter Verfahren, liegt die asymptotische Komplexität bei $\mathcal{O}(M\,N \log N)$, mit der Anzahl der Schichten, M und linearem Speicherbedarf. Um die Registrierungsgeschwindigkeit weiter zu steigern und (wenn nötig) große Deformationen in wenigen Iterationsschritten zu ermöglichen, verwenden wir einen Mehrskalenansatz, basierend auf einer Gaußpyramide [7].

Bei der elastischen Registrierung ist es stets schwierig, die Materialkonstanten λ und μ, die sich aus dem elastischen Potential ergeben, geeignet zu wählen. Unterschiedliche Bildgrößen und Grauwertverteilungen bedingen eine unterschiedliche Wahl der Konstanten, um zu morphologisch sinnvollen Registrierungsergebnissen zu gelangen. Eine ungünstige Wahl der Konstanten kann sogar zum Fehlschlagen der Registrierung führen. Um diese Problematik zu umgehen, wurde ein automatischer Schätzer für die Materialkonstanten entwickelt [5]. In einem initialen Schritt werden die Konstanten so geschätzt, dass ein fortschreitender und damit erfolgreicher Registrierungsprozess, ohne zeitraubenden Oszillationen über die Iterationen hin, gesichert ist.

3   Ergebnisse

Ein vollständiges Rattenhirn, bestehend aus 503 Schichten mit einer Auflösung von jeweils (1900 × 1900) Pixel (gesamtes Datenvolumen: ca. 1.7 GB) konnte mit unserem Ansatz registriert und anschließend dreidimensional rekonstruiert werden.

In Abb. 1 ist das vollständige Rattenhirn vor und nach der Registrierung abgebildet. In Abb. 2(a) lassen sich die einzelnen Gehirnregionen nur erahnen, während in Abb. 2(b) deutlich das Kleinhirn und das Großhirn mit den beiden Hemisphären zu erkennen ist.

Abb. 1. Ansicht des vollständigen Rattenhirns von oben, linke Seite entspricht hinterem Teil des Gehirns, rechte Seite vorderem Teil (zur Nase hin).

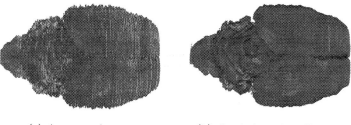

    (a) Ausgangsdaten   (b) elastisch registr. Daten

Vor der elastischen Registrierung wendeten wir eine lineare Vorregistrierung in Form einer Hauptachsentransformation an. Die Distanz reduzierte sich dabei um 27%, d.h. $\mathcal{D}[R; u_{linear}]/\mathcal{D}[R; \underline{0}] = 0.73$.

Bei der anschließenden elastischen Registrierung verwendeten wir eine Gaußpyramide mit 5 Stufen. Die Implementierung erfolgte in MATLAB auf einem Linux-System mit 1 GB Arbeitsspeicher und einem AMD Athlon XP 2700+ Prozessor. Der gesamte Registrierungsprozess benötigte 35 Iterationen in ca. 10 Stunden (zum Vergleich: bei Auflösung (512×512) und 3 Ebenen, Laufzeit 1.5 Stunden; bei Auflösung (256×256) und 2 Ebenen, Laufzeit 0.8 Stunden).

Die Distanz nach der Registrierung $\mathcal{D}[R; u_{elastic}]$ sank im Vergleich zur Ausgangsdistanz $\mathcal{D}[R; \underline{0}]$ um 79%, d.h.

$$\frac{\mathcal{D}[R; u_{elastic}]}{\mathcal{D}[R; \underline{0}]} = 0.21. \tag{7}$$

Auf eine weitere Reduzierung des Fehlers wurde verzichtet, um die anatomischen Unterschiede der einzelnen Schichten zu erhalten.

Neben der Messung der Distanz durch das Distanzmaß $\mathcal{D}$ wurden die Ergebnisse von einem Experten begutachtet. Wichtiges Kriterium für eine visuelle Beurteilung des Registrierungsergebnisses ist die Verbesserung der Erkennbarkeit kleiner Strukturen (Kerngebiete, Hirnrindenabgrenzung) und die Glattheit

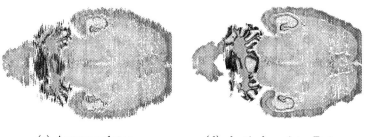

    (c) Ausgangsdaten   (d) elastisch registr. Daten

Abb. 2. Horizontale Schnitte des Rattenhirns orthogonal zur Schnittrichtung.

von inneren und äußeren Grenzflächen. So lässt sich beispielsweise nach der Registrierung und Rekonstruktion in Abb. 2(d) deutlich die Fascia denta in der Hippocampusformation erkennen. Diese Erkennung ist in den Ausgangsdaten ohne zusätzliche Information unmöglich. Gehirnabschnitte mit äußeren Grenzflächen wie das Kleinhirn sind nach der Registrierung derart deutlich dargestellt, dass nun Foliae cerebellares (Kleinhirnwindungen) sichtbar werden.

4   Diskussion

Wir haben einen neuen elastischen Registrierungsansatz vorgestellt, mit dem histologische Schnittbilder eines Rattenhirns korrekt zueinander ausgerichtet werden. Der wesentliche Teil dieses Verfahrens besteht aus einer sehr schnellen Lösungstechnik für das innere lineare System. Zusätzlich wird mit Hilfe des Multiskalenansatzes und der Schätzung der Materialkonstanten des elastischen Potentials, die äußere Iteration beschleunigt.

Die hier vorgestellten Registrierungsergebnisse belegen zum einen die Notwendigkeit einer nichtlinearen Schnittbildausrichtung und zum anderen die Korrektheit der neu entwickelten Lösungstechnik. Aufgrund des äußerst effizienten Lösungsansatzes wurden erstmals hochaufgelöste und damit sehr große Bilddatensätze registriert. Die hier vorgestellte Registrierungsstrategie kann nach der erfolgreichen Testimplementation nun gezielt zur Registrierung noch größerer menschlicher Gehirnschnitte angewendet werden.

Literaturverzeichnis

1. Broit C: Optimal Registration of Deformed Images. PhD thesis, University of Pennsylvania, 1981.
2. Bajcsy R, Kovacic S: Multiresolution elastic matching. Comp. Vision, Graphics and Image Process. 46, pp. 1-21, 1989
3. Toga AW: Brain Mapping: The Methods. 2. Aufl., Academic Press, 2002
4. Fischer B, Modersitzki J: Fast inversion of matrices arising in image processing. Numerical Algorithms 22, pp. 1-11, 1999.
5. Modersitzki J: Numerical Methods for Image Registration. To appear in Oxford University Press, 2004.
6. Davis PJ: Circulant Matrices. Chelsea Publishing, New York, 1979
7. Jähne B: Digitale Bildverarbeitung. 5. Aufl., Springer, 2002

Construction of Cardiac Anatomical Models Using Deformable Model Methods

Yan Shang[1,2] and Olaf Dössel[1]

[1]Institut für Biomedizinische Technik, Universität Karlsruhe, 76128 Karlsruhe
[2]Department of Electronic Engineering, Tsinghua University, 100084 Beijing, China
Email: yan.shang@ibt.uni-karlsruhe.de

Abstract Two deformable model methods based on the active surface and the active shape model methods are proposed in this paper for cardiac anatomical model construction. Several extensions to the original work [1,2] are introduced to deal with the segmentation of 4D cardiac images: The image force is calculated through gradient vector flow [3], which is also used in the landmarking for 3D triangle meshes. A multistage segmentation mechanism is proposed integrating the active surface and active shape model methods. This delivers better segmentation results than using either method alone.

1 Introduction

Cardiac electrophysiological and electromechanical modeling is one of the most important issues in mathematical modeling of the heart. Starting point for the modeling of the whole heart is a realistic anatomical model. In order to get the anatomical model, segmentation needs to be done on images captured through imaging modalities like MRI, CT, Ultrasound and etc. Cardiac segmentation is a difficult task because of the unavoidable presence of imaging noise and the intricate structure of the heart.

The active contour method [1] is now state of the art for medical image segmentation. By introducing high level shape based constraints, it offers better performance than the traditional low level methods like thresholding and region growing. The shape constraints introduced in the active contour method are based on the assumption that the deformable model shows the characteristics of an elastic body, which is the case in most of the medical image segmentation applications. However, this kind of constraint is too general and in some cases not sufficient to deliver satisfying results. To deal with this problem, the active shape model method [2] introduces more specific knowledge, namely the statistical shape model. The statistical shape model ensures the model to deform only in an allowable variation space derived from a training set, thus the difficulties resulting in undesirable deformation can be partly overcome. For cardiac image segmentation, the active shape model method is of particular advantage because the different chambers of the heart can be described effectively by a statistical shape model.

In this paper, the active contour and active shape model methods are realized with several extensions to the original methods. A novel landmarking method for triangle meshes is realized by deforming the meshes with the internal spring force and gradient vector flow image force [3]. The proposed multi-stage segmentation mechanism yields the best results, it utilizes the active shape model method in the first stage, followed by a relaxation stage as a refinement by using the active surface method. The mathematical backgrounds and realization procedures are explained in Sect. 2. Experimental results are shown in Sect. 3. The paper is concluded by Sect. 4 with some discussions and suggestions for further research.

2   Methods

The 2D active contour method [1] is extended to 3D active surface method in our project. Triangle meshes are used to represent the deformable surfaces. Evolution of the triangle meshes is calculated using a dynamic formulation of the original energy minimization concept. By the dynamic formulation, the deformation of the surface is regulated by the internal and external forces using the following Lagrange equation,

$$\mu \frac{\partial^2 s}{\partial t^2} + \gamma \frac{\partial s}{\partial t} + F_{\text{internal}} + F_{\text{external}} = 0 \qquad (1)$$

where μ is the mass density, γ is the damping density, and s is the deformable surface. When the deformation of the surface reaches the stable state, $\frac{\partial^2 s}{\partial t^2} = \frac{\partial s}{\partial t} = 0$, the forces also reach their equilibrium state, $F_{\text{internal}} + F_{\text{external}} = 0$.

Corresponding to the surface expression using a triangle mesh, the internal force is computed as the combination of the internal stretching and bending forces as described in [1]. The external image force is calculated through a long range force, gradient vector flow (GVF) [3]. Compared with the traditional gradient image force, GVF has a much larger influence area, and presents itself even in homogeneous convex regions. In 3D space, GVF is defined as the vector field $V(x, y, z) = [u(x, y, z), v(x, y, z), w(x, y, z)]$, and it is computed as the weighted diffusion of the image edge map f,

$$u_t = \mu \nabla^2 u - (f_x^2 + f_y^2 + f_z^2)(u - f_x) \qquad (2)$$
$$v_t = \mu \nabla^2 v - (f_x^2 + f_y^2 + f_z^2)(v - f_y) \qquad (3)$$
$$w_t = \mu \nabla^2 w - (f_x^2 + f_y^2 + f_z^2)(w - f_z) \qquad (4)$$

where μ is the weighting parameter, and governs the tradeoff between field smoothness and gradient approximation. The steady-state solution of the above parabolic equations is the desired GVF field. The Gauss-Seidel method with successive over relaxation (SOR) is used to compute the GVF field.

Following the methods proposed above, segmentation of 3D cardiac images using the active surface method is carried out using the following procedure:

1. Calculate the edge map from the original image using gradient operator;
2. Calculate GVF from the edge map;

Fig. 1. Comparison of the different image forces: (a) slice 53 of the original MRI image at heart phase 2 overlaid with the manually segmented surface mesh, (b) Sobel gradient force computed from the edge map of the original MRI image, (c) corresponding GVF force. (d) Sobel gradient force computed from the edge map of the manual segmentation result, (e) corresponding GVF force used for landmarking.

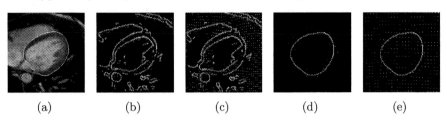

(a)   (b)   (c)   (d)   (e)

3. Construct an initial triangle mesh with the corresponding size and position to the object to be segmented;
4. Deform the initial triangle mesh with the combination of weighted internal force and GVF force until force equilibrium is reached. The final state of the triangle mesh is the segmentation result.

For segmentation using the active shape model method, the first step is to construct the statistical shape model from the manually segmented training set. Manual segmentation is based on three-dimensional mesh warping technique. After manual segmentation, the triangle meshes need to be landmarked to establish correspondence between vertices. A natural way for landmarking is to use anatomical landmarks, but for 3D cardiac images, the anatomical landmarks are hard to find and are not enough to fully express the shape. A modified active surface method is used in our system to perform landmarking. This is based on the method proposed in [4], however the force equilibrium method is used in our method to deform the average template mesh instead of the energy minimization method. GVF force is used in the landmarking process, because experimental results show that GVF force offers a much better performance for the active surface based landmarking. The reason for this is that GVF algorithm generates smoother and broader force fields from the segmented images than the simple gradient operator.

After landmarking, principle component analysis (PCA) is used to derive the average shape and the allowable variation space from the landmarked triangulation meshes. This statistical shape model is then used to regulate the segmentation process in a recursive way,

1. Set the initial triangle mesh to the average shape of the statistical shape model.
2. Set $\frac{\partial^2 s}{\partial t^2} = 0$, then (1) is converted into: $\gamma\frac{\partial s}{\partial t} + F_{\text{internal}} + F_{\text{external}} = 0$. Compute the intermediate surface s using this equation with a user adjustable step length.
3. Calculate the projection parameters of the intermediate surface s to the statistical shape model. Truncate the projection parameters when they are outside the allowable shape space.

Fig. 2. Variations of left ventricle epicardium shape model corresponding to the three largest eigenmodes (a-c).

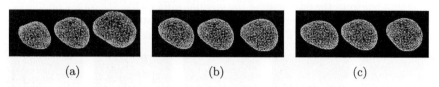

(a)   (b)   (c)

4. Reconstruct the intermediate surface s into $\tilde{s}$ using the projection parameter.
5. Set $\tilde{s}$ as the initial shape, repeat the whole process until there are no obvious changes of the surface $\tilde{s}$.
6. Refine $\tilde{s}$ by deforming it within a small neighbourhood region (e.g. $3 \times 3 \times 3$) using active surface method proposed above in this paper.

3   Results

To test the algorithms and compare the results of different methods, a 4D MRI data set is used. This data set is acquired through a balanced FFE sequence (TrueFISP), and contains 25 phases of a cardiac cycle. The statistical shape model is constructed from a training set formed by 20 heart phases ($6 \sim 25$). Then the shape model is used as a regulating factor to segment other heart phases ($1 \sim 5$) using the active shape model method presented in the above section, and the results are compared with the manual and the active surface methods. Fig. 1 shows the force distributions of the original cardiac image and the manually segmented left ventricle epicardium. It is shown that GVF forces have broader and smoother influence area. This characteristic of GVF decreases the sensitivity to the model initialization and the surface evolution under GVF is smoother and faster. Variations of the left ventricle epicardium shape model are shown in Fig. 2. From the PCA results, the first 7 parameters represent more than 90% of the variation. The segmentation results are shown in Fig. 3. It is shown that the active shape model method combined with the active surface method for final relaxation offers the best results among the automatic methods proposed in this paper, and is comparable in quality to the manual segmentation method. For segmentation of 4D cardiac images, the result of one heart phase can be used as the initial shape for the following heart phase.

4   Discussion

In this paper, a modified active shape model method is presented for construction of cardiac anatomical model. The statistical shape model serves as a new regulating factor that prevents the surface model from deforming into undesirable regions under the influence of image force. Subjective evaluation ("visual inspection") shows the better performance of the modified active shape model method for the tested 4D MRI data set. For more general conclusions, more

Fig. 3. Segmentation results of the left ventricle epi- and endocardium for slice 53 of heart phase 1: (a) Initial surfaces, (b) result using the active surface method, (c) result using the active shape model method before relaxation, and (d) after relaxation, (e) manual segmentation result.

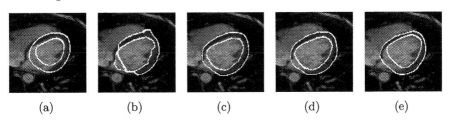

(a)   (b)   (c)   (d)   (e)

data sets need to be tested, and a more objective evaluation method has to be defined.

5 Acknowledgement

The first author is granted by DAAD (German Academic Exchange Service) for her PhD work. The authors would like to thank Dr. Manke from Philips Research Laboratory in Hamburg for offering the 4D MRI data set and Dipl.-Ing. Liu for accomplishing the algorithm for 3D GVF.

References

1. Kass M, Witkin A, Terzopoulos D: Snakes: active contour models. Int. J. Comput. Vision 1(4):321–331, 1988.
2. Cootes TF, Taylor CJ, Cooper DH, Graham J: Active shape models - Their training and application. Comp. Vis. Image Understand 61(1):38–59, 1995.
3. Xu C, Prince JL: Snakes, shapes, and gradient vector flow. IEEE Trans. Med. Imaging 7(3):131–139, 1998.
4. Kaus MR, Pekar V, Lorenz C, et al.: Automated 3-D PDM construction from segmented images using deformable models. IEEE Trans. Med. Imaging 22(8):1005–1013, 2003.

Visualisierung von Halswirbelmobilitäten für die Funktions-Diagnostik

Matthias Hahn, Ingo Wuttke und Thomas Beth

Institut für Algorithmen und Kognitive Systeme,
Universität Karlsruhe, 76128 Karlsruhe
Email: hahn@ira.uka.de

Zusammenfassung. Durch die Analyse funktioneller Kopf-Gelenks-Störungen (fKGS) lassen sich objekive Maßzahlen zur Bewertung von Schleudertraumata bestimmen. Mit der Software *Vertebra* können die hierbei ermittelten Wirbelrotationen und Wirbelblockaden in 3D visualisiert werden, um Radiologen sowie Patienten und Krankengymnasten eine intuitive Vorstellung vorliegender fKGS geben zu können.

1 Einleitung

In Deutschland erleiden jährlich 200.000 bis 300.000 Unfallbeteiligte eines Straßenverkehrsunfalls eine Halswirbelsäulen-Beschleunigungsverletzung (Schleudertrauma). Bei einzelnen Verletzten resultieren daraus gravierende dauerhafte Beschwerden, wie beispielsweise Kopf-Nacken-Schmerzen, Schwindel, Hör- und Sehstörungen. Anhand manualmedizinischen Techniken wurden von entsprechend ausgebildeten Ärzten gehäuft Funktionseinschränkungen in der Halswirbelsäule (HWS) bei Unfallopfern mit chronifizierten Beschwerden gefunden, die in aller Regel in den Kopf-Hals-Gelenken auftreten. Zur objektiven Untersuchung der fKGS eignet sich besonders die tomographische Funktions-Diagnostik [1]. Hierbei werden tomographische Volumendatensätze der HWS in der Neutralstellung und den Rotationsstellungen nach maximalem aktivem Rotatieren des Kopfes nach rechts bzw. nach links aufgenommen. Anhand dieser drei Aufnahmen werden die einzelnen Gelenksmobilitäten, d. h. die Differenzen der Rotationswinkel der beiden das Gelenk umschließenden Wirbel bestimmt. Dies kann bei CT-Aufnahmen mittels des Programmpakets *ROSE* automatisch erfolgen [2]. Dabei werden zusätzlich zu den bei einer manuellen Auswertung bestimmten Winkeln der Rotationen in der Axialebene auch die Rotationswinkel der eventuell bei der Kopfdrehung erfolgten Wirbelkippungen sowie die Verschiebungsvektoren für der einzelnen Halswirbel bestimmt. Bei der anschließenden Diagnostik werden die ermittelten Mobilitätswerte mit den Normwerten aus einem Normalkollektiv verglichen. Aus zu kleinen axiale Mobilitäten lässt sich auf Blockaden und somit auf funktionelle Störungen in den entsprechenden Gelenken schließen [1,3].

Die Applikation *Vertebra* hat zum Ziel durch die Visualisierung der Wirbelbewegungen innerhalb der Funktions-Aufnahmen einerseits dem Radiologen ein Werkzeug zur Diagnose von fKGS zu geben, andererseits dem Patienten eine Visualisierung der fKGS außerhalb der radiologischen Praxis zu ermöglichen.

Abb. 1. Verschiedene Darstellungsmodi.

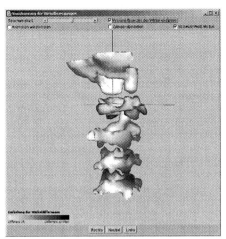 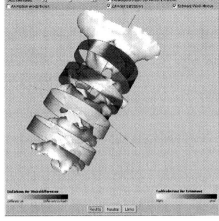

(a) Darstellung der Gelenkmobilitäten. Dunkler eingefärbte Wirbel rotieren weniger.

(b) Darstellung der Wirbelsäulenkrümmungen. Dunkle Bereiche sind stärker gekrümmt.

2   Modellierung

Wir verwenden zur Darstellung von Wirbelbewegungen in der HWS Oberflächenmodelle der Schädelbasis (C0) und der oberen Halswirbel (C1-C4). Damit die Bewegungen besser verfolgt werden können, werden die Wirbel mittels einer Explosionsdarstellung mit vergrößerten Wirbelabständen visualisiert. Die einzelnen Wirbel werden dabei direkt übereinander angeordnet und folgen im Allgemeinen nicht dem korrekten anatomischen Verlauf der Patienten-HWS. Anhand der ermittelten Rotations- und Translationswerten können die Wirbel zwischen Neutralstellung und Rotationsstellungen animiert dargestellt werden.

Die Erstellung der Wirbelmodelle erfolgte anhand eines Datensatzes mit 301 Schichtbildern im Bereich C0-C4 und einer Voxelauflösung von $0,29 \times 0,29 \times 0,3\,mm^3$. Nach einer manuellen Segmentierung der Wirbel wurden mit dem Marching-Cubes-Verfahren Dreiecksnetz-Oberflächen extrahiert [4]. Die Anzahl der Dreiecke wurde durch Verschmelzen von Dreiecken in Bereichen niedriger mittlerer Oberflächenkrümmung von ursprünglich mehreren tausend Dreiecke auf ungefähr 1.500 pro Wirbel reduziert und daraus VRML-Modelle mit dem Freeware-Paket *CyberVRML97* erzeugt [5,6].

3   Software

Wir waren bei der Entwicklung von *Vertebra* bestrebt, eine intuitiv zu bedienende plattformunabhängige Applikation zu erstellen, die einerseits vom Radiologen, andererseits auch außerhalb der radiologischen Praxis vom Patienten benutzt werden kann. Somit kam kommerziell erhältliche Simulations-Software nicht in Frage. Java mit der zusätzlichen API Java3D eignete sich gut für unseren Zweck. Und so haben wir *Vertebra* als kleine, mitsamt der Wirbelmodelle ca. 1 MB große JAR-Datei erstellt. Das Programm kann sowohl als Applikation als auch als Applet in einem Java-fähigen Browser gestartet werden. Die Rotations- und Translationsparameter werden in diesem Fall dem Applet anhand von HTML-Parametern übergeben. Wenn beim Radiologen die HTML-Datei mitsamt der Geometrie-Parameter erstellt wird, kann die gesamte Applikation auf eine CD gebrannt und dem Patienten gegeben werden.

4   Darstellungsmodi und Methodik

Grundsätzlich kann die Wirbelvisualisierungen im Farb- oder im Graustufen-modus betrieben werden. Dieser Modus eignet sich für radiologische Praxen, die oftmals mit Graustufenmonitoren arbeiten. Hierbei werden die Darstellungen für die Mobilität und die Krümmung jedoch nicht so deutlich wie bei der Farbdarstellung.

Vertebra lässt sich in einem Normalmodus mit ausschließlicher Wirbelvisualisierung, im Mobilitäts- und im Krümmungsmodus betrieben werden. In allen Modi lässt sich das Wirbelsäulenmodell beliebig im 3D drehen, verschieben und skalieren. Des Weiteren lassen sich die Wirbelbewegungen animiert darstellen, wobei sich die Wirbel um ein frei wählbaren Wirbel, der festgehalten wird, drehen. Für die Animation werden die Wirbelpositionen zwischen der Neutralstellung und den Rotationsstellungen interpoliert. Dabei entspricht die resultierende Bewegung nicht der natürlichen Bewegung. Die axiale Rotation und das Abkippen der Wirbel werden in der Animation jedoch deutlich dargestellt.

Tabelle 1. Normwerte für intersegmentale Mobilitäten $\bar{\varphi}$ und der dazugehörigen Standardabweichungen σ nach [3].

	rechts		links	
	$\bar{\varphi}$	σ	$\bar{\varphi}$	σ
C0/C1	4.5°	1.7°	4.7°	1.1°
C1/C2	41.5°	6.5°	45.0°	5.2°

Gelenks-Blockaden lassen sich gut im Mobilitätsmodus darstellen (s. Abb. 1a). Für die Gelenke C0/1 und C1/2 sind die mittleren intersegmentale Mobilitäten $\bar{\varphi}_i$ und die korrespondierenden Standardabweichungen σ_i der Tabelle 1 zu entnehmen. Die Werte $\bar{\varphi}$ und σ wurden für C2/3 und C3/4 bislang noch nicht bestimmt. Wir haben für beide Gelenke jeweils $\bar{\varphi} := 8°$ und $\sigma := 2°$ gewählt. Diese Werte sind eine sinnvolle Näherung an die korrekten Werte, da die Maximalrotation des Kopfes ungefähr 90° nach beiden Seiten hin beträgt und die Gesamtrotation sich auf die einzelnen Kopf-Halsgelenke verteilt. Die Mobilitäten ϑ_i mit $\vartheta_i < \bar{\varphi}_i - \sigma_i$ werden durch die Farbe

$$f_i = 1 - \frac{\vartheta_i}{(\bar\varphi_i - \sigma_i)}, \quad f_i \in [0,1] \tag{1}$$

dargestellt. Das entsprechende Gelenk wird bei Rechts-Mobilitäten auf der rechten Seite, ansonsten auf der linken Seite so eingefärbt, dass die untere und die obere Seite benachbarter Wirbel die gleiche Farbe erhalten. Je dunkler bzw. stärker rot gefärbt der Wirbel ist, desto geringer ist die Mobilität. Damit lassen sich Blockaden und insbesondere unsymmetrische Mobilitäten schnell visuell erfassen.

Im Krümmungsmodus wird die Krümmungsveränderung der Wirbelsäule farbig kodiert dargestellt. Wir gehen in der Modellannahme davon aus, dass in der Neutralstellung keine Krümmung der Wirbelsäule vorliegt. Den einzelnen Gelenken werden nun in der Neutralstellung Zylinder überlagert. Das Oberflächennetz der Zylinder besteht aus 20 übereinanderliegenden äquidistanten Kreisen, die durch 50 senkrecht auf den Kreisen und gleichmäßig über die Kreisränder verteilte Linien verbunden sind. Bei Wirbelbewegungen wird der oberste Kreis des Zylinders mit der Abbildungsmatrix des oberen Wirbels und der unterste Kreis mit der des unteren Wirbels im korrespondierenden Gelenk rotiert und verschoben. Die dazwischen liegenden Kreise werden anhand von Quaternioneninterpolationen linear zwischen den beiden Positionen interpoliert. Auf den so deformierten Zylindern werden jeweils die betragsmäßigen mittleren Oberflächenkrümmungen $|H|$ bestimmt und mit einer Farbkodierung, bzw. einer Graustufenkodierung auf die Zylinderoberfläche aufgetragen (s. Abb. 1b). Die unnormierte mittlere Krümmung $\bar H$ wird für jeden Knoten des Dreiecksnetzes durch eine Mittelung der Teilkrümmungen in einem 1-Ring von Dreiecken um den Knoten bestimmt. Der Mittelwert H wird durch eine Normierung mittels der baryzentrischen Fläche S um den Knoten erhalten [7]:

$$|H| = \frac{\bar H}{S}. \tag{2}$$

Bei der Animation wird ein Morphing zwischen der Form und Farbe des Zylinders in Neutralstellung zu Form und Farbe des Zylinders in der jeweiligen Rotationsstellung durchgeführt. Die Zwischenschritte werden in der Animation dargestellt. Alternativ zu dem beschriebenen Modell wurde ein Zylindermodell untersucht, das die Torsion der Wirbelsäule berücksichtigt und sich bei axialen Rotationen zu einem Hyperboloid verformt. Mit diesem Modell war jedoch das Abkippen der Wirbeln nicht mehr deutlich an der Krümmung zu erkennen.

5 Ergebnisse und Ausblick

Wir haben *Vertebra* zur 3D-Visualisierung mehrerer Wirbelmobilitäten verwendet, die mit *ROSE* errechnet wurden. In diesen Darstellungen können Blockaden und Wirbelkippungen viel intuitiever aufgenommen werden als bei einer numerischen Angabe. Die Plattformunabhängigkeit der Anwendung wurde durch Verwendung von Java garantiert. Durch die Verwendung von Wirbel-Oberflächenmodellen erfolgt eine flüssige Darstellung auch handelsüblichen Rechnern mit Standardgraphikkarten. Jedem Patienten, der einen Java-fähigen Browser und ein Java3D Plugin auf seinem Rechner installiert hat, kann die Software ausführen. Bei entsprechender Hardwarevoraussetzung kann *Vertebra* ohne Änderung des Quellcodes auch auf einem 3D-Stereo-Gerät ausgeführt werden. Dadurch bekommt der Benutzer einen verstärkten räumlichen Eindruck und kann sich die Wirbelbewegung noch besser vorstellen.

Wirbelkippungen die unbeabsichtigt bei der axialen Rotation erfolgen wurden bislang medizinisch noch nicht untersucht. Wir erwarten, dass sie in die zukünftige Funktions-Diagnostik mit einfließen und datailliertere Informationen über die fKGS geben. Durch Krümmungsdarstellung mit überlagerten Zylindern können diese Kippungen gut dargestellt werden. Weiterhin lassen sich mit der Software eventuelle Wirbelfehlbewegungen aufgrund degenerativer Wirbelsäulenerkrankungen oder -fehlbildungen visuell analysieren.

Eine Integration biomechanischer Modelle in *Vertebra* könnte eine realistischere Darstellung der Wirbelbewegungen ermöglichen. Eine Integration der korrekten Patientenwirbel anstelle der festen Wirbelmodelle würde die Darstellung darüberhinaus sehr verbessern.

Durch die virtuelle dreidimensionale Visualisierung wird dem Radiologen und dem Patienten ein intuitives Erfassen der Wirbelrotationen ermöglicht. Eventuell vorhandene Gelenkblockaden können nun nicht mehr nur als absolute Zahlen, sondern auch visuell erfasst werden. Wir erwarten, dass durch unsere Visualisierungen die Diagnostik von Schleudertraumata erweitert wird, da dem Radiologen eine Intuition für Gelenkblockaden vermittelt wird.

Wir danken Dr. H. Friedburg und A. Heinemann für die Aufbereitung und das Bereitstellen des Bildmaterials.

Literaturverzeichnis

1. Nagelmüller T, Friedburg H: Welchen Beitrag vermögen CT und MRT zur post-traumatischen Beurteilung der Kopf-Hals-Region zu liefern? *Weichteildistorsionen der oberen Halswirbelsäule*: 135–151. Springer, 1997.
2. Hahn M: New approach to evaluate rotation of cervical vertebrae. *Medical Imaging 2001: Image Processing*. Proc. of SPIE Vol. 4322: 1696–1704, 2001.
3. Dvorak J, Panjabi M M et al.: CT-functional diagnostics of the rotatory instability of the upper cervical spine. *Spine* 12: 197–205, 1987.
4. Lorensen, W.E. and Cline, H.E., Marching Cubes: A High Resolution 3D Surface Reconstruction Algorithm, *Computer Graphics*, 21 (4): 163–169, 1987.
5. Watt, A: 3D Computer Graphic. 3. Aufl. Addison Wesley, 1999.
6. Konno S: *CyberVRML97*. http://cybergarage.org/vrml/cv97/cv97java/
7. Dyn N, Hormann K, Kim S J, et al.: Optimizing 3D Triangulations Using Discrete Curvature Analysis. Lyche T, et al. (Hrsg.), *Mathematical Methods for Curves and Surfaces: Oslo 2000* Vanderbilt University Press, 135–146, 2001.

Ein System zum navigierten Schneiden unter Ultraschallkontrolle

Florian Hoppe[1], Emanuel Jank[1], Andreas Hein[2] und Tim Lüth[1]

[1]BZMM – Berliner Zentrum für Mechatronische Medizintechnik
Medizinische Fakultät Charité, Humboldt-Universität zu Berlin
Klinik für MKG-Chirurgie, Klinische Navigation und Robotik
Campus Virchow, Augustenburger Platz 1, 13353 Berlin
Fraunhofer-Institut für Produktionsanlagen und Konstruktionstechnik
FhG-IPK, Pascalstraße 8-9, 10587 Berlin
[2]Universität Oldenburg, Fakultät II, Department für Informatik
Abt. Automatisierungs- und Messtechnik, 26111 Oldenburg
Email: emanuel.jank@ipk.fhg.de

Zusammenfassung. In diesem Artikel wird ein neues System für die Weichgewebschirurgie vorgestellt, durch das ein Elektromesser auf der Basis von Ultraschallbildern navigiert und in seiner Leistung kontrolliert wird. Dazu werden Ultraschallbilder während des Eingriffs aufgenommen. Sie werden dem Arzt auf einem Anzeigegerät direkt am Situs präsentiert. Die Position des Elektromessers wird auf den Bildern visualisiert. Der Arzt plant auf den Ultraschallbildern, welche Bereiche er schneiden will. Das Elektromesser wird vom System nur in diesen Bereichen zum Schneiden freigegeben. Das System soll so helfen, Tumore in Weichgewebe (speziell in der Leber) einfach aufzufinden und sicher entfernen zu können.

1 Problemstellung

Zurzeit wird die Größe und Lage der Tumore mit verschiedenen bildgebenden Verfahren (CT, MRT, Ultraschall) präoperativ bestimmt. Bei bösartigen Neubildungen z.B. in der Leber sind Tumor mit einem Durchmesser von 0,5 - 1,0 cm diagnostizierbar [1]. Um diese zu entfernen, orientiert sich der Chirurg während der Operation jedoch nur auf Sicht und anhand von Landmarken (z.B. intrahepatischen Gefäßen). Die sehr genauen Bilddaten werden so nur als grobe Hinweise genutzt, die Tumore tatsächlich im Organ aufzufinden.

2 Stand der Forschung

Es sind Navigationssysteme bekannt, die es ermöglichen, Instrumente relativ zu Bilddaten genau auszurichten (eine Übersicht bietet [2]). Typischerweise wird dazu aus präoperativ gewonnenen CT- oder MRT-Bilddatensätzen ein starres Patientenmodell erzeugt. Anhand des Patientenmodells soll sich der Arzt während des Eingriffs orientieren. Dazu wird intraoperativ die Lage des Instruments und des Patienten durch ein geeignetes Sensorsystem (z.B. einer Navigationskamera und Lokalisatoren) erfasst. Die starre Patientenmodellierung macht eine Registrierung, Fixierung und Nachverfolgung des zu behandelnden Gebietes notwendig. Dies schränkt den praktischen Einsatz der Systeme soweit auf Eingriffe an oder in der Nähe von Hartgewebe (Knochen) ein [3,4,5,6].

3 Fortschritt

Das hier vorgestellte System bietet den Vorteil, Chirurgen auch bei Weichgewebsoperationen mit Navigationshinweisen zu assistieren. Grundsätzliche Idee ist es, Ultraschallbilder nicht nur für die Diagnose und Planung eines Eingriffs sondern auch für dessen Umsetzung zu verwenden. Die Ultraschallbilder werden während der Operation aufgenommen und mit der eingeblendeten Position eines Schneideinstrumentes direkt am Situs visualisiert. Der Arzt kann auch mit Hilfe der Bilder planen, welche Teile des Gewebes entfernt werden sollen. Durch die Realisierung einer lageabhängigen Leistungssteuerung des Instruments wird dem Arzt so eine aktive Hilfe gegeben, die Planung umzusetzen. So kann die Zielgenauigkeit und die Sicherheit beim Schneiden – insbesondere in der Nähe sensibler Strukturen – erhöht werden. Da der Arzt die Ultraschallsonde so ausrichtet, dass das zu entfernende Gewebe im Bild dargestellt wird, wird das Problem gelöst, Lageveränderungen des Gewebes zu kompensieren. Damit kann die Fähigkeit und Erfahrung des Arztes dazu genutzt werden, eine aufwendige, tendenziell fehleranfällige Patientenmodellierung oder eine zusätzliche, möglicherweise hinderliche Gewebefixierung zu vermeiden.

4 Methode

Aufgebaut wurde dazu ein System (Abb. 1) bestehend aus einer zentralen Recheneinheit (Standard-PC), einem optischen Positionsmesssystem (Polaris, NDI), einem Ultraschallgerät (HDI 1500, ATL), einem Hochfrequenz-Elektrochirurgie-Gerät (ErboTom 400, ERBE) und einem kleinem Miniaturbildschirm (4") mit Touch-Screen. Die Ultraschallsonde und das Handstück des Elektromessers sind mit Lokalisatoren ausgestattet, so dass ihre Lage mit dem Positionsmesssystem bestimmt werden kann. Die Bilddaten werden über die Videoschnittstelle des Ultraschallgeräts in den PC eingelesen und digitalisiert. Mit dem PC kann über einen Adapter für das Fußpedal des elektrochirurgischen Geräts die Leistungsabgabe an das Elektromesser deaktiviert werden.

Der Arbeitsablauf unterteilt sich in einen prä- und einen intraoperativen Teil. Vor der Operation ist sowohl die Ultraschallsonde als auch das Elektromesser zu kalibrieren, so dass eine Verwendung des Systems in einem invaliden Zustand ausgeschlossen wird. Entwickelt wurden dazu zwei Verfahren, die vom medizinischen Personal mit einem speziell konstruierten und mit einem Lokalisator ausgestatteten Kalibrierkörper durchzuführen sind. Der Kalibrierkörper verfügt über Geometrien (verschiedene Bohrungen) und einem Pfosten zum Aufstecken

Abb. 1. Statischer Aufbau des Systems.

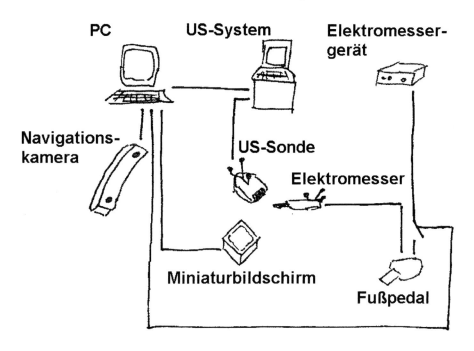

des Elektromessers, die in ihrer Lage relativ zum Lokalisator auf Grund der Fertigung mit einer CNC-Fräse (Toleranz: 0.02 mm) bekannt sind.

Das Elektromesser hat eine Öffnung, in die verschiedene Klingen gesteckt werden können. Ziel der Kalibrierung ist es, die Lage der Klingenachse relativ zum Lokalisator des Messers zu bestimmen. Der Benutzer steckt es für ca. 30 Sekunden spielfrei auf den Pfosten am Kalibrierungskörper stecken. Dabei wird permanent die Lage des Körpers und des Messers vermessen und damit die Lage der Achse errechnet.

Das Ziel der Kalibrierung der Ultraschallsonde ist die Bestimmung der Lage der Bildebene relativ zum angebrachten Lokalisator. Sie kann berechnet werden, wenn die Sonde vom Benutzer in eine eindeutige Position am Kalibrierkörper gebracht wird. Diese ist erreicht, wenn die speziellen Bohrungen im Körper auf dem Ultraschallbild identifiziert werden können.

Während der Operation wird das System wie folgt verwendet: Grundsätzlich wird gleichzeitig geschallt und geschnitten. Ein Arzt richtet die Ultraschallsonde aus, während ein anderer Chirurg das Elektromesser führt. Dabei muss die Sonde so positioniert sein, dass der zu entfernende Tumor auf dem Ultraschallbild sichtbar ist. Um das zu vereinfachen, wird das Bild auf dem Miniaturbildschirm am Situs wiedergegeben. Der Arzt kann sich dadurch gleichzeitig auf das Bild und den Situs konzentrieren und muss so nicht das abseits des OP-Tischs stehende Ultraschallgerät im Blick behalten. Damit der Arzt den Tumor in der Tiefe des Gewebes findet, wird permanent die Position des Messers auf dem Miniaturbildschirm visualisiert. Dafür wird der Schnittpunkt der Messerachse mit der Ultraschallbildebene eingeblendet, so dass dem Arzt eine Zielführung für das Messer gegeben wird.

Zusätzlich ist eine Sicherung des Messers realisiert worden. Durch ein einfaches Antippen des Touch-Screens am Miniaturbildschirm kann der Tumor als die Zielregion des Eingriffs geplant werden. Danach kann der Arzt das Elektromesser nur noch zum Schneiden aktivieren, wenn er es auf den anvisierten Tumor ausgerichtet hat. Dazu deaktiviert das System den Fußschalter des elektrochirurgischen Geräts, sobald die Messerachse die geplante Zielregion nicht mehr schneidet. Das Elektromesser wird immer nur zum Schneiden freigegeben und zu keinem Zeitpunkt gegen den Willen des Arztes aktiviert.

5 Ergebnisse

Das System wurde in ersten Laborversuchen an Tierpräparaten evaluiert. Untersucht wurde die für die Anwendung der Tumorresektion entscheidende Frage: Wie sicher können auf dem Ultraschallbild erkennbare Gewebestrukturen mit Hilfe des Systems gefunden werden? Dazu wurden in einem Experimentalaufbau unterschiedliche Plexiglasstreifen von bekannter Größe in ein Tierpräparat eingebracht und dann mit dem Navigationssystem wieder gefunden. Die Streifen wurden mit dem Ultraschallgerät anvisiert, über den Miniaturbildschirm als Zielregionen geplant und dann – sobald das System das Messer zum Schneiden freigab – herausgeschnitten. Protokolliert wurde wie häufig die verschieden großen Plexiglasstreifen mit einem Stich in das Präparat getroffen werden konnten (pro Streifen n=30). Die Auswertungen ergaben, dass mit dem System Gewebestrukturen von einem Durchmesser > 5 mm sicher, d.h. in 100% aller Versuche, gefunden werden können (2 mm Durchmesser: 50%, 4 mm Durchmesser: 76%).

Das oben beschriebene System bietet den Vorteil, Chirurgen bei Weichgewebsoperationen mit Navigationshinweisen zu assistieren. Es ermöglicht, dass Ultraschallbilder nicht nur für die Diagnose und Planung eines Eingriffs sondern auch für dessen Umsetzung verwendet werden. Dadurch können Gewebestrukturen (z.B. Tumoren), die sich auf dem Ultraschallbild identifizieren lassen, sicher gefunden und entfernt werden. Durch die vereinfachte Lokalisierung der zu entfernenden Strukturen, wird das umliegende Gewebe weniger traumatisiert und so der Patient durch den Eingriff weniger belastet.

Die soweit erzielte Genauigkeit des Systems erscheint für die Resektion von Lebertumoren ausreichend, da diese erst ab einem Durchmesser von 5 mm diagnostiziert werden können. Zudem soll durch eine gerade in Arbeit befindlicher Modifikation der Ultraschallkalibrierung die Systemgenauigkeit erhöht werden.

6 Diskussion

Das Konzept, Ultraschallbilder als Grundlage für die Navigation und Sicherung von Schneideinstrumenten zu nutzen, bietet neben der Leberchirurgie auch andere Anwendungsfelder: die exakte Entfernung von tumorösen Hauterkrankungen unter Einhaltung eines definierten Sicherheitsabstand, die vereinfachte, sichere Freipräparation von größeren Gefäßen, die nicht verletzt werden sollen, oder das schnelle Auffinden von Fremdkörpern in Weichgewebe.

7 Danksagung

Die Forschungsarbeiten wurden an der Klinik für Mund-, Kiefer- und Gesichtschirurgie – Klinische Navigation und Robotik, Prof. Dr. Dr. Jürgen Bier und Prof. Dr. Tim Lüth, Charité – Universitätsmedizin Berlin und dem Fraunhofer Institut für Pro-duktionsanlagen und Konstruktionstechnik IPK, Prof. Dr.-Ing. Eckart Uhlmann, durchgeführt. Die Arbeit wurde unterstützt durch die Alfried Krupp von Bohlen und Halbach-Stiftung. Teile der Forschung wurden finanziell unterstützt vom Europäisch-en Fonds für regionale Entwicklung (EFRE), der Deutschen Krebshilfe (gewährt an Prof. Dr. Dr. J. Bier, PD Dr. P. Wust) und der Berliner Sparkassenstiftung Medizin (gewährt an Prof. Dr. T. Lüth, Dr. Dr. Ernst Heissler, Prof. Dr. Dr. Berthold Hell). Spezieller Dank gilt den folgenden Firmen für ihre Unterstützung des Projektes: RoboDent, Altatec, Ziehm Instrumentarium, Planmeca, Straumann, Medtronic und Philips.

Literaturverzeichnis

1. Lanadé W, Herfahrt C: Chirurgische Theraphie von Lebermetastasen. In Siewert JR, Harder F, Rothmund M (Hrsg.): Praxis der Viszeralchirurgie: 567–576. Springer, Berlin, 2001.
2. Cleary K, Nguyen C: State of the Art in Surgical Robotics: Clinical Applications and Technology Challenges. Comput Aided Surg (6): 312–328, 2001.
3. Joskowicz L, Milgrom C, Simkin A, et al.: FRACAS: a system for computer-aided image guided long bone fracture surgery. Comput Aided Surg (3): 271–288, 1998.
4. Merloz P, Tonetti J, Pittet L, et al.: Computer-assisted spine surgery. Comput Aided Surg (3): 297–305, 1998.
5. Kneissler M, Hein A, Mätzig M, et al.: Concept and Clinical Evaluation of Navigated Control in Spine Surgery. IEEE/ASME International Conference on Advanced Intelligent Mechatronics (AIM 2003). Kobe, Japan. July 20–24, 2003. Im Druck.
6. Nolte LP, Slomczykowski MA, Berlemann U, et al.: A new approach to computer-aided spine surgery: fluoroscopy-based surgical navigation. European Spine Journal, (9): 78–88, 2000.

Multimodale Neuronavigation in der resektiven Epilepsiechirurgie

Mehran Mahvash[1], Roy König[2], Lucas Scheef[2], Horst Urbach[2],
Joachim von Oertzen[3], Bernhard Meyer[1] und Carlo Schaller[1]

[1]Klinik und Poliklinik für Neurochirurgie, [2]Radiologische Universitätsklinik,
[3]Klinik und Poliklinik für Epileptologie, Universität Bonn,
Sigmund-Freud-Str.25, 53105 Bonn
Email: mehran.mahvash@ukb.uni-bonn.de

Zusammenfassung. Viele epileptogene Läsionen sind in der Nachbarschaft eloquenter Hirnareale und während des operativen Eingriffs an der Gehirnoberfläche schwer erkennbar. Weiterhin sind viele Läsionen (z.B. Hamartome) nur in bestimmten MRT-Sequenzen (z.B. FLAIR) sichtbar. In der resektiven Epilepsiechirurgie ist die genaue Abgrenzung der epileptogenen Läsion/Zone und eloquenter Hirnareale essentiell um eine Anfallsfreiheit zu erreichen und postoperative Defizite zu vermeiden. Um eine präzise Resektion zu erreichen, sollen deshalb im Rahmen dieser Studie, multimodale Bildinformationen in einem Neuronavigationssystem (BrainLab VV²) integriert werden. N=45 Patienten mit pharmakoresistenter Epilepsie wurden in die Studie eingeschlossen. Ein Tag vor dem resektiven Eingriff wurde ein 3D-Navigationsdatensatz mit T1-, T2- und FLAIR-gewichteten Sequenzen angefertigt. Die die Läsion darstellenden MRT-Sequenzen (FLAIR/T2) wurden mit dem T1-gewichteten Navigationsdatensatz co-registriert. N=9 Patienten erhielten präoperativ zusätzlich ein fMRT der Handmotorik. Die co-registrierten Bilddaten wurden während des resektiven Eingriffs eingesetzt.

1 Einleitung

In der resektiven Epilepsiechirurgie ist die genaue Abgrenzung epileptogener Läsionen und sich häufig in der Nachbarschaft befindlicher eloquenter Hirnareale essentiell. Dabei sind viele epileptogene Läsionen (z.B. Hamartome) nur in bestimmten MRT-Sequenzen (z.B. FLAIR) sichtbar bzw. gut abgrenzbar (Abb.1). Hinzu kommt, dass bestimmte Läsionstypen und natürlich auch epileptogene Foci nur schwer, bzw. gar nicht an der Gehirnoberfläche erkennbar sind. Hierbei kann die intraoperative Navigation hilfreich sein. Um eine präzise Resektion zu erreichen, sollte deshalb versucht werden, multimodale Bildinformationen in einem Navigationssystem zu integrieren. Dabei ist es entscheidend, während der navigations-unterstützten Operation sowohl eine gute anatomische und räumliche Auflösung zu erreichen, als auch die epileptogene Läsion präzise zu lokalisieren. Vor allem mit T1-gewichteten MRT-Sequenzen ist eine gute anatomische Auflösung gewährleistet. Mit Hilfe co-registrierter funktioneller Daten

Abb. 1. Gangliogliom in FLAIR- (links) und T1-gewichtetem (rechts) MRT

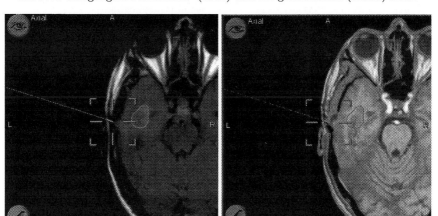

(fMRT) können eloquente Hirnareale (Motorik, Sprache usw.) von der zu resezierenden Läsion abgegrenzt werden.

Um diese Ziele zu erreichen, soll im Rahmen dieser Studie versucht werden, eine Co-Registrierung der die Läsion darstellenden MRT-Sequenzen (FLAIR) mit dem T1-gewichteten Navigationsdatensatz vorzunehmen.

2   Patienten und Methoden

In die aktuelle Studie wurden N=45 Patienten (23 m, 22 w) mit pharmakoresistenter Epilepsie im Alter von 3-68 (Mittel:35) Jahren eingeschlossen. Bei allen Patienten wurden im Rahmen der prächirurgischen epileptologischen Abklärung epileptogene Läsionen im MRT nachgewiesen. Ein Tag vor dem resektiven Eingriff wurde ein 3D-Navigationsdatensatz einschließlich T1- (TR 20; TE 3,6; 150 Schichten; pixel size (mm) 1.00 x 1.00; Matrix 256 x 256; Schichtdicke 1 mm), T2- und FLAIR-gewichtete Sequenzen (FLAIR/T2: 30-40 Schichten, Schichtdicke 3mm) angefertigt. N=9 Patienten erhielten präoperativ zusätzlich ein funktionelles MRT (fMRT) der Handmotorik.

Die jeweils getrennt akquirierten Bilddaten (T1, T2 und FLAIR) wurden im DICOM-Format auf die Planungsstation (BrainLab) transferiert. Die Software der Planungsstation (VectorVision) wurde genutzt, um die verschiedenen Bildsequenzen miteinander zu fusionieren. Anhand der fusionierten Sequenzen wurden die Läsionen dargestellt und markiert. Die resultierenden Bilddaten wurden auf eine ZIP-Diskette gespeichert und auf die im Operationssaal befindliche Navigatorstation eingespielt. Während der Operation wurden die co-registrierten FLAIR bzw. T2 und T1-Daten gleichzeitig auf dem Display dargestellt (siehe Abb. 2).

Abb. 2. Intraoperativer Einsatz von co-registrierten T1-, T2- und FLAIR-Sequenzen. Die Spitze des Pointers (grün) zeigt auf die Läsion (Gangliogliom)

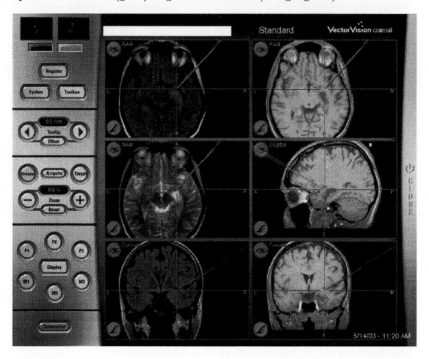

3   Ergebnisse

Bei allen N=45 Patienten war die Co-Registrierung möglich. Es gelang, die epileptogenen Läsionen, (n=11 Hamartome; n=12 Astrozytome; n=8 Kortikale Dysplasie; n=8 Gangliogliome; n=6 Cavernome) zu visualisieren und zur „FLAIR-Navigation" einzusetzen. Dabei dauerte die Bildverarbeitung und Fusion abhängig von den Datenmengen 2-6 Minuten. Die intraoperative Genauigkeit der Navigation lag bei ≤3mm Abweichung. Intraoperativer Einsatz von co-registrierten T1-, T2- und FLAIR-Sequenzen. Die Spitze des Pointers (grün) zeigt auf die Läsion (Gangliogliom)

In allen Fällen gelang eine präzise Abgrenzung der epileptogenen Läsion und Darstellung der regionalen Anatomie über die auf dem Navigator-Bildschirm sichtbaren Bilder. Die Epilepsiechirurgen berichten über eine verbesserte Orientierung während der Operation. Die Tatsache, dass die Läsion, die regionale Anatomie, und – im Falle der fMRT-Datensätze – eloquente Areale gleichzeitig während der Operation abrufbar waren, verbesserte die operative Sicherheit und visuelle Orientierung.

Abb. 3. Digitale Resektionskarte: die Spitze des Pointers des Navigationssystems zeigt auf die Läsion (Kavernom)

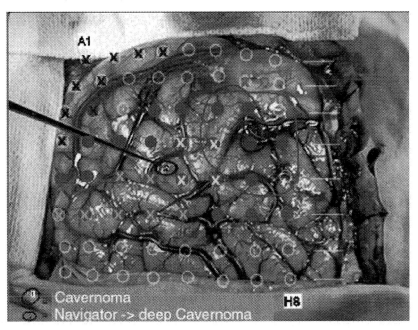

4 Diskussion

Multimodale Neuronavigation mit Hilfe der Bildfusion ist hilfreich zur Resektion von Läsionen, die nicht in den üblichen MRT-Sequenzen (T1) sichtbar sind. Einerseits gelingt mit der FLAIR-Sequenz häufig die Identifizierung epileptogener Läsionen wie beispielsweise Hamartien, andererseits können FLAIR-Bilder nicht die anatomischen Verhältnisse in der selben Auflösung wie T1-gewichtete MRT-Sequenzen wiedergeben. Eine Kombination dieser Sequenzen und eine genaue Co-Registrierung – wie in unserer Untersuchung – ermöglicht es, während der Neuronavigation beide Informationsquellen gleichzeitig abzurufen. Dies ermöglicht eine präzise und maßgeschneiderte Resektion („tailored resection") in der Epilepsiechirurgie. Der Einsatz von fMRT ist sinnvoll, jedoch erscheint diese Untersuchung im klinischen Alltag zu aufwendig – sofern man nicht zwingend darauf angewiesen ist: Der präoperative Zeitaufwand und die zwingende Notwendigkeit zu guter Kooperation des Patienten limitieren die Einsetzbarkeit dieser Methode [1].

Der Einsatz intraoperativen Ultraschalls in Kombination mit der Neuronavigation findet zunehmend Anwendung. Man kann damit reproduzierbar auch subtile Läsionen darstellen und ermöglicht dabei die Aktualisierung der Bildinformationen während der Operation. Jedoch ist in der Epilepsiechirurgie häufig nicht nur die Läsion selbst, sondern auch die kortikale Umgebung relevant, die häufig als epileptogene „Zone" zusätzlich reseziert werden muss. Präresektive invasive elektrophysiologische Diagnostik, die über subdurale Gitterelektroden durchgeführt wird, ermöglicht die Definition dieses epileptogenen Areals, das sich bildgebend üblicherweise überhaupt nicht von seiner „gesunden" Umgebung unterscheidet. Hier würde auch der intraoperative Ultraschall die operative Sicherheit nicht erhöhen. Die Gitterelektroden können hingegen bei der Implantation zusammen mit dem Kortexrelief digital abfotografiert werden. Bei der eigentlichen Resektion stehen einem dann sowohl die Co-registrierten Navigationsdatensätze, wie auch eine digitale Resektionskarte des Kortexreliefs zur Verfügung, was die Planung und Durchführung dieser Eingriffe wesentlich erleichtert (Abb. 3) [2].

Literaturverzeichnis

1. Atlas SW, Howard RS II, Maldjian J, Alsop D, Detre JA, Listerud J, D'Esposito M, Judy KD, Zager E, Stecker M: Functional magnetic resonance imaging of regional brain activity in patients with intracerebral gliomas: Findings and implications for clinical management. Neurosurgery 38: 329–338, 1996.
2. Wellmer J, von Oertzen J, Schaller C, Urbach H, König R, Widman G, Van Roost D, Elger CE: Digital Photography and 3D MRI-based Multimodal Imaging for Individualized Planning of Resective Neocortical Epilepsy Surgery. Epilepsia 43(12): 1543–1550, 2002.

Ein neues algorithmisches Verfahren zur Fluoroskopie-basierten Neuronavigation

Sven Schönherr[1,2], Robert Günzler[1], Frank Hoffmann[1],
Christian Knauer[1], Klaus Kriegel[1] und Udo Warschewske[2]

[1]Institut für Informatik, Freie Universität Berlin, 14195 Berlin
[2]Schaerer Mayfield Technologies GmbH, 15732 Waltersdorf
Email: sven.schoenherr@inf.fu-berlin.de

Zusammenfassung. Bei neurochirurgischen Eingriffen an der Wirbelsäule wird die Fluoroskopie als bildgebendes Verfahren eingesetzt, um
die räumliche Lage von Instrumenten und Implantaten zu erkennen und
gegebenenfalls zu korrigieren. Die häufige Wiederholung solcher Aufnahmen hat eine Reihe von Nachteilen für Patient und Operateur. Zur Vermeidung dieser Probleme wird eine Technik zur virtuellen Navigation
vorgestellt, die es in Kombination mit einem Trackingsystem erlaubt,
die Lage von Instrumenten in vorher aufgenommene Fluoroskopiebilder
zu projizieren und diese dem Operateur auf einem Bildschirm anzuzei-
gen.

1 Einleitung

Um die räumliche Lage von Instrumenten und Implantaten (Nägel, Schrauben,
Fixateure, etc.) bei neurochirurgischen Eingriffen an der Wirbelsäule zu erkennen und im Bedarfsfall zu korrigieren, wird üblicherweise die Fluoroskopie als
bildgebendes Verfahren verwendet. Die häufige Wiederholung fluoroskopischer
Aufnahmen führt zu einer erhöhten Strahlenbelastung von Patient und Operateur sowie zu Zeitverlusten durch die Unterbrechung des eigentlichen Operations-
ablaufs. Im Folgenden wird eine Technik zur virtuellen Navigation vorgestellt,
die diese Probleme umgeht. Dazu wird in Kombination mit einem Trackingsystem die Lage von Instrumenten in vorher aufgenommene Fluoroskopiebilder
projiziert und diese dem Operateur auf einem Bildschirm angezeigt.

Das algorithmische Problem besteht darin, die relative Lage des C-Bogens zu
einem zu behandelnden anatomischen Objekt (z.B. Wirbelkörper) während der
Aufnahme präzise zu bestimmen. Joskowicz [1] beschreibt eine Methode, bei der
die Positionen des C-Bogens und des Objekts direkt mit dem Trackingsystem
gemessen werden. Der Vorteil, das Problem auf eine algorithmisch gut beherrsch-
bare Aufgabe zu reduzieren, die man in Realzeit lösen kann, wird durch einen
höheren Anspruch an die technische Realisierung erkauft: Das direkte Tracking
des C-Bogens ist für elektromagnetische Systeme problematisch, da deren Messgenauigkeit nur im unmittelbaren Operationsfeld optimal ist. Bei der Verwendung von optischen Systemen ist der Bewegungsraum des C-Bogens durch Sicht-
barkeitsprobleme eingeschränkt. Darüber hinaus überlagern sich die Fehler der
beiden Messungen am C-Bogen und am Objekt.

Die hier vorgestellte Herangehensweise vereinfacht die technische Umsetzung mit Hilfe einer aufwendigeren algorithmischen Lösung. Sie basiert auf einem speziell entworfenen 3-dimensionalen Punktmuster, dem sogenannten Phantom, das während der Bildakquisition in einer bestimmten Position zum anatomischen Objekt fixiert ist. Das Design des Phantoms erlaubt es, seine Lage im Strahlengang aus der Projektion des Punktmusters im Bild zu berechnen. Dieser neuartige Zugang zeichnet sich durch ein hohes Maß an Flexibilität und Fehlertoleranz aus. Das Verfahren kann für beliebige C-Bögen eingesetzt werden. Es können optische und prinzipiell auch elektromagnetische Trackingsysteme eingesetzt werden (sofern die Messgenauigkeit letzterer nicht zu stark durch den C-Bogen eingeschränkt wird). Werden von den Phantompunkten bis zu 30% nicht oder fehlerhaft detektiert, so kann dies erkannt und behandelt werden. Es sei darauf hingewiesen, dass die Position des zu behandelnden anatomischen Objekts im Raum nicht als starr vorausgesetzt werden muss.

2   Methoden

Die Forderungen an den Entwurf eines Phantoms zur virtuellen Navigation in Fluoroskopiebildern lässt sich wie folgt zusammenfassen:

1. Das mathematische Modell für die Fluoroskopie ist eine Zentralprojektion. Die Projektion der Phantompunkte muss eindeutig die Lage des Phantoms im Strahlengang beschreiben.
2. Da die Projektionsrichtung (theoretisch) beliebig sein kann und die projizierten Punkte mit einfachen Bilderkennungsmethoden detektiert werden sollen, sind alle Phantompunkte kugelförmig und gleich groß (und deshalb nicht unterscheidbar).
3. Forderung 1 soll auch dann erfüllt werden, wenn ein Phantompunkt nicht detektiert wurde (oder die Detektion einen Punkt liefert, der nicht zum Phantom gehört).
4. Unter Berücksichtigung der Forderungen 1 bis 3 sollte das Phantom aus möglichst wenigen Punkten aufgebaut sein, damit der Verlust an Originalinformation im Fluoroskopiebild minimal ist.

Zur Erfüllung dieser Forderungen wurde die folgende Entwurfsidee realisiert: Das Punktmuster besteht aus 10 Stahlkugeln, die in einem speziellen, für Röntgenstrahlen praktisch unsichtbaren Kunststoff vergossen sind. Dabei liegen jeweils drei Kugeln auf drei zueinander orthogonalen Achsen und eine weitere im Schnittpunkt dieser Achsen. Wir bezeichnen diesen Schnittpunkt mit P_0 und die Endpunkte der drei Achsen mit P_x, P_y und P_z (vgl. Abb. 1). Diese haben im Phantom alle den gleichen Abstand a zu P_0. Die Abstandsverhältnisse der Punkte auf den Achsen sind verschieden gewählt und erlauben es, die exakte kombinatorische Zuordnung der Phantompunkte zu den detektierten Punkten vorzunehmen.

In der Anwendung wird auf dem anatomischen Objekt (Wirbelkörper) ein Sensor des Trackingsystems fixiert, der als Bezugspunkt bis zum Ende des Eingriffs an dieser Stelle verbleibt. Ein Klappmechanismus am Sensor des Trackingsystems erlaubt es, das Phantom zur Bildakquisition mit einem einfachen Handgriff in den Strahlengang zu bringen und direkt danach wieder aus dem Operationsfeld zu entfernen, so dass der Operateur in seiner Arbeit nicht behindert wird. Da der Operateur unmittelbar nach der Aufnahme eine Information erwartet, ob das Bild zur virtuellen Navigation geeignet ist, müssen die Bildverarbeitung und die Rückberechnung der Position innerhalb kurzer Zeit erfolgen. Der Algorithmus gliedert sich in die folgenden Schritte:

1. Bildentzerrung
2. Punktdetektion (Erkennung der Phantompunkte im Bild)
3. Kombinatorisches Matching (Phantompunkte und detektierte Punkte)
4. Rückrechnung der Lage des Phantoms im Strahlengang.

Zur Bildentzerrung wird ein quadratische Kreuzgitter verwendet, dass unmittelbar vor der Aufnahmeebene im Strahlengang liegt. Zur Erkennung der Gitterpunkte (Kreuze) und der Phantompunkte (Kreisscheiben) werden Standardverfahren aus der Bildverarbeitung eingesetzt [2,3].

Die Bestimmung der kombinatorischen Zuordnung basiert auf einer Analyse, welche Teilmengen der detektierten Punktmenge auf einer Geraden liegen. Bei vollständig erkannter Punktmenge gibt es drei Geraden mit jeweils vier Punkten, wobei ein Punkt den Schnitt der drei Geraden bildet. Die Nutzung dieser Eigenschaft unterstreicht, dass die (etwas zeitaufwendige) Bildentzerrung ein notwendiger Vorverarbeitungsschritt ist. Die Längenverhältnisse auf einer unterteilten Geraden können sich bei einer Zentralprojektion prinzipiell stark ändern, unter den gegeben Umständen (d.h. das Phantom ist relativ klein und befindet sich nicht im ersten Viertel des Strahlengangs) werden sie aber hinreichend genau abgebildet. Somit kann die kombinatorische Zuordnung der Achsen durch Vergleich der Längenverhältnisse auf den Geraden im Bild mit denen auf den Phantomachsen erfolgen. Da die Redundanz in diesen Informationen relativ groß ist, können auch Spezialfälle, wie die Projektion entlang einer Phantomachse oder bis zu drei fehlende Phantompunkte zuverlässig erkannt werden.

Die Rückrechnung erfolgt über ein Iterationsverfahren. Es verwendet im Wesentlichen nur die Bilder von P_x, P_y und P_z (Endpunkte der Phantomachsen) sowie das Bild von P_0 (Schnittpunkt der Phantomachsen) in der Projektion. Wir bezeichnen diese Bildpunkte mit Q_x, Q_y, Q_z und Q_0 (vgl. Abb. 1). Weiterhin setzen wir die Entfernung D zwischen Strahlenquelle und Bildebene als bekannt voraus. Das Iterationsverfahren wird initialisiert, indem zuerst eine (grobe) Näherung für den Abstand von P_0 zur Strahlenquelle bestimmt wird. Zu diesem Zweck verwenden wir die Identität $\cos^2 \alpha_x + \cos^2 \alpha_y + \cos^2 \alpha_z = 2$, welche für jene Winkel gilt, die eine beliebige Gerade (durch den Ursprung des 3-dimensionalen Raums) mit den Koordinatenachsen bildet. In unserem Fall betrachten wir die drei Phantomachsen als Koordinatenachsen und den Strahl aus der Strahlenquelle R durch den Punkt P_0 als Gerade. In Abb. 1 wird die

Abb. 1. Phantomarm im Strahlengang

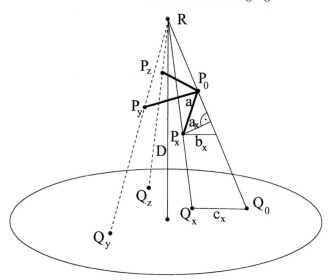

Situation für die x-Achse des Phantoms genauer dargestellt. Bezeichnet man mit a_x die Länge der Lotlinie vom Punkt P_x auf den Strahl, so ist $\cos \alpha_x = a_x/a$ (analog für die y- und z-Achse). Somit ergibt sich $a_x^2 + a_y^2 + a_z^2 = 2a^2$. Es sei c_x der Abstand zwischen den entsprechenden projizierten Punkten Q_0 und Q_x. Für die erste Näherung ersetzen wir a_x durch die Strecke b_x von P_x zum Strahl, die parallel zur Projektionebene verläuft. Es gilt $b_x = c_x |R, P_x| / |R, Q_x|$ nach dem 2. Strahlensatz. Der Divisor $|R, Q_x|$ kann durch D approximiert werden, während wir für die Abstände von R zu P_x, P_y und P_z universell $|R, P_0|$ setzen. Obwohl diese letzte Näherung sehr grob erscheint, zeigt es sich aber, dass die daraus abgeleitete Bestimmung von

$$|R, P_0| \simeq a \cdot D \sqrt{\frac{2}{c_x^2 + c_y^2 + c_z^2}}$$

bereits sehr gut für die Initialisierung des Iterationsverfahrens geeignet ist. Es ist nun möglich, die Winkel α_x, α_y und α_z zu approximieren und mit diesen Informationen die Abstände von R zu P_x, P_y und P_z für den nächsten Iterationsschritt genauer zu bestimmen. Eine weitere Verfeinerung des Verfahrens wird durch Berücksichtigung der Winkel zwischen a_x und b_x erreicht.

3   Ergebnisse

Das neue Verfahren wurde implementiert und mit Hilfe eines Wirbelsäulen-Modells unter realitätsnahen Bedingungen getestet. Hierzu wurde im Operationssaal ein Standardaufbau für einen spinalen Eingriff benutzt. Es wurden

Fluoroskopiebilder mit einem C-Bogen aus verschieden Richtungen aufgenommen und analysiert. Die Auswertungen ergaben, dass sich Aufnahmen sowohl in anterior-posterior Projektion als auch in lateraler Projektion praktisch immer analysieren lassen. Auch für nicht-standard Projektionsrichtungen ließen sich die Bilder in fast allen Fällen zur Navigation verwenden.

Das Iterationsverfahren konvergiert in der Praxis sehr schnell und stabilisiert sich in der Regel bereits nach fünf Iterationsschritten. Die gesamte Rechenzeit für alle vier Schritte des Algorithmus liegt bei unter zehn Sekunden. Der Fehler der Approximation des rückberechneten Phantoms zum realen Phantom lag bezüglich der Achsenlänge bei unter 0.8% und bezüglich der Winkel zwischen den Achsen bei unter 0.7%. Die Genauigkeit der berechneten, virtuellen Navigation hängt daher im Wesentlichen nur von der Messgenauigkeit des Trackingsystems ab.

Zur Zeit befindet sich unser Verfahren in der klinischen Erprobung. Erste Ergebnisse zeigen, dass auch unter realen Bedingungen gemachte Aufnahmen in den meisten Fällen analysiert und zur Navigation verwendet werden können.

4 Diskussion

Wir präsentieren einen neuen algorithmischen Ansatz zur Fluoroskopie-basierten Neuronavigation. Unser Verfahren vereinigt die „klassischen" Vorteile der virtuellen Navigation wie reduzierte Strahlenbelastung und verkürzte Operationsdauer mit weiteren, lösungsspezifischen Vorteilen. Die aufwendigere algorithmische Lösung erlaubt eine vereinfachte technische Realisierung im Operationssaal. Aufgrund der Einzelbildanalyse mittels des 3D-Phantoms lassen sich mehrere Aufnahmen aus (theoretisch) beliebiger Projektionsrichtung simultan zur Navigation benutzen. Erste Ergebnisse in der klinischen Erprobung zeigen die Praxistauglichkeit unseres Ansatzes.

Literaturverzeichnis

1. Joskowicz L: Fluoroscopy-based navigation in computer-aided orthopaedic surgery. Procs IFAC Conference on Mechatronic Systems, Darmstadt, 2000.
2. Livyatan H, Yaniv Z, Joskowicz L: Robust automatic C-arm calibration for fluoroscopy-based navigation: a practical approach. Procs 5th Int. Conf. on Medical Image Computing and Computer-Aided Intervention, Tokyo, 2002.
3. Yaniv Z, Joskowicz L, Simkin A, Garza-Jinich M, Milgrom C: Fluoroscopic image processing for computer-aided orthopaedic surgery. Procs 1st Int. Conf. on Medical Computing and Computer-Assisted Intervention, Boston, 1998.

Specifying 3D Tracking System Accuracy
One Manufacturer's Views

Don D. Frantz[1], Stefan R. Kirsch[2] and Andrew D. Wiles[1]

[1]Northern Digital, Inc., 103 Randall Drive, Waterloo, Ontario N2V 1C5, Canada
[2]NDI Europe GmbH, Fritz-Reichle-Ring 2, 78315 Radolfzell, Germany
Email: skirsch@ndieurope.com

Abstract Manufacturers of 3D tracking systems use a wide variety of statistical measures, assessment protocols and measurement volumes when stating their systems' accuracies. These factors typically differ according to the underlying technologies and the manufacturers' personal preferences and experience, but because of competitive pressures, manufacturers tend to use protocols and statistical measures that emphasize their systems' strengths and provide the best numerical values for comparisons. In addition, since 3D tracking systems generally have errors whose spatial distributions are nonuniform and which seldom follow known analytic distributions, the common practice of using a small number of statistical measures to represent "typical" accuracies for these systems is usually inadequate, and occasionally misleading. This can lead to a form of specmanship that can confuse potential users attempting to select the tracking systems best suited for their specific needs. We discuss some of the key accuracy factors often used to compare tracking systems, and we demonstrate some of the subtleties involved in accuracy specifications that potential customers should be aware of. The example systems cited are all manufactured by NDI.

1   Introduction

Spatial tracking systems provide the core technology for many sophisticated image-guided systems that are used by physicians for various procedures such as tool navigation, patient positioning, and treatment planning. The critical performance criterion of these systems is their spatial accuracy, but accuracy assessments of such systems are inherently statistical and typically complicated by their non-uniform error distributions over their operational volumes. Manufacturers of these systems typically provide specifications to potential customers, which they claim fairly represent the performance of their systems. To properly assess the accuracy of a given measurement system, though, at least two items are required: (1) a proper set of characteristic statistics that define its trueness and precision and (2) the specific protocol on which the assessment is based. Unfortunately, manufacturers often present the statistical results only. Occasionally, manufacturers will indicate which standard they have followed, but the results are not useful unless the specific protocol parameters are also provided. In addition, since marketing literature generally strives to simplify performance related information and to reduce the assessment data to a few "representative" measures, users invoking commonly held statistical assumptions can easily over-interpret or even misunderstand the stated accuracy measures. For example, two common statistical measures often used are the root mean square (RMS) error and the mean (average) error. In general, the RMS value is the preferred statistic, since it incorporates both the mean and the standard deviation ($\mathrm{RMS}^2 \approx \mu^2 + \sigma^2$) [1], but some manufacturers prefer to quote mean values, as they are substantially lower for 3D distance errors. Since the measure actually specified by different manufacturers is typically identified in the fine print of a footnote or endnote, users casually comparing specifications for different systems can easily compare numbers directly without realizing that they are fundamentally different statistical measures. We outline in this paper how the condensed "marketing numbers" are typically derived from a particular validation protocol, and how much of the important information required for users to properly assess a system's performance is lacking.

2   Volumetric Calibration Protocols

Tracking systems are generally characterized by comparing the 3D positions generated from their underlying sensor measurements to the corresponding positions obtained from some appropriate reference. Since the characterization data typically cover much of the operational volume, they can also be used to calibrate the systems and assess their accuracy. The resulting spatial error distributions from such a volumetric protocol provide a detailed assessment over the characterization volume, from which statistical quantities such as the mean error, the RMS accuracy, the percentile confidence intervals (CI), the repeatabilities, and various other measures can be derived. For ideal cases where the errors are spatially distributed in a uniform manner and are subject to a known analytic distribution such as a normal distribution, one or two key statistical measures can be used to represent the entire distribution, and so provide typical accuracies. For most 3D tracking systems, though, errors are not uniformly distributed spatially and seldom follow known analytic distributions, which implies that such a small number of statistical measures cannot adequately represent typical system accuracies. Fig. 1 illustrates this by examining the measured errors obtained from a volumetric calibration of a damaged Polaris optical position sensor. (We have chosen this example because the systematic errors dominate the random errors, making the error patterns especially apparent, but the discussion is fully general and applies to systems within specification as well.) The data were obtained by tracking a single marker throughout the operational volume using a coordinate measuring machine (CMM) as a reference. The overall volume RMS 3D distance error is a statistical measure that is commonly used to specify such a system's typical accuracy, but as can be seen in the plots, the range of errors is too large to represent by a single value in any meaningful way. Including the median and 95% CI values would provide a better indication of the distribution, but even

Fig. 1. Inherent data reduction in common statistical measures for a damaged optical position sensor that has a large systematic scale error. For the sequence of plots from the full data set a) to the histogram and final statistical summary d), increasing simplicity and clarity come at the expense of continued loss of information. Plot a) shows the spatial dependence of the 3D error vectors, with the error magnitudes represented by the arrow lengths (the position sensor was located to the right of the grid). In plot b), the 3D errors have been reduced to 1D distance errors, with the error magnitudes now represented by the circle areas. In plot c), the spatial information has been reduced to a measurement index, but the sequential information has been maintained. In plot d), the sequential information is lost, but the nature of the underlying distribution is made evident. The distribution is then reduced to the three statistical measures listed in the box, which is typically all the user gets.

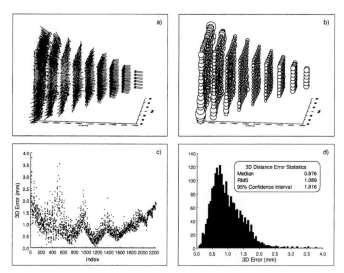

the measured distribution has reduced most of the underlying information, some of which directly affects the resultant statistics. For example, since volumetric calibrations generally require the measured grid positions to be aligned with the reference grid, there is usually a small grid alignment error that is incorporated into the overall calibration error, which is often overlooked. The alignment error in this case is evident in the vector plot, since the error distribution for this scale error when properly aligned actually has the vectors pointing predominately to the right, and their magnitude increasing roughly linearly from the front of the volume (on the right) to the back.

While users are mostly concerned with the performance of their own specific system, manufacturers generally provide specifications for their systems collectively, and this adds another layer of ambiguity. We illustrate this in Fig. 2, where we have presented the overall volume RMS and 95% CI results for a number of Aurora electromagnetic tracking systems [2,3]. We have described the volumetric calibration protocol for the Aurora in detail in a previous article [4], and so here we focus on the variation between systems. As can be seen in Fig. 2, both the overall volume RMS and 95% CI values have substantial variation, which is

Fig. 2. Variation in Aurora accuracy for recently manufactured beta systems. The upper plots show the series variation and corresponding histogram for the overall volume RMS distance errors (open circles and bars) and the overall volume distance error 95% confidence intervals (filled circles and bars), while the lower plots show the analogous results for the orientation errors.

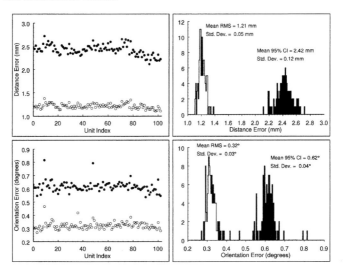

typical of most tracking systems. How should the system accuracy be specified in such cases? Some manufacturers would just quote the mean values as their representative accuracies, which would be acceptable if the relative variation is small, but is disingenuous if the variation is substantial. Other manufacturers would include the standard deviations as uncertainty estimates (e.g., the overall volume RMS accuracy is 1.21 ± 0.05 mm), which would be acceptable if the distribution is approximately normal, but is seldom the case since the distributions generally tend to be skewed to higher errors. The most conservative approach would be to select a threshold value on the high end of the distribution and pass only those systems having lower errors. Another complication arises when several statistical measures are presented, since the distributions for each measure are treated independently, masking the correlations between them.

2.1 Tsunami

Even when manufacturers determine their systems' accuracy performance properly within stated protocols, the results can still differ much from the system's "real world" or application performance. Manufacturers typically select assessment protocols for their specific needs, and these assessments are usually undertaken under laboratory conditions to ensure proper repeatability. Such assessments are not likely to be as relevant for most users' intended uses of the system. It is therefore important for manufacturers to also develop accuracy assessment protocols that are more tailored towards the particular applications most users envisage.

Fig. 3. Results for an in-field calibration of a damaged Polaris optical tracking system. The errors represent the differences between the measured length of a bar and the bar's known length. The data reduction depicted is analogous to the one shown in Fig. 1. The fundamental differences in the error distributions are clear in the plots, but not obvious in the final statistics.

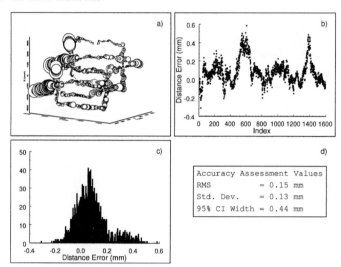

NDI has developed an Accuracy Assessment Kit, which is a tool designed to test the accuracy of Polaris position sensors in the field. This protocol measures the distance between two rigidly attached reference tools and compares their measured length to a pre-determined reference length that was characterized at the factory. The tool software guides the movement of the bar throughout pre-determined regions of the volume to ensure repeatable and reproducible data collections. At the end of each collection, the bar errors are analyzed. Fig. 3 shows a typical collection for a damaged position sensor, and analogous to Fig. 1, crucial information is lost when the data are reduced to the final few statistical values. In particular, the non-uniform spatial dependence is clear in plot a), with the largest errors at the back of the volume, and the fundamentally different types of error in the two protocols are evident in their histograms, where the bar-length errors can take on negative or positive values, while the volumetric distance errors are restricted to positive values.

References

1. Hsu DY: "Spatial Error Analysis, A Unified Application Oriented Treatment", IEEE Press, New York, 1999.
2. Kirsch S et al.: in "Advances in Hadron therapy," Int. Congr. Series 1144, Excerpta Medica, p 269, Elsevier, Amsterdam, 1997.
3. Seiler PG et al.: Phys. Med. Biol. **45** N103–10, 2000.
4. Frantz DD et al.: Phys. Med. Biol. **48** 1–11, 2003.

Ein tetraoptisches Kamerasystem für die medizinische Navigation

Detlef Richter[1], Francesco La Torre[1], Nicolas Kalkhof[1] und Gerd Straßmann[2]

[1]Fachhochschule Wiesbaden, FB Informatik, 65197 Wiesbaden
[2]Universitätsklinikum Marburg, Abt. für Strahlentherapie, 35043 Marburg
eMail: richter@informatik.fh-wiesbaden.de

Zusammenfassung. Ein tetraoptisches Kamerasystem bietet gegenüber Stereokamerasystemen bei der medizinischen 3D-Navigation eine Reihe von Vorteilen. Diese sind ein deutlich größeres Arbeitsvolumen und die Möglichkeit, verwendete Landmarkenmodelle auch dann rekonstruieren zu können, wenn diese nicht vollständig von einem Kamerapaar erfasst werden. Erste Erfahrungen mit der Kalibrierung und Verwendung eines tetraoptischen Systems werden vorgestellt.

1 Problemstellung

Für die medizinische Navigation werden neben stereotaktischen, elektromagnetischen oder lasergestützten Systemen auch infrarot geführte Stereokamerasysteme eingesetzt. Sie werden verwendet, um chirurgische Instrumente oder Biopsienadeln präzise in vorgegebene Zielvolumina zu führen oder um mit Hilfe von Landmarken eine Navigation am Patienten für die externe Strahlentherapie durchzuführen. Bei optischen Navigationssystemen ist eine direkte Sichtverbindung zwischen beiden Kameras und den aktiven oder passiven Landmarken notwendig. Bei praktischen Tests dieser Systeme ergaben sich dadurch Beschränkungen, dass entweder für einen Einsatz zur Navigation das Überwachungsvolumen zu klein oder aber für einen Einsatz zur Patientenregistrierung die Landmarken, beispielsweise an Kopfmasken, aufgrund ihrer Positionen nicht immer für beide Kameras sichtbar waren. Ein tetraoptisches Kamerasystem bietet durch sein größeres Überwachungsvolumen und durch die Auswertung von vier Bildern günstigere Voraussetzungen.

2 Stand der Forschung

Bei der interstitiellen Brachytherapie werden unter ständiger Kontrolle im CT eine oder mehrere Nadeln in einem Tumor positioniert. Als kommerziell erhältliche Assistenzsysteme bieten infrarot geführte optische Navigationssysteme Positioniergenauigkeiten im Bereich von 1 mm, was die geforderten medizinischen Ansprüche erfüllt.

Bei der Bestrahlung von Tumorpatienten wird im allgemeinen eine Repositionierung des Patienten auf einem automatischen Tisch mit Hautmarkierungen

Abb. 1. Vergleich der Arbeitsvolumina bei Verwendung eines Zweikamerasystems (links) und eines Vierkamerasystems (rechts). Der Grauwert gibt die Höhe des Arbeitsbereiches an (schwarz: Höhe 0, weiß: max. Höhe, Zweikamerasystem: max. Höhe ca. 50,5 cm, Vierkamerasystem: max. Höhe ca. 58,5 cm)

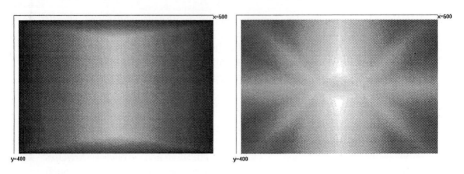

durchgeführt, die unter optischer Kontrolle in fest installierte Raumlaserkreuze gefahren werden, um die genaue Position und Ausrichtung des Patienten in Bezug auf die Strahlenquelle zu gewährleisten. Diese Verfahren sind zeitaufwendig. Sie sind daher für die Patienten belastend und belegen für längere Zeit die entsprechenden Ressourcen.

Kommerziell erhältliche Verfahren für die Patientenregistrierung arbeiten mit elektromagnetischen Markern [1] bzw. mit passiven optischen Markern [2]. Beide Verfahren verwenden Zweikamerasysteme, die jeweils in einen Rahmen integriert sind.

3   Wesentlicher Fortschritt durch den Beitrag

Das Überwachungsvolumen eines Stereokamerapaares wird durch Überschneidung zweier quadratischer Pyramiden, deren Spitzen in den Kameraobjektiven liegen und deren Körperachsen die optischen Achsen der Kameras bilden, repräsentiert. Das Arbeitsvolumen des tetraoptischen Systems ist nun die paarweise Überlagerung von vier quadratischen Pyramiden und daher entsprechend deutlich größer (Abb. 1).

Bei fest installierten binokularen Kameras ist die Blickrichtung der Kameras statisch vorgegeben. Mit dem tetraoptischen System sind nun gleichzeitige Blickrichtungen aus unterschiedlichen Positionen möglich. Daher wird die Navigation für einen Tracker möglich, auch wenn durch die Arbeit des Therapeuten die Leuchtdioden für einzelne Kameras verdeckt werden.

Für die Patientennavigation hat ein optisches System gegenüber lasergestützten Systemen den Vorteil, dass die Lageerfassung des Patienten zu einem höheren Grad automatisiert, die Lageänderungen sofort erkannt und in mathematischen Modellen umgesetzt werden kann. Aktuell eingesetzte Verfahren mit Raumlasern zeigen in Bezug auf die Positioniergenauigkeit mit optischen Systemen keine signifikanten Unterschiede [3]. Ein wesentlicher Vorteil des Vierkamerasystems

Abb. 2. Aufbau des Vierkamerasystems

Abb. 3. Kopfmaske mit verdeckten Landmarken

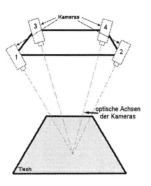

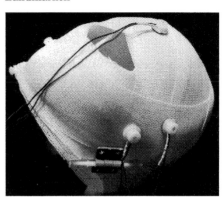

liegt jedoch darin, dass die Landmarken auch bei Verdeckungen in einem der Bilder der Stereokamerapaare sichtbar sein können und deren Positionen aus allen vier Kamerabildern rekonstruierbar sind [4]. Dementsprechend können die Marker in größeren gegenseitigen Abständen über die Patientenoberfläche verteilt werden, was zu einer Verbesserung der Genauigkeit bei der Patientenregistrierung und -repositionierung führt.

4 Methoden

Für die vorliegende Arbeit werden handelsübliche CCD-Kameras verwendet. Sie werden mit vorgesetzten Infrarot-Langpassfiltern in einer quadratischen Anordnung von ca. 100 cm Kantenlänge in einer zum Anwendungsbereich parallelen Ebene im Abstand von ca. 120 cm montiert. Der Sichtbereich der Kameras deckt im Anwendungsbereich bei der Verwendung von Objektiven mit einer Brennweite von 12,5 mm eine Fläche von ca. 60 x 40 cm^2 ab (Abb. 2). Die Kameras wurden als ideale Lochkameras mit radialsymmetrisch verzerrenden Objektiven modelliert und mit einem Single-plane-Verfahren [5] kalibriert.

Die zeitgleiche Synchronisation sowohl der vier Kameras als auch der vier Framegrabber-Karten wurde durch ein vom Rechner angesteuertes Master-Device durchgeführt [6]. Die Synchronisierung des tetraoptischen Systems wurde in einem gesonderten Verfahren verifiziert.

Für die Navigation der Biopsienadel wird mit einem der Stereokamerapaare der Tracker aufgenommen und die Leuchtdioden aus den Stereobildern extrahiert. Man erhält dadurch ein dreidimensionales Referenzmodell. Für die Patientenregistrierung wird das entsprechende Referenzmodell aus dem CT-Datensatz segmentiert [7]. Aus beiden Modellen sind die Abstände der Landmarken untereinander bekannt.

Aus den vier Kamerabildern werden nun paarweise Korrespondenzen der Abbildungen der einzelnen Leuchtpunkte hergestellt. Dabei werden die Abstände

Tabelle 1. Bestimmung des Trackerschwerpunktes aus 50 Messungen, Längeneinheit in mm.

Kameras	$\overline{S_x}$	SD	$\overline{S_y}$	SD	$\overline{S_z}$	SD
1&4	302,26	±0,0083	199,42	±0,0079	-213,74	±0,0258
2&3	302,25	±0,0076	199,42	±0,0064	-213,73	±0,0166
2&4	305,00	±0,0129	215,02	±0,0073	-217,40	±0,0156
1&3	296,47	±0,0033	203,68	±0,0021	-192,41	±0,0044
3&4	309,79	±0,0032	206,63	±0,0015	-199,33	±0,0045
1&2	304,64	±0,0035	204,14	±0,0012	-203,97	±0,0049

der Projektionsstrahlen aus den Linsenmitten durch die Leuchtpunktabbildungen in den Stereobildern untereinander bestimmt. Abstände, die kleiner als ein vorgebbarer Mindestabstand sind, repräsentieren einen Triangulationspunkt im Raum. Entsprechen Abstände von Triangulationspunkten untereinander den bekannten Abständen aus dem Referenzmodell, können diese Punkte dem Modell zugeordnet und das vollständige Landmarkenmodell rekonstruiert werden.

Es müssen aber in den einzelnen Bildern nicht, wie bei einem binokularen Kamerapaar notwendig, alle Leuchtpunkte in beiden Bildern vorhanden sein. Vielmehr gelingt die Rekonstruktion der Positionen der Leuchtpunkte im dreidimensionalen Raum auch, wenn in den einzelnen Bildern nur ein Teil der Anzahl der Leuchtpunkte erfasst wird. Allerdings muss jede Leuchtdiode in wenigstens zwei Kamerabildern abgebildet sein.

5   Ergebnisse

Erste Tests mit dem tetraoptischen Kamerasystem bestätigten die beschriebenen Vorteile bei einer 3D-Navigation gegenüber einer binokularen Stereokamera. Die Darstellung und Auswertung der Szene wird innerhalb von 80 ms erreicht, d.h. mit 12,5 Hz. Dieses resultiert aus der Zeit eines Videovollbildes für die Aufnahme und der Zeit für die Auswertung während des folgenden Vollbildes. Da sowohl bei der Applikation von Biopsienadeln als auch bei einer eventuellen Patientenbewegung keine schnellen Bewegungen zu erwarten sind, ist diese Bildrate für die gegebene Problemstellung ausreichend.

Für eine Analyse der Wiederholgenauigkeit der Positionsbestimmung wurden 50 Messungen zur Schwerpunktbestimmung (S_x, S_y, S_z) des Trackers und deren Standardabweichungen SD mit den sechs repräsentierten Stereokameras durchgeführt.

Die Standardabweichungen zeigen eine große Stabilität der Messungen. Die hohe Übereinstimmung der Messungen mit den diagonal gegenüberliegenden Kameras (Kameras 1 und 4 bzw. Kameras 2 und 3) zeigt die zu erreichende Genauigkeit des Vierkamerasystems. Die Differenzen der Messungen der restlichen Kamerakombinationen zu den diagonalen Kombinationen werden auf Ungenauigkeiten bei der Kalibrierung, bedingt durch die deutlich kleinere Stereobasis, zurückgeführt. Eine Vermessung der Kamerapositionen bezüglich der Lage des Kalibriermusters mithilfe eines Lasers bestätigte unterschiedliche Höhenkalibrierungen mit bis zu ca. ± 2 cm Abweichungen von der gemessenen Höhe von 120 cm, d.h. $\pm 1, 6$ % Ungenauigkeit.

6 Diskussion

Mit Hilfe des tetraoptischen Systems ist es gelungen, die Nachteile, die sich durch eine Richtungsbeschränkung bei der Verwendung eines binokularen Kamerasystems ergeben, weitgehend aufzuheben und dem Mediziner ein deutlich größeres Navigationsvolumen anzubieten. Für die Patientenregistrierung können die Landmarken auf der Körperoberfläche ohne wesentliche Einschränkungen räumlich angebracht und dadurch eine deutliche Erhöhung der Positioniergenauigkeit erzielt werden.

Die Differenzen bei den Positionsangaben der einzelnen Stereokamerapaare entsprechen noch nicht der von Medizinern geforderten Genauigkeit. Zwei Möglichkeiten, die zur Verbesserung der Positionskalibrierung beitragen können, sind entweder die Entwicklung eines iterativen Single-plane-Kalibrier-Verfahrens oder die Verwendung eines Multi-plane-Kalibrier-Verfahrens, um eine bessere Tiefeninformation in die Kalibrierung einfliessen zu lassen.

Literaturverzeichnis

1. NDI, 103 Randall Dr., Waterloo, ON, Canada; www.ndigital.com
2. Geinitz H, Zimmermann F, Kuzmany A, Kneschaurek P: Daily CT planning during boost irradiation of prostate cancer. Feasability and time requirements, Strahlenther. Onkol. 2000 Sept; 176(9), 429–432.
3. Weiss E, Vorwerk H, Richter S, Hess C: Interfractional and Intrafractional Accuracy During Radiotherapy of Gynecologic Carcinomas:A Comprehensive Evaluation Using the EXACTRAC System, Int. J. Radiation Oncology Biol. Phys., Vol. 56(1), 69–79, 2003.
4. Egger J.: Fraktionierte 3D-Erkennung von Landmarken mit einem tetraoptischen Kamerasystem, Fachhochschule Wiesbaden, in Vorbereitung.
5. Richter D, Harm M, Strassmann G: Ein dreidimensionales Sondennavigationssystem für die extrakranielle Brachytherapie in der Strahlentherapie, BVM 2001, Informatik aktuell, Springer Verlag, 44–48, 2001.
6. Kalkhof N: Einsatz eines tetraoptischen Kamerasystems zur dreidimensionalen medizinischen Navigation, Diplomarbeit, Fachhochschule Wiesbaden, 2003.
7. Richter D, Glasberger A, Becker R, Gottwald S, Keszler T, Strassmann G: Visualisierung einer 3D-Sondennavigation zur Nadelpositionierung in Tumoren im CT-Datensatz für die interstitielle Brachytherapie, BVM 2003, Informatik aktuell, Springer Verlag, 2003.

Evaluierung von Ansätzen der Bewegungsdetektion und -verfolgung sedierter Patienten

Thomas Wittenberg[1], Bernhard Fröba[1], Sven Friedl[1], Heinz Gerhäuser[1],
Frank Bremer[2], Jürgen Schüttler[2] und Helmut Schwilden[2]

[1]Fraunhofer-Institut für Integrierte Schaltungen IIS, Erlangen
[2]Klinik für Anästhesiologie, Universität Erlangen-Nürnberg
Email: wbg@iis.fraunhofer.de

Zusammenfassung. Die vorgestellte Arbeit beschreibt einen bildbasierten Ansatz zur Erkennung, Lokalisation und Verfolgung von Bewegungen von Hände und Kopfes eines sedierten Patienten im Bett einer Intensivstation. Im Rahmen einer Erststudie mit 16 Bildsequenzen wird gezeigt, dass es mit einem zweistufigen Ansatz möglich ist, zum einen Aktivitäten des Kopfes und der Hände zu erkennen und zu lokalisieren; und zum anderen diese Bewegungen in Form von 2-D-Trajektorien zu beschreiben. Während für die Bewegungserkennung ein modifiziertes Differenzbildverfahren zum Einsatz kommt, wird das Verfolgen von Händen und Kopf mittels einer Kombination aus Blockvergleich und Gesichtsmodell erreicht. Fernziel des beschriebenen Ansatzes ist die Korrelation der erfassten Bewegungen mit anderen Vitalparametern (Atmung, EKG, EGG, SpO_2 etc.) zur Bestimmung der Sedationstiefe und -qualität in der Anästhesie.

1 Problemstellung

Die Sedierung von Patienten auf der Intensivstation hat zum Ziel, Angst, Aufregung und Schmerz des Patienten weitgehend zu unterdrücken und die Voraussetzungen für notwendige therapeutische Maßnahmen, wie z.B. maschinelle Beatmung oder Wundversorgung, herzustellen. Um diesen Zustand zu erreichen, verabreicht man Pharmaka. Die Beschreibung des erzielten Sedierungszustands erfolgt derzeit i.d.R. mit einfachen Skalen wie der Ramsay Skala oder der Observer's Assessment of Alertness/Sedation Scale (OAA/S) [1]. Diese Schätzverfahren sind so angelegt, dass mit ihnen punktuell grob abgeschätzt werden kann, ob ein Patient hinreichend für eine anschließende therapeutische Intervention sediert ist. Sie sind jedoch weniger geeignet, kontinuierlich den Sedierungsgrad zu erfassen, weil sie Stimuli einsetzen, die im Sinne eines Weckreizes zu einer Veränderung, im allgemeinen Verflachung, des Sedierungsgrads führen. Welche Sedierungsgrade über welche Zeiträume dem Wohl des Patienten dienen, ist letztlich unbekannt.

In jüngerer Zeit gibt es deutliche Hinweise auf eine Therapieverbesserung durch Variation des Sedierungsgrads. So konnten Kress et al. [2] und Brook et al. [3] nachweisen, dass durch regelmäßige geplante Unterbrechung der kontinuierlichen Sedierung die Patienten einen kürzeren Aufenthalt auf der Intensivstation und eine geringere Komplikationsrate hatten. Ziel eines geplanten Forschungsprojekts ist es, Techniken und Methoden zu untersuchen und zu entwickeln, mit denen der Sedierungsgrad des Patienten kontinuierlich erfasst und dokumentiert werden kann, ohne die Notwendigkeit, die Patienten zu stören. In diesem Beitrag werden Voruntersuchungen vorgestellt, die sich mit der Observation von sedierten Patienten mittels Videokameras beschäftigen. Die zu untersuchende Fragestellung beschäftigt sich damit, ob sich typische Bewegungen solcher Patienten mit Verfahren der Bewegungsdetektion und -analyse erfassen, lokalisieren und verfolgen lassen.

2 Stand der Forschung

Der aktuelle Forschungsstand in den beiden eng miteinander verknüpften Bereichen der *Bewegungsdetektion* und *Bewegungsanalyse* lässt sich auf zwei Ebenen unterscheiden, und zwar auf der Ebene der Methodik sowie der Ebene der Abstraktion. Auf der methodischen Seite lassen sich die Lösungsansätze unterteilen in gradientenbasierte Verfahren [4] Block-, Template- und Merkmalsverfolgung [5] sowie in kantenorientierte [6] und flächenorientierte [7] Verfahren.

Orthogonal zu dieser Menge der verwendbaren Verfahren stehen die möglichen Abstraktionsebenen. Auf der untersten Stelle sind die rein datengetriebenen Ansätze zu sehen, bei denen die zu untersuchende Bewegung ohne weiteres Vorwissen detektiert und analysiert wird. Am anderen Extrempunkt stehen dagegen die sogenannten modellgetriebenen oder wissensbasierten Verfahren, bei denen mittels einer Wissensbasis die zugehörige Bewegung im Bildmaterial gesucht wird. Während noch vor einigen Jahren überwiegend die datengetriebenen Ansätze verwendet wurden, geht der derzeitige Trend dahin, mehr und mehr Bewegungs- und Formmodelle insbesondere für die Analyse menschlicher Bewegungen einzusetzen, um einerseits bekanntes - menschliches - Vorwissen zu verwenden, und andererseits die verwendeten Bewegungs-Modelle in größere Rahmenszenarien, wie z.B. Steuer- und Regelstrecken zu integrieren.

3 Wesentlicher Fortschritt durch den Beitrag

Dieser Beitrag beschreibt im Rahmen einer ersten Studie Methoden und Möglichkeiten, um die Bewegungen von sedierten Patienten zunächst automatisch zu detektieren und bei Bedarf die Bewegungen bestimmter Körperteile (Kopf, Hände) gezielt zu verfolgen. Derartige Methoden der Bewegungsdetektion und Bewegungsanalyse bilden somit die Basis, im Rahmen einer größeren Studie, eine Korrelation zwischen Bewegungsform und -häufigkeit sowie Sedierungsart bzw. -tiefe herzustellen.

Methodisch werden dabei die beiden genannten Paradigmen der Bewegungsanalyse miteinander kombiniert, d.h. datengetriebene Blockmatching Verfahren werden mit modellbasierten Verfahren zur Gesichtsdetektion fusioniert, um die jeweiligen Schwachpunkte auszugleichen. Im Gegensatz zu den sonst üblichen Verfahren zur Sedierungsmessung, die alle auf leitungsgebundenen Messgeräten beruhen, bietet der Einsatz von digitalen Kameras den Vorteil, dass die lokomotorischen Freiheitsgrade des beobachteten Patienten nicht eingeschränkt werden und die Bewegungen des Patienten berührungslos erfasst und Bewegungsereignisse dokumentiert werden.

4 Methoden

Der verwendete Ansatz beruht aktuell auf einem 2-stufigen Prozess: In einem ersten Schritt werden sog. auffällige 'Ereignisse' innerhalb einer Bildsequenz detektiert. Aufgrund dieser Ereignisse können in einem zweiten Schritt für unterschiedliche Körperteile (Kopf, Hände) dedizierte Trackingverfahren zur Bewegungsanalyse eingesetzt und die Bewegung in Form von 2-D-Trajektorien ermittelt werden.

4.1 Bewegungsdetektion

Die verwendete Bewegungs*detektion* beruht auf einer Arbeit von Bobick et al. [7], die ein einfaches, jedoch sehr robustes Verfahren beschreibt, mit dem Bewegung in Bildsequenzen erkannt und lokalisiert werden kann. Hierbei wird Bewegung als Grauwertänderung zwischen zwei Bildern definiert. Die Bewegungen zwischen Einzelbildern werden durch Differenzierung von zwei oder mehr aufeinanderfolgenden Einzelbildern ermittelt. Werden kleine Schwankungen vernachlässigt, die durch Beleuchtung, Lichtreflexe oder Rauschen entstehen, ist an den Stellen, wo sich Änderungen des Grauwertes in signifikanter Größe ergeben i.d.R. auch Bewegung in der Szene vorhanden. Durch Binarisierung mit einem adäquaten Schwellwert lässt sich ein binäres, sogenanntes *Bewegungsenergiebild* $B(t, x, y)$ [7] für jeden Zeitpunkt t einer Bildsequenz ermitteln. Durch Aneinanderreihung mehrerer Bewegungsenergiebilder entsteht eine Bewegungsenergiesequenz. Diese Bewegungsenergiesequenz lässt sich auf zweierlei Weise nutzen: Durch Berechnung der Bewegungsenergie $E(t)$ als eine Funktion der Zeit durch Summation aller aktiven Bildpunkte eines Bewegungsenergiebildes $B(t, x, y)$ sowie Ausnutzung geschickter Schwellwertbildung können zum einen aus dem resultierenden Bewegungsenergievektor sog. 'Ereignisse' an bestimmten Zeitpunkten t_i detektiert werden. Zum anderen lassen sich in dem zugehörigen Energiebild $B(t_i, x, y)$ durch eine wissensbasierte Aufteilung des Bildbereichs Bewegungen in Kopf-, Brust-, und Handzonen ermitteln, und mittels deren Koordinaten eine Initialisierung eines dedizierten Tracking-Verfahrens anstoßen.

4.2 Kinematik des Kopfes und der Hand

Ziel des zweiten Schritts im Rahmen des hier beschriebenen Systems ist die Gewinnung von 2-D-Bewegungstrajektorien $\mathbf{T}(x, y, t)$ des Kopfes und der Hände in der Bildebene mit dem Ziel, diese Bewegungen einer nachfolgenden Auswertung über mögliche Bewegungsmuster und damit über den Patientenzustand zur Verfügung zu stellen. Im Gegensatz zu klassischen Trackingverfahren, deren Hauptprobleme die automatische Initialisierung sowie die selbstständige Erkennung des Objektverlusts sind [11], kommt in der vorliegenden Arbeit ein Verfahren zum Einsatz, in dem modellbasierte Objekterkennung mit einem klassischen Blocktracking kombiniert wird.

Abb. 1. Beispiel einer typischen Aufnahme auf der Intensivstation (links), berechnete Kinematik (in Pixelkoordinaten) von Kopf und Hand (rechts)

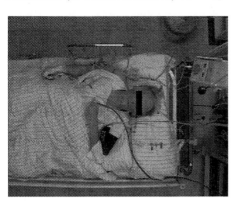 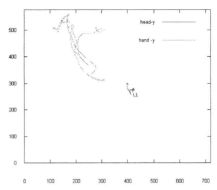

Aufgrund einer modellbasierten automatischen Gesichtsdetektion in frontaler Ansicht wird ein Blocktrackingverfahren im Kantenorientierungsraum initialisiert [8]. Solange das Gesicht in frontaler Ausrichtung zur Kamera verbleibt und somit mit dem Gesichtsmodell detektiert werden kann, laufen beide Methoden (Modellfindung und Blocktracking) parallel zueinander. Führt eine Drehbewegung des Patienten das Gesicht aus der Frontalansicht aus der Bildebene, wird ausschließlich der Ansatz des Blocktrackings zur Bestimmung der Bewegungstrajektorie verwendet. Bei erneuter automatischer Detektion des Gesichts wird das Ergebnis des Blocktrackers mit dem Gesichtsfinder abgeglichen und gegebenenfalls eine Neuinitialisierung des Blocktrackers mit dem aktuellen Detektionsergebnis durchgeführt. Da beide Verfahren in Echtzeit laufen, kann das Blocktracking, das auch unabhängig von der Ausrichtung des Gesichts funktioniert, immer dann auf ein plausibles Ergebnis geprüft werden, wenn sich der Patient in Rückenlage befindet und sein Gesicht normal zur Kameraachse ausgerichtet ist.

Die Trajektorien der Hände werden derzeit ausschließlich durch Blockverfolgung ermittelt, da hier noch kein modellbasiertes Trackingverfahren zur Verfügung steht. Im Gegensatz zur Verfolgung des Gesichts, bei dem nach der Bewegungsdetektion und -lokalisierung mittels eines Gesichtsmodells eine Plausibilitätskontrolle erfolgt [9], wird die Bewegungsverfolgung für die Hände lediglich über die Bewegungsdetektion initialisiert.

5 Material und Ergebnisse

Zur Verifikation des Verfahrens wurden 16 Bildsequenzen von sedierten Patienten untersucht, die in der Erlanger Universitätsklinik für Anästhesiologie in einem Zeitraum von ca. 8 Wochen aufgenommen wurden. Die Videokamera mit einer Auflösung 720 × 576 Bildpunkten (TrueColor) wurde dabei über dem Bett installiert, und erfasst neben dem Patienten im Randbereich dessen direktes Umfeld, s. Abb. 4.2 links.

Zunächst wurden auf allen Bildsequenzen die Bewegungsdifferenzen sowie die zugehörigen Bewegungsenergien (s.o.) mit unterschiedlicher Paramctrisicrung berechnet (Anzahl der Bilder zur Differenzbildung, Schwellwert, Bildausschnitt). Durch eine geschickte Wahl der Schwellwerte wurden 'Ereignisse' detektiert. Aufgrund der Bildaufteilung konnten den detektierten Ereignissen spezifische Körperteile zugeordnet werden. Für das Gesicht und die Hände wurden anschließend die beschriebenen Trackingverfahren verwendet, um die korrespondierenden Trajektorien zu ermitteln. Da zum aktuellen Zeitpunkt noch kein 'Goldstandard' als Referenz vorlag (= Handmarkierung der realen Bewegungen für Kopf und Hände) musste die Evaluierung rein subjektiv durchgeführt werden. Während die Bewegungs*detektion* noch anfällig gegenüber Lichtschwankungen (z.B. 50 Hz Flackern der Deckenbeleuchtung) oder Fremdbewegungen ist (z.B. Pflegepersonal am Bett), verhält sich die Bewegungs*analyse* relativ stabil. Bis auf Schwankungen im 1-2-Pixel-Bereich entsprachen die ermittelten Trajektorien überwiegend den Erwartungen, vgl. Abb. 4.2 rechts.

6   Diskussion

Die erzielten Ergebnisse lassen hoffen, dass sich der vorgestellte 2-stufige Ansatz zur Bewegungsdetektion, -lokalistion und -analyse im Rahmen einer größeren Studie bewährt. Insbesondere müssen in einem nächsten Schritt die Bewegungstrajektorien von Händen und Gesicht durch geeignete Parameter beschrieben und daraufhin eine Korrelation mit der Sedierung hergestellt werden.

Eine kostenfreie Demoversion des beschriebenen Gesichtsdetektors ist unter [10] im Internet zu finden.

Literaturverzeichnis

1. Chernik DA, Gillings D, et al.: Validity and reliability of the observer's assessment of alertness/sedation scale: study with intravenous midazolam. J Clin Psychopharmacol 10:244–51, 1991.
2. Kress JP, Pohlman AS, et al.: Daily Interruption of Sedative Infusions in critically ill patients undergoing mechanical ventilation. N Engl J Med 342:1471–1477,2000.
3. Brook AD, Ahrens TS, et al.: Effect of a nursing-implemented sedation protocol on the duration of mechanical ventilation. Crit Care Med 27:2609–2615, 1999.
4. Barron JL, Fleet DJ, Beauchemin SS: Performance of Optical Flow Techniques. Int. J. Comp. Vision 12(1):43–77, 1994.
5. Aschwanden PF: Experimenteller Vergleich von Korrelationskriterien in der Bildanalyse. Hartung Gorre Verlag Konstanz, 1993.
6. Denzler J: Aktives Sehen zur Echtzeitobjektverfolgung. Infix Verlag, 1997
7. Bobick AF, Davis JW: The recognition of human movement using temporal templates. *IEEE PAMI* 23(3):257–267, 2001
8. Fröba B, Küblbeck C: Rapid hand gesture detection for human computer interface. *5th IASTED Int. Conf. Comp. Graphics and Imaging*, pp 50–55, Kauai, 2002.
9. Fröba B. Verfahren zur Echtzeit-Gesichtsdetektion in Grauwertbildern. PhDThesis, *Universität Erlangen-Nürnberg*, Skaker-Verlag, Aachen, 2003.
10. Demo version of the real-time face detection program. http://www.iis. fraunhofer.de/bv/biometrie/download/, Fraunhofer IIS, Erlangen.
11. Javed O, Shah M. Tracking and object classification for automated surveillance. *The 7th European Conference on Computer Vision*, Copenhagen/DK, 2002.

Kalibrierung einer Stereo-Durchsichtbrille in einem System der erweiterten Realität

Sassan Ghanai[a], Tobias Salb[b], Georg Eggers[a], Rüdiger Dillmann[b],
Joachim Mühling[a], Rüdiger Marmulla[a] und Stefan Hassfeld[a]

[a]Universität Heidelberg, Klinik für Mund-, Kiefer-, Gesichts-Chirurgie,
Im Neuenheimer Feld 400, 69120 Heidelberg
[b]Universität Karlsruhe (TH), Fakultät für Informatik, Institut für Rechnerentwurf
und Fehlertoleranz, Haid-und-Neu Str. 7, 76131 Karlsruhe
Email: sassan.ghanai@med.uni-heidelberg.de

Zusammenfassung. In dieser Arbeit wird das Ergebnis der kameralosen Kalibrierung einer Durchsichtbrille für die Erweiterte Realität (kurz ER) im INPRES System (intraoperative presentation of surgical planning and simulation results) [1] präsentiert, welche zur Überblendung von Patientendaten verwendet wird. Weiter wird ein Einblick in das Resultat der ersten klinischen Testphase gegeben. Zur Darstellung der erweiterten Realität wird eine kommerziell verfügbare optische Brille, die Sony Glasstron LDI-100D, verwendet. Das optische Polaris-Trackingsystem der Firma NDI wird zur Lokalisation der Brille, des Patienten und der unterschiedlichen medizinischen Instrumente genutzt. Die Kalibrierung wurde nach viel versprechenden Testergebnissen unter Laborbedingungen in einer realen klinischen Umgebung evaluiert.

1 Problemstellung

Die kraniofaziale Chirurgie ist eine komplexe medizinische Disziplin, die mehrere Risiken für den Chirurgen und den Patienten in sich birgt. Eine Vorbereitung eines solchen Eingriffes fordert dem Chirurgen ein hohes Maß an räumlichem Vorstellungsvermögen ab. Das INPRES-System soll die Bewältigung dieser Aufgabe durch die Visualisierung von patientenbezogenen Daten in der ER-Brille erleichtern. Dabei werden die CT-Daten im Vorfeld zu einem dreidimensionalen Modell zusammengefügt. Um eine realitätsgetreue Überdeckung der ER mit der realen Umgebung zu erreichen müssen sämtliche Instrumente und der Patient registriert werden. Zudem müssen die spezifischen visuellen Eigenschaften des Betrachters durch den Kalibrierungsprozess festgestellt und in das System übertragen werden.

2 Stand der Forschung

In den vergangenen Jahren wurden etliche Systeme der Erweiterten Realität für medizinische Anwendungen entwickelt. Einer der ersten Ansätze stammt

Abb. 1. Links: INPRES-Szenario (von links X-förmiges Modell, Kalibrierkörper, Sony Glasstron und vorne Pointer). Rechts: Seh-Pyramide

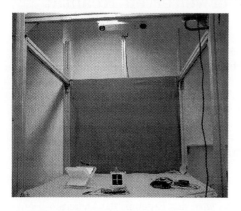 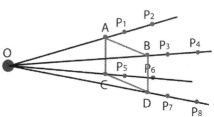

von der University of North Carolina, wo ER zur Unterstützung laparoskopischer Eingriffe verwendet wird [2]. Videobilder des Endoskops werden hier in einer Durchsichtbrille mit Aufnahmen des Patienten überlagert und um medizinisch relevante Informationen ergänzt, etwa die Sollposition einer Biopsienadel. Am Universitätsklinikum Wien entstand ein System auf Basis eines tragbaren Operationsmikroskops [4]. Dieses „Varioscope"profitiert von den optischen Vorteilen des Mikroskops wie Autofokus und geringes Gewicht und wurde bereits erfolgreich an Phantomschädeln evaluiert. Ein weiterer Ansatz zur Biopsieunterstützung auf Basis einer Durchsichtbrille wurde von der Firma Siemens [3] realisiert. An der Universität Karlsruhe wurde in Zusammenarbeit mit den Autoren dieses Beitrags ein System zur Realisierung Erweiterter Realität für die kraniofaziale Chirurgie unter Verwendung eines Video-Beamers entwickelt.

Eine Kalibrierung für Durchsichtbrillen ohne Kameraunterstützung bietet das Studierstube-Projekt der TU Wien [6] an. Bei diesem Verfahren werden für jedes Auge jeweils vier virtuelle Kreuze einzeln in die Brille eingeblendet. Jedes dieser Kreuze wird mit einem dynamischen Referenzkreuz in Deckung gebracht und zur Erhebung der Daten für die Kalibrierung „markiert". Das Markieren geschieht durch das Drücken eines Knopfes, der an dem Stab, der das Referenzkreuz trägt, angebracht ist [7]. Dieses Verfahren könnte nachteilig sein, da das Referenzkreuz und der Knopf zur Markierung von Positionen an einem Instrument angebracht sind, da das Instrument jeder Bewegung der Hand folgt. Eine alternative kameralose Kalibriermethode wird in [8] vorgeschlagen.

3   Fortschritt und Methoden

Das INPRES System ermöglicht dem Chirurgen im OP die präoperativ vorbereiteten Daten zu visualisieren. Risikobereiche, die während der Planung markiert wurden, können durch die Superposition intraoperativ dargestellt werden und dienen der Minimierung des Operationsrisikos.

Abb. 2. Links: Einblendung einer Trajektorie OS frontale. Rechts: Superposition des X-förmigen Modells

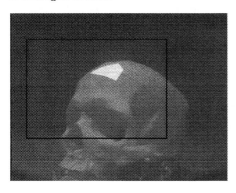 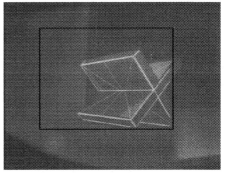

Voraussetzung für eine realitätsnahe Überdeckung ist eine gute Kalibrierung der Brille. Während des Kalibrierungsprozesses, welche sich an der Grundidee der „schnellen Kalibrierung" aus der „Studierstube" citeFuhrmann00 anlehnt, werden der Augenabstand, die Knotenpunkte der Augen und weiteren Parameter bestimmt. Der Knotenpunkt ist bei einer vereinfachten Vorstellung der virtuelle Punkt, an dem das Bild des Objektes im Auge gespiegelt wird. Errechnet wird dieser durch die Schnittpunktbildung mehrerer Sichtgeraden, die zwischen einem Referenzkreuz, dem in der Brille eingeblendeten virtuellen Kreuz und dem Auge des Betrachters virtuell entstehen. Für jedes Auge werden acht Kreuze nach dem Kimme-Korn Prinzip „markiert". Die Markierung wird durch einen aktiven Zeigestab bestätigt. Das Referenzkreuz befindet sich auf einem vom Navigationssystem getracktem Körper, der auf ein Stativ angebracht werden kann um ihn auf die Augenhöhe des Betrachters anzupassen. Die acht virtuellen Kreuze (P1...P8), die für jedes Auge eingeblendet werden, sind in zwei Ebenen einer Sehpyramide angeordnet um den benötigten Knotenpunkt berechnen zu können (siehe Abbildung 1 rechts). Aus der gewonnen Punktwolke kann nun durch geeignete trigonometrische Umformungen auf die benötigten Parameter geschlossen werden. Zudem werden aus den Punktwolken die für eine Stereoeinblendung nötigen Brillenparameter extrahiert. Durch die menschliche Betrachtungsweise eines Punktes kann es zu Abweichungen bei der Bestimmung des Knotenpunktes kommen. Dieser Fehler kann durch die Verwendung der kleinste-Quadrate-Methode verringert werden.

4   Ergebnis und Diskussion

Eine quantitative Bewertung einer Kalibrierung einer optischen Durchsichtbrille erscheint sehr schwierig, da lediglich der Nutzer das Betrachtete bewerten kann. Eine Zuhilfenahme einer Skala scheint oft nicht praktikabel, da der Nutzer zwei unterschiedliche Dinge fokussieren muss, wenn diese nicht auf derselben Ebene liegen. Somit erscheint das Projektierte unscharf, wenn man die Skala fokussiert und umgekehrt. Somit sind die angegebenen Werte nur Annäherungen. Die

Abbildung 2 zeigt eine Einblendung einer Trajektorie und eine Superposition anhand des X-förmigen Modells.

Für eine Evaluation durch Mediziner und Technikern unter Laborbedingungen, wurden zwölf Personen gebeten die vollständige Registrierung und Kalibrierung des Systems vorzunehmen. Als letzten Schritt soll die Komplexität, Latenz, Funktionalität und Qualität der Überdeckung bewertet werden. Die Güte der Überdeckung wurde anhand eines X-förmigen Testkörpers vorgenommen. Es konnte festgestellt werden, dass eine vorhandene ER-Erfahrung zu einem besseren Ergebnis der Superposition führt. Die translatorischen Abweichungen lagen bei 1,94 mm in der Gruppe der erfahrenen Personen, und 5,88 mm in der Zweiten. Rotatorische Ungenauigkeiten wurden bei Personen, die bereits mit ER-Systemen gearbeitet haben gar nicht festgestellt. Hingegen empfand die zweite Gruppe eine Abweichung von 2,02 mm.

Die Ergebnisse lassen die Folgerung zu, dass ER- erfahrene Personen eine bessere Wahrnehmung der Überlagerung haben. Ein weiterer Unterschied liegt in der Bewertung des Systems durch die Probanden. Die technischen Experten bezeichneten die Kalibrierung im Gegensatz zu den Medizinern als weniger einfach. Die medizinischen Probanden waren teilweise weniger von dem Resultat der Überdeckung begeistert. Außerdem berichtete diese Gruppe vereinzelt über Fokussierprobleme.

Die erste Testphase im OP zeigte jedoch einige Schwachpunkte auf, die in der weiteren Entwicklung zu kleineren Modifikationen führten um vor allen Dingen die Handhabung des Systems zu erleichtern. Zudem wurde der Tragekomfort der Brille verbessert. Eine zweite Testphase mit einem überarbeiteten System steht noch aus. Die Kalibrierung wies trotz einer geringen Abweichung im Labor noch Verbesserungspotenzial auf, das es im weiteren Entwicklungsprozess auszuschöpfen gilt [9].

Der Kalibrierprozess vereinfacht die Handhabung der Kalibrierung gegenüber dem dynamischen Punkteverfahren, das in der „schnellen Kalibrierung" beschrieben wurde. Zudem minimiert diese Vorgehensweise eine eventuelle Ungenauigkeit durch körpereigene Ausgleichbewegungen auf die Bewegungen des Kopfes.

Literaturverzeichnis

1. T. Salb et. al.: INPRES (intraoperative presentation of surgical planning and simulation results) - augmented reality for craniofacial surgery. In J. Merritt et. al., Hrsg., Tagungsband: SPIE Electronic Imaging. International Conference on Stereoscopic Displays and Virtual Reality Systems, San Jose, CA, 2003. SPIE Press.
2. M. Rosenthal et al.: Augmented reality guidance for needle biopsies: A randomized, controlled trial in phantoms. In W. Niessen et. al., Hrsg., Tagungsband: International Conference on Medical Image Computing and Computer-Assisted Intervention (MICCAI), Seiten 241-248, Utrecht, Niederlande, 2001. Springer-Verlag.
3. F. Sauer et. al. A head-mounted display system for augmented reality image guidance: Towards clinical evaluation for iMRI-guided neurosurgery. In W. Niessen et. al., Hrsg., Tagungsband: International Conference on Medical Image Computing and Computer-Assisted Intervention (MICCAI), Seiten 707-716, Utrecht, Niederlande, 2001. Springer-Verlag.

4. W. Birkfellner et al. A head-mounted operating binocular for augmented reality visualization in medicine - design and initial evaluation. IEEE Transactions on Medical Imaging, 21(8):991-997, 2002.
5. H. Hoppe et. al. Intraoperative visualization of surgical planning data using video projectors. In J. Westwood et. al., Hrsg., Tagungsband: Medicine Meets Virtual Reality (MMVR), Seiten 206-208, Newport Beach, CA, 2001. IOS Press and Ohmsha.
6. A. Fuhrmann et. al. Fast calibration for augmented reality. 1999.
7. A. Fuhrmann et. al. Practical calibration procedures for augmented reality. Tagungsband: Eurographics Workshop on Virtual Environments, 2000.
8. Y. Genc et. al. Practical solutions for calibration of optical see-through devices. Tagungsband: IEEE and ACM International Symposium on Mixed and Augmented Reality (ISMAR), Seiten 169-175, Darmstadt, 2002. IEEE CS Press.
9. X T. Salb et. al. INPRES (intraoperative presentation of surgical planning and simulation results) - augmented reality for craniofacial surgery. In J. Merritt et. al., Herausgeber: SPIE Electronic Imaging. International Conference on Stereoscopic Displays and Virtual Reality Systems, San Jose, CA, 2003. SPIE Press.

Ein Tubusadapter zur Navigation eines dentalen Röntgengerätes

Daniel Szymanski, Dirk Schauer, Tobias Jahnz und Tim Lüth

Charité -Universitätsmedizin Berlin, Campus Virchow-Klinikum
Klinik für MKG-Chirurgie & Klinische Navigation und Robotik
(Prof. Dr. mult. h.c. Jürgen Bier und Prof. Dr. Tim Lüth)
Augustenburger Platz 1, 13353 Berlin
Email: daniel.szymanski@charite.de

Zusammenfassung. In diesem Artikel wird ein neuer Tubusadapter zur Navigation eines dentalen Röntgengerätes vorgestellt. Ziel der Arbeiten war es einen dentalen Röntgenstrahler und einen digitalen Röntgensensor jeweils mit einem optischen Lokalisator so zu erweitern, dass die generierten Röntgenaufnahmen als Basis für eine dreidimensionale Planung von Dentalimplantaten genutzt werden können. Dies ermöglicht die navigierte Insertion von Implantaten in Anwendungen, bei denen bisher auf Grund der Strahlenbelastung des Patienten und der Kosten darauf verzichtet wurde. In dem Artikel wird auf folgende Aspekte besonders eingegangen: Aufbau des Tubusadapters und Sensorhalters, Kalibrierungsvorrichtungen für Röntgenstrahler und -sensor.

1 Einleitung

Etablierte Planungs- und Behandlungssysteme der navigierten oralen Implantologie arbeiten auf der Basis von röntgentomographischen Bilddaten. Die Akquisition von CT- bzw. DVT-Aufnahmen ist jedoch mit einer erheblichen Strahlenbelastung für den Patienten und einem deutlichen logistischen und personellen Mehraufwand durch die Überweisung in eine radiologische Praxis verbunden. Besonders für minimalinvasive Anwendungen, wie beispielsweise die Insertion von Einzelzahnimplantaten ist daher die Einbindung einer alternativen Bildmodalität dringend gefordert.

Im Rahmen des in [1] vorgestellten Systems war das Ziel der vorgestellten Arbeit daher die Entwicklung eines Tubusadapters zur navigierten Aufnahme von dentalen Röntgenbildern. Dieser Tubusadapter ist fest mit der Röntgenstrahlungsquelle verbunden und seine Position wird mit Hilfe eines optischen Sensors erfasst. Ebenfalls optisch erfasst wird ein digitaler Rntgensensor. Dadurch lässt sich die Lage vom Sensor zur Strahlungsquelle berechnen. Dies wird genutzt, um dem Benutzer beim Anfertigen der Aufnahmen zu unterstützen.

2 Stand der Forschung

In der dentalen Implantologie sind seit mehreren Jahren Navigationssysteme auf dem Markt, die aufgrund einer präoperativen Planung das navigierte Bohren und

Einsetzen von oralen Implantaten ermöglichen [2]. Hierbei werden der Patient und das Instrument durch einen meist berührungslosen Sensor erfasst und die Relativbewegung zwischen Beiden für den Implantologen auf einem Bildschirm dargestellt. In einer präoperativen Planung wird die Zielposition des Implantats und somit des Instruments in der anatomischen Struktur festgelegt.

Die Planung und Behandlung erfolgt bei allen bislang vorgestellten Systemen basierend auf röntgentomographischen Schichtbildern. Die Einbindung alternativer digitaler Bildmodalitäten, wie beispielsweise des Panoramaröntgens (Orthopantomogramm OPG), des Dentalröntgens oder des Fernröntgens in die navigierte orale Implantologie ist bisher nicht möglich. Es existieren heute eine Vielzahl digitaler Röntgengeräte, die durch eine nahezu verzerrungsfreie Darstellung wie auch eine sehr hohe Bildauflösung gekennzeichnet sind.

3 Methoden

Der Tubusadapter besteht aus einem Ring, der sich auf die rohrförmigen Aufsätze verschiedener Röntgengeräte aufsetzen lässt (siehe Abb. 1). Der Ring ist mit zwei seitlichen Führungen versehen, in denen zwei Rundstäbe zur distalen Verschiebung eines Aufnahmeflansches geführt werden. In den Aufnahmeflansch kann zur Kalibrierung der Strahlenquelle oder des Röntgensensors durch eine Rastverbindung ein digitaler Röntgensensor eingesetzt werden. Der Aufnahmeflansch und der Röntgensensor sind dann parallel zum distalen Abschluss des Röntgentubus zu verschieben. Der Abstand der Aufnahmeflansches zum Röntgentubus kann individuell zwischen 0 und 100 mm eingestellt werden. Distale und proximale Rasten in den Linearführungen gewährleisten eine Positionierung des Sensors in definierten Abständen. Am Tubusadapter ist ein optischer Lokalisator zur Positionsbestimmung der Röntgenquelle im Raum befestigt. Orthogonal zur Aufnahmerichtung ist in den Tubusadapter eine Kalibierplatte fest eingesetzt. In diese sind Röntgenmarker eingebracht, deren Lage relativ zum Lokalisator des Tubusadapters konstruktiv festgelegt sind.

Der verwendete digitale Röntgensensor hat eine Auflösung von 1200 x 800 Bildpunkten bei einer aktiven Aufnahmefläche von 30 x 20 mm. Er ist durch einen Rastverschluss fest mit einem optischen Lokalisator verbunden, wobei die Rast eine individuelle Befestigung des Sensors zur Aufnahme von Röntgenbildern im Vorder- und Seitenzahnbereich für Ober- und Unterkiefer ermöglicht.

Zur Gewichtsminimierung sowie intraoperativen Anwendung des Instrumentensets wurden alle Komponenten aus in Nassdampf zu sterilisierenden Materialien (Polyetheretherketon PEEK und Edelstahl) gefertigt. Die Dampfsterilisation ist ein sehr weit verbreitetes und aufwandsminimales Verfahren zur hygienischen Aufbereitung medizinischer Instrumente.

3.1 Kalibrierung des Röntgensensors

Vor einer Anwendung des Tubusadapters zur navigierten Bildaufnahme ist das Instrumentenset zu kalibrieren. Hierzu sind der digitale Röntgensensor und des-

Abb. 1. Der auf einen Röntgenstrahler aufgesetzte Tubusadapter mit Kalibrierplatte und Lokalisator. An der Linearführung befestigt ist der Aufnahmeflansch, der den Röntgensensor hält.

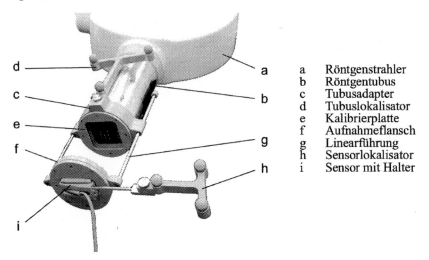

a	Röntgenstrahler
b	Röntgentubus
c	Tubusadapter
d	Tubuslokalisator
e	Kalibrierplatte
f	Aufnahmeflansch
g	Linearführung
h	Sensorlokalisator
i	Sensor mit Halter

sen Lokalisator miteinander zu verbinden und in den Aufnahmeflansch einzusetzen. Anschließend wird ein Projektionsbild aufgenommen, bei dem der Röntgensensor unmittelbar parallel auf der Kalibrierplatte aufliegt (Abstand des Röntgensensors ist null). In die Kalibrierplatte sind Marker eingearbeitet, die im Projektionsbild erkannt werden müssen. Es sind Kalibrierplatten mit unterschiedlicher Anzahl und Anordnung der Marker wie auch verschiedener Markermaterialien und -geometrien untersucht worden. Für eine initiale Anwendung wurde eine Kalibrierplatte mit drei kleinen, in einer Ebene liegenden Metallkugeln verwendet.

Bei einer erfolgreichen Detektion der Markerprojektionen im Aufnahmebild zunächst die Lage der Marker im Sensorbild $^{Sensor}\mathbf{T}_{Marker}$ bestimmt. Mit dieser Transformation kann nun die Lage des Röntgensensors zu dessen Lokalisator bestimmt werden:

$$^{SensorLoc}T_{Sensor} = \left(^{Cam}T_{SensorLoc}\right)^{-1} \cdot {}^{Cam}T_{X-rayLoc} \cdot {}^{X-rayLoc}T_{Marker} \cdot \left(^{Sensor}T_{Marker}\right)^{-1}$$

(1)

wobei $^{Cam}\mathbf{T}_{X-rayLoc}$ und $^{Cam}\mathbf{T}_{SensorLoc}$ die Lage der Lokalisatoren vom Röntgenstrahler und Sensor zur Navigationskamera beschreiben. Mit dieser Transformation ist die Zuordnung einer Projektionsaufnahme zu einer Position im Raum möglich.

3.2   Kalibrierung der Röntgenquelle

Jeder Röntgenstrahler ist vor der navigierten Bildaufnahme einmalig zu kalibrieren. Dies ist notwendig, um mögliche räumliche Verzerrungen infolge eines konischen oder anderweitig verzerrten Strahlengangs zu kompensieren. Durch die Aufnahme von Projektionsabbildungen in verschiedenen Abständen zwischen Röntgenstrahler und digitalem Röntgensensor kann die Geometrie des Strahlengangs analysiert werden.

4 Ergebnisse

Es wurde ein Tubusadapter für ein dentales Röntgengerät entwickelt der eine navigierte Bildakquisition ermöglicht, die sich für Planungen und Behandlungen mittels dentaler Navigationssysteme eignet. Der Tubusadapter ist einfach zu verwenden, da er nur auf den Röntgentubus aufgeschoben werden muss. Er ist in Verbindung mit verschiedenen dentalen Röntgenstrahlern zu verwenden. Eine Kalibrierung von digitalen Röntgensensoren ist durch einfache Bedienung jederzeit möglich. Fehlerhafte Aufnahmen während der Kalibrierung werden automatisch erkannt und angezeigt. Der vorgestellte Tubusadapter eignet sich zur Analyse des Strahlengangs von digitalen Röntgengeräten und einer auf dieser aufbauenden

5 Diskussion

Durch den entwickelten Tubusadapter lässt sich ein intraoraler Röntgenstrahler für die navigierte Bildgebung erweitern. Damit kann dieser Röntgenstrahler als Bilddatenquelle für die navigierte Planung und Insertion von Dentalimplantaten genutzt werden. Dieses neuartige System zeichnet sich durch eine deutlich geringere Strahlenbelastung in Vorbereitung der Planung und computerassistierten Behandlung in der oralen Implantologie aus. Auf aufwendige tomographische Aufnahmetechniken (CT, DVT) kann verzichtet werden. Das System eignet sich besonders für minimalinvasive Eingriffe mit kleineren anatomischen Zielvolumina und für den Einsatz der Navigation in Anwendungsfällen, in denen bisher aus Gründen der Strahlenbelastung sowie aus Kostengründen auf eine navigierte Unterstützung verzichtet werden musste.

Der entwickelte Tubusadapter ist im praktischen Gebrauch einfach zu handhaben und leicht in bestehende Navigationssysteme der oralen Implantologie zu integrieren. In folgenden Arbeiten soll die Genauigkeit des Systems bei Variation der Kalibrierplatten evaluiert werden. Es ist vor allem zu überprüfen, ob alternative Kalibrierungskörper als der zur Zeit verwendete bessere Ergebnisse erzielen. Voraussetzung der Anwendung des Tubusadapters am Menschen ist dessen Zulassung nach dem Medizinproduktegesetz.

6 Danksagung

Die Forschungsarbeiten wurden an der Klinik für Mund-, Kiefer- und Gesichtschirurgie – Klinische Navigation und Robotik, Prof. Dr. Dr. Jürgen Bier und Prof. Dr. Tim Lüth, Charité – Universitätsmedizin Berlin und dem Fraunhofer

Institut für Produktionsanlagen und Konstruktionstechnik IPK, Prof. Dr.-Ing. Eckart Uhlmann, durchgeführt. Die Arbeit wurde unterstützt durch die Alfried Krupp von Bohlen und Halbach-Stiftung. Teile der Forschung wurden finanziell unterstützt vom Europäischen Fonds für regionale Entwicklung (EFRE), der Deutschen Krebshilfe (gewährt an Prof. Dr. Dr. J. Bier, PD Dr. P. Wust) und der Berliner Sparkassenstiftung Medizin (gewährt an Prof. Dr. T. Lüth, Dr. Dr. Ernst Heissler, Prof. Dr. Dr. Berthold Hell). Spezieller Dank gilt den folgenden Firmen für ihre Unterstützung des Projektes: RoboDent, Altatec, Ziehm Instrumentarium, Planmeca, Straumann, Medtronic und Philips.

Literaturverzeichnis

1. Szymanski D, Hein A, Lueth TC: Navi-X – A Planning and Treatment System for Dental Implantology Based on Navigated Projection Images. Procs CARS 2003: 1243–1249, 2003.
2. Schermeier O, Hildebrandt D, Lueth TC, et al: Accuracy of an Image Guided System for Oral Implantology, Procs CARS 2001: 702-706, 2001.

Erstellung von normativen Formdaten zur Unterstützung der Planung chirurgischer Eingriffe am Schädelknochen

Sascha Däuber[1], Annika Straulino[1], Jörg Raczkowsky[1], Heinz Wörn[1],
Georg Eggers[2] und Stefan Hassfeld[2]

[1]Institut für Prozessrechentechnik, Automation und Robotik,
Universität Karlsruhe(TH), 76128 Karlsruhe
[2] Klinik für Mund-, Kiefer- und Gesichtschirurgie,
Universität Heidelberg, 69120 Heidelberg
Email: straulino@ira.uka.de

Zusammenfassung. Zur Korrektur von Schädelfehlbildungen werden polygonale Modelle erstellt, um die Operation virtuell zu planen. Es wird hier ein Verfahren vorgestellt, durch das der Schädel ohne Verwendung von Landmarken erfasst und rekonstruiert werden kann. Zur Erstellung von Formparametern werden Kugelflächenfunktionen verwendet. Weiter werden verschiedene normative Formtypen klassifiziert, über die ein Referenzschädel errechnet wird. Damit ist es möglich die operative Manipulation am Patientenschädel anhand der ihm zugeordneten normativen Daten zu überprüfen.

1 Einleitung

Fehlbildungen und traumatische Schädigungen des Schädelknochens werden in den Abteilungen der Mund-, Kiefer- und Gesichtschirurgie operativ korrigiert. In modernen Anwendungen werden polygonale Modelle des Schädels verwendet, um die notwendigen Eingriffe, wie z.B. bei Kraniosynostose Patienten, infiltrierenden Tumoren o.ä. in virtuellen Umgebungen zu planen. Zur Unterstützung der Planung dienen Atlasdaten der Schädelform. Diese Daten geben die gesunde Form der Strukturen des Schädels exemplarisch wieder, um in der Planung als Anhaltspunkt für korrigierende Maßnahmen zu dienen und damit deren Qualität zu verbessern. Wünschenswert wäre dabei eine Reihe von Modellen, die grundsätzliche Formtypen des Schädels wiedergeben.

2 Rekonstruktion des Schädelmodells

Im Folgenden werden Grundlagen vorgestellt, mit denen es möglich ist, die Form einer anatomischen Struktur zu parametrisieren. Die Form soll vollständig und ohne die Hilfe von Landmarken beschrieben werden, da insbesondere am Schädeldach homologe Landmarken nur in geringer Anzahl definiert werden können. Weiter soll die Parametrisierung als Basis zur Auswertung vieler Datensätze dienen. Ausgangspunkt ist ein polygonales Oberflächenmodell des Schädels. Die Berechnung der Parametrisierung, d.h. die Formanalyse, erfolgt dabei über eine Reihenentwicklung von Kugelfunktionen, welche eine, die Form beschreibende Funktion R liefert. Die funktionale Darstellung der Kugelfunktionen und der zugeordneten Legendre-Polynome P_l^m ist durch Gleichung 1 und 2 gegeben.

$$Y_l^m(\vartheta, \varphi) = \sqrt{\frac{2l+1}{4\pi} \frac{(l-m)!}{(l+m)!}} P_l^m(\cos\vartheta) e^{im\varphi}, \tag{1}$$

$$P_l^m(x) = \frac{(-1)^m}{2^l l!} (1-x^2)^{\frac{m}{2}} \frac{d^{m+l}}{dx^{l+m}} (x^2-1)^l. \tag{2}$$

Durch die Vollständigkeit dieses Funktionensystems kann jede beliebige, auf der Kugel definierte Funktion $R(\vartheta, \varphi)$ durch eine Reihenentwicklung in folgender Form rekonstruiert werden.

$$R(\vartheta, \varphi) \equiv \sum_{l=0}^{\infty} \sum_{m=-l}^{l} c_{lm} Y_l^m(\vartheta, \varphi). \tag{3}$$

Hierbei stellen die Parameter c_{lm}, die im Folgenden auch als Formspektrum bezeichnet werden, eine vollständige Beschreibung des durch $R(\vartheta, \varphi)$ beschriebenen Objektes zur Verfügung. In Integraldarstellung lassen sich die Koeffizienten c_{lm} wie folgt berechnen, wobei $\overline{Y}$ das komplex konjugierte Element bezeichnet.

$$c_{lm} = \int_0^{2\pi} \int_0^{\pi} R(\vartheta, \varphi) \overline{Y}_l^m(\vartheta, \varphi) \sin\vartheta d\vartheta d\varphi. \tag{4}$$

Zunächst ist es nötig die Form des Schädels als eine Funktion darzustellen. Dazu wird das zu analysierende Objekt aus dem kartesischen Koordinatensystem auf die Kugeloberfläche abgebildet. Ziel ist es, die Oberfläche S durch den Abstand R, den die Oberfläche vom Ursprung unter dem Raumwinkel (ϑ, φ) besitzt, zu beschreiben. Aufgrund der beschränkten Anzahl an Stützstellen kann die Abtastung des Oberflächenmodells nur unvollständig erfolgen. Die Funktion wird nun dadurch berechnet, dass ausgehend vom Ursprung unter dem zu berechneten Winkel ein Sehstrahl ausgesendet und der Schnittpunkt mit der Oberfläche bestimmt wird. Der Schnittpunkt ist definiert, wenn eine geschlossene Oberfläche aus Grafikprimitiven vorhanden ist. Im Falle von Doppeldeutigkeiten wird der Punkt mit dem größeren Abstand gewählt. Dies entspricht der Konzentration des Verfahrens auf die Außenkontur.

Die Formfunktion $R(\vartheta, \varphi)$ ist nun bekannt. Sie liegt als eine Reihe von (ϑ, φ, R)-Tupeln vor. Als einziger Parameter der Projektion tritt die Sampling Rate s, welche die Anzahl der Stützstellen pro Richtung angibt, auf. Ein typischer Wert ist hierbei 1024, dies liefert ungefähr eine Millionen Punkte auf der Kugeloberfläche. Die Umkehrung dieser Abbildung, d.h. die Rekonstruktion des polygonalen Modelles kann ohne Datenverlust erfolgen.

Abb. 1. Genauigkeitsentwicklung der Schädelrekonstruktion

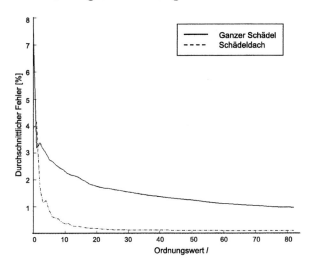

Zur Berechnung der Formspektren c_{lm} sind die Kugelfunktionen $Y_l^m(\vartheta, \varphi)$ in derselben Abtastung wie die Funktion $R(\vartheta, \varphi)$ erforderlich. Um die numerische Stabilität zu gewährleisten, wird folgende rekursive Formel verwendet:

$$(l - m)P_l^m(x) = x(2l - 1)P_{l-1}^m(x) - (l + m - 1)P_{l-2}^m(x). \tag{5}$$

Zusammen mit den Startbedigungen

$$P_l^l(x) = (-1)^l(2l - 1)!!(1 - x^2)^{\frac{1}{2}},$$

$$P_{l+1}^l(x) = x(2l + 1)P_l^l(x) \text{ und}$$

$$P_l^{-m}(x) = (-1)^m \frac{(l - m)!}{(l + m)!} P_l^m(x)$$

ergibt sich ein stabiles System zur Berechnung der Kugelfunktionen. Nach der Abtastung der Formfunktion und der Berechnung der Kugelfunktionen liegen die R-Werte der (ϑ, φ, R)-Tupel als Matrix vor. Zur Berechnung des Integrals über die Kugeloberfläche wird die Matrix der Formfunktion punktweise mit der Matrix der komplex konjugierten Kugelfunktionen multipliziert. Der Wert des Integrals aus Gleichung 4 ergibt sich durch Summation der Produkte. Da die Abtastpunkte zu den Polen hin dichter werden, müssen die Produkte gemäß der Größe des Flächenelements gewichtet werden. Die Summation erfolgt über alle abgetasteten Punkte mit Ausnahme der Pole. Die Punkte werden mit dem Faktor $2\Delta\varphi sin\vartheta sin\frac{\Delta\vartheta}{2}$ gewichtet. Die Berechnung der Polstellen erfolgt gesondert über den Funktionswert $\frac{4}{9}R(\vartheta, \varphi) + \frac{5}{9}R(0, \varphi)$ und den Faktor $g(0, \varphi) = g_0 = \Delta\varphi \int_{\vartheta=0}^{\frac{\Delta\vartheta}{2}} sin\vartheta d\vartheta = \Delta\vartheta(1 - \cos\frac{\Delta\vartheta}{2})$.

In Abbildung 1 sind die Fehlerwerte bei der Rekonstruktion eines Schädels in Prozent mit steigender Ordnung aufgetragen. Die Analyse zeigt das typische

Abb. 2. Schädelrekonstruktion verschiedener Ordnungen

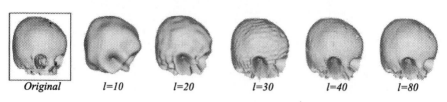

| Original | l=10 | l=20 | l=30 | l=40 | l=80 |

Verhalten, dass mit steigender Ordnung auch die Genauigkeit der Formbeschreibung ansteigt.

Im Falle der Kalotte sinkt der durchschnittliche Fehler auf unter 1%, im Falle des gesamten Schädels bleibt dieser darüber. In Abbildung 2 sind der Originalschädel sowie die Rekonstruktionsmodelle mit steigender Ordnung l gezeigt.

Insgesamt weist das Verfahren eine sehr hohe Güte im Bereich des Schädeldaches auf, lediglich die Rekonstruktion des Gesichtsschädels muss kritisch beurteilt werden.

3   Erstellung der Referenzschädel

Um Atlasdaten über Mittelwertformen zu generieren, werden unterschiedliche Formtypen aus der Trainingsdatenmenge identifiziert, bevor eine Mittelwertbildung über einzelne Klassen durchgeführt wird. Die Klassifizierung wird auf Basis der geometrischen Momente durchgeführt. Diese bieten keine vollständige Beschreibung der Form, die Geometrie kann aber mit sehr wenigen Momenten grob erfasst werden. Daher ist dieses Verfahren zur Klassifizierung geeignet. Basierend auf der Formel

$$m_{p,q,r} = \int_{\mathbb{R}} x^p y^q z^r \, dx \, dy \, dz \tag{6}$$

werden die Momente über Summation der Abtastpunkte der Form berechnet, wobei die Indizierung die jeweilige Ordnung beschreibt. Die Einteilung in einzelne Klassen geschieht mit Hilfe herkömmlicher Cluster-Verfahren.

Zur Mittelwertbildung werden die Formspektren direkt verwendet. Voraussetzung hierfür ist, dass von den Modellen das Spektrum bis zur selben Ordnung berechnet ist. Es wird ein Mittelwertspektrum der Koeffizienten über die Mittelwertbildung $c_{i,mean} = \frac{1}{n} \sum_{n=1}^{N} g_n c_{i,n}$ generiert. Durch die Variable g ist es möglich die einzelnen Daten unterschiedlich stark zu gewichten. Nach der Mittelwertbildung liegt ein mittlerers Normspektrum jeder Klasse vor. Aus diesem Spektrum können die Normschädel über Invertierung der Abildung auf die Kugel ohne Datenverlust konstruiert werden.

Die Zuordnung des Patienten zu dem entsprechenden Normschädel erfolgt über den Registrierungfehler. Dabei wird das Schädelmodell des Patienten über

Abb. 3. Ermittelte Referenzschädel für die Planung

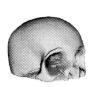 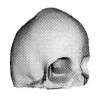

die Atlasdaten zu allen vorhandenen Normmodellen registriert. Die Registrierung mit dem kleinsten Registrierfehler definiert den zum Patienten gehörenden Normschädel.

4 Ergebnisse und Disskusion

Die Formanalyse wurde mit einer Abtastrate von $s = 1000$ bis zu einer Ordnung von $l = 80$ durchgeführt. Die durchschnittliche Abweichung der Rekonstruktionen von den Ursprungsmodellen betrug 1.2% bei dem Gesichtsschädel und 0.09% bei den Kalotten. Die Modelle bilden die Atlasdaten zu dem definierten Trainingsdatensatz. Die Klassifikation wurde mittels der geometrischen Momente bis zur Ordnung 3 und dem k-means-Algorithmus durchgeführt. In einen Trainingsdatensatz mit 18 Individuen, mit teils deformierten Schädeln, wurden drei Formklassen klassifiziert. Die ermittelten Normschädel sind in Abbildung 3 zu sehen. Die Qualität der Modelle ist insbesondere am Schädeldach sehr hoch, Abweichungen treten vor allem im Bereich des Gesichtsschädels auf.

Für die Unterstützung der Planung eines chirurgischen Eingriffes birgt dieses Verhalten sogar Vorteile, da es nicht darum geht, dem Patienten dem Normmodell anzugleichen, vielmehr soll nur die grobe Struktur übernommen werden.

Mit den oben genannten Methoden lassen sich auch Formen anderer anatomischer Strukturen klassifizieren und mitteln. Damit wird auch erstmalig eine Berechung von Atlasdaten für Strukturen, die sich mit Landmarken nicht erfassen lassen, möglich. Die erstellten Atlasdaten werden in der Planung von Umstellungsosteothomien in der Mund-, Kiefer- und Gesichtschirurgie an der Universität Heidelberg im Rahmen des SFB 414 erfolgreich eingesetzt.

Literaturverzeichnis

1. Cohen-Tannoudjii, Diu, Laloe: Quantum Mechanics, John Wiley & Sohn, New York, 1977.
2. Shepard, D: A two dimensional interpolation function for irregulary-spaced data; Proccedings ACM National Conference 1968, 517–524.

Prototyping a Planning System for Orbital Reconstruction

Jan Fischer[1], Melissa Mekič[1], Ángel del Río[1],
Dirk Bartz[1] and Jürgen Hoffmann[2]

[1]Visual Computing for Medicine, Graphical-Interactive Systems (WSI/GRIS),
University of Tübingen, 72076 Tübingen
[2]Department of Oral and Maxillofacial Surgery,
University Hospital Tübingen, 72076 Tübingen
Email: fischer@gris.uni-tuebingen.de

Abstract In the practice of maxillofacial surgery, one major challenge
is the correct reconstruction of malformed or damaged bone structures
of the face. Among those, a rather frequent task is the remodeling of
an injured orbit to be symmetrical to the intact one. Here, the main
difficulty of this intervention is the necessity to plan the repositioning
of bone fragments as to achieve symmetry. In this paper we present
a computer-aided method for planning orbital reconstruction. A new
software tool has been developed, which provides facilities for processing
and displaying volume datasets. Moreover a symmetry plane in 3D can
be defined using a specialized user interface. Based on this symmetry
information, parts of the anatomy can then be highlighted and mirrored.
This facilitates the comparison of structures in the two halves of the
patient's face.

1   Introduction

Injuries of the orbit occur frequently as a result of various types of accidents.
A malformed orbit causes one eye to be displaced from a position that is symmetrical to the eye in the healthy half of the face. This can make the face look
unesthetic and can also impair the function of the eyes, resulting in problems
with the patient's vision. Figure 2(a) shows an example of a patient with one
displaced orbit.

In order to reconstruct an injured orbit, bone pieces are removed from the
skull of the patient. These are then placed in the damaged orbit so that a more
symmetrical placement of the affected eye is achieved. The result of such an
intervention can be seen in Figure 2(b).

2   Current State of Research

Up to now orbit reconstruction interventions have mostly been planned manually
by the surgeon. In this process, the target positions for symmetrical features are

Fig. 1. A case of a patient with an injured orbit

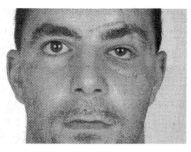
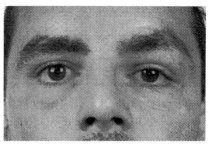

(a) Before the intervention   (b) After the intervention

marked on single 2D slices. The image data used as the basis for the planning is acquired in advance by a CT scan. Unfortunately, this procedure is quite time-consuming and can be inaccurate.

Benz et al. presented in 2002 a system for supporting orbit reconstruction [1]. Their method allows automatic generation of a symmetry plane and computation of the mirrored eye position. Since their work is based on the surface acquisition from an optical 3D scanner, it is not primarily aimed at working with bone structures. Recently their system has been extended for additional visualization of image slices from a volume dataset [2].

Also in 2002, Gellrich et al. introduced their method for planning post-traumatic orbital reconstruction [3]. Their approach includes a planning stage on 2D slices from a CT dataset. The resulting plan can later be imported into an intra-operative navigation system and visualized in 3D.

3   The New Software Tool

We have designed and developed a prototype for a computerized planning system for orbital reconstruction. The system provides facilities for loading different types of volume data (e.g. DICOM). Once a volume dataset has been imported, the symmetry plane can be defined manually through an intuitive user interface. In order to do so, the user only has to draw two lines, one in the axial and one in the coronal slice display. The lines are assumed to lie on the symmetry plane and are sufficient for determining the plane with five degrees of freedom. The user interface is shown in Figure 3.

The surgeon can then mark relevant bone features in the volume dataset. Functionality to mirror them by the symmetry plane is provided by the software. These features are illustrated in Figure 3. The entire planning session can then be exported as a xml-file, or as a volume dataset.

Unlike earlier approaches, our system is not limited to working on the original volume dataset delivered by the scanning procedure. As described below, our software performs a threedimensional geometric transformation of the data according to the given symmetry plane. This enables us to also work on cases in

Fig. 2. Definition of the threedimensional symmetry plane

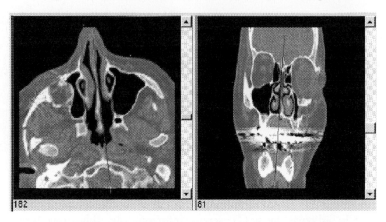

Fig. 3. Mirrored drawing on an image slice

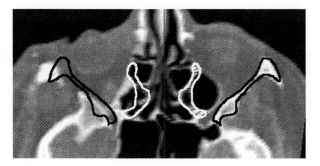

which the patient's head is not perfectly aligned in the volume. Given the degree of accuracy that we aim to achieve, this is almost always true.

4   Implementation

The software was implemented in C++, based on the Visualization Toolkit (VTK) and medical visualization components developed during the past years in our group. The symmetry plane is defined in 3D by combining the manual input of two symmetry axes in orthogonal slice views. An interactive rendering of the volume dataset together with the symmetry plane enables the assessment of the validity of the plane placement.

Thereafter, the volume is geometrically transformed, to achieve a vertical re-alignment of the symmetry plane to the y/z plane of the cartesian coordinate system. Due to this re-alignment, the mirrored drawings of the surgeon can be easily performed within the individual 2D slices, since the result will appear in the same 2D slice. In Figure 5(a), axial and coronal views of a volume dataset

Fig. 4. Adaptation of the volume with geometric transformations

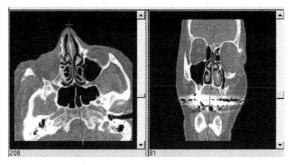

(a) Original volume dataset

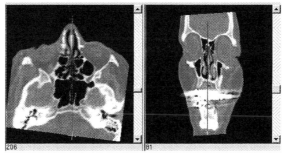

(b) Volume re-aligned according to the symmetry plane

before the re-alignment are shown. Figure 5(b) shows the slices with the same indices in the adapted volume. We also investigated fast methods for computing the geometric transformation and the resampling of the volume dataset. These are described in more detail in [4] and [5].

5   Results and Discussion

Our prototype system has been tested with several clinical cases requiring orbital reconstruction. An introduction into the clinical practice is planned in the near future.

Early assessment of the software indicated that it will enable a significant reduction of the time required for planning orbital reconstruction interventions. Due to the three-dimensional paradigm pursued in this approach, it also provides a higher accuracy and extra information compared to previous methods. We also intend to add functionality for displaying volume differences and transferring the planning sessions to an intra-operative navigation system.

6   Acknowledgements

This work has been supported by the German Research Foundation (DFG) under project VIRTUE.

References

1. M. Benz, X. Laboureux, T. Maier et al. The Symmetry of Faces. In *Vision, Modeling, and Visualization*, November 2002.
2. E. Nkenke, M. Benz, T. Maier et al. Intraoperativer Einsatz optischer 3D-Bildgebung zur Exophthalmometrie bei Jochbeinfrakturen. In *Jahrestagung der Deutschen Gesellschaft für Computer- und Roboterassisitierte Chirurgie (CURAC)*, November 2003.
3. N.C. Gellrich, A. Schramm, B. Hammeret et al. Computer-Assisted Secondary Reconstruction of Unilateral Posttraumatic Orbital Deformity. *Plast Reconstr Surg*, 110:1417–1429, 2002.
4. J. Fischer, A. del Rio, M. Mekic et al. Effizientes Spiegeln von Volumendaten an einer beliebigen Ebene für die MKG-chirurgie. In *Jahrestagung der Deutschen Gesellschaft für Computer- und Roboterassistierte Chirurgie e. V.(CURAC)*, 2003.
5. J. Fischer and A. del Rio. A Fast Method for applying Rigid Transformations to Volume Data (in press). In *Proc. of WSCG*, 2004.

Analyse des Herzkranzgefäßbaums für die prä- und post-operative Diagnose

Hildegard Koehler[1], Sahla Bouattour[1], Dietrich Paulus[1]
und Michel Couprie[2]

[1]Institute für Computer Visualistik, Universität Koblenz-Landau,
Universitätsstraße 1, 56070 Koblenz, Germany
Email: koehlerh@uni-koblenz.de
[2]Laboratoire Algorithmique et Architecture des Systèmes Informatiques, ESIEE,
2, Bd Blaise Pascal - B.P. 99 93162 Noisy-Le-Grand CEDEX

Zusammenfassung. In diesem Beitrag schlagen wir eine zuverlässige Methode zur Extraktion sowohl von Hauptgefäßen, als auch von *feineren* Gefäßen aus Angiographien mit *unregelmässigen* Hintergrund vor. Die *quantitative Evaluation* der Segmentierung erfolgt anhand automatischen Vergleichs mit handsegmentierten Bildern. Zur Analyse wird der Gefäßbaum durch einen Graphen modelliert, der Information über die Anzahl, Durchmesser und Verteilung der Gefäße, sowie die Tiefe der Verzweigungen beinhaltet. Diese *quantitativen Messungen* können zur Diagnose mit früheren bzw. späteren Aufnahmen verglichen werden.

1 Einleitung

Die Diagnose und Behandlung von Herzkranzgefäßverengungen (Stenosen) ist in der heutigen Zeit fester Bestandteil der medizinischen Praxis. In der Regel lassen sich diese meist lokal begrenzten Anomalien mit Hilfe einer Angioplastie beheben. Allerdings muss dabei beachtet werden, dass durch die Stenose möglicherweise für längere Zeit kein Blut mehr in die feineren Gefäße gelangen konnte, was dazu führen kann, dass diese nach einer gewissen Zeit absterben. Daher muss nach einer erfolgreichen Behandlung sicher gestellt werden, dass nicht nur die akute Stenose verschwunden ist, sondern sich auch das dahinterliegende Gefäßsystem regeneriert hat. Dies geschieht momentan per Augenmaß an Hand von Röntgenaufnahmen (Angiographien). Hier ist es hilfreich, den Medizinern eine automatische Gefäßextraktion und eine quantitative Auswertung der Röntgenbilder zur Verfügung zu stellen. Bei dieser könnten die Länge und Breite sowie die Verzweigung der Gefäße bestimmt, und somit wichtige Indikatoren für den Zustand des Herzkranzgefäßsystem gemessen werden.

In diesem Beitrag schlagen wir eine *zuverlässige* Methode zur Extraktion sowohl der Hauptarterien, als auch vorallem der feineren Gefäße vor, aus Angiographien mit unregelmässigen Hintergrund. Zur Analyse wird die Information über die Anzahl, Durchmesser und Verteilung der Gefäße, sowie die Tiefe der Verzweigungen extrahiert und gespeichert. Diese *quantitativen Messungen* können mit früheren bzw. späteren Aufnahmen verglichen werden und somit helfen, den Zustand des Patienten einzuordnen. Abschnitt 2 stellt unsere Methode zur Gefäßsegmentierung vor. Abschnitt 3 spezifiziert die zur Analyse benötigten Information. Abschnitt 4 präsentiert die Ergebnisse der Experimente und der Evaluation. Abschnitt 5 fasst die erreichten Ergebnisse zusammen und gibt einen Ausblick.

2   Gefäßsegmentierung

Unser Segmentierungsverfahren ist zweiteilig: zunächst werden die Gefäße vom Hintergrund getrennt. Danach wird der extrahierten Gefäßbaum skelettiert.

Gefäßbaumextraktion. Probleme dabei bereiten die unregelmäßige Ausleuchtung der Bilder, Störungen durch Lungenschatten und Rippen sowie das durch die Röntgenstrahlung verursachte Hintergrundrauschen. Gängige Methoden, wie das "Digital Substraction Angiographie"(DSA)-Verfahren [1] konnten hier auf Grund der Herzbewegung nicht angewandt werden. Ein Ausweg bieten *künstliche* DSA Verfahren an, die auf morphologischen Operatoren basieren [2], wie z.B. der hier vorgeschlagene lineare Zylinderhut-Operator (LZH).

Es handelt sich dabei um ein morphologisches Filterverfahren [3], das die gewünschten Strukturen (Herzkranzgefäße) zunächst aus dem Bild entfernt, so dass nur das Hintergrundbild erhalten bleibt. Dieses wird danach von dem Originalbild subtrahiert, um die gewünschten Strukturen ohne den Hintergrund zu erhalten. Dazu wird auf dem Bild zunächst eine morphologische Öffnung $\gamma(f)$ ausgeführt, die eine Erosion $\epsilon_B(f)$ gefolgt von einer Dilatation $\delta_B(f)$ darstellt: $\gamma(f) = \delta_{\check{B}}(\epsilon_B(f))$, wobei B ein strukturierendes Element (SE) und f die Menge der Bildpunkte darstellt. Durch diese Operation werden alle Elemente des Bildes, die nicht in die Form des SE's passen, aus dem Bild entfernt. Aufgrund dieser Überlegungen scheint hier ein *linienförmiges SE* geeignet zu sein. Dieses entfernt dabei sämtliche Elemente bzw. Gefäße, die nicht seiner Länge und Ausrichtung entsprechen. Es entsteht ein Hintergrundbild. Durch Subtraktion des Originals mit einem solchen Hintergrundbild: $TH_\gamma(f) = f - \gamma(f)$ erhält man folglich alle Gefäße, die nicht der Länge und Ausrichtung der Linie entsprechen. Diese Operation wird mit Liniensegmenten in verschiedenen Richtungen wiederholt. Der LZH-Operator ist das Maximum dieser Bilder:

$$TH_{lin}(f) = \bigvee_{i=0}^{180} TH_{\gamma_i}(f) = \bigvee_{i=0}^{180} f - \gamma_i(f)$$

In einem zweiten Schritt wird der modifizierte Gaborfilter (MGF) eingesetzt. Es handelt sich dabei um einen *richtungsabhängigen* Liniendetektionsfilter. Die dazu benutzte Faltungsmaske setzt sich aus der Gauß'schen Funktion in y-Richtung: $k_2 e^{-\lambda y^2}$ und deren zweiter Ableitung in x-Richtung: $(1.0 - k_1 \sigma x^2)e^{-\sigma x^2}$ folgendermassen zusammen:

$$f(x,y) = k_2 e^{-\lambda y^2}(1.0 - k_1 \sigma x^2)e^{-\sigma x^2},$$

wobei σ und λ die Standard Abweichungen in beiden Richtungen sind. k_1 und k_2 sind Skalierungsfaktoren. Die Werte von σ und λ orientieren sich an der Breite der Gefäße. Da eine auf diese Art konstruierte Faltungsmaske richtungsabhängig ist, ist es wiederum nötig, die Faltung für mehrere Winkel zu wiederholen und dazu die Faltungsmaske rotieren zu lassen. Diese Form eignet sie sich besonders auch für die Detektion von feineren Strukturen, da sie annähernd dem Profil eines Gefäßes entspricht.

Gefäßskelettierung. Das nun erreichte Bild beinhaltet weiße Gefäße auf dunklen grauen Hintergrund. Durch Binarisierung wird der Hintergrund auf null gesetzt, die weißen Gefäße werden nach [4] verdünnt. Hierbei werden die Objektpunkte entfernt, die die Topologie des Bildes nicht verändern. Dieses Verfahren ist pixelgenau.

3 Gefäßbaumanalyse

Um eine konkrete Repräsentation der Gefäßstruktur zu erhalten, wird das so gewonnene Skelett in einem Graphen gespeichert, der Informationen über die Orientierung, den Durchmesser und die Helligkeit der Gefäße enthält. Diese Angaben sollen zur genaueren Analyse der Verzweigungen, sowie zur Unterscheidung zwischen Verzweigungen und Überkreuzungen innerhalb des Gefäßbaums herangezogen werden. Die Analyse des Zustandes eines Patienten erfolgt durch das Abzählen von Verzweigungen und die Untersuchung ihrer Eigenschaften.

Das entscheidende bei diesem Schritt ist die Unterscheidung zwischen Kreuzungen und Verzweigungen. Dies erfolgt im Moment mit Hilfe einfacher morphologischer Filter. Dabei werden jeweils 12 Masken für die Erkennung von Verzweigungen und 2 Masken für die Erkennung von Kreuzungen benutzt.

4 Experimente

Gefäßbaumextraktion. Eine Reihe von ca. 20 Röntgenbildern wurde mit dem Ansatz von Abschnitt 2 segmentiert. Die Aufnahmen sind $512 \times 512 \times 8$ Grauwertbilder, die von einem C-Bogen stammen. Sowohl der LZH-Operator als auch der MGF wurden in 8 verschiedenen Richtungen angewendet. In Anlehnung an die Gefäßbreite betrug die Länge des SE's 21 Pixel. Die Bilder wurden mit dem MGF in zwei Durchläufen gefiltert: beim ersten wurden die grossen Gefäße extrahiert: $\lambda = 20$ und $\sigma = 8$, und beim zweiten die feinen: $\lambda = 8$ und $\sigma = 3$. Die Faktoren k_1 und k_2 wurden automatisch berechnet und dienen dazu die Grauwerte der *rotierten* Filtermaske auszugleichen. Die Ergebnisse beider Durchläufe des MGF und dem LZH wurden durch Maximumbildung fusioniert. Darauf folgt die Binarisierung und Skelettierung der Gefäße. Abb. 1 illustriert die wesentlichen Ergebnisse dieses Schrittes.

Da alle weiteren Berechnungen von den hier erzielten Ergebnissen abhängen, ist es wichtig die *Korrektheit* und *Vollständigkeit* der Extraktion zu evaluieren. Dazu wurde eine manuelle Skelettierung anhand eines Grafiktabletts auf

Abb. 1. Gefäßbaumextraktion

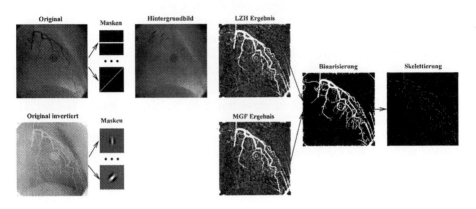

10 Bildern vorgenommen und als Referenz betrachtet. Wir unterscheiden beim Vergleich drei Fälle (F_1 bis F_3):

- F_1: Gefäße sind im Referenzbild vorhanden und wurden auch an der gleichen Stelle richtig detektiert (korrekt). Wir tolerieren dabei eine Abweichung von 2 Pixel rechts und links vom Referenz-Skelett.
- F_2: Gefäße wurden detektiert aber sind im Referenzbild nicht vorhanden (zu viel, oder false-positive).
- F_3: Gefäße sind im Referenzbild vorhanden aber wurden nicht detektiert (nicht gefunden, oder false-negative). Dazu zählen auch die Gefäße, die vom korrekten Verlauf abweichen.

Abb. 2 visualisiert die drei Fälle. Tabelle 1 fasst die Ergebnisse zusammen.

Diskussion. Beim LZH ist es unvermeidlich, dass bei der Filterung ein gewisser Rauschanteil wiederhergestellt wird. Bei zu stark verrauschten Bildern (img7 bis img 10) ist der Effekt bei den fehlenden Gefäßen deutlich bemerkbar. Das sind meistens die feinen Gefäße. In den meisten Bildern wurde ein grosser Anteil von Gefäßen "zu viel" gefunden. Das liegt hauptsächlich an der automatischen Segmentierung des Katheters und Bildrändern, die aus der Evaluation nicht ausgenommen wurden. Es liegt aber auch an der Skelettierungsmethode, die Verbin-

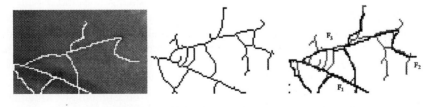

Abb. 2. Ausschnitte der manuellen und automatischen Skelettierung, Überlappung

Tabelle 1. Evaluation der Gefäßsegmentierung. Alle Angaben sind prozentual bezüglich der gesamten Pixelanzahl im Referenzbild.

Bilder	img1	img2	img3	img4	img5	img6	img7	img8	img9	img10	Mittel-wert	Varianz
Pixelanzahl	2324	3816	4601	2129	3328	5269	3646	4935	5477	6185		
F_1	80.8	90.5	73.1	69.7	67.9	55.7	74.8	74.0	74.2	63.4	72.41	8.93
F_2	20.9	40.9	29.3	46.5	33.8	15.8	62.9	36.9	37.8	18.1	34.29	13.56
F_3	19.3	14.7	19.5	6.2	5.7	14.4	30.6	26.6	25.3	36.0	19.83	9.45

dungslinien zwischen Gefäßen auffindet und als solche ausgibt (s. Abb. 2, rechts). Eine bessere, subpixelgenaue Skelettierungsmethode [5] wird daher untersucht. Wir nehmen an, dass die aktuelle Korrektheitsrate von 72.41% dadurch gesteigert wird, und die Raten der false-positive und false-negative reduziert werden.

Gefäßanalyse. Man kann bei der Gefäßanalyse nicht davon ausgehen, dass jeder Verzweigungspunkt im Skelett auch einer Verzweigung der Gefäße im Gefäßbaum entspricht. Ebenso bedeutet ein Verzweigungspunkt nicht zwangsläufig, dass hier ein neues Gefäß beginnt. Es besteht in diesem Zusammenhang der Bedarf einer ähnlichen Analyse, wie die oben aufgeführte, über die Zuverlässigkeit der Ergebnisse der Verzweigungs- und Kreuzungsdetektion. Dies ist momentan Gegenstand aktueller Arbeit.

5 Zusammenfassung und Ausblick

In diesem Beitrag wurde die Segmentierung, Skelettierung und Analyse von Herzgefäßen untersucht. Eine quantitative Evaluation der Ergebnisse der Gefäßextraktion erlaubte eine objektive Evaluation der Korrektheit des Verfahrens. Zukünftige Arbeit konzentriert sich auf die Entwicklung verbesserter Ansätze zur Unterscheidung zwischen Kreuzungen und Verzweigungen. Eine quantitative Analyse dazu kann als "Glaubwürdigkeitsmaß"bei der ärztlichen Analyse herangezogen werden.

Literaturverzeichnis

1. M. Hemmendorff. Motion estimation and compensation in medical imaging. Diss. 703, Insitute of Technology, Linköpings University. July 2001.
2. C. Blondel, R. Vaillant, G. Malandain, et. al. 3-D tomographic reconstruction of coronary arteries using a precomputed 4-D motion field Fully3D Conf 2003, Paris.
3. P. Soille. *Morphologische Bildverarbeitung: Grundlagen, Methoden, Anwendungen.* Springer, 1998.
4. G. Bertrand and G. Malandain. A new characterization of three-dimensional simple points. *PRL*, 15(2):169–175, 1994.
5. C. Steger. An unbiased detector of curvilinear structures. *PAMI*, 1998.

Augmented Reality Based Measurement Tools for Liver Surgery Planning

Bernhard Reitinger[1], Alexander Bornik[1], Reinhard Beichel[1],
Georg Werkgartner[2] and Erich Sorantin[3]

[1]Institute for Computer Graphics and Vision, Graz University of Technology, Austria
[2]Department of General Surgery, University Hospital Graz, Austria
[3]Department of Radiology, University Hospital Graz, Austria
Email: breiting@icg.tu-graz.ac.at
Web: http://liverplanner.icg.tu-graz.ac.at

Abstract Quantitative analysis is of major importance for various medical applications, especially for liver surgery planning, where physicians rely on exact volume and distance information for elaborating resection proposals. This paper presents a new approach comprising intuitive measurements by using Augmented Reality facilities. Besides two fast volume calculation algorithms, different Augmented Reality based 3D distance measurement methods are presented and usability aspects for such a system are identified.

1 Introduction

Quantitative measurements are of major importance in various medical disciplines, i.e. for planning tumor resections in liver surgery, where precise measurements of distances and volumes are required. Various 3D-oriented measurement toolkits are available for desktop-based systems, however by using 2D input and display devices, they do not provide an intuitive user interaction. Especially distance measurements between complex vessel structures and tumors demand easy 3D user interaction.

Augmented Reality (AR) based methods presented in this paper cope with these problems by providing alternative 3D input and output devices. As *Augmented Reality* is often misunderstood in literature we use Azuma's well-known definition of this term [1]: Augmented Reality combines real and virtual objects, is interactive in real-time, and is registered in 3D which means that space is used as interaction. An AR system is therefore decoupled from traditional user input devices like mouse or keyboard and uses real 3D interaction devices with 6 degrees of freedom (DOF). Using a stereoscopic AR output device like a head-mounted display or a projection wall allows for 3D visual perception and easy interaction with virtual objects.

2 Related Work

In literature, several approaches for 3D volume and distance measurements can be found. However, the vast majority are desktop-based and face problems with

Fig. 1. AR based (left) volume and (right) distance measurements in the LSPS.

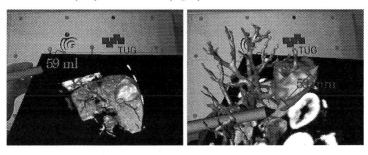

user interaction. Preim et al. have presented different 3D interaction techniques for quantitative analysis of spatial relations. In their work, they have introduced 3D widgets like distance lines or rulers as well as a volume estimation for not segmented data [3,4]. In clinical practice, commercial radiological workstations also provide facilities for 2D and 3D measurements, but facing similar interaction problems. Working with complex 3D structures on a 2D display device requires special 3D manipulators and additional depth cues to provide either measurement tools or a sufficient visual perception. Two-handed virtual manipulators are often the only solution for interacting with virtual 3D objects.

Our proposed work differs from these approaches by the fact, that our AR based system facilitates both, 3D visual perception and a real 3D user interaction with 6 DOF devices. The presented methods are parts of the AR based liver surgery planning system (LSPS) [2] and use all advantages of AR to provide an intuitive measurement toolkit. In this system, a tracked panel and pencil act as AR input devices which allow easy 3D user interaction.

3   Methods

In the following section, two different measurement tools facilitating liver surgery planning are presented. The first one describes two methods which are used for volume calculation of segmented data. The second method shows different AR based distance measurement techniques like point-to-point or snap-to-object modi considering different usability aspects. As our system has the constraint of being real-time interactive, fast execution of both methods must be guaranteed.

3.1   Real-Time Volume Calculation

We have implemented two different volume calculation methods and have compared both in terms of run-time and accuracy. The first approach comprises a graphics hardware-based voxelization to get the volume of a given surface, whereas the second method applies geometric operations directly on a triangulated surface. The input for both methods is a surface-based representation of segmented objects. Due to interactive surface modification (e.g. segmentation refinement [2], or cutting) sophisticated algorithms for volume calculation are necessary.

Voxelization. The first method is carried out by a voxelization, which is the process of approximating a continuous surface representation by a discrete voxel space. In our case, this is done on the graphics card by rendering the surface in an off-screen buffer. As prerequisite, the surface must be in binary format, this means that background color is black and surface color is white. After the surface model is loaded into the graphics card the scene is rendered slice-by-slice according to a given voxel size. During rendering all surface points are displayed as white pixels. However, the interior pixels of one surface slice remain black. As we desire a solid voxelization for volume calculation we have to apply the hardware-supported XOR operator to get interior voxels. The voxel v in a certain slice of the volume can therefore be defined as:

$$v(x, y, i) = s_i(x, y) \oplus v(x, y, i - 1),$$

where s denotes the pixel value of one slice. If a voxel once gets filled, it stays filled until a consecutive border pixel on the same (x,y) ray is rendered. The volume data is retrieved from the graphics card by read back each slice separately. Further details of this algorithms can be found in [5]. The run-time of this algorithms depends on the number of triangles and the desired voxel size. Moreover, quantization errors occur due to discretization depending on the voxelization resolution.

3D Gauss-Elling Method. The second algorithm is based on geometric operations which are applied directly on the triangular surface without having any voxel information. This volume calculation can be performed on the CPU and the run-time only depends on the number of triangles.

The main idea of this algorithm is to use a 3D version of the *Gauss-Elling* method which originally calculates the area of a given 2D polygon. The polygon is decomposed into triangles always including one reference vertex v_{ref}. The overall area of the polygon is calculated through summing up all sub-areas spanned by $(v_{ref}, v_i, v_{i+1}, \forall v \in \mathbf{R^2})$. For the 3D case, the *spat-product* is used to get the volume of a spanned tetrahedra and is defined as the following:

$$spat_{tet} = <a, b, c> := a(b \times c)$$

where a, b, c are vectors in $\mathbf{R^3}$ which span a tetrahedra with the reference vertex v_{ref} and one triangle (v_i, v_{i+1}, v_{i+2}) (e.g. $a = \overline{v_{ref}v_i}$). By using this *spat-product* the volume of the spanned tetrahedra (v_{ref}, a, b, c) can be defined by

$$v_{tet} = \frac{1}{6} spat_{tet}$$

The complete version of the 3D *Gauss-Elling* algorithms can be described as:

```
∀ triangles tri_i in the mesh do
      span tetrahedra with reference vertex v_ref and tri_i
      add tetrahedra volume to global mesh volume
done
```

The reference vertex v_{ref} can be selected arbitrarily, however, usually one vertex point of the mesh is selected. In contrast to the voxelization algorithm, no quantization errors occur for this numerical solution.

Volume Calculation in Augmented Reality. After explaining two different volume calculation algorithms, their integration into the LSPS is discussed where user interaction should be kept very simple. The measurement starts by selecting the volume calculation mode. Then, the user has to move the pen into the desired object (e.g. liver). As soon as the pen is inside, immediate visual feedback is given by changing the object's color. The volume is calculated on-the-fly by pressing the button on the pen. The quantity information appears on the top of the pen and is user aligned. This textual information can be positioned anywhere in 3D space in a drag-and-drop manner (see Figure 1 (left)). If one object is inside another one (e.g. tumor is inside the liver), one can hide the surrounding surface and then measure the interior objects.

3.2   Augmented Reality Based Distance Measurement

Besides volume calculation, our tool currently comprises two different AR based distance measurement methods: *point-to-point* and *snap-to-object*. The main contribution of our approach is its integration into an AR based system (see Figure 1 (right)). Therefore, we are addressing several usability aspects which are necessary for an intuitive AR based distance measurement toolkit:

- The measure line always has two modifiers (e.g. cones) to signal the beginning and the end.
- The measure line and text are always on top and visible.
- As the virtual scene can be arbitrarily moved, the measure text is always viewer-aligned.
- In order to allow precise measurements, a zoom function is implemented which magnifies the whole scene.
- Measurements are easily adjustable by repositioning their modifiers.
- The font of each measure text is scaled according to the minification or magnification.

These usability ascpects have been identified by an evaluation process and are considered in our system. Moreover, we have also integrated a *snap-to-object* mode which is useful if a minimal distance between two objects is desired. According to the current pencil's position, the next border vertex of the nearest object is searched (using a *kd*-tree). By pressing the button the first modifier snaps to this nearest object's vertex.

4   Results and Discussion

As far as voxelization is concerned, in-depth results can be found in [5]. In order to compare the voxelization and the *3D Gauss-Elling* approach, we have created a gold standard dataset by segmenting a patient's liver manually. A surface representation has been generated and both methods have been applied. The relative error compared to the gold standard are 1.6% for the voxelization method (256x256x96 res.) and 1.7% for the *3D Gauss-Elling* method. In terms of run-time, the second approach is about 45 times faster than the voxelization method.

The AR based measurement tools have already been tested by several physicians. Different tasks (e.g. measure distance between two objects, or estimate relative volumes) have been defined and carried out on a desktop-based system used in clinical routine and our AR based system. This evaluation is currently ongoing, and final results will be published soon. Especially for volume estimations of 3D objects, physicians stated advantages of an AR based system because of better visual perception. This is also conform with preliminary evaluation results where estimations in AR are more accurate than in 2D or 3D (desktop-based).

Concerning distance measurements, preliminary results have shown that measured distances are often longer in the AR and shorter in the 2D case compared to the real distances. Moreover, we have observed that the learning curve of an AR system is steeper than with a desktop-based system because user interaction is more intuitive.

5   Conclusions

The presented AR based volume and distance measurement toolkit provides necessary quantitative information for surgeons during elaborating a resection plan in liver surgery. We are currently under way to setup the LSPS at the University Hospital Graz in order to enable physicians to test our system with real-life patient's data. Their feedback and suggestions are of major importance and are regarded for further developments.

Acknowledgement

This work was supported by the Austrian Science Foundation (FWF) under grant P14897.

References

1. R.T. Azuma. A survey of augmented reality. *Presence: Teleoperators and Virtual Environments*, 6(4):355–285, 1997.
2. A. Bornik, R. Beichel, B. Reitinger, G. Gotschuli, E. Sorantin, F. Leberl, and M. Sonka. Computer aided liver surgery planning: An augmented reality approach. In *Medical Imaging 2003, Proceedings of SPIE*, volume 5029. SPIE Press, May 2003.
3. B. Preim, H. Sonnet, W. Spindler, K.J. Oldhafer, and H.-O. Peitgen. Interaktive und automatische Vermessung medizinischer 3d Visualisierungen. In *Simulation und Visualisierung (SCS)*, pages 361–374, 2001.
4. B. Preim, Ch. Tietjen, W. Spindler, and H.-O. Peitgen. Integration of measurement tools in medical 3d visualizations. In *IEEE Visualization '02*, pages 21–28, 2002.
5. B. Reitinger, A. Bornik, and R. Beichel. Efficient volume measurement using voxelization. In *Proc. of the Spring Conference on Computer Graphics 2003*, pages 57–64, Budmerice, April 2003. Comenius University, Bratislava.

Erste Evaluierung eines modellbasierten Registrierungsalgorithmus für Röntgenmammogramme und MR-Volumina der Brust

Nicole V. Ruiter[1], Tim O. Müller[1], Rainer Stotzka[1], Hartmut Gemmeke[1], Jürgen R. Reichenbach[2] und Werner A. Kaiser[2]

[1]Institut für Prozessdatenverarbeitung und Elektronik,
Forschungszentrum Karlsruhe, 76131 Karlsruhe
[2]Institut für Diagnostische und Interventionelle Radiologie,
Universitätsklinikum Jena, 07740 Jena
Email: ruiter@ipe.fzk.de

Zusammenfassung. Die Registrierung von Röntgenmammogrammen und MR-Volumina der weiblichen Brust ermöglicht die Unterstützung multimodaler Brustkrebsdiagnostik durch eine automatische Lokalisierung kleiner Läsionen, die nur in einem der Verfahren sichtbar sind. Unser modellbasierter Registrierungsansatz basiert auf der Deformation eines patientenspezifisch generierten Finite Elemente Modells, welches die massiven Deformationen der Brust während der Röntgenmammographie berücksichtigt. Mit diesem Verfahren konnte die Lokalisierung von Läsionen in sechs klinischen Datensätzen gegenüber eines einfachen rigiden Ansatzes um 78% bzw. 94% verbessert werden.

1 Einleitung

Das am meisten genutzte bildgebende Verfahren in der Brustkrebsdiagnose ist die Röntgenmammographie. Röntgenmammogramme sind zweidimensionale Projektionen einer stark deformierten Brust, da die Brust während der Mammographie zwischen zwei Platten um bis zu 50% zusammengedrückt wird. Zum Vergleich mit anderen bildgebenden Verfahren oder zur Unterstützung weiterer Behandlungen muss der Zusammenhang zwischen der deformierten und der undeformierten Brust nur basierend auf Projektionsbildern hergestellt werden. Dies ist sehr aufwendig und schwierig, vor allem wenn die zu lokalisierenden Läsionen klein oder in der inversen Modalität nicht oder nur sehr schlecht sichtbar sind.

Die hier beschriebene Methode unterstützt die multimodale Diagnose und Behandlung von Brustkrebs durch die automatische Überlagerung (Registrierung) von Röntgenmammogrammen und Volumina aus der Magnetresonanztomographie (MRT). Das Hauptaugenmerk der Arbeit liegt auf der Lokalisierung von nicht oder nur schlecht sichtbaren Läsionen ausgehend von der Position der Läsion in der inversen Modalität. Die Genauigkeit der Überlagerung soll die Lokalisierung der kleinsten im MRT sichtbaren Läsionen erlauben und daher im Bereich von 5 mm Abweichung liegen.

Abb. 1. Vorgehen bei der Registrierung. 1a) MR-Volumen und 1b) Röntgenmammogramm. 2) Patientenspezifische Geometrie des Simulationsmodells. 3) Formulierung der Deformation. 4) FEM Simulation. 5) Projektion des MR-Volumens der deformierten Brust. Diese kann direkt mit dem entsprechenden Röntgenmammogramm (1b) verglichen werden.

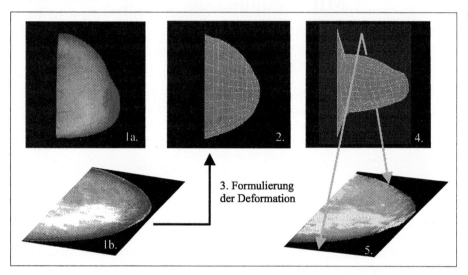

In der Literatur wurden bisher nur drei Registrierungsalgorithmen für Röntgenmammogramme und MR-Volumina vorgeschlagen. Alle Algorithmen registrieren Mammogramme mit direkten Projektionen der undeformierten Brust im MR-Volumen, so dass 3D Effekte der Deformation nicht berücksichtigt werden. Deshalb konnte in unserem ersten Ansatz [1] die erforderliche Genauigkeit für kleinste Läsionen nicht erreicht werden. Behrenbruch et al. [2] überlagerten zwar Läsionen mit ausreichender Genauigkeit, setzen jedoch voraus, dass die Läsionen in beiden Modalitäten deutlich sichtbar sind und benutzen die Kenntnis der Läsionen zur Registrierung. Marti et al. [3] bestimmten nur den Projektionswinkel zwischen MR-Volumen und Röntgenmammogramm.

Zur Unterstützung von multimodaler Diagnose und Behandlung von Brustkrebs im frühen Stadium wurde ein Verfahren zur modellbasierten Registrierung von Röntgenmammogrammen und MR-Volumina entwickelt. Dies ist der erste Registrierungsansatz, der die patientenspezifische 3D Deformation der Brust während der Mammographie berücksichtigt. Die Genauigkeit der Registrierung wurde bei sechs klinischen Datensätzen anhand der Lokalisierung der Position von Läsionen evaluiert.

2   Methoden

Das zentrale Problem bei der Registrierung von Röntgenmammogrammen und MR-Volumina ist die unbekannte Deformation der Brust in 3D während der

Mammographie. Pro Deformationsvorgang wird nur eine Röntgenprojektion aufgenommen, so dass die 3D Deformation der Brust nicht nur aus dieser einen Projektion rekonstruiert werden kann. Zusätzlich ist die Deformation sehr patientenspezifisch, da eine große Variabilität durch Unterschiede der Brustform und des Brustaufbaus der verschiedenen Patientinnen, durch die zum Teil sehr unterschiedlichen Patientenpositionen und durch die breit variierenden Deformationsdicken und -kräfte gegeben ist.

Um dieses Problem zu lösen wird ein 3D Finite Elemente Modell der Brust so deformiert, dass das Resultat der Deformation eine gute Näherung für die im Mammogramm projizierte Brust darstellt. Dabei wird bei der Generierung der Randbedingungen für das einzelne Modell auf die vorhandenen Patientendaten zurückgegriffen um die patientenspezifischen Variationen zu berücksichtigen. Die Geometrie des Modells wird automatisch aus dem MR-Volumen der Patientin generiert. Nach der Modellgenerierung werden die Details der Deformation formuliert. Basierend auf den Simulationsergebnissen kann ein künstliches MR-Volumen der deformierten Brust erstellt werden. Wird dieses projiziert, ist es direkt mit dem korrespondierenden Röntgenmammogramm vergleichbar. In Abb. 1 ist der Simulationsvorgang schematisch dargestellt.

Prinzipiell können die unterschiedlichen physikalischen Eigenschaften der Gewebearten der Brust, z.B. Drüsen- und Fettgewebe, in der Simulation berücksichtigt werden. Wir konnten jedoch zeigen, dass im unteren Bereich der mammographischen Deformation (Verzerrungen < 20%) die unterschiedlichen Gewebearten vernachlässigt werden können und eine einfache neo-hooksche Approximation eines linear elastischen Gewebemodells ausreicht, um die Deformation geeignet zu simulieren [4].

Die Randbedingungen für die Deformation der Brust werden anhand des MR-Volumes und des dazu korrespondierenden Röntgenmammogramms formuliert. Die Registrierung wird in drei Schritten durchgeführt: einer Vorregistrierung und zwei aufeinander aufbauenden Simulationsschritten.

In der *Vorregistrierung* wird mittels unseres 2D Registrierungsansatzes [1] der Projektionswinkel und der in der Röntgenmammographie abgebildete Brustausschnitt bestimmt und auf das FEM Modell übertragen, um den globalen Zusammenhang zwischen Röntgenmammogramm und MR-Volumen zu formulieren.

In der *ersten Simulation* wird die Deformation durch die Platten nachgestellt, wie sie bei der Mammographie durchgeführt wird. Dazu wird die spezifische Reduktion des Brustdurchmessers durch die Platten benötigt. Der Brustdurchmesser wird während der Mammographie nicht dokumentiert und muss geschätzt werden. Für die Abschätzung des Durchmessers wird ausgenutzt, dass Brustgewebe als inkompressibel angesehen werden kann. Durch die Approximation des Brustvolumens durch Halbellipsoide ergibt sich durch das Gleichsetzen der Volumina vor und nach der Deformation der deformierte Durchmesser aus den Durchmessern der Brust im MR-Volumen und im Röntgenmammogramm. Diese erste Simulation resultiert in einer ersten Näherung für die 3D Deformation der Brust im Röntgenmammogramm.

Abb. 2. Beispiele für Evaluierungsergebnisse. Erste Spalte: Kraniokaudales Röntgenmammogramm und korrespondierende MR-Projektion der deformierten Brust. Die Originalposition der Läsion ist als Polygon, die lokalisierte Position mit einem Rechteck angegeben. Mittlere Spalte: Obliques Röntgenmammogramm und MR-Projektion. Der Mittelpunkt der originalen Läsionsposition ist als dunkles und der rekonstruierte Mittelpunkt als helles x angegeben. Letzte Spalte: Vordere und seitliche Ansicht eines aufgeschnittenen MR-Volumes. Das originale Volumen der Läsion ist in dunklem, das rekonstruierte Volumen in hellem Grau angegeben.

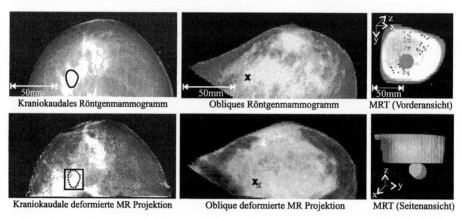

Kraniokaudales Röntgenmammogramm   Obliques Röntgenmammogramm   MRT (Vorderansicht)

Kraniokaudale deformierte MR Projektion   Oblique deformierte MR Projektion   MRT (Seitenansicht)

Vor dem *zweiten Simulationsschritt* wird basierend auf dem Ergebnis der ersten Simulation die Kontur der MR-Projektion mit der Kontur des Röntgenmammograymms verglichen. Die Unterschiede ergeben ein zusätzliches Verschiebungsfeld, das zu den globalen Deformationsrandbedingungen hinzugefügt wird. In der zweiten Simulation wird die Deformation mittels dieser Randbedingungen aktualisiert. Das resultierende, künstliche MR-Volumen der deformierten Brust hat in der Projektion die identische Kontur wie das Röntgenmammogramm.

Für die Lokalisierung von Läsionen im MR-Volumen werden zwei Registrierungen durchgeführt, jeweils mit den zwei Standardmammogrammen unter kraniokaudalem und obliquem Projektionswinkel. Basierend auf diesen Ergebnissen wird für jede Projektion die Position der Läsion in das undeformierte Volumen rückprojiziert und an der Schnittstelle der Rückprojektionen wird die Position der Läsion in 3D lokalisiert.

Die Genauigkeit der Registrierung wurde mittels sechs klinischer Datensätze evaluiert. Jeder Datensatz besteht aus den Standardaufnahmen für die Brustkrebsdiagnose (zwei Röntgenmammogramme und eine dynamische Kontrastmittel unterstützten MR Sequenz). In jedem ist eine Läsion vorhanden, sichtbar in beiden Modalitäten. Die Position und die Darstellung der Läsionen wurden zunächst für die Registrierung vernachlässigt. Nach der Registrierung wurde der Abstand der Mittelpunkte der Läsion im Originalbild und dem registrierten Bild als Qualitätsmaß für die Evaluierung berechnet.

3 Ergebnisse

Die mittlere Abweichung der Läsion im Röntgenmammogramm und der MR-Projektion der deformierten Brust beträgt 4,3 mm (Standardabweichung ± 1 mm, maximale Abweichung 6 mm). Das Volumen der Läsion im MR-Volumen basierend auf den Positionen der Läsion in beiden Röntgenmammogrammen konnte mit einer mittleren Abweichung von 3,9 mm (Standardabweichung ± 1,7 mm, maximale Abweichung 6,2 mm) lokalisiert werden. Dies entspricht einer Verbesserung von 78% und 94% gegenüber den mittleren Abweichungen von 24 mm und 81 mm nach einer einfachen rigiden Registrierung. Beispielhafte Ergebnisse sind in Abbildung 2 dargestellt.

4 Diskussion

Diese neue Methode zur Registrierung von Röntgenmammogrammen und MR-Volumina der weiblichen Brust basierend auf einem Finite Elemente Simulationsmodell der Deformation während der Mammographie ermöglicht die Lokalisierung von Läsionen in der zweiten Modalität. Die Beziehung zwischen der undeformierten 3D Darstellung der Brust im MR-Volumen und der 2D Projektion der deformierten Brust in der Röntgenmammographie kann nun automatisch hergestellt werden. Mögliche Anwendungen des Ansatzes sind z.B. die MRT-gestützte Biopsie von Läsionen, die nur in Röntgenmammogrammen sichtbar sind, oder die Kombination der diagnostischen Information von Röntgenmammogrammen und MR-Volumina zur erleichterten Abklärung unklarer Befunde. Auch die Kombination mit weiteren bildgebenden Verfahren wie z.B. der Ultraschallcomputertomographie ist prinzipiell möglich.

Die Genauigkeit der Position der registrierten Läsion ist nach einer ersten Evaluierung mit sechs klinischen Datensätzen sogar ausreichend, um kleinste im MRT sichtbare Tumore zu lokalisieren. In allen Fällen liegt der Mittelpunkt der registrierten Läsion innerhalb der tatsächlichen Läsion und ist daher auch für die Positionierung bei der Biopsie geeignet. Diese sehr guten Ergebnisse werden nun mit einer größeren Anzahl von Datensätzen im Rahmen einer klinischen Studie evaluiert.

Literaturverzeichnis

1. Ruiter NV: Matching von Mammogrammen und dreidimensionalen MR-Daten. Diplomarbeit, FZK, 2000.
2. Behrenbruch CP, Yam M, Brady M, et al.: The Use of Magnetic Resonance Imaging to Model Breast Compression in X-ray Mammography for MR/X-ray Data Fusion. Proc. IWDM, 2000.
3. Marti R, Rubin C, Denton D, et al.: Mammographic X-Ray and MR Correspondence. Proc. IWDM, 2002.
4. Ruiter NV, Müller TO, Stotzka R, et al.: Finite Element Simulation of the Breast's Deformation during Mammography to Generate a Deformation Model for Registration. Proc. BVM, 2003.

Nicht-lineare voxelbasierte Registrierung unter Einbeziehung von Differentialeigenschaften

Dennis Säring[1], Jan Ehrhardt[2], Heinz Handels[1],
und Siegfried J. Pöppl[2]

[1]Institut für Medizinische Informatik, Universität Hamburg, 20246 Hamburg
[2]Institut für Medizinische Informatik, Universität Lübeck, 23538 Lübeck
Email: d.saering@uke.uni-hamburg.de

Zusammenfassung. Es wird ein nicht-lineares voxelbasiertes Verfahren präsentiert, welches basierend auf einem erweiterten Distanzmaß die Registrierung medizinischer Bilddaten ermöglicht. In diesem Registrierungsverfahren werden, neben den Grauwertintensitäten, die Normalen- und die Krümmungsinformationen jedes Voxels bei der Berechnung der Ähnlichkeit durch das Distanzmaß einbezogen. Es werden geeignete Verfahren zur Berechnung dieser Informationen in medizinischen Grauwertbildern vorgestellt. In einer ersten Evaluation kann gezeigt werden, dass das präsentierte Distanzmaß die Identifikation anatomisch korrespondierender Punkte verbessert. Testergebnisse auf dem Gebiet des Atlas-Patienten Matchings zeigen, dass durch die vorgeschlagene Einbeziehung von Differentialeigenschaften eine Verbesserung der automatischen Segmentierung gegenüber Verfahren, die auf dem Least-Squares Distanzmaß basieren, erzielt wurde.

1 Einleitung

Die Segmentierung der durch bildgebende Verfahren erstellten Patientenaufnahmen ist ein wesentlicher Bestandteil der Diagnostik und der Planung weiterführender Maßnahmen wie beispielsweise operative Eingriffe [1]. Die Identifikation der anatomischen Strukturen erfolgt häufig durch zeit- und arbeitsaufwendige halb-automatische Verfahren. Eine Möglichkeit der vollständigen Automatisierung und somit die Reduzierung von Zeit- und Arbeitsaufwand erschließt sich durch die Entwicklung von digitalen medizinischen Atlanten [2]. Für eine automatisierte Übertragung von Segmentierungsinformationen aus dem Atlas auf den Patientendatensatz werden nicht-lineare Registrierungsansätze benötigt (Atlas-Patienten Matching). Nach erfolgreicher Registrierung der Bilddaten können dann mit Hilfe der berechneten Transformation die Atlasinformationen direkt auf den Patientendatensatz übertragen werden. Bestehende voxelbasierte Registrierungsverfahren verwenden i.A. grauwertbasierte Distanzmaße wie die Least-Squares Distanz, Mutual Information oder Variance of Ratio zur Ähnlichkeitsmessung. Hierbei werden alle Punkte mit ähnlichen Grauwerten als korrespondierend erkannt, so dass eine ausreichende Identifikation anatomisch identischer Voxel im Atlas- und Patientendatensatz mit diesen Maßen nur schwer zu erreichen ist. In dieser Arbeit wird ein erweitertes Distanzmaß vorgestellt und evaluiert, welches zur Bestimmung der Ähnlichkeit zweier Voxel neben deren Intensitätswerten, Normalen- und Krümmungsinformationen berücksichtigt. Hierdurch wird die Charakterisierung der Punkte erhöht und ihre anatomische Zuordnung erleichtert. Die Verwendung des neu vorgestellten Distanzmaßes in einem Registrierungsverfahren zeigt eine verbesserte Übertragung der Labelinformationen beim Atlas-Patienten Matching.

2   Methode

Im Bereich der nicht-linearen voxelbasierten Registrierung lassen sich die meisten Verfahren auf ein Minimierungsproblem eines Funktionals bestehend aus Distanzmaß D und Regularisierer S zurückführen [3]. Dabei bestimmt der Regularisierer den Raum aus dem die berechnete Transformation stammen soll. In der Literatur werden eine Reihe von Regularisierungsverfahren vorgestellt [3]. In dieser Arbeit wird ein von Thirion [4] vorgeschlagenes Verfahren verwendet, dabei wird die Regularisierung durch eine Glättung der Transformation mittels Gauss-Filter K_{gauss} realisiert. Dieser Ansatz zeichnet sich durch einen moderaten Implementationsaufwand aus und seine Anwendbarkeit auf das Atlas-Patienten Matching wurde bereits gezeigt [5]. Das Distanzmaß D wird als Maß für die anatomische Ähnlichkeit verwendet. In D fließen neben den Grauwertinformationen, welche bei der Least-Squares Distanz ausschließlich verwendet werden, auch Differentialeigenschaften des Bildes ein. Für die Registrierung ergeben sich folgende Schritte:

1. Initialisierung:
   – Kraftvektoren und Transformation vorinitialisieren
2. Berechnung des Kraftfeldes:
   – Differentialeigenschaften der Bilddaten berechnen
   – Korrespondierende Punktpaare in Atlas- und Patientendaten finden.
   – Kraftvektoren auf Basis der gefundenen Zuordnungen berechnen.
3. Aktualisierung die Transformation:
   – Transformation mit den berechneten Kraftvektoren aktualisieren.
   – Aktualisierte Transformation mit dem Gauss-Filter glätten.
4. Abbruchkriterium:
   – Ist eine maximale Anzahl an Iterationen erreicht ?
   – Sind Veränderungen bei den Distanzen beider Daten festzustellen ?

Die Implementierung der einzelnen Schritte kann individuell auf die Problemstellung angepasst werden.

2.1   Nicht-lineare voxelbasierte Registrierung unter Einbeziehung von Differentialeigenschaften

Die Berechnung des Kraftfeldes in Schritt 2 erfolgt durch den von Besl [6] vorgestellten *Iterativ-Closest-Point* Algorithmus. Für jeden Punkt $\mathbf{p}$ im Patientenbild P wird der Punkt $\mathbf{m_i}$ aus dem Atlas M gesucht, der innerhalb einer Umgebung

$$N = \{\mathbf{m_i} \in M| \parallel \mathbf{m_i} - \mathbf{p} \parallel < r\} \tag{1}$$

liegt und bezüglich

$$D\left(\mathbf{p}, \mathbf{m_i}\right) = \lambda_1 \left(g\left(\mathbf{p}\right) - g\left(\mathbf{m_i}\right)\right)^2 + \lambda_2 |\mathbf{n}\left(\mathbf{p}\right) - \mathbf{n}\left(\mathbf{m_i}\right)|^2 + \lambda_3 \left(\kappa\left(\mathbf{p}\right) - \kappa\left(\mathbf{m_i}\right)\right)^2 \quad (2)$$

die minimale Distanz aufweist. Hierbei berechnet $g\left(\mathbf{x}\right)$ den Intensitätswert, $\mathbf{n}\left(\mathbf{x}\right)$ den Normalenvektor und $\kappa\left(\mathbf{x}\right)$ den Krümmungswert (vgl. Abschnitt 2.2) des Punktes $\mathbf{x}$. Die Gewichte λ_j basieren zum einen auf einer statistischen Berechnung und zum anderen ist eine manuelle Gewichtung durch den Anwender möglich. Der Punkt $\mathbf{m_i} \in M$, welcher die Gleichung

$$\mathbf{m_i} = \min_{\mathbf{m_i} \in N} D\left(\mathbf{p}, \mathbf{m_i}\right) \quad (3)$$

erfüllt, wird als anatomisch korrespondierend angenommen. Der Vektor, der durch die Punkte $\mathbf{p}$, $\mathbf{m_i}$ aufgespannt wird, ist der ermittelte Kraftvektor zum Referenzpunkt $\mathbf{p}$. Im Gegensatz zur oberflächenbasierten Registrierung wird hier für jeden Punkt im Patientendatensatz ein Kraftvektor ermittelt, es ist somit keine vorherige Berechnung von Oberflächenmodellen nötig. Die aktuelle Transformation in Schritt 3 erhält man durch positionsweise Aktualisierung der Transformation des vorherigen Iterationsschrittes mit dem berechneten Kraftfeld und der Glättung mit dem Gauss-Filter. Diese Schritte werden dann mit dem, mittels aktueller Transformation registrierten, Atlasdatensatz solange wiederholt, bis ein Abbruchkriterium das Verfahren beendet.

2.2 Berechnung der Differentialeigenschaften eines Voxels

Für die in Abschnitt 2.1 vorgeschlagene voxelbasierte Registrierung sind Verfahren zur Bestimmung von Differentialeigenschaften nötig. Grundlegend für diese Verfahren ist die Approximation der ersten Ableitung in einem Bild für jeden Bildpunkt. Die Differentation wird mit Hilfe des Operators von Deriche [7] berechnet, dieser ist separierbar, rekursiv implementierbar und durch eine interne Glättungsfunktion wenig rauschempfindlich.

Die Berechnung des Normalenvektors erfolgt über die Normalisierung der approximierten Gradientenvektoren. In dieser Arbeit wird die Normalenrichtung verwendet, dies schränkt den Wertebereich ein und erleichtert somit die Gewichtung der Normaleninformation.

Die Definition der Krümmung eines Punktes in einem Bild ist nicht eindeutig definiert, daher wurden unterschiedliche Ansätze implementiert und bezogen auf die Verwendung im Distanzmaß evaluiert. Hierbei stellte sich heraus, das Ansätze aus der Analysis wie beispielsweise die Gauss-Krümmung oder der Operator nach Kitchen und Rosenfeld [8] nur bedingt für dieses Verfahren anwendbar sind. Die berechneten Krümmungswerte waren schwer zu gewichten und korrespondierten nicht direkt zur Position der sichtbaren Krümmung (vgl. Abb. 1).

Der Operator nach Förstner [9] hingegen liefert ein für dieses Registrierungsverfahren nützliches Ergebnis. Förstner berechnet zunächst die Matrix

$$C_g = \overline{\nabla g \left(\nabla g\right)^T}, \quad (4)$$

Abb. 1. Darstellung des Testbildes (a), die überlagerten Krümmungswerte der Gauss-Krümmung (b), des Förstner-Operators (c) sowie das Krümmungsbild des Förstner Operators bei einem realen Datensatz (d)

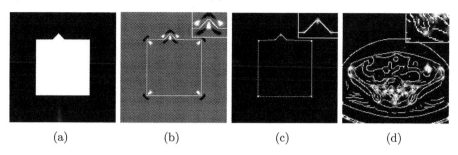

(a)   (b)   (c)   (d)

wobei ∇g die erste Ableitung des Bildes und der Querstrich die Glättung durch einen 3×3 Mittelwertfilter repräsentiert. Den Krümmungswert erhält man dann durch

$$\kappa\left(\mathbf{x}\right) = \frac{\det\left(C_{g(\mathbf{x})}\right)}{\text{trace}\left(C_{g(\mathbf{x})}\right)}. \tag{5}$$

3   Ergebnisse und Diskussion

Für erste Ergebnisse des präsentierten Verfahrens standen ein CT Patienten-datensatz des Beckens und ein auf dem Visible Human Datensatz basierender anatomischer Atlas zur Verfügung. Desweiteren wurde ein Programm geschrieben, welches eine Visualisierung des Distanzmaßes (siehe Gl. 2) ermöglicht um so eine Aussage über die Güte der Erweiterung treffen zu können. Abschließend wurde dann das Verfahren bei der automatischen Segmentierung des Beckens eingesetzt und die Testergebnisse mit bestehenden Verfahren verglichen.

Die Evaluation des erweiterten Distanzmaßes hat gezeigt, dass dieses gegenüber dem grauwertbasierten Distanzmaß mehr korrespondierende Punkte-paare richtig erkennt. Die Visualisierung der Distanzen (Abb. 2(c)) eines Referenzpunktes (Abb. 2(a)) aus dem Patientenbild zu allen Punkten aus dem Atlasbild läßt dort ein lokales Minimum erkennen, wo der zum Referenzpunkt als anatomisch korrespondierend erkannte Punkt (Abb. 2(d)) des Atlasdatensatzes liegt. In (Abb. 2(b)) ist das Distanzbild bezüglich der Least-Squares Distanz abgebildet, es ist deutlich zu erkennen, dass eine Vielzahl an Punkten eine minimale Distanz (im Bild dunkel dargestellt) aufweisen und somit häufig irrtümlich anatomische Korrespondenz angenommen wird.

Die Registrierung dreidimensionaler Datensätze aus dem Bereich der Hüfte mit anschließender Übertragung von Atlasinformationen ergab, dass bei der Verwendung der Least-Squares Distanz $97,8\,\%$ und bei Verwendung des hier vorgestellten erweiterten Distanzmaßes $98,7\,\%$ der Voxel richtig segmentiert wurden. Durch die Charakterisierung jedes Punktes im Bild wurde die automatisierte Segmentierung verbessert.

Abb. 2. Darstellung des Referenzpunktes **p** (a), der berechneten Least-Squares Distanz (b), der Multi-Information Distanz (c) und des Punktes m_i (d) mit minimaler Distanz in (c)

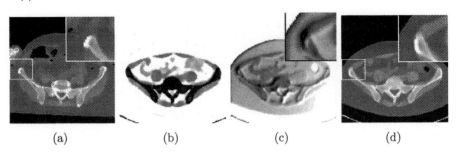

(a)   (b)   (c)   (d)

Die ersten Ergebnisse zeigen bereits ein verbessertes Segmentierungsergebnis, lediglich die Laufzeit des Registrierungsverfahrens ist mit 23 Stunden für einen Datensatz der Größe 160x160x120 zu hoch. Da der Algorithmus an vielen Stellen noch Raum für Verbesserungen bietet, ist weitere Forschungsarbeit an diesem Ansatz nötig. Es wäre z.B. möglich neben den Differentialeigenschaften auch Textur- oder Korrelationsinformationen im Distanzmaß einfließen zu lassen.

Literaturverzeichnis

1. Handels H, Ehrhardt J, Peters P, Plötz W, Pöppl S J: Computergestützte Planung von Hüftoperationen in virtuellen Körpern. Bildverarbeitung für die Medizin: 177–181, 1999.
2. Höhne K H, et al.: VOXEL-MAN 3D Navigator: Inner Organs. Regional, Systemic and Radiological Anatomy. Springer-Verlag Electronic Media, Heidelberg, 2000. (3 CD-ROMs, ISBN 3-540-14759-4).
3. Fischer B, Modersitzki J: A unified approach to fast image registration and a new curvature based registration technique. Technical Report A-02-07, Institute of Mathematics, Medical University of Lübeck, 2002.
4. Thirion J-P: Image matching as a diffusion process: an analogy with Maxwell's demons. Medical Image Analysis 2, no. 3, 243–260, 1998.
5. Dawant B M, et al.: Automatic 3D segmentation of internal structures of the head in MR images using a combination of similarity and free form transformations. SPIE Medical Imaging: Image Processing, no. 3338, 545–554, 1998.
6. Besl P J, McKay N D: A method for registration of 3-D shapes. IEEE Transaction on Pattern Analysis and machine Intelligence 14(2):239–258, 1992.
7. Monga O, Deriche R, et al.: Recursive filtering and edge tracking: two primary tools for 3D edge detection. Image and Vision Computing 9, no. 4, 203–214, 1991.
8. Kitchen L and Rosenfeld A Gray level corner detection. Pattern Recognition Letters 1, 95–102, 1982.
9. Rohr K: Differential operators for detecting point landmarks. Image and Vision Computing 15(3):219–233, 1997.

Nichtlineare Registrierung von Gefäßmodellen aus MR/CT mit intraoperativem 3D Ultraschall

Thomas Lange, Sebastian Eulenstein, Michael Hünerbein und
Peter-Michael Schlag

Klinik für Chirurgie und Chirurgische Onkologie,
Charité - Universitätsmedizin Berlin, 13125 Berlin
Email: lange_t@rrk.charite-buch.de

Zusammenfassung. In diesem Beitrag stellen wir ein nichtlineares Registrierungsverfahren vor, dass es ermöglicht präoperative CT/MR Daten der Leber mit intraoperativen 3D Powerdoppler Ultraschall(US)-Aufnahmen automatisch zu registrieren ausgehend von einer groben starren Vorregistrierung. Das Verfahren ist durch seinen hybriden Ansatz, bei dem präoperativ extrahierte Gefäßmittellinien direkt mit Grauwertdaten korreliert werden, schnell genug, um intraoperativ eingesetzt werden zu können. Mittels eines Navigationssystems, das die relative Lage des 3D Ultraschall Transducers und der chirurgischen Instrumente bestimmt, ist es durch die Registrierung möglich, die chirurgischen Instrumente in Relation zu präoperativen Planungsdaten zu navigieren.

1 Einleitung

Mehrere Systeme wurden in den letzten Jahren entwickelt [1,2,3], die eine präoperative Planung von Resektionen der Leber für die chirurgische Entfernung von Tumoren oder für Transplantationen erlauben. Die computergestützte präoperative Planung von Leberoperationen basierend auf CT oder MR Aufnahmen kann vor allem in komplizierten Fällen als Entscheidungshilfe dienen und die Operation sicherer machen. Ein offenes Problem stellt allerdings die präzise Umsetzung einer solchen Planung dar. Da es in der Regel zu Deformationen der Leber zwischen der präoperativen Bildgebung und der Operation kommt, ist es notwendig, intraoperativ die Lage und Form der Leber zu erfassen. Eine Möglichkeit ist, Punkte auf dem während der OP zugänglichen Teil der Leberoberfläche zu messen und diese mit der Leberoberfläche aus den präoperativen Daten zu registrieren. In [4] werden die Punkte intraoperativ mittels navigiertem Instrument aufgenommen, in [5] hingegen mittels eines Laser-Oberflächenscanners. In beiden Fällen wird der Iterative Closest Point (ICP) Algorithmus [6] zur starren Registrierung verwendet. Nichtlineare Transformationen werden hingegen in [7] benutzt, jedoch sind die gezeigten Ergebnisse wenig überzeugend. Es ist grundsätzlich fraglich, ob Deformationen in der Tiefe der Leber allein aufgrund der Deformation der Oberfläche berechnet werden können. Erfolg versprechender ist es tief liegende Strukturen mittels intraoperativer Bildgebung abzubilden und mit den präoperativen Daten nichtlinear zu registrieren. Intraoperativer 3D

Ultraschall (US) ist eine flexible, schnelle, strahlungsfreie und relativ preiswerte Möglichkeit.

Für die Registrierung von MR/CT Daten mit US wurden sowohl voxelbasierte als auch merkmalsbasierte Verfahren publiziert. Für Leberdaten wurden zwei voxelbasierte Verfahren [8,9] vorgestellt, die speziell für Gefäße adaptiert sind, da diese in Bilddaten der Leber einen hohen Kontrast aufweisen, insbesondere bei Verwendung von Kontrastmittel oder Powerdoppler US. Allerdings werden bei diesen beiden Verfahren nur starre Transformationen verwendet. Eine Erweiterung auf auf nicht starre Transformationen kann z.B. mittels Multilevel B-splines [10] wie in [11] erfolgen. Allerdings wurde ein solches Verfahren noch nicht auf US-Daten angewendet und ist aufgrund seiner langen Rechenzeit für den intraoperativen Einsatz nicht geeignet.

In [12] wird ein merkmalsbasierter Ansatz vorgestellt, bei dem Punkte auf Gefäßmittellinien und auf der Leberoberfläche manuell extrahiert und diese dann starr mittels Iterative Closest Point (ICP) Algorithmus registriert werden. Eine Möglichkeit automatisch extrahierte Gefäßmittellininen nicht starr mittels B-Splines zu registrieren, haben wir in [13] vorgestellt.

Ein sehr schnelles hybrides Verfahren wird von Aylward et. al. verwendet [14]. Bei diesem Verfahren werden aus den präoperativen Daten die Mittellinien und Radien der Lebergefäße extrahiert und diese mit Hilfe einer speziellen Ähnlichkeitsmetrik direkt starr in die Grauwertdaten der US-Aufnahme transformiert. Eine Variante mit stückweise starren und elastischen Transformationen wurde vor kurzem vorgestellt und ein vielversprechendes Registrierungsergebnis eines prä- und postoperativen MR-Datensatzes des Hirns gezeigt [15]. In unserem ebenfalls hybriden Verfahren wird eine Kombination von ICP Algorithmus und Multilevel B-Splines ähnlich wie [16] verwendet. Die Berechnung anatomisch korrespondierender Punkte zwischen Gefäßmittellinien und Grauwertdaten erfolgt durch Auswertung von Grauwertprofilen senkrecht zu den Mittellinien.

2   Methoden

Lebergefäße weisen in 3D Powerdoppler Ultraschall und Kontrastmittel verstärkten CT- oder MR- Aufnahmen einen hohen Kontrast auf (siehe Abb. 1). Die Grundidee ist deshalb, in einem iterativen Prozess, die Mittellinien der Gefäße aus den präoperativen Daten in die intraoperativen US-Daten einzupassen. In jedem Iterationsschritt wird für jeden Knoten der Mittellinien ein Verschiebungsvektor berechnet und für das resultierende Verschiebungsvektorfeld eine approximierende B-Spline Funktion berechnet. Die Gitterweite des B-Spline Kontrollgitters wird sukzessive halbiert, sobald mit der aktuellen Gitterweite keine Verbesserungen mehr erzielbar sind.

Vor der Operation (OP) werden die Gefäßmittellinien mittels eines Skelettierungsalgorithmus aus den segmentierten CT/MR-Aufnahmen extrahiert. Als erstes werden während der OP die portalvenösen Gefäße mittels 3-4 manuell bestimmter Landmarkenpaare grob starr vorregistriert. Anschließend werden zunächst, ähnlich dem ICP-Algorithmus, so lange aus den Verschiebungsvekto-

Abb. 1. (a) Umrandete LeberGefäße in einer 3D Powerdoppler-US Schicht. (b) 3D Darstellung der Portal- und Lebervenen (transparent) einer Powerdoppler US Aufnahme. (c) Mittellinien der Gefäße des gleichen Patienten aus einer CT-Aufnahme. (d) PD-Ultraschall Grauwerte entlang zweier 2,5 cm langer senkrecht zueinander stehender Profile in einem Punkt auf einer Gefäßmittellinie.

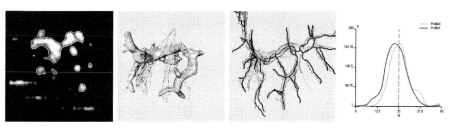

ren starre Transformationen berechnet und angewendet, bis sich keine Verbesserungen mehr erzielen lassen. Erst danach werden B-Spline Transformationen zugelassen.

Die Verschiebungsvektoren werden aus Grauwertprofilen senkrecht zu den Mittellinien berechnet ((siehe Abb. 1). Für jeden Knoten werden in der Ebene senkrecht zur entsprechenden Mittellinie in 6 Richtungen, die sich um 30 Grad voneinander unterscheiden, die US-Grauwerte entlang dieser Richtungen extrahiert. In jedem dieser 6 Grauwertprofile wird nun ein Punkt gesucht, der einem korrespondierenden Gefäßmittelpunkt entspricht. Aus diesen 6 verschiedenen Verschiebungen wird durch Mittelung ein gemeinsamer Verschiebungsvektor berechnet.

Da die Gefäße in Powerdoppler-US Aufnahmen hell erscheinen, wurde auf den Profilen nach hellen Abschnitten gesucht, die einen Schwellenwert überschreiten. Von diesen hellen Abschnitten wird der Maximalwert als Mitte des Gefäßes angenommen und somit der Verschiebungsvektor festgelegt. Außerdem wird an dem gefundenen Maximum geprüft, ob die Gefäßstruktur in den Grauwertdaten eine ähnliche Richtung aufweist, wie die Gefäßmittellinie aus den präoperativen Daten. Die Berechnung der Richtung erfolgt mittels Eigenvektorbestimmung der Hessematrix. Falls es einen hellen Grauwertabschnitt nicht gibt, dieser nicht eindeutig ist oder die Richtung zu stark abweicht, wird für den Knoten kein Verschiebungsvektor bei der Berechnung der B-Spline Transformation berücksichtigt.

3   Ergebnisse

Bisher haben wir den Algorithmus auf Datensätzen von 3 Patienten angewendet. Die mit Kontrastmittel verstärkten präoperativen Daten waren in zwei Fällen MR-Daten mit 2,5 mm Schichtabstand und in einem Fall CT-Daten mit 2 mm Schichtabstand. Die 3D Powerdoppler US-Aufnahmen wurden mit einem Voluson 730 von Kretztechnik akquiriert, wobei zwei der Aufnahmen transkutan und eine intraoperativ aufgenommen wurde. Aufgrund der hohen Originalauflösung der US-Volumina konnte die Auflösung isotrop auf 1mm resampled werden. Vor

Abb. 2. (a) Beispiel für Verschiebungsvektoren. Ergebnis des Registrierungsalgorithmus nach starrer (b) und nach B-Spline Transformation (c). Die Gefäße aus den präoperativen Daten sind transparent, die aus den US-Daten opak dargestellt.

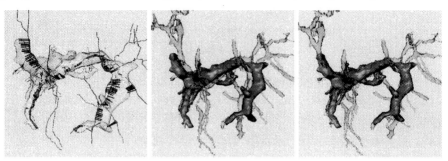

allem die transkutanen US-Aufnahmen wiesen Artefakte durch die Pulsation des Herzens auf, die grob in 1-2 Minuten Interaktionszeit weggeschnitten wurden. Die Laufzeit des Algorithmus betrug 2-3 Minuten, allerdings ist die Implementation noch nicht optimiert. Die Ergebnisse wurden visuell evaluiert, in dem kontrolliert wurde, ob Gefäßabschnitte aus der präoperativen Bildgebung Gefäßabschnitten in den US-Daten korrekt zugeordnet wurden. Bei zwei der Patienten lieferte der Algorithmus bis auf kleine Abweichungen korrekte Ergebnisse (siehe Abb. 2). Die Abweichungen kamen vor allem durch Gefäßenden zustande, die eine ähnliche Richtung wie die korrekt zugeordneten Gefäße aufwiesen. Bei einem der Patienten lieferte der Algorithmus für einen Teil der Gefäße keine korrekten Ergebnisse, da es in den Powerdoppler-US Daten einen größeren Bereich mit Artefakten durch Herzpulsation gab.

4   Diskussion und Schlussfolgerung

Der vorgestellte Ansatz ähnelt dem kürzlich von Jomier et al. veröffentlichtem. Er unterscheidet sich hinsichtlich der verwendeten nichtlinearen Transformationsklasse und der Berechnung der Verschiebungsvektoren. Jomier et al. verwenden beispielsweise keine Grauwertprofile und keine Richtungsinformationen aus der Hessematrix, sondern Gradienteninformation direkt an der Stelle des betrachteten Punktes einer Gefäßmittellinie. Da Jomier et al. ihr Verfahren auch noch nicht ausführlich evaluiert haben, wäre ein quantitativer Vergleich der beiden Verfahren sehr interessant, insbesondere für US-Daten der Leber. Die ersten Erfahrungen mit unserem Verfahren sind viel versprechend. Verbesserungspotential gibt es noch bei der Robustheit des Verfahrens. Mit Hilfe der Hessematrix könnte geprüft werden, ob es sich an der im US untersuchten Stelle um eine zylinderförmige Struktur mit dem entsprechenden Radius handelt. Diese Maßnahme könnte die Probleme mit Pulsationsartefakten und kleineren Abweichungen lösen. Zusätzlich soll eine automatische Artefaktreduktion implementiert werden, die vor dem Registrierungsprozess erfolgen soll. Außerdem werden wir das Verfahren genauer und ausführlicher evaluieren. Es soll vor allem auch untersucht werden, mit welcher Genauigkeit Strukturen registriert werden, die nicht zur Bestimmung der B-Spline Transformation genutzt wurden, wie z.B. die Lebervenen oder die Leberoberfläche.

Literaturverzeichnis

1. Selle D, Preim B, Schenk A, et al.: Analysis of Vasculature for Liver Surgery Planning. IEEE Trans Med Imaging 21(11):1344–1357, 2002.
2. Soler L, Delingette H, Malandain G, et al.: Fully automatic anatomical, pathological and functional segmentation from CT scans for hepatic surgery. Comput Aided Surg 6(3):131–142, 2001.
3. Glombitza G, Lamadé W, Demeris Am, et al.: Virtual Planning of liver resections: image processing, visualization and volumetric evaluation. Int J Med Inf 53(2-3):225–237, 1999.
4. Herline AJ, Herring JL, Stefansic JD, et al.: Surface Registration for Use in Interactive, Image-Guided Liver Surgery. Comput Aided Surg 5:11–17, 2000.
5. Cash DM, Sinha TK, Chapman WC, et al.: Incorporation of a laser range scanner into image-guided liver surgery: Surface acquisition, registration, and tracking. Med Phys 30(7): 1671–1682, 2003.
6. Besl PJ, McKay, ND. A method for registration of 3-D shapes. IEEE Trans Pattern Anal Machine Intell 14(2): 239–256, 1992.
7. Masutani Y, Kimura F. Modally Controlled Free Form Deformation for Non-rigid Registration in Imaged-Guided Liver Surgery. Procs MICCAI 01:1275–1278, 2001.
8. Porter BC, Rubens DJ, Strand JG, et al.: Three-dimensional registration and fusion of ultrasound and MRI using major vessels as fiducial markers. IEEE Trans Med Imaging 15(4): 354–359, 2001.
9. Penney GP, Blackall JM, Hamady MS, et al.: Registration of freehand 3D ultrasound and magnetic resonance liver images. Med Image Anal 8(1): 81–91, 2004.
10. Lee S, Wolberg G, Shin SY: Scattered Data Interpolation with Multilevel B-Splines. IEEE Trans Visual Comput Graphics 3(3): 228–244, 1997.
11. Rohlfing T, Maurer CR, Bluemke DA, et al.: Volume-preserving nonrigid registration of MR breast images using free-form deformation with an incompressibility constraint. IEEE Trans Med Imaging 22(6): 730–741, 2003.
12. Penney GP, Blackall JM, Hayashi D, et al.: Overview of an ultrasound to CT or MR registration system for use in thermal ablation of liver metastases. Procs Medical Image Understanding and Analysis (MIUA) 2001.
13. Lange T, Eulenstein S, Hünerbein M, et al.: Vessel Based Non-Rigid Registration of MR/CT and 3D Ultrasound for Navigation in Liver Surgery. Procs CURAC 2003.
14. Aylward SR, Jomier J, Weeks S, et al.: Registration and Analysis of Vascular Images. Int J Computer Vision. 55(2-3): 123–138, 2003.
15. Jomier J, Aylward SR. Vessel to Image Registration using Rigid and Elastic Transformations. Procs MICCAI 03: In Press.
16. Z. Xie and G. E. Farin: Deformation With Hierachical B-Splines. Procs Mathematical Methods in Computer Aided Geometric Design 2001, 545–554.

Eine flexible Registrierungsumgebung für die Neurochirurgie

Ralf O. Floca[1], Urs Eisenmann[1], Roland Metzner[2], Christian Rainer Wirtz[2] und Hartmut Dickhaus[1]

[1]Institut für Medizinische Informatik, Universität Heidelberg / Fachhochschule Heilbronn, 69120 Heidelberg / 74081 Heilbronn
[2]Neurochirurgische Klinik, Universität Heidelberg, 69120 Heidelberg
Email: rfloca@stud.fh-heilbronn.de

Zusammenfassung. Die Entwicklung einer flexiblen Registrierungsumgebung für die Neurochirurgie und die bildgebenden Neurowissenschaften ist auf Grund der verschiedenen verwendeten Modalitäten und differenzierter Problemstellungen wünschenswert. Die Registrierungsumgebung soll einfach erweiterbar sein und eine Unterstützung bei der Suche nach geeigneten Parametersätzen für einzelne Matchingverfahren bieten. Außerdem sollen die für eine Problemstellung geeigneten Parameter in einer intuitiven Oberfläche für gleichartige Matchingaufgaben in der klinischen Routine zur Verfügung gestellt werden.

1 Einleitung

Registrierungsverfahren spielen in den bildgebenden Neurowissenschaften und der Neurochirurgie eine wichtige Rolle. Während der Operationsplanungsphase werden fallabhängig Informationsquellen verschiedenster Modalität wie z.B. MRT (Magnetresonanztomographie) und CT (Computertomographie) eingesetzt, deren Registrierung hilft, eine adäquate Operationsstrategie zu entwerfen.

Zur intraoperativen Unterstützung des Chirurgen werden häufig Neuronavigationssysteme eingesetzt. Eines der Hauptprobleme hierbei ist, dass sich die Lage von Gehirnstrukturen durch die Trepanation und die anschließende Resektion verändert. Dieser als Brain Shift bezeichnete Effekt kann es bei größeren Eingriffen notwendig machen, das Navigationssystem mittels intraoperativer Bildgebung neu zu referenzieren. Durch eine Registrierung von prä- und intraoperativen Bilddaten können die präoperativ gewonnenen Planungsdaten der aktuellen OP-Situation angepasst werden. Auch für die postoperative Verlaufskontrolle ist eine effiziente Registrierung notwendig.

Die verschiedenen Einsatzmöglichkeiten ergeben unterschiedliche Anforderungen an Geschwindigkeit, Robustheit und Genauigkeit der Registrierungsverfahren. Deshalb ist es wünschenswert eine flexible Registrierungsumgebung zu schaffen, die auf die Erfordernisse neurochirurgischer Problemstellungen zugeschnitten ist.

2 Stand der Forschung

Während rigide Matcher schon seit längerem als Standardwerkzeug in der klinischen Routine eingesetzt werden, ist das Gebiet der nicht rigiden Matchingansätze, die z.B. auf Konzepten wie FEM [1] oder Dämonen [2] basieren, in ständiger Weiterentwicklung begriffen. Ein Hauptproblem der nicht rigiden Ansätze stellt die hohe Komplexität der Algorithmen dar, was auf aktuellen Einzelplatzrechnern zu Laufzeiten bis zu mehreren Stunden führen kann. Für die intraoperative Anwendung in der Neurochirurgie sind derart hohe Rechenzeiten nicht tolerabel. Die notwendige Reduktion der Bearbeitungszeit kann durch den Einsatz massiv paralleler Systeme [3] oder sinnvolle Einschränkungen des Suchraums erreicht werden.

3 Wesentliche Fortschritte durch den Beitrag

Ein wichtiger Aspekt bei Registrierungsalgorithmen ist die optimale Auswahl der Parametersätze. Da die Anzahl und Semantik der verwendeten Parameter je nach Ansatz variiert, gibt es keine allgemein gültige Strategie für deren Ermittlung. Deshalb ist die strukturierte Evaluierung eines Registrierungsverfahrens mit allen sinnvollen Parameterkombinationen wichtig, um die Genauigkeit, den Zeitaufwand und die Robustheit zu optimieren. An dieser Stelle setzt unser Konzept an. In unserem System ist es möglich, verschiedene Parametersätze oder -bereiche zu definieren, die an Hand beliebiger Bildpaare automatisiert getestet werden. Aus den, im Registrierungsprozess, erstellten Statistiken und Registrierungsprotokollen können Datenverläufe extrahiert werden, die einer anschaulichen Betrachtung dienen. Die für die jeweiligen Fragestellungen gewonnenen optimalen Parameter werden dem Benutzer über eine intuitive Anwenderschnittstelle zur Verfügung gestellt.

Wir nutzen die freie Bibliothek itk (Insight Segmentation and Registration Toolkit) als Basis der Entwicklung. Dadurch steht bereits ein großer Vorrat an Registrierungswerkzeugen zur Verfügung, der aufgrund der Weiterentwicklung von itk in Zukunft noch zunehmen wird. Des weiteren ist es durch die flexible Systemarchitektur möglich, zur Laufzeit neue Matchingverfahren in die Umgebung zu integrieren und ohne großen Aufwand nutzbar zu machen.

4 Methoden

Die Matchingumgebung umfaßt verschiedene Grauwert-basierte Verfahren. Diese wurden gewählt da sie in der Regel, deutlich weniger Nutzerinteraktion erfordern als andere Ansätze, was für die Akzeptanz in der Klinik sehr wichtig ist.

Bei vielen Ansätzen ist die Verfügbarkeit einer flexiblen rigiden Registrierung sehr wichtig, weil sie häufig den vorverarbeitenden Schritt für weitergehende Verfahren bildet oder es Fragestellungen gibt, die hinreichend mit einer schnellen rigiden Registrierung beantwortet werden können. Aus diesem Grund wurden

Abb. 1. Qualitativer Verlauf von MI Mattes und MI Viola. Aufgetragen gegen Iterationszahl

Abb. 2. Gemittelte Abweichung der Rotationswinkel gegenüber dem Endwert der Registrierung. Aufgetragen gegen Iterationszahl

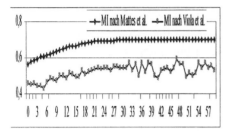

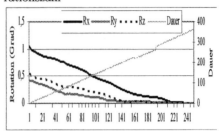

im Kontext der rigiden Registrierung diverse Metriken (Differenz-Metrik, Korrelationsmetrik, Mutual Information (MI) nach Viola und Wells (MI Viola), MI nach Mattes et al. [4] (MI Mattes) betrachtet. Bei den Optimierern wurden zwei Varianten des Gradientenabstiegs, sowie der Downhill-Simplex nach Nelder und Mead, untersucht. In allen Fällen wurde eine mehrstufige Registrierung durchgeführt, bei der ein Bild über mehrere Auflösungsstufen hinweg gematcht wird (coarse to fine).

Es wurde ein einheitliches Transformationsmodell gewählt, welches Translation und Rotation, um einen wählbaren Punkt, erlaubt. Eine Skalierung musste nicht berücksichtigt werden, da die vorliegenden DICOM-Bilder, Informationen über die Voxelgrößen enthalten; wodurch eine automatische Skalierung im Vorfeld erfolgt.

Die Genauigkeit der Verfahren wurde gegenüber 50 synthetischen, zufällig generierten, künstlichen Deformationen und 18 prä-/interoperativen DICOM-Bildpaaren (100-135 Schichten, Auflösung 256x256 Pixel) geprüft. Als Grundlage für die qualitative Bewertung der Registrierung der prä-/interoperativen Bildpaare dienten gemittelte Schätzwerte der Parameter. Grundlage der Mittelung waren alle Testergebnisse, bei denen ein Betrachter keine Fehlregistrierung mehr erkannte. Diese Schätzwerte hatten eine Standardabweichung von 0,42 ° (Rotation) bzw. 0.26 mm (Translation) und eine Standardfehler des Mittelwertes von 0,12 ° bzw. 0,07 mm.

Für eine realitätsnahe Registrierung im intraoperativen Bereich sind nicht rigide Ansätze besser geeignet, da sie realistische Effekte, wie Brain Shift, besser abbilden können. Um dies näher zu betrachten wurde ein Deformationsmodell genutzt, das auf der finiten Elementsimulation (FEM) basiert. Als Vorstufe der nicht rigiden Registrierung wird eine rigide Registrierung durchgeführt.

Die Notwendigkeit einer sinnvollen Transformationsinitialisierung bestätigte sich auch in unseren Untersuchungen. Deshalb wurden bei der Konzeption der Registrierungsumgebung verschiedene Ansätze für die Initialisierung berücksichtigt. Diese reichen von der Möglichkeit der expliziten Einstellung jedes Transformationsparameters bis hin zur Schätzung der Parameter über definierbare

Tabelle 1. Ergebnisse für ausgewählte Registrierungseinstellungen (geschätzte Fehler, Dauer). C: Zentrum der Rotation (in mm); R: Rotation (in Grad); T: Translation (in mm). SD: Standardabweichung; SEM: Standardfehler des Mittelwertes.

Registrierung	C_{SD}	C_{SEM}	T_{SD}	T_{SEM}	R_{SD}	R_{SEM}	Dauer
Var. 1 (Echtdaten)	0,221	0,064	0,174	0,05	0,316	0,091	184 sec
Var. 1 (synth.)	0,321	0,042	0,354	0,045	0,009	0,001	56 sec
Var. 2 (Echtdaten)	0,332	0,089	0,241	0,064	0,431	0,115	71 sec
Var. 2 (synth.)	0,383	0,055	0,401	0,057	0,058	0,009	53 sec

Referenzpunktpaare und Bildmerkmale (z.B: „Massenzentrum" der Grauwerte). Ebenso ist eine Kombination dieser Initialisierungsansätze möglich.

5 Ergebnisse

itk wurde von uns durch eine Abstraktionsschicht gekapselt, die eine einheitliche Konfiguration und Erweiterbarkeit des Systems realisiert. Die Abstraktion wird durch ein Controllerkonzept möglich. Hierbei besitzt jede eigenständige algorithmische Komponente der Registrierung einen Controller, der die Anwendungsbereiche, Vorgaben und Einstellungsmöglichkeiten der Komponente definiert.

Zur Betrachtung der rigiden Ansätze wurden für alle relevanten Kombinationen aus Metrik und Optimierer exemplarische Konfigurationen erstellt. Nach Auswahl aller zu verwendenden Bildpaare und Festlegung der gewünschten Ausgaben und Statistiken kann die Testserie im Batchbetrieb automatisiert abgearbeitet werden.

Bei der Betrachtung der erzeugten Ausgaben konnten folgende Feststellungen gemacht werden. Die in itk enthaltenen Differenz- und Korrelationsmetriken stellten sich als zu rechenintensiv heraus. Grund dafür ist vor allem die Einbeziehung aller Voxel des Bildvolumens in die Metrikberechnung. Die MI Viola, zeigte ein deutlich besseres Laufzeitverhalten, was maßgeblich darin begründet ist, dass diese Metrik nur auf eine Stichprobe der Bildpunkte zurückgreifen muss. Jedoch ist der Verlauf der Metrik unruhig (siehe Abb. 1), wodurch der Einsatz einiger Optimierer erschwert und die Robustheit gemindert wird. Als besserer Kompromiss erwies sich die MI Mattes [4]. Der Verlauf ist wesentlich ruhiger (siehe Abb. 1). Das Laufzeitverhalten konnte durch eine geeignete Stichprobengröße optimiert werden. Diese Metrik wurde mit einem Gradientenabstiegs-Optimierer verknüpft.

Zur Optimierung der Parameter wurden verschiedene Schrittgrößen des Optimierers und Stichprobenumfänge der Metrik getestet. Die Laufzeit betrug im Mittel 184 sec. Durch Betrachtung der automatisch generierten Statistiken und der Verlaufsgraphen lässt sich weiteres Potential zur Zeitersparnis erkennen, indem die maximale Iterationszahl gesenkt wird, da die Parameterentwicklung im Endbereich über viele Schritte stabil bzw. die Abweichung auf einem akzeptabelen Niveau bleibt (Abb. 2). So erhöhte die Limitierung auf 150 Registrationsschritte den Fehler der Z-Rotation um bis zu 0,03 °, dafür sank die

Abb. 3. Registrierungsergebnisse (1. präoperativ; 2. interoperativ nach rigider Registrierung; 3. Schachbrett-Überlagerung (1,2); 4. FEM als Weiterführung der rigiden Registrierung)

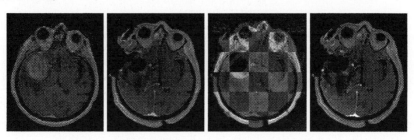

Registrierungsdauer um 149 sec (41%). Als Beispiel für bisher gefundene Registrierungseinstellungen sind 2 Varianten in Tabelle 1 aufgeführt, sowie ein mit Variante 1 gematchtes Bildpaar abgebildet (Abb.3).

Die Evaluierung nicht rigider Verfahren dauert zur Zeit noch an und bedarf weitergehender Optimierung, da die Laufzeiten noch über 30 min liegen. Während der Brain Shift bei entsprechend segmentierten Bildern recht gut erfasst wird, zeigt die Erfassung der Resektionshöhle noch Probleme.

6   Diskussion

Die vorgestellte Matchingumgebung enthält eine Vielzahl von Registrierungsverfahren, die derzeit für diverse Anwendungsszenarien in der Neurochirurgie evaluiert werden. Auf Grund des großen Funktionsumfanges eignet sich Itk gut für die Implementierung, auch wenn dass Laufzeitverhalten zum Teil noch unbefriedigend ist.

Im Rahmen der postoperativen Verlaufskontrolle erwiesen sich die rigiden Ansätze als ausreichend. Für die intraoperative Anwendung ist der Einsatz nicht rigider Ansätze nötig, da sie den Brain Shift ausreichend berücksichtigen können. Trotz der Reduktion des Suchraumes und der Definition von Landmarken sind die Matchingzeiten von über 30 Minuten noch zu hoch. Hierauf soll sich die nächste Projektphase konzentrieren.

Literaturverzeichnis

1. Bro-Nielsen M.: Finite element modeling in medical VR. Journal of the IEEE 86(3): 490–503, 1998.
2. Thirion J.-P.: Image matching as a diffusion process: an analogy with maxwell's demons. Medical Image Analysis, 2(3): 243–260, 1998.
3. Warfield S. K., Ferrant M., Gallez X. et al.: Real-Time Biomechanical Simulation of Volumetric Brain Deformation for Image Guided Neurosurgery. Proceeding of the IEEE/ACM SC2000 Conference: 23–39, 2000.
4. Mattes D., Haynor D.R., Vesselle H. et al.: Non-rigid multimodality image registration. Medical Imaging 2001: Image Processing: 1609–1620, 2001.

Korrektur der Kopfbewegung während einer PET-Untersuchung - ein spezielles Problem der Bildregistrierung

Lutz Tellmann[1], Roger R. Fulton[1,2], Isabelle Stangier[1], Oliver Winz[1], Uwe Just[3], Hans Herzog[1] und Uwe Pietrzyk[1,4]

[1]Institut für Medizin, Forschungszentrum Jülich, Leo-Brandt-Str., 52425 Jülich,
[2]Dept. of PET and Nuclear Medicine, Royal Prince Alfred Hospital, Sydney, AUS,
[3]Institut für Bioanorganische und Radiopharmazeutische Chemie, Forschungszentrum Rossendorf, Dresden, [4]Fachbereich C, Physik, Bergische Universität Wuppertal
Email: l.tellmann@fz-juelich.de

Zusammenfassung. Ein spezielles Problem der Bildregistrierung stellt die Korrektur von Kopfbewegungen in der Positronen-Emissions-Tomographie (PET) des Hirns dar. In dieser Arbeit wird die „Multiple Acquisition Frame" Methode zur Korrektur dieser Bewegungen für die klinische Routine vorgestellt. Die Messung der Bewegungen erfolgt dabei mit Hilfe eines Infrarotkamerasystems. Zur Validierung der Methode wurde eine Phantom-Messung mit kontrollierten Bewegungen durchgeführt und korrigiert. Für die Abschätzung des Einflusses der Bewegung auf die Bildqualität wurden simulierte Bewegungen unterschiedlicher Größenordnung an unbewegten Phantomdaten gerechnet und visuell ausgewertet. Die Anwendbarkeit der vorgestellten Methode wird im Rahmen einer Patientenstudie dokumentiert.

1 Einleitung und Problemstellung

Mit der Verbesserung der Bildauflösung in Positronen-Emissions-Tomographie (PET) des Gehirns stellen Bewegungen des Kopfes ein immer größeres Problem für die Bildqualität und für weitere Auswertungen der Daten dar. Speziell für die Analyse kleinerer Strukturen im Hirn führen Bewegungen zu Ungenauigkeiten, z.B. in der Quantifizierung der Daten oder bei ROI-Analysen.

In dieser Arbeit wird die Realisierung einer Bewegungskorrektur unter Benutzung von im "Listmode" aufgenommenen PET-Daten und den synchron detektierten Bewegungsdaten unter Verwendung der „Multiple Acquisition Frame" Methode (MAF) als Anwendung in der Routine vorgestellt. Zur Validierung der Methode wurde eine Phantommessung mit einem 3D-Hirn-Phantom mit für Patientenmessungen realistischen Bewegungen durchgeführt und korrigiert. Um einen Eindruck des Einflusses der Bewegung auf die Bildqualität zu bekommen, wurden Bewegungen unterschiedlicher Größenordnung anhand von Phantomdaten simuliert und visuell ausgewertet. Um den Einsatz der Methode zu demonstrieren, wurde sie bei einer Patientenstudie zur Korrektur angewendet.

2   Methodik

2.1   Detektion der Kopfbewegungen

Die während der PET-Messung häufig auftretenden Kopfbewegungen der Patienten oder Probanden wurden mit Hilfe eines Infrarot-Kamerasystems PO-LARIS [3] aufgezeichnet. Dieses Kamerasystem misst mit Hilfe von gepulstem Infrarotlicht die Position von reflektierende Kugeln, die an einem geometrisch festgelegten Target befestigt sind. Damit wird die Orientierung und Position des Target im Koordinatensystem der Kamera mit den sechs Freiheitsgraden (Translation x,y und z und den entsprechenden Rotationen) aufgezeichnet. Diese Koordinaten werden dann unter Berücksichtigung der festen Beziehung zwischen einem an der Rückseite der PET-Gantry befestigten Referenz-Target und dem PET-Koordinatensystem wie in [1] beschrieben transformiert.

Das Target für die Aufzeichnung der Kopfbewegung ist an einer Brille befestigt, die der Patient während der Messung trägt.

Die Akquisition der Bewegungsdaten erfolgte mit einem Standard Linux PC, der mit der Kamera über eine serielle Schnittstelle (RS232) verbunden ist. Die Messung wurde synchron zur PET-Messung über einen Fußschalter gestartet und lieferte kontinuierlich Messwerte im Sekundentakt über den gesamten Messzeitraum.

2.2   PET Akquisitions-Umgebung

Die PET-Messungen wurden mit einem SIEMENS/CTI ECAT Exact HR+ durchgeführt. Die Akquisition erfolgte im sogenannten „Listmode", in dem alle Einzelereignisse der Messung mit Zeitpunkt und Adresse aufgezeichnet werden. Diese Messmethode erlaubt den Zugriff auf einzelne zeitlich markierte Ereignisse und damit eine beliebige Sortierung in zeitliche Abschnitte nach der Messung im Vergleich zu der herkömmlichen Messmethode, bei der die „Frames" zu Beginn der Messung schon festgelegt werden müssen.

Zur Korrektur der Schwächung wurde eine Transmissionsmessung mit einer ^{68}Ge-Quelle durchgeführt. Nach der Datenaufnahme wurden die Daten mit Hilfe eines Sortierungsprogramm (U. Just, FZ Rossendorf) für jeden Zeitframes in ein Sinogramm sortiert, welches die Projektionsdaten für die Rekonstruktion enthält.

2.3   Bewegungskorrektur

Die Bewegungskorrektur wurde mit der „Multiple Acquisition Frame" Methode, wie sie in [1] und Abb. 1 beschrieben ist, realisiert. Dafür wurden die „Listmode"-Daten in zeitliche Frames sortiert, die interaktiv unter zu Hilfenahme der Bewegungsdaten vom POLARIS System definiert wurden.

Die für die Schwächungskorrektur erforderliche Transmissionsmessung wurde zur Erzeugung einer Schwächungsmatrix rekonstruiert und mit Hilfe der POLARIS Daten in die gleiche Position wie die Emissionsdaten transformiert. Aus den

Abb. 1. Prinzip der „Multiple Acquisition Frame" Methode (MAF) zur Bewegungskorrektur

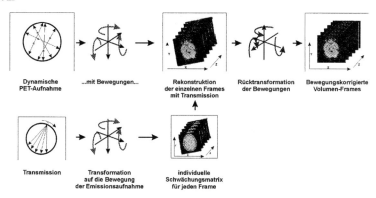

transformierten Schwächungsbildern wurden dann für jeden Zeitframe individuelle Schwächungsdaten erzeugt.

Die Rekonstruktion jedes unabhängigen „Frames" wurde dann mit der Standard Software von SIEMENS/CTI unter Berücksichtigung von Zerfall, Schwächung und Streuung durchgeführt. Nach der Rekonstruktion wurden die Bilddaten für jeden „Frame" in eine gemeinsame Referenzposition unter Berücksichtigung der Bewegungsdaten transformiert und in einen dynamischen Bilddatensatz geschrieben.

2.4   Phantom Messungen

Zur Überprüfung der Methode wurde eine 3D PET Messung in „Listmode" mit einem mit 370MBq ^{18}F gefüllten Hoffman Hirnphantom durchgeführt. In sechs zeitlichen Abschnitten wurden Translationen bis zu 6mm und Rotationen bis zu 5° an dem Phantom vorgenommen. Diese Bewegungen liegen in der typischen Größenordnung bei Patientenmessungen. Die Bewegungen wurden mit dem POLARIS System aufgezeichnet. Nach der Messung wurden die Daten nach der beschriebenen MAF Methode korrigiert.

2.5   Simulation von Bewegungen

Um einen Referenzbilddatensatz zu erhalten, wurde eine zweite Messung des Hoffman Phantoms ohne Bewegungen durchgeführt. Zur Evaluierung des Einflusses der Bewegung auf die Bildqualität wurden simulierte Bewegungen von 2-6mm Translation und Rotationen von 0,5-2° durch dreidimensionale lineare Interpolation angewendet. Diese Daten wurden dann visuell mit dem Referenzbild verglichen und zusätzlich mit Profilen und Regionen (ROI) untersucht.

2.6   Patientenmessungen

PET Messungen eines Patienten im Rahmen einer Rezeptorstudie, unter Gabe von ~300 MBq ^{18}F-Xanthin, wurden ebenfalls in 3D Listmode über 60min

Abb. 2. Bewegungskorrektur des 3D Hoffman Hirnphantoms mit realistischen Bewegungen

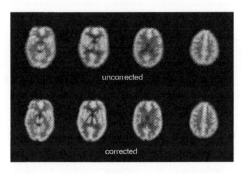

durchgeführt. Die Kopfbewegungen wurden mit dem POLARIS System und dem beschriebenen Kopftarget aufgezeichnet. Nach der Messung wurden die Daten unter Berücksichtigung der akquirierten Bewegungsdaten sortiert und nach der MAF Methode korrigiert.

3 Ergebnisse

Die Bilder in Abb. 2 demonstrieren den Einfluss von Bewegung auf die Bilddaten des Hoffman Hirnphantoms. Die unkorrigierten Bilder zeigen deutlich einen Verlust an Kontrast und Auflösung verglichen mit den korrigierten Bildern. ROI und Profiluntersuchungen zeigten eine Abweichung zwischen dem korrigierten und dem unkorrigierten Bild von bis zu 30%, verbunden mit einer Änderung im Verteilungsmuster.

In Abb. 3 ist das gleiche Phantom mit berechneten Translationen von 2-6mm und Rotationen von 0,5-2° im Vergleich zum unbewegten Bild dargestellt. Der Effekt der Bewegung ist erst bei Bewegungen oberhalb von Verschiebungen von 4mm und bei Rotationen über 1° zu sehen. Wie man erwarten könnte, beeinflussen Bewegungen, die kleiner als die Auflösung des bildgebenden Systems sind, die Bildqualität kaum, wohin gegen Bewegungen oberhalb der Auflösungsgrenze korrigiert werden sollten.

Das hier vorgestellte System zur Erfassung der Bewegungsdaten wurde während einer Rezeptorstudie verwendet. In der Patientengruppe wurde beobach-

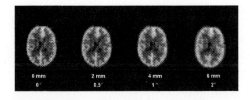

Abb. 3. Simulierte Bewegungen am 3D Hoffman Hirnphantom zur Demonstration des Einflusses auf die Bildqualität

Abb. 4. Bewegungskorrektur einer Patientenmessung im Rahmen einer Rezeptorstudie mit ^{18}F-Xanthin

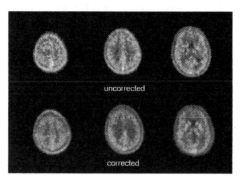

tet, dass sich ein Teil der Patienten maximal 4mm Translation und nicht mehr als 1-2 ° Rotation bewegten. Diese Bewegungen liegen damit deutlich unterhalb der Auflösungsgrenze des PET und hatten keinen dramatischen Einfluss auf die Bildqualität und wurden daher auch nicht korrigiert. Andere Patienten, wie in Abb. 4 gezeigt, bewegten ihren Kopf bis zu 10 mm und über 5 °. Diese Daten wurden nach der MAF Methode korrigiert und zeigten eine deutlich sichtbare Verbesserung der Bildqualität, kleine Strukturen können nach der Korrektur nun identifiziert werden.

4 Diskussion

Die hier vorgestellt Arbeit beschreibt die Realisierung einer Korrekturmethode für Kopfbewegungen in der PET. Die Notwendigkeit dieser Korrektur für Bewegungen oberhalb der Auflösung des Systems wurde anhand von Simulationen verdeutlicht. Mit der beschriebenen MAF Methode kann die Bewegungskorrektur auch an Patientendaten durchgeführt werden.

Zukünftige Aspekte der Bewegungskorrektur sind eine direkte Korrektur der Listmode Daten auf der Basis der einzelnen Ereignisse oder auch eine direkte Rekonstruktion der Listmode Daten unter Einbeziehung der Bewegungsinformation.

Literaturverzeichnis

1. Fulton R: Correction for Patient Mevement in Emission Tomography. PhD Thesis, University of Technology, Sydney, 2000.
2. Fulton RR et al: Correction for head movements in positron emission tomography using an optical motion tracking system. IEEE Trans Nucl Sci, 49(1): 116–123.
3. Northern Digital Incorporated, 403 Albert Street, Waterloo, Ontario, Canada N2L 3V2
4. U. Pietrzyk et al: Head motion induced signal deterioration during PET brain studies. Poster at the Human Brain Mapping Conference, New York, 2003.

Parametrisierung evolutionärer Strategien für die Registrierung von Wirbelknochen in Ultraschall und CT-Daten

Susanne Winter[1], Bernhard Brendel[2], Bernd Illerhaus[3],
Amir Al-Amin[3], Helmut Ermert[2] und Kirsten Schmieder[3]

[1]Institut für Neuroinformatik, Ruhr-Universität Bochum, 44801 Bochum,
[2]Institut für Hochfrequenztechnik, Ruhr-Universität Bochum, 44801 Bochum,
[3]Neurochirurgische Universitätsklinik, Ruhr-Universität Bochum, 44892 Bochum
Email: Susanne.Winter@neuroinformatik.rub.de

Zusammenfassung. Ein zentrales Problem der bildgestützten, navigierten Chirurgie stellt die Registrierung präoperativer Bilddaten mit dem Koordinatensystem des Operationssaals dar. Bei der rigiden Registrierung werden sechs Parameter benötigt, um die korrekte Transformation eines Koordinatensystems in ein anderes zu bestimmen. Diese Parameter werden mit einem Optimierungsverfahren ermittelt. Das Ergebnis einer Optimierung hängt von der Parametrisierung der Optimierungsstrategie ab und die Wahl dieser Hyperparameter muss in Abhängigkeit von dem zu lösenden Problem getroffen werden.
Anhand zweier repräsentativer realer Datensätze (jeweils 3-dimensionale CT- und Ultraschalldatensätze) wurden verschiedene Einstellungen der Hyperparameter getestet.

1 Einleitung

Um bei der intraoperativen Registrierung höhere Genauigkeiten als mit markerbasierten Verfahren zu erreichen werden intraoperative Bildgebungsverfahren eingesetzt. Intraoperative CT- und MR-Bildgebung liefern gute Registrierungsergebnisse, sind jedoch mit hohem Aufwand verbunden. Diagnostischer Ultraschall hingegen hat den Vorteil einfacher intraoperativer Anwendbarkeit. Allerdings ist die Ultraschallbildgebung am Knochen stark eingeschränkt und von der Schallrichtung abhängig, da an Knochenoberflächen eine Totalreflexion der Schallwelle auftritt. Volumen-Volumen-Registrierungsverfahren sind daher nicht anwendbar.

Zur Zeit werden von verschiedenen Gruppen Ansätze entwickelt, welche Knochenstrukturen in Ultraschall und CT-Daten registrieren [1,2,3,4,5]. Diese setzen eine Segmentierung der Knochenoberfläche in den Ultraschalldaten voraus und registrieren Oberflächen mit Oberflächen.

Der von uns entwickelte Algorithmus [6,7] leistet eine Ultraschall-CT-Registrierung von Knochenstrukturen ohne Segmentierung der Ultraschalldaten mit einem Oberflächen-Volumen-Registrierungsverfahren. Dies hat den Vorteil geringer intraoperativer Rechenzeit.

Algorithmen der bildbasierten Registrierung ermitteln die optimale Koordinatentransformation eines Bilddatensatzes auf einen zweiten Bilddatensatz. Bei der rigiden Registrierung werden dazu drei Rotationsparameter und drei Translationsparameter benötigt. Aufgrund des hohen Rechenaufwandes kann der optimale Parametersatz nicht explizit berechnet werden, er muss mittels Optimierungsverfahren bestmöglich ermittelt werden. Die am häufigsten verwendeten Verfahren sind gradientenbasiert [8]. Evolutionäre Verfahren weisen allerdings meist eine größere Reichweite auf, wobei sich der Rechenaufwand in der Regel erhöht. In ersten Tests haben sich evolutionäre Verfahren für unser Problem als geeignet erwiesen [7].

Optimierungsverfahren benötigen eine Reihe von initialen Parametern, welche auch Hyperparameter genannt werden. Hierzu gehören Strategieparameter wie z.B. Populationsgrößen oder Parameter, die die Variationsbreite der zu optimierenden Parameter beschreiben. Das Ergebnis einer Optimierung hängt von der Wahl dieser Hyperparameter ab, die in Abhängigkeit von dem zu lösenden Problem getroffen werden muss.

Wir stellen eine Analyse der Robustheit dieses Algorithmus bei unterschiedlicher Parametrisierung einer evolutionären Optimierungsstrategie vor.

2 Methoden

Der Algorithmus registriert eine aus einem Spiral-CT-Datensatz extrahierte Menge von Oberflächenpunkten mit einem Ultraschall-Volumendatensatz (ca. 250 x 250 x 250 Voxel). Die Untersuchung erfolgt anhand von realen klinischen Datensätzen.

Als Optimierungsstrategie wurde ein Algorithmus vom Typ CMA (Covariance Matrix Adaptation) [9] implementiert, dieser ist der Gruppe der evolutionären Algorithmen zuzuordnen. Im Vergleich dazu wurde ein schneller und effizienter, gradientenbasierter Ansatz, das Rprop-Verfahren (Resilient-Backpropagation) [10], umgesetzt. Als Optimierungskriterium dient die Summe der Grauwerte der Ultraschalldatenpunkte, welche von den in den Ultraschalldatensatz projizierten CT-Oberflächenpunkten abgedeckt werden [6].

Zur Evaluierung wurde die Knochenoberfläche zunächst manuell vorregistriert, von dort aus wurde mittels lokaler Optimierung die Zielposition festgelegt. Eine Position wird dann als Zielposition definiert, wenn sie zwei Kriterien erfüllt: sie stellt erstens ein lokales Maximum innerhalb einer bestimmten Umgebung dar und zweitens erscheint sie in der visuellen Beurteilung eines Experten als richtig.

Es wurde eine Reihe mit 5000 zufällig verteilten Startpositionen generiert. Als Maß für die Distanz einer Startposition von der Zielposition dient der mittlere Pixelabstand aller zu registrierenden Oberflächenpunkte zu ihrer jeweiligen Zielposition, dieser Wert wird als Startdistanz bezeichnet. Weitere Versuche wurden mit jeweils 100 zufällig verteilten Startpositionen mit der gleichen Startdistanz durchgeführt. Ein Registrierungsergebnis wird anhand seiner Distanz zur Zielposition beurteilt. Bis zu einem Schwellwert von 2mm gilt eine Registrierung als

Abb. 1. Variation der initiale Varianzen, links Var_r bei $Var_t = 1$, rechts Variation von Var_t bei $Var_r = 0.001$, $P_u = 1$, $\lambda = 6$, jeweils für zwei Datensätze.

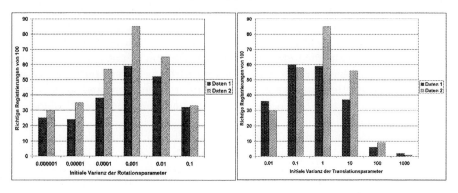

erfolgreich. Es wurden eine Reihe von Tests mit den selben Startpositionen an zwei repräsentativen Datensätzen durchgeführt. Die Hyperparameter, die variiert wurden sind: die Startvarianzen, Var_r für drei Rotationswinkel und Var_t für drei Translationen, die Anzahl der Nachkommen je Generation λ und die Anzahl der unabhängigen Populationen P_u.

3 Ergebnisse

Als Rechenzeiten für die Registrierung eines einzelnen Wirbelknochens ergeben sich durch Implementierung in C++ beim Gradientenverfahren ca. 0.2 sec. und beim Evolutionären Algorithmus ca. 0.5 sec (AMD Athlon 1600+).

Die Variation der Startvarianzen erfolgte separat für Var_r und Var_t. Es zeigt sich, dass von 100 Registrierungen mit Startdistanzen von 10mm, bei $Var_t = 1$ die besten Ergebnissen mit Werten von $Var_r = 0.001$ erreicht werden (Abb. 1 links). Bei festem $Var_r = 0.001$ und Variation von Var_t liegen die maximalen Registriererfolge bei $Var_t = 1$ (Abb. 1 rechts).

Für dieselben Datensätze wird bei Erhöhung der Anzahl unabhängiger Populationen P_u eine Verbesserung der Ergebnisse erzielt. Abbildung 2 zeigt links die Ergebniss für einen Datensatz bei Variation von P_u bis 20 und rechts für einen anderen Datensatz P_u bis 10. Von den insgesamt 5000 zufällig verteilten Startpositionen wurde die Zahl der richtigen Registrierungen in Prozent für verschiedene Startdistanzen aufgetragen. Im Vergleich hierzu ist der Anteil erfolgreicher Registrierungen mittels Gradientenverfahren für den ersten Datensatz bis 1mm bei 100%, bis 5mm bei 62%, bis 10mm bei 33% und bis 15mm bei 11%.

Bei Variation von λ ($Var_r = 0.001$, $Var_t = 1$ und $P_u = 1$) verbessert sich die Anzahl richtiger Registrierungen (Abb. 3 links), wobei die Zahl der Rechenschritte linear mit λ steigt (Abb. 3 rechts). Es wurden jeweils 100 Registrierungen mit einer Startdistanz von 10mm durchgeführt.

Abb. 2. Variation der Anzahl unabhängiger Populationen, links für einen, rechts für einen anderen Datensatz, für Registrierungen mit verschiedenen Startdistanzen.

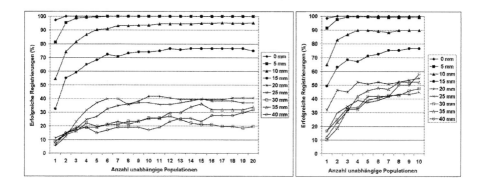

4 Diskussion

Die Ergebnisse der Registrierung mittels CMA-Algorithmus variieren abhängig von den Hyperparametern der Optimierungsstrategie. Für die Startvarianzen zeigen sich Werte als geeignet, die aufgrund der Auflösung des Datensatzes als sinnvoll erscheinen. So bedeutet $Var_r = 0.001$ und $Var_t = 1$ eine Standardabweichung der Variation um ca. 1 Grad und 1 Pixel ($= 0.5$ mm).

Werden die Startvarianzen klein gewählt, so erfolgt die Optimumsuche sehr lokal, ähnlich dem gradientenbasierten Verfahren. Je größer die Startvarianzen gesetzt werden, desto globaler erfolgt die Optimumsuche. Dies hat eine größere Reichweite zur Folge, kann aber auch zur Detektion unerwünschter entfernt liegender Nebenmaxima und damit zur Fehlregistrierung führen.

Bei einer Erhöhung von P_u ergibt sich bis auf 7 eine deutliche Verbesserung der Ergebnisse, bei einer weiteren Erhöhung bis 20 ist der Unterschied nur noch gering. Die Zahl der Rechenschritte und damit die Rechenzeit erhöht sich proportional zu P_u. Bei noch größeren Werten kann sich das Ergebnis aufgrund von ausgeprägten Nebenmaxima wieder verschlechtern. Ähnliches gilt für die Erhöhung von λ.

Die Ergebnisse sind stark von der Güte der Ultraschalldaten abhängig, wobei die Güte hinsichtlich der Darstellung der Knochenoberfläche zu verstehen ist. In den Ultraschall-Datensätzen treten starke Inhomogenitäten auf, so dass hohe Nebenmaxima existieren und eine globale Maximumsuche bei der Registrierung nicht erwünscht ist.

Die Versuche zeigen, dass die Variation der Parameter bei zwei qualitativ sehr unterschiedlichen Datensätzen die selben Effekte bei den Registrierungsergebnissen hervorrufen. Aufgrund der Variabilität der Ergebnisse müssen die Parameter zur Generalisierung an unabhängigen Testdatensätzen verifiziert werden. Bei der Wahl von λ und P_u muss das Registrierungsergebniss der Erhöhung der Rechenzeiten gegenübergestellt werden.

Abb. 3. Variation der Anzahl der Nachkommen ($Var_r = 0.001$, $Var_t = 1$ und $P_u = 1$), links richtige Registrierungen von 100, rechts die benötigten Rechenschritte.

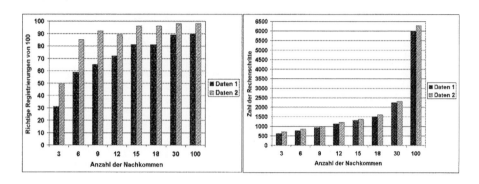

Diese Arbeit ist im Rahmen des Kompetenzzentrum Medizintechnik Ruhr (KMR) entstanden und wird gefördert vom BmBF (Az. 13N8079) und der Siemens AG.

Literaturverzeichnis

1. Carrat L, Tonetti J, Lavallee S, Merloz P, Pittet L und Chirossel JP: Treatment of Pelvic Ring Fractures: Percutaneous Computer Assisted Iliosacral Screwing. In Proc. MICCAI 84–91, 1998.
2. Amin DV, Kanade T, DiGioia AM, Jaramaz B, Nikou C und LaBarca RS: Ultrasound based registration of the pelvic bone surface for surgical navigation: CAOS-International, Davos, Switzerland, 2001.
3. Muratore DM, Dawant BM and Galloway RL: Vertebral surface extraction from ultrasound images for technology-guided therapy. In Proc. SPIE 3661 Medical Imaging, 3661:1499–1510, 1999.
4. Weber PK, Peter L, Voss G, Schlegel JC und Harland U: A System for Ultrasound-Based Intraoperative Navigation in Spine Surgery. In Proc. IEEE Int. Ultrasonics Symp. 1361–1364, 2001.
5. Ioppolo J, Kowal J und Nolte LP: Ultrasonic Registration Techniques, CAOS-International, Santa Fe (NM), USA, 2002.
6. Brendel B, Winter S, Rick A, Stockheim M, Schmieder K und Ermert H: Registration of 3D CT- and ultrasound-datasets of the spine using bone structures. Comp Aid Surg 7:146–155, 2002.
7. Winter S, Brendel B, Rick A, Stockheim M, Schmieder K und Ermert H: Registration of bone surfaces, extracted from CT-datasets, with 3D-ultrasound. Biomedizinische Technik 47(1):57–60, 2002.
8. Maintz JBA und Viergever MA: An Overview of Medical Image Registration Methods. Med Image Anal, 1:1–36, 1998.
9. Hansen N und Ostermeier A: Completely Derandomized Self-Adaptation in Evolution Strategies. Evol Comput, 9(2):159–195, 2001.
10. Riedmiller M und Braun H: A direct adaptive method for faster backpropagation learning: The RPROP algorithm. In Proc. IEEE Int. Conf. on Neural Networks, 586–591, 1993.

Fusion von Lichtfeldern und CT-Daten für minimal-invasive Operationen[*]

Florian Vogt[1], Sophie Krüger[2], Timo Zinßer[1,], Tobias Maier[3],
Heinrich Niemann[1], Werner Hohenberger[2] und Christoph Schick[2]

[1]Lehrstuhl für Mustererkennung, Universität Erlangen-Nürnberg, 91058 Erlangen
Email:{vogt,zinsser,niemann}@informatik.uni-erlangen.de
[2]Chirurgische Universitätsklinik, 91054 Erlangen
Email: {krueger,hohenberger,schick}@chir.imed.uni-erlangen.de
[3]Lehrstuhl für Optik, Universität Erlangen-Nürnberg, 91058 Erlangen
Email: tobias.maier@optik.physik.uni-erlangen.de

Zusammenfassung. Voraussetzung für eine intraoperative markerlose
Registrierung und Fusion einer Lichtfeld-Visualisierung des Operationsgebietes mit CT-Daten ist die Kenntnis der Oberflächengeometrie. Dann
können korrespondierende Punkte für die Registrierung ausgewählt werden. In diesem Beitrag werden unterschiedliche Methoden zur Rekonstruktion der Oberflächengeometrie bei minimal-invasiven Operationen
beschrieben sowie Ergebnisse zur Registrierung und Fusion eines Gallen-
blasen-Lichtfeldes mit einem segmentierten CT-Datensatz präsentiert.

1 Einleitung

Bei minimal-invasiven Eingriffen werden dem Arzt die unverarbeiteten Bilder
des Operationsgebietes (z. B. Bauchraum oder Brustkorb) auf einem Videomo-
nitor dargestellt. Die Belastung des Chirurgen ist im Vergleich zu einer offenen
Operation wegen der Darstellung des Operationsgebietes auf einem Monitor,
dem eingeschränkten Sichtfeld und der Beeinträchtigung der Bildqualität (z. B.
durch Rauchentwicklung beim Schneiden von Gewebe) erhöht. Durch Einsatz
eines Computers und Methoden aus dem Bereich des Rechnersehens kann die
OP-Situation für den Arzt verbessert werden.

Zunächst wird eine 3-D-Visualisierung des Operationsgebietes mittels eines
Lichtfeldes erzeugt [1]. Hierdurch ist ein virtuelles Betrachten aus verschiedenen
Perspektiven möglich (auch aus Positionen, von denen kein reales Kamerabild
existiert). Anschließendes Ziel ist eine Fusion mit segmentierten CT-Daten, wodurch dem Arzt zusätzliche Informationen zur Verfügung stehen. Beispielsweise können künftig Komplikationen vermieden werden, indem der Verlauf von
wichtigen aber nicht im Bild sichtbaren Gefäßen erkennbar wird. Da keine Marker zur Registrierung eingesetzt werden, ist die für die Fusion nötige Registrie-

---

[*] Diese Arbeit wurde gefördert durch die DFG im Rahmen des SFB 603 (TP B6,C4)
und durch die Europäische Kommission (5. IST Programm, IST-2001-34401, Projekt
VAMPIRE). Für den Inhalt sind ausschließlich die Autoren verantwortlich.

rung der Lichtfeld-Visualisierung mit den CT-Daten nur bei bekannter Oberflächengeometrie des Operationsgebietes möglich.

In diesem Beitrag werden unterschiedliche Methoden zur Rekonstruktion der Oberflächengeometrie bei minimal-invasiven Operationen des Brust- und Bauchraums beschrieben. Durch den Einsatz eines endoskopführenden Roboterarms ist eine schnelle Oberflächen-Rekonstruktion durchführbar, die den Einsatz des Verfahrens während einer Operation erlaubt. Wir schildern Ergebnisse zur Registrierung und Fusion eines Lichtfeldes einer Gallenblase mit einem segmentierten CT-Datensatz.

2   Stand der Forschung

In den letzten Jahren wurden vermehrt Computer in der Endoskopie eingesetzt. Außer den Möglichkeiten zur direkten Bildverbesserung [2,3] werden häufig dreidimensionale Bilder (CT oder MR) so aufbereitet, dass eine virtuelle Endoskopie (z. B. des Darms) durchgeführt werden kann, ohne dass der Patient mit einer tatsächlichen Endoskopie belastet wird (siehe z. B. [4]). Das hier vorgestellte Verfahren basiert im Gegensatz zur virtuellen Endoskopie auf realen Bildern des aktuellen Operationsgebietes. In [5] wird die Oberflächengeometrie des Dickdarms mittels Punktverfolgung und Optimierung einer Fehlerfunktion erzeugt. Verschiedene Veröffentlichungen befassen sich mit der Erstellung von Lichtfeldern aus Video-Sequenzen von Alltagsumgebungen (z. B. Büro) [6,7]. Erste Ansätze zur Erzeugung von Lichtfeldern für minimal-invasive Operationen wurden bereits vorgestellt [1], worauf diese Arbeit aufbaut.

3   Methoden

Für die Erstellung eines Lichtfeldes werden die intrinsischen und extrinsischen Kameraparameter (effektive Brennweite und Hauptpunkt, Kameraposition und -orientierung) sowie die Bildinformation benötigt. Die Kameraparameter lassen sich durch Punktverfolgung und anschließende 3-D-Rekonstruktion sowie Selbstkalibrierung berechnen. Die Selbstkalibrierung der Kamera auf Grundlage von 2-D-Punktkorrespondenzen, d.h. die Berechnung der extrinsischen und intrinsischen Kameraparameter, ist rechen- und zeitaufwändig. Außerdem hängt das Verfahren von vielen Parametern ab und gewisse Randbedingungen wie beispielsweise gute Bildqualität und möglichst wenig Bewegungsartefakte müssen für ein gutes Ergebnis eingehalten werden. Alternativ kann mit Hilfe eines endoskopführenden Roboterarms die Kameraposition und -orientierung in Echtzeit berechnet werden. Die intrinsischen Kameraparameter werden dabei durch Einsatz eines Kalibriermusters bestimmt. Ein großer Vorteil dieses Verfahrens ist die Parameterunabhängigkeit. Nachteile ergeben sich durch die Fertigungsungenauigkeit des Roboterarms.

Sofern die erste Methode zur Lichtfeldrekonstruktion gewählt wird, entsteht Geometrieinformation bei der so genannten Faktorisierung der Messmartix M, die die 2-D-Punktkorrespondenzen zusammenfasst, in eine Bewegungsmatrix B

und eine Strukturmatrix S: $M = B \cdot S$. B fasst die Projektionsmatrizen, S die 3-D-Punkte zusammen. Es existieren diverse Verfahren für die Faktorisierung, eine ausführliche Schilderung bietet [8]. Als am besten für endoskopische Sequenzen hat sich eine Faktorisierung mit einem schwach-perspektivischen Kameramodell und anschließender nichtlinearer Optimierung unter Annahme eines perspektivischen Kameramodells erwiesen.

Bei der zweiten Methode mit Hilfe des Roboterarms ist zwar ein Lichtfeld der Szene vorhanden, aber keine Information über die Oberflächengeometrie verfügbar. Grundlage der Rekonstruktion der Oberflächengeometrie ist die Verfolgung von markanten Punkten im Bild. Dabei können die Parameter der Punktverfolgung (Fenstergröße, Suchbereich, etc.) sehr allgemeingültig gewählt werden. Punktverfolgung lässt sich inzwischen durch Einsatz optimierter Bildverarbeitungsbibliotheken in Echtzeit durchführen. Anhand der 2-D-Punktkorrespondenzen und der intrinsischen und extrinsischen Kameraparameter aus dem Lichtfeld werden 3-D-Punkte trianguliert. Für die Triangulierung wurden mehrere Ansätze untersucht. Als am besten geeignet haben sich folgende beiden Methoden erwiesen:

– Triangulation aus allen Bildern, in denen der verfolgte Punkt sichtbar ist (durch Optimierung des Rückprojektionsfehlers),
– Triangulation aus mehreren Bildpaaren, anschließend Berechnung des Medians der 3-D-Punkte (Sortierung nach dem Abstand zum Kamerazentrum).

Resultat der Rekonstruktion ist eine Menge von 3-D-Punkten, die sich auf der Oberfläche der Szene befinden.

Zur Registrierung der Oberfläche (und damit der Lichtfeld-Visualisierung) mit einem CT-Datensatz werden Standardverfahren angewandt: die Grobregistrierung erfolgt halbautomatisch durch Auswahl von drei 3-D-Punktkorrespondenzen, die Feinregistrierung erfolgt mit dem Iterative-Closest-Point (ICP) Algorithmus.

Die Fusion besteht in der Visualisierung des Lichtfeldes und CT-Datensatzes aus jeweils der gleichen Ansicht.

4   Ergebnisse

Bei zwei Szenen (`Gallenblase` und `Brustraum`, siehe Abb. 1) aus minimalinvasiven Operationen wurde die Oberfläche und das Lichtfeld mit Hilfe des ersten Verfahrens, durch Faktorisierung der Messmatrix, berechnet. Ergebnisse zeigt Abb. 2. Bei der `Gallenblase`-Sequenz wurde anschließend die Registrierung und Fusion mit einem segmentierten CT-Datensatz einer Gallenblase durchgeführt. Die dazu verwendeten Daten und das Ergebnis der Registrierung ist in Abb. 3 dargestellt.

Zum Test der Verfahren bei Einsatz eines endoskopführenden Roboterarms wurden mehrere Oberflächen unter OP-realistischen Bedingungen im Labor (vgl. Abb. 1, rechts) rekonstruiert und Lichtfelder der Szenen erzeugt. Hierbei wurde

Abb. 1. Originalszenen: `Gallenblase` (links), `Brustraum` (mitte), `Labor` (rechts)

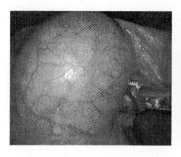 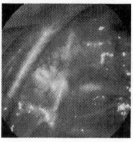 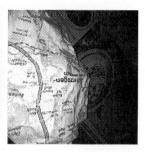

insbesondere verglichen, welches der vorgestellten Triangulationsverfahren die robustesten Ergebnisse liefert. Ein repräsentatives Ergebnis zeigt Abb. 2 (rechts).

Eine Evaluation der Ergebnisse wurde bisher lediglich rein visuell durchgeführt. Die berechnete Geometrieinformation wurde bei beiden Verfahren als ausreichend genau für eine Registrierung bewertet. Das Fusionsergebnis war laut beteiligten Ärzten erwartungsgemäß: die Ansicht des Lichtfeldes bzw. der CT-Gallenblase stimmte überein.

Die benötigten Rechenzeiten auf einem Athlon XP 2600+ PC für eine Sequenz mit 140 Bildern betragen: 5 Minuten für die Faktorisierungs-Methode und 8 bzw. 34 Sekunden für die Triangulierungs-Methode (alle verfügbaren Bilder bzw. mehrere Bildpaare und anschließende Median-Berechnung).

5 Diskussion und Ausblick

Durch die schnelle Rekonstruktion der Oberflächengeometrie, die Lichtfelderstellung und Fusion des Lichtfeldes mit CT-Daten kann die OP-Situation für den Chirurgen verbessert werden.

Oberflächengeometrie lässt sich auf Grundlage einer Punktverfolgung berechnen. Ist die Bildqualität hoch genug, die Kamerabewegung stetig und die Bewegung in der Szene minimal, reicht diese Information aus das Lichtfeld der Szene einschließlich Geometrie durch Faktorisierung der Messmatrix zu berechnen.

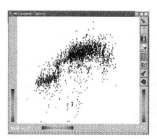 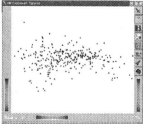 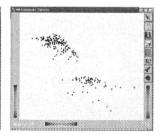

Abb. 2. Rekonstruierte 3-D-Punkte der Oberfläche: `Gallenblase` (links), `Brustraum` (mitte), `Labor` (paarweise Triangulierung und Medianbildung, rechts).

Abb. 3. Registrierung des `Gallenblase`-Lichtfelds: rekonstruierte Oberfläche aus dem CT-Datensatz (links), aus den 3-D-Punkten (mitte) und Registrierungsergebnis (rechts).

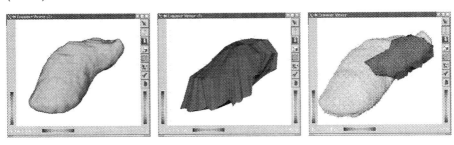

Bei schlechteren 2-D-Punktkorrespondenzen, z. B. auf Grund schlechterer Bildqualität oder Bewegung im Bild, ist die Berechnung mit Hilfe eines endoskopführenden Roboterarmes möglich, da dann die extrinsischen Kameraparameter nicht mehr aus den 2-D-Punktkorrespondenzen, sondern direkt aus den Winkeln der Roboterarmgelenke ermittelt werden können. Insbesondere bei minimalinvasiven Operationen sind schlechte Punktkorrespondenzen zu erwarten. Ein weiterer Vorteil des Roboterarms ist, dass die Rekonstruktion der Oberflächengeometrie und die Erzeugung des Lichtfeldes in sehr kurzer Zeit möglich ist. Nachteile ergeben sich durch die Fertigungsungenauigkeit des Roboterarms, wodurch Fehler bei der Visualisierung und Rekonstruktion der Oberfläche entstehen.

Literaturverzeichnis

1. Vogt F, Krüger S, Paulus D, et al.: Endoskopische Lichtfelder mit einem kameraführenden Roboter. Procs BVM 03: 418–422, 2003.
2. Vogt F, Klimowicz C, Paulus D, et al.: Bildverarbeitung in der Endoskopie des Bauchraums. Procs BVM 01: 320–324, 2001.
3. Palm C, Lehmann T, Spitzer K.: Bestimmung der Lichtquellenfarbe bei der Endoskopie makrotexturierter Oberflächen des Kehlkopfs. In K.-H. Franke, editor, *5. Workshop Farbbildverarbeitung*, Seiten 3–10, Ilmenau, 1999. Schriftenreihe des Zentrums für Bild- und Signalverarbeitung e.V. Ilmenau.
4. Kübler C, Raczkowsky J, Wörn H.: Rekonstruktion eines 3D-Modells aus endoskopischen Bildfolgen. Procs BVM 02: 211–214, 2002.
5. Thormählen T, Broszio H, Meier PN.: Automatische 3D-Rekonstruktion aus endoskopischen Bildfolgen. Procs BVM 02: 207–210, 2002.
6. Heigl B, Koch R, Pollefeys M, et al.: Plenoptic modeling and rendering from image sequences taken by a hand-held camera. In Förstner W, Mustererkennung 1999, Seiten 94–101, September 1999. Springer.
7. Pollefeys M.: Self-Calibration and Metric 3D Reconstruction from Uncalibrated Image Sequences. Katholieke Universiteit Leuven, Belgium, Mai 1999.
8. Heigl B.: Plenoptic Scene Modelling from Uncalibrated Image Sequences. Doktorarbeit, Friedrich-Alexander-Universität Erlangen-Nürnberg, Deutschland, November 2003.

Computerunterstützte Gefäßanalyse für die interventionelle Anwendung

Marcus Prümmer[1], Joachim Hornegger[1] und Christoph Schnörr[2]

[1]Lehrstuhl für Mustererkennung,
Friedrich-Alexander-Universität Erlangen-Nürnberg.
Email: { pruemmer, hornegger }@informatik.uni-erlangen.de
[2]Institut für Bildverarbeitung, Mustererkennung und Computergrafik,
CVGPR-Group, Universität Mannheim
Email: schnoerr@uni-mannheim.de

Zusammenfassung. Die Entwicklung von Algorithmen zur quantitativen Auswertung einer Gefäßaufnahme sowie zur computerunterstützten Gefäßnavigation konzentriert sich zunehmend auf deren Einsatz in 3-D-Angiographie Systemen. Die semi-automatische Segmentierung, Strukturerfassung des Gefäßbaumes und automatisierte Quantifizierung des Gefäßes erlauben eine effiziente 3-D-Gefäßanalyse mit minimaler Nutzerinteraktion. Das entwickelte SW-Paket ist für das interventionelle Umfeld optimiert. Die Algorithmen sind speziell auf die Digitale Subtraktions-Angiographie (DSA) abgestimmt. Eine automatische Stenosendetektion reduziert zusätzlich die Nutzerinteraktion. Die Algorithmen und die Benutzerschnittstelle wurden klinisch evaluiert und sind FDA-konform.

1 Einleitung

Eine Intervention ist ein medizinischer Eingriff zur Behandlung pathologischer Gefäße. Zur Behandlung einer Stenose wird ein Stent mittels eines Katheters beispielsweise an der Hüfte eingeführt und durch das Gefäßsystem zum krankhaften Gefäß durchgeschoben. Um den Stent möglichst präzise auszuwählen und schnell zu platzieren, ist es erforderlich eine Gefäßkarte zu erstellen und eine Quantifizierung des pathologischen Gefäßabschnittes vorzunehmen. Für die richtige Wahl des Stents wird der Gefäßdurchmesserverlauf und die Länge des stenotisierten Gefäßabschnittes benötigt. Eine Gefäßerweiterung (Aneurysma) wird beispielsweise durch Embolisation verschlossen. Dazu wird mittels eines Katheters eine Platin-Spirale (Coil) in das Aneurysma eingebracht. Je nach Größe des Aneurysmas kann es erforderlich sein, mehrere Coils einzubringen, um das Aneurysma vollständig auszufüllen. Für eine präzise Embolisation wird das exakte Volumen des Aneurysmas benötigt. Um dies zu berechnen, muss die krankhafte Gefäßerweiterung vom gesunden Gefäß möglichst genau segmentiert werden. Bisher gibt es keine ausreichend gut funktionierenden Algorithmen zur automatischen Selektion pathologischer Gefäßabschnitte, die eine computerunterstützte Selektion mit möglichst minimaler Nutzerinteraktion erlaubt. Mit dem hier vorgestellten System wird dieser Forderung Rechnung getragen.

2   Wesentlicher Fortschritt durch den Beitrag

Die entwickelten Algorithmen bilden den kompletten Arbeitsablauf von der Gefäßsegmentierung über Skelettierung (strukturelle Erfassung) des Gefäßbaumes, computerunterstützter Gefäßnavigation und Selektion von pathologischen Gefäß-teilen bis hin zur quantitativen Auswertung einer Stenose und Volumenmessung eines Aneurysmas ab. Der Gefäßbaum und das daraus brechnete Skelett bietet vordefinierte Navigationspfade entlang aller Gefäßschwerpunktlinien und vereinfacht die Gefäßnavigation erheblich. Das Skelett lässt sich in verschiedenen Detailstufen, die über den Verzweigungsgrad definiert sind, darstellen. Somit können feine Gefäßäste ausgeblendet werden, um die Anzahl der vom Benutzer anzuwählenden Gefäßverzweigungen auf ein notwendiges Minimum zu reduzieren. Dies ermöglicht ein schnelles Navigieren. Mittels einfacher „vor" und „zurück" Kommandos (via Joystick) kann beliebig durch das Gefäß navigiert werden. Die Richtungswahl an Gefäßverzweigungen kann im 3D und in 2D erfolgen. Die Quantifizierung einer Stenose erfolgt interaktiv. Somit kann ohne Verzögerung der zu quantifizierende Gefäßabschnitt geändert werden. Darüberhinaus wird ein innovativer Ansatz zur Stenosenerkennung [1] vorgestellt.

3   Methoden

3.1   Segmentierung und Skelettierung von Gefäßbäumen

Um das Gefäß zu segmentieren, wird ein Regionen-Wachstum mit Schwellwertbeschränkung verwendet. Dafür werden automatisch Voxelmengen gesucht, die sich durch eine hohe Grauwertintensität auszeichnen, und als Wachstumskerne verwendet. Da es in DSA Bildern häufig zu unerwünschten Hintergrundfragmenten kommt, die eine gefäßähnliche Grauwertintensität aufweisen können, werden Voxelgruppen anhand ihrer Voxelanzahl gefiltert. Nur Wachstumskerne, die ein Minimum an Voxeln aufweisen, werden für das anschließende Regionenwachstum verwendet. Für die Skelettierung werden zwei verschiedene Distanztransformationen des Gefäßes (nach [3]) berechnet. Einzelne Skelett-Pfade werden als eine im diskreten Volumengitter zusammenhängende Voxelfolge extrahiert. Aus allen selektierten Voxelfolgen eines Gefäßbaumes wird anschließend ein minimal aufspannender Baum berechnet und die Gefäßabzweigungen bestimmt. Kurze Gefäßenden werden iterativ vom Skelett entfernt und somit der Verzweigungsgrad reduziert. Da es in DSA Bildern zu fragmentierten Gefäßoberflächen kommen kann und wir auf rechenintensive Filterprozesse zur Bildvorverarbeitung verzichten wollen, kann es zu einem hohen Verzweigungsgrad kommen. Ein hoher Verzweigungsgrad bedeutet jedoch ein erhöhtes Maß an Interaktion, da bei der Navigation durch den Gefäßbaum öfters die Verzweigungsrichtung angegeben werden muss, was während einer interventionellen Anwendung nicht vertretbar ist. In der Praxis genügt ein niedriger Verzweigungsgrad, da Schwerpunktlinien kleiner Gefäßausbuchtungen nicht von Interesse sind. Als Maß des Verzweigungsgrades wird die minimale Länge L eines Skelettpfades verwendet.

Abb. 1. Detaillierungsgrad eines Gefäßbaumes.

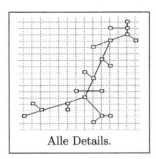 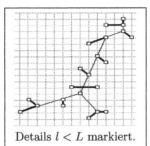 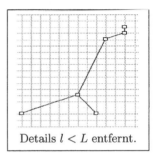

| Alle Details. | Details $l < L$ markiert. | Details $l < L$ entfernt. |

Ein Skelettpfad wird zwischen zwei Verzweigungen oder einer Verzweigung und einem Gefäßende definiert. Durch iterative Elimination kurzer Pfade $l < L$ verringern wir die Anzahl an Abzweigungen. Abb. 3.1 zeigt an einem Beispiel, wie sich dies auf die Pfadlänge verbleibender Skelettpfade auswirkt.

3.2 Quantifizierung von Stenosen

Um dem Anwender die Selektion einer Stenose mit einem Klick zu ermöglichen, werden vordefinierte Navigationspfade anhand des Verzweigungswinkels berechnet, die jedoch beliebig geändert werden können. Um die Selektierung einer Stenose zu vereinfachen, wird ein 3D-Zeiger automatisch an den Gefäßpfad platziert, der dem Mauszeiger am nächsten ist. Da im klinischen Umfeld die Selektion einer Stenose oft via Joystick vorgenommen wird, entfällt somit die präzise und punktgenaue Selektion. Um das Profil einer Stenose zu erstellen, wird entlang des Skelettpfades innerhalb trilinear interpolierter Gefäßschnittebenen eine 2D-Segmentierung durchgeführt. Im Gefäßschnitt werden alle dem Gefäßrand zugehörigen Pixel bestimmt und die innenliegende Schnittfläche gefüllt, um eventuelle Intensitätslöcher zu entfernen. Um den minimalen Gefäßdurchmesser zu bestimmen, wird mit einer 2D-Distanztransformation der Gefäßmittelpunkt approximiert. Iterativ wird eine Gerade bestimmt, die im Mittelpunkt liegt, die Gefäßhülle genau zweimal schneidet und die minimale Länge besitzt. Gleichzeitig wird eine Gerade der maximalen Länge bestimmt. Der quantifizierte Gefäßabschnitt kann interaktiv in seiner Länge angepasst werden, um schnell die Länge der Stenose zu bestimmen.

3.3 Automatische Detektion von Stenosen

Weiterhin hilfreich für den Workflow ist die automatische Detektion von Gefäßverengungen [1] wodurch eine 3D-Stenosenselektion entfallen könnte, da der Anwender anhand einer vorgegebenen Liste erkannter Stenosen schnell alle für den Arzt interessanten Gefäßpositionen auswählen könnte. Um Gefäßverengungen zu detektieren betrachten wir entlang aller berechneten Gefäßpfade den via Distanztransformation geschätzten minimalen Gefäßdurchmesser und klassifizieren das Profil mittels Dynamic Time Warping (DTW) an Referenzmustern [1].

Abb. 2. Messfehler des min. Durchmessers in Abhängigkeit der vom Benutzer einzustellenden Intensität.

Abb. 3. Plastikmodell zur Evaluierung des berechneten Gefäßdurchmessers.

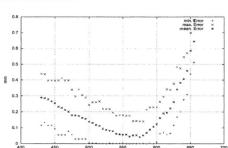

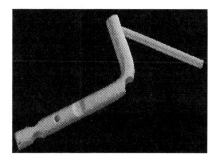

3.4 Volumenberechnung

Die Selektion eines Aneurysmas erfolgt über das Herausstanzen eines Teilvolumens (Volume Of Interest). Dabei wird der Aneurysmenhals genau und der Rest des Aneurysmas grob selektiert. Innerhalb des VOI werden alle zusammenhängenden Voxelgruppen bestimmt und mittels Distanztransformation der jeweilige Massenschwerpunkt (Zentrum) bestimmt. Das Volumen mit dem größten minimalen Durchmesser wird als Aneurysma klassifiziert und das Volumen aus allen zugehörigen Voxel berechnet. Da es besonders bei Aneurysmen durch Wirbel im Blutfluss zu einer ungleichmäßigen Kontrastmittelverteilung kommen kann, wird die Hülle der Voxelmenge bestimmt. Innerhalb der Hülle werden alle „Löcher" gefüllt. In das Zentrum wird eine Multiplanare Rekonstruktion (MPR) gelegt, die vom Anwender frei rotiert und in Richtung der Normalen verschoben werden kann.

4 Ergebnisse und Diskussion

Die Segmentierung in Hochkontrastaufnahmen erwies sich als sehr robust. Der vom Benutzer einzustellende Schwellwert (Intensität) wirkt nicht sensitiv auf den berechneten Gefäßdurchmesser ein (siehe Abb. 2). Bestimmte Gefäßverzweigungen sind präzise. Die hohe Anzahl an Gefäßverzweigungen, die häufig bei stark Oberflächenfragmentierten Gefäßen auftreten, konnte auf ein notwendiges Minimum reduziert werden. Die Quantifizierung einer Stenose dauert von der Segmentierung bis hin zum berechneten Gefäßprofil (min/max Durchmesser, Gefäßschnittfläche und Stenosegrad) auf einem $256 \times 256 \times 300$ Volumen unter 35 Sekunden (Pentium IV 2.5 GHz 2GB RAM). Eine Evaluierung des gemessenen minimalen Durchmessers wurde anhand eines real aufgenommenen Plastikmodells (siehe Bild 3) durchgeführt. Der gemessene Fehler ist in Abbildung 2 dargestellt (gemessen Länge: 13,6mm, 180 Samples. $256 \times 256 \times 299$ Volumen, Voxelgröße $0.42 mm^3$). Um in der Anwendung das Messergebnis reproduzierbar zu

Bei der Stenosendetektion kommt es bei dünnen Gefäßen zu einer Überdetektion, da der geschätzte Durchmesserverlauf entlang der Skelettpfade zu ungenau wird. Bei größeren Gefäßen nimmt die Erkennerrate deutlich zu. Um Gefäßenden und Verzweigungen nicht als Stenose zu detektieren, wurden entsprechende Referenzmuster erzeugt. In Abb. 4 sehen wir die in einem realen Modell detektierten Stenosen. Bei den Positionen 2,3,5,6,9,10 und 16 handelt es sich um richtig erkannte Stenosen. Bei 16 wurde der Hals des Aneurysmas als Gefäßverengung erkannt, 1,4,7,8,11,12,13,14,15 und 17 sind Fehldetektionen.

Abb. 4. Am realen Modell detektierte Stenosen.

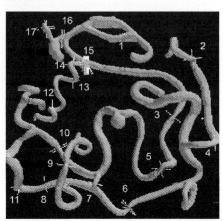

machen, wird ein Default-Schwellwert vorgegeben, der sich aus dem Histogramm berechnen läßt.

Die Selektion des Aneurysmenhalses mittels VOI erwies sich für die klinische Anwendung als wertvoll. Der in einer klinischen Evaluierung [2] ermittelte Messfehler des Volumens liegt reproduzierbar bei 10% über Soll und ist als akzeptabel eingestuft. Alle Algorithmen wurden mit verschiedensten DSA Bildern getestet, sind FDA-konform und für den praktischen Einsatz geeignet. Seit Herbst 2003 sind die Algorithmen Bestandteil der Produktsoftware Syngo von Siemens Medical Solutions. Eine automatische Erkennung von Gefäßverengungen würde die bisherige Nutzerinteraktion erheblich verringern. Der Einsatz von DTW zur Stenosenerkennung zeigt sich als durchaus praktikabel und könnte mit einer präziseren Berechnung des Gefäßdurchmessers in der Praxis Anwendung finden.

Literaturverzeichnis

1. Prümmer M.: Algorithmen zur quantitativen Analyse von Volumendaten, Diplomarbeit. CVGPR-Group Universität Mannheim, Siemens Medical Solutions Forchheim, 2002.
2. White, P; Sellar, R; Keston, P; Horribine, L: Advanced Volume Analysis In The Planning And Assessment Of Endovascular Aneurysm Treatment. Neuroradiology, Western General Hospital, Edinburgh, UK. PP.91, WFITN Brazil, 2003.
3. Thou Y. and Toga A. W.: Efficient Skeletonization of Volumetric Objects. Laboratory of Neuro Imaging, UCLA Schoole of Medicine, Los Angeles, CA 90095, IEEE Transactions on Visualization and CG p.196–209, Vol.5, No.3, 1999.

Navigierte bilddatenbasierte minimal invasive Knochentumorexzision an der temporoparietalen Schädelbasis

Jürgen Hoffmann[1], Dirk Troitzsch[1], Carsten Westendorff[1],
Florian Dammann[2] und Siegmar Reinert[1]

[1]Klinik und Poliklinik für Mund-, Kiefer- und Gesichtschirurgie, Universitätsklinikum
Tübingen, Eberhard-Karls-Universität, Osianderstrasse 2-8, 72076 Tübingen,
[2]Abteilung für Radilogische Diagnostik, Radiologische Universitätsklinik,
Hoppe-Seyler-Strasse 3, 72076 Tübingen
Email: juergen.hoffmann@uni-tuebingen.de

Zusammenfassung. Nach experimentellen Studien zur Genauigkeit
der bilddatengestützten Navigation wurde diese Technik zur intraoperativen Lokalisation und minimal-invasiven Entfernung eines Knochentumors im Bereich der lateralen Schädelbasis klinisch eingesetzt. Bei einem Patienten wurde ein tumorverdächtiges Knochenareal zwischen der
Tabula interna und externa im lateralen Schädelbereich diagnostiziert.
Intraoperativ wurde auf der freigelegten Schädelkalotte das Tumorareal mit dem Navigationspointer in Korrelation mit den Schichtbilddaten
aufgesucht und markiert. Entsprechend den Exzisionsgrenzen wurde der
Tumor minimal-invasiv entfernt. Durch den Einsatz der chirurgischen
Navigation und interaktiven Implementierung diverser Schichtbilddaten
in den operativen Ablauf, war es möglich den kleinen und äußerlich nicht
erfassbaren Tumor präzise im temporoparietalen Schädelbereich sicher zu
lokalisieren und mit einem minimal-invasiven Vorgehen zu entfernen.

1 Einleitung

Das Ziel der operativen Therapie suspekter ossärer Läsionen besteht primär in
der vollständigen chirurgischen Entfernung, wobei Größe, Lokalisation und Ausdehnung berücksichtigt werden müssen [5]. Bei oberflächig gelegenen Herden ist
die Definition der Resektionsgrenzen und des Zuganges kein größeres Problem.
Jedoch ist die minimal invasive Entfernung bei anatomisch schwer lokalisierbaren
Knochenläsionen im Bereich zwischen Tabula externa und interna am Schädel
kaum möglich. Deshalb wird in diesen Fällen ein offenes chirurgisches Vorgehen
mit ausgedehnten Kraniotomien bevorzugt. Hier bieten sich jedoch auch alternative Möglichkeiten im Sinne einer navigationsgestützten Exzision über einen
minimal invasiven Zugang unter Nutzung der diagnostischen dreidimensionalen
Schichtbilddaten an [1,4].

Abb. 1. Lokalisation der tumorverdächtigen Veränderung in der 3D-Rekonstruktion der Computertomographie.

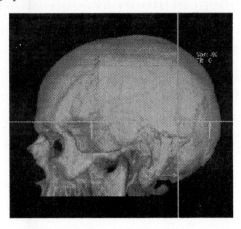

2   Material und Methoden

Bei einem Patienten wurde eine tumorverdächtige Knochenveränderung zwischen Tabula interna und externa im lateralen Schädelbereich festgestellt. Zur diagnostischen Abklärung und Operationsvorbereitung wurde eine hochauflösende Computertomographie (Siemens Somatom Sensation 16) mit dreidimensionalen Rekonstruktionen durchgeführt (Abb. 1). Der navigationsgestützte Eingriff erfolgte mit dem VectorVision-System (Fa. BrainLAB) unter Verwendung der knochenfixierten dynamischen Referenzbasis und der Laser-Oberflächenegistrierung (z-Touch®).

3   Ergebnisse

Nach einer kleinen Hautinzision und Darstellung der Schädelkalotte wurde der suspekte Läsionsbereich mittels Navigationspointer in entsprechenden multiplanaren Ebenen eingestellt und die Exzisionsgrenzen in Korrelation mit den radiologischen Bilddaten festgelegt (Abb. 2). Entsprechend dieser Planung wurde der Schädelknochen mit der tumorverdächtigen Läsion im Zentrum präzise entfernt (Abb. 3). Der intra- und postoperative Verlauf waren komplikationslos. Trotz frontaler intraoperativer Patientenregistrierung fand sich beim Aufsuchen vordefinierter Zielpunkte im lateralen Schädelbasis-Bereich in diesem Fall eine klinische Abweichung von 0,9 mm.

4   Diskussion

Die Therapiekonzepte bei Knochentumoren sind entscheidend vom histopathologischen Befund abhängig [5]. Während bei benignen Prozessen oftmals eine

Abb. 2. Intraoperatives navigationsgestütztes Aufsuchen des Knochentumors.

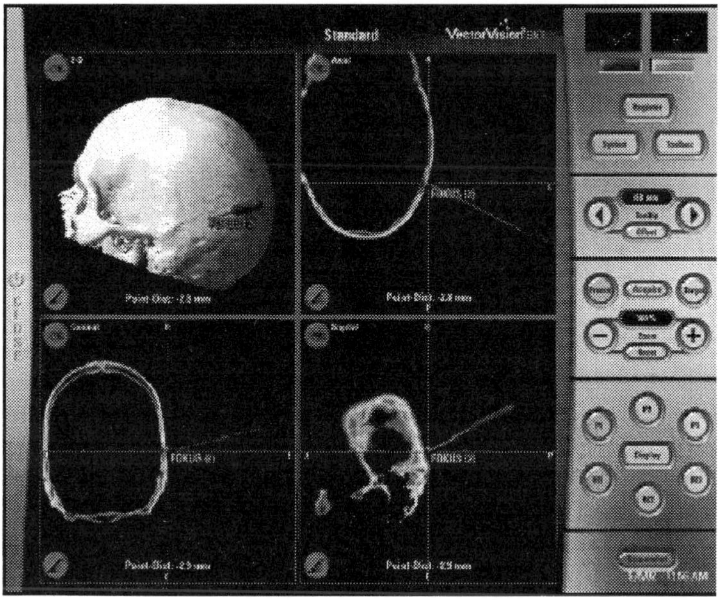

totale Resektion kurativ ist, bedürfen maligne Läsionen ausgedehnteren Resektionen mit entsprechendem Sicherheitsabstand. Es ist jedoch bis zur histopathologischen Beurteilung eine knochenerhaltende Probe- bzw. Totalexzision der Knochenveränderungen indiziert, um aufwendige sekundäre rekonstruktive Eingriffe zu vermeiden [5].

Der Einsatz der bilddatengestützten Navigation für minimal invasive Anwendungen wird als effektiv und schonend angesehen [1,2,4]. Ein wesentlicher Vorteil dieses Vorgehens besteht darin, dass hierfür die unterschiedlichen Bilddaten der radiologischen Diagnostik verwendet oder auch optimal miteinander kombiniert werden können [1,2,4].

Für die Registrierung und Navigation im frontalen Bereich werden relativ gute klinische Genauigkeiten angegeben, dagegen wird der Einsatz im lateralen Schädelbasisbereich eher kritisch gesehen [1,2,3,4]. In unserem Fall fand sich jedoch eine gute Genauigkeit beim Aufsuchen vordefinierter Zielpunkte bei Verwendung der berührungslosen Oberflächen-Laserregistrierung. Ähnlich gute Ergebnisse konnten auch in eigenen experimentellen und klinischen Evaluationen gefunden werden [6].

Im vorliegenden Fall war eine intraoperative visuelle Identifizierung der Läsion durch die besondere Lage zwischen Tabula interna und externa primär ausgeschlossen. Hier war es nur mit Nutzung der präoperativen Schichtbilddaten und Integration der chirurgischen Navigation möglich, diese kleine Läsion präzise zu lokalisieren und mit minimal invasiver Technik zu entfernen. Insbesondere konnte die mit konventioneller Technik einhergehende ausdehnte Kraniotomie und gesteigerte Morbidität vermieden werden.

Abb. 3. Intraoperativer Situs nach Exzision der tumorverdächtigen Knochenläsion mit Exposition der Dura

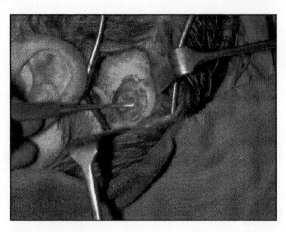

5   Schlussfolgerung

Durch den Einsatz der chirurgischen Navigation und interaktiven Implementierung diverser Schichtbilddaten in den operativen Ablauf, war es möglich den kleinen und äußerlich nicht sichtbaren Tumor im Bereich zwischen Tabula interna und externa präzise im temporoparietalen Schädelbereich zu lokalisieren und mit einem minimal invasiven Vorgehen zu entfernen.

Es lässt sich festhalten, dass auch unter Verwendung der Oberflächen-Laserregistrierung im Mittelgesichtsbereich eine akzeptable Genauigkeit im lateralen Schädelbereich zur Lokalisation kleiner Strukturen gegeben ist und die ergänzende Nutzung der bilddatengestützte chirurgische Navigation hier erst eine minimal-invasive Operationstechnik ermöglicht hat.

Literaturverzeichnis

1. Caversaccio M, Nolte LP, Hausler R. Present state and future perspectives of computer aided surgery in the field of ENT and skull base. Acta Otorhinolaryngol Belg 2002; 56:51–59
2. Haase J. Neuronavigation. Childs Nerv Syst 1999; 15:755–757
3. Heermann R, Schwab B, Issing PR, et al. Image-guided surgery of the anterior skull base. Acta Otolaryngol 2001; 121:973–978
4. Hoffmann J, Dammann F, Troitzsch D, et al. Image-guided navigation for minimal invasive approaches in craniomaxillofacial surgery. Biomed Tech (Berl) 2002; 47 Suppl 1 Pt 2:728–731
5. Steward J, Fonseca R. Fibro-osseous diseases and benign tumors of bone. In: Fonseca R, ed. Oral and maxillofacial surgery. Philadelphia: Saunders, 2000; 398–427
6. Troitzsch D, Hoffmann J, Dammann F, et al. Registrierung mit dreidimensionaler Oberflächen-Laserscanner-Technik zur Navigation in der Mund-, Kiefer- und Gesichtschirurgie. Zentralbl Chir 2003; 128:551–556

Adynamische Referenzierung für markerlose navigationsgestützte Eingriffe im Bereich des Unterkiefers und der Mundhöhle

Jürgen Hoffmann, Dirk Troitzsch, Carsten Westendorff,
Octavio Weinhold und Siegmar Reinert

Klinik und Poliklinik für Mund-, Kiefer- und Gesichtschirurgie, Universitätsklinikum Tübingen, Eberhard-Karls-Universität, Osianderstrasse 2-8, 72076 Tübingen
Email: juergen.hoffmann@uni-tuebingen.de

Zusammenfassung. Die intraoperative bilddatengestützte Navigation hat in der Mund-, Kiefer- und Gesichtschirurgie eine zunehmende Bedeutung. Eine neue Technik zur adynamischen Unterkieferreferenzierung wurde entwickelt und hinsichtlich der Praktikabilität und Genauigkeit klinisch untersucht. Bei Patienten mit verschiedenen Behandlungsndikationen (komplizierte Implantatentfernung bzw. -insertion am Unterkiefer sowie Aufsuchen komplexer pathologischer Prozesse) wurden mit der neuen Technik navigationsgestützt operiert. Verschiedenartig hergestellte uni- und bilaterale Kunststoff-Aufbissblöcke wurden individuell angefertigt und den Patienten zur Schichtbilddiagnostik mit reproduzierbarer Mundöffnung appliziert. Die Genauigkeit der Navigation wurde an ausgewählten Referenzpunkten im Operationsgebiet bestimmt und analysiert. Bei der Verwendung uni- gegenüber bilateraler Aufbissblöcke im Seitenzahnbereich fanden sich gravierende Abweichungen des Aufsuchens der definierten Zielpunkte durch laterale Deviationsphänomene. Mit der bilateralen Fixierung ergab sich eine hohe Genauigkeit des adynamischen Referenzierungsverfahrens mit 1,6 mm, 1,9 und 2,3 mm in Bezug auf anatomische Referenzpunkte. Durch die individuelle adynamische Referenzierung besteht erstmals die Möglichkeit, präzise bilddatengestützte navigationsgestützte Eingriffe auch im Bereich des beweglichen Unterkiefers und des Oropharynx durchzuführen.

1 Einleitung

Die chirurgische Navigation erlangt zunehmende Bedeutung in der modernen Chirurgie insbesondere im Zusammenhang mit minimal invasiven Eingriffen [1]. Limitiert wird die Anwendung der Navigation dort, wo durch Organbewegungen die Korrelation zwischen der intraoperativen Patientenanatomie und den präoperativen Schichtbilddaten nicht mehr gegeben ist.

Initial für neurochirurgische Eingriffe entwickelt, wird die bilddatengestützte Navigation zunehmend auch in der Kopf-Hals-Chirurgie eingesetzt [1,3]. Vergleichbar dem Problem des „Brain shift" in der Neuronavigation [3] war bei allen verfügbaren Systemen bisher die Referenzierung dynamischer Strukturen,

Abb. 1. Intermaxillärer Aufbissblock im zahntechnischen Modell.

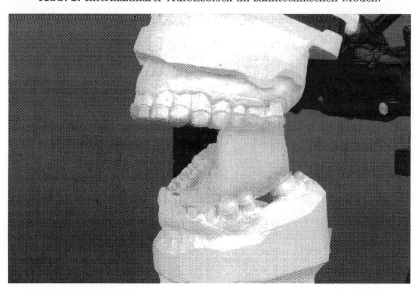

wie z.B. des Unterkiefers oder des Oropharynx nicht oder nur mit hohem technischem Aufwand möglich.

Wir stellen daher eine neue Technik vor, bei der individuelle intermaxilläre Aufbissblöcke zur adynamischen Unterkieferreferenzierung entwickelt und hinsichtlich der Praktikabilität und Genauigkeit klinisch untersucht wurden.

2   Material und Methoden

Patienten mit verschiedenen Indikationen (komplizierte Implantatentfernung bzw. -insertion am Unterkiefer sowie Aufsuchen komplexer pathologischer Prozesse) wurden mit der neuen Referenzierungstechnik navigationsgestützt operiert. Verschiedenartig hergestellte uni- und bilaterale Kunststoff-Aufbissblöcke wurden individuell angefertigt und den Patienten zur Schichtbilddiagnostik sowie während des Eingriffes mit reproduzierbarer und definierter Mundöffnung appliziert (Abb. 1). Hierdurch war eine Positionierung des Unterkiefers und der anhängenden Weichgewebestrukturen entsprechend der Situation während der Bilddatenakquisition möglich.

Wir stellten dazu im Tiefziehverfahren konventionelle Aufbissschienen für den Ober- und Unterkiefer mit Kieferrelationsbestimmung her. Dem folgte die bilaterale Wachsmodellation der Aufbissblöcke jeweils im Bereich der Molaren (Abb. 1). Abschließend wurden die bilateral angefertigten Wachsmodellationen in selbsthärtenden, herkömmlichen Prothesenkunststoff (Paladur®, Polymethylmethacrylat) überführt. In einem Fall führten wir eine direkte Modellation der Aufbissblöcke in der Mundhöhle durch. Basierend auf den Bilddaten eines hochauflösenden 16-Zeilen Computertomografie-Scanners (Somatom Sensation

Abb. 2. Häufigkeitsverteilung der Abweichungen von vordefinierten Zielpunkten bei Eingriffen mit bilateraler Aufbissblock-Technik.

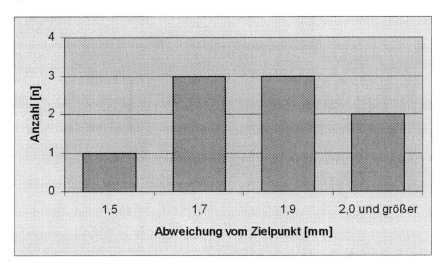

16) erfolgte die Navigation mit dem VectorVision-System (Fa. BrainLAB) unter Verwendung der knochenfixierten dynamischen Referenzbasis und der Laser-Oberflächenegistrierung (z-Touch®).

3   Ergebnisse

Die vorbereiteten Splinte ließen sich beim Patienten sowohl während der CT- oder MR-Untersuchung problemlos einsetzen als auch während der Operation gut eingliedern (Abb. 1). Hierbei wurde darauf geachtet, dass die Position des Aufbisses nicht mit dem geplanten operativen Zugang interferierte.

Es wurde festgestellt, dass die Verwendung bilateraler Aufbissblöcke entscheidende Vorteile gegenüber der Verwendung von unilateralen Splinten hinsichtlich der intraoperativen Genauigkeit bot. So kam es schon im Vorfeld des navigationsgestützten chirurgischen Eingriffes unter der Verwendung von nur einseitigen Aufbissblöcken durch eine ungenügende Fixierung des Unterkiefers regelmäßig zu Ungenauigkeiten in Folge von meist lateralen Bissverschiebungen. Es fanden sich teils gravierende Abweichungen beim Aufsuchen vordefinierter Zielpunkte von 4 bis 6 mm. Mit der bilateralen Fixierung ergab sich schliesslich eine hohe Genauigkeit des adynamischen Referenzierungsverfahrens mit einer minimalen Abweichung von durchschnittlich 1,9 mm in Bezug zu anatomischen Referenzpunkten (Abb. 2). Mit dieser Technik konnten enossale Implantate eingebracht, Osteosynthesematerialien minimal-invasiv entfernt und intraorale interstitielle Laserbehandlungen problemlos und hinreichend präzise durchgeführt werden (Abb. 3).

Abb. 3. Navigationsgestützte Insertion dentaler Implantate im Unterkiefer.

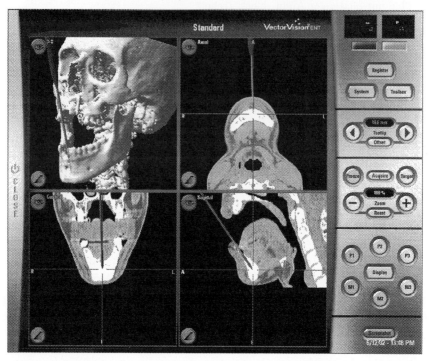

4   Diskussion

In der Literatur gibt es nur vereinzelt Berichte über navigationsgestützte Eingriffe am Unterkiefer und im Bereich des Oropharynx [2,7]. So wurde über Präzisionsmessungen bei navigationsgestützten Implantatinsertionen an Unterkiefermodellen in vitro und an anatomischen Präparaten berichtet [2,7]. Aus diesen experimentellen Untersuchungen waren jedoch keine eindeutigen Referenzierungsmethoden des Unterkiefers für die klinische Situation ableitbar. So beschränkten sich die Anwendungen der bilddatengestützten Navigation bei der Insertion von dentalen Implantaten bisher ausschließlich auf den Bereich des Oberkiefers [6].

Eingriffe am Unterkiefer wurden aufgrund seiner Beweglichkeit für nicht realisierbar beschrieben [6]. Vereinzelt wurden invasive Techniken mit direkter Befestigung einer Referenzierungseinheit am Unterkieferknochen durchgeführt [8]. Im Bereich der Implantologie finden aufwändig gestaltete starre Adaptionen einer Referenzierungseinheit an eine zahntechnisch hergestellte CT-Daten-basierte Schablone in Kombination mit einer Aufbissschiene Verwendung [4]. In einem Einzelfall wurde ein Kunststoffkeil zur Fixierung des Unterkiefers beim navigationsgestützten Aufsuchen einer Osteosyntheseschraube eingesetzt [5].

5 Schlussfolgerung

Durch die individuelle adynamische Referenzierung besteht erstmals die Möglichkeit, relativ einfach und technisch unaufwendig präzise bilddaten-gestützte Navigationseingriffe auch im Bereich des beweglichen Unterkiefers und des Oropharynx durchzuführen.

Literaturverzeichnis

1. Caversaccio M, Nolte LP, Häusler R. Present state and future perspectives of computer aided surgery in the field of ENT and skull base. Acta Otorhinolaryngol Belg 2002; 56:51–59
2. Gaggl A, Schultes G, Kärcher H. Navigational precision of drilling tools preventing damage to the mandibular canal. J Craniomaxillofac Surg 2001; 29:271–275
3. Heermann R, Schwab B, Issing PR, et al. Image-guided surgery of the anterior skull base. Acta Otolaryngol 2001; 121:973–978
4. Lindorf H, Müller-Herzog R. Navigationstechnik in der Implantologie-passgenaue Umsetzung der computergestützten Implantatplanung. ZMK 2002; 18:188–197
5. Schultes G, Zimmermann V, Feichtinger M, et al. Removal of osteosynthesis mate-rial by minimally invasive surgery based on 3-dimensional computed tomography-guided navigation. J Oral Maxillofac Surg 2003; 61:401–405
6. Siessegger M, Schneider BT, Mischkowski RA, et al. Use of an image-guided navi-gation system in dental implant surgery in anatomically complex operation sites. J Craniomaxillofac Surg 2001; 29:276–281
7. Wanschitz F, Birkfellner W, Watzinger F, et al. Evaluation of accuracy of computer-aided intraoperative positioning of endosseous oral implants in the eden-tulous mandible. Clin Oral Implants Res 2002; 13:59–64
8. Watzinger F, Birkfellner W, Wanschitz F, et al. Positioning of dental implants using computer-aided navigation and an optical tracking system: case report and presentation of a new method. J Craniomaxillofac Surg 1999; 27:77–81

LiverLine – ein webbasiertes Informationssystem für die computergestützte Leberoperationsplanung

Matthias Thorn[1], Baris Yalcin[1], Peter Schemmer[2], Lars Grenacher[3], Thomas Kraus[2], Markus W. Büchler[2] und Hans-Peter Meinzer[1]

[1]Abteilung für Medizinische und Biologische Informatik,
Deutsches Krebsforschungszentrum, 69120 Heidelberg
[2]Abteilung für Allgemeine Chirurgie, Universitätsklinik Heidelberg, 69120 Heidelberg
[3]Abteilung für Radiodiagnostik, Universitätsklinik Heidelberg, 69120 Heidelberg
Email: m.thorn@dkfz.de

Zusammenfassung. Die computergestützte Operationsplanung in der Leberchirurgie liefert eine dreidimensionale Rekonstruktion der Leber, welche die Lage des Tumors gegenüber den Gefäßbäumen und deren Versorgungsgebieten enthält. Das dreidimensionale Modell erlaubt eine bessere Tumor-Lokalisation und steigert die Genauigkeit bei der Leberoperation. Diese Arbeit beschäftigt sich mit der Entwicklung eines webbasierten Informationssystems für das Universitätsklinikum Heidelberg, um die Ergebnisse der Operationsplanung über das Internet ausgewählten Partnern zur Verfügung zu stellen.

1 Einleitung

An der Chirurgischen Klinik in Heidelberg werden im Bereich der Leberchirurgie Tumoroperationen sowie Leberlebendspenden mit Hilfe der computergestützten Operationsplanung [1] durchgeführt. An dem klinischen Workflow der Operationsplanung sind die Chirurgie und die Radiologie der Universitätsklinik Heidelberg sowie die Abteilung Medizinische und Biologische Infomatik (MBI) des Deutsches Krebsforschungszentrum Heidelberg (DKFZ) beteiligt. Die Abteilung MBI bietet die Aufbereitung der Bilddaten (Segmentierung, volumetrische Auswertung und 3D-Visualisierung) als Service für die Klinik an.

2 Methoden

2.1 Bestehender Workflow der Leber OP-Planung

Der bisherige Workflow der Leberoperationsplanung ist in Abbildung 1 dargestellt. Ein Tag vor der Patientenaufnahme bzw. am Tag der Aufnahme wird durch einen Stationsarzt der Chirurgie am DKFZ eine Operationsplanung angemeldet (**1**). Ist ein Patient stationär aufgenommen, wird dieser an die Radiologie überwiesen (**2**), in der von der erkrankten Leber Computertomographie-Aufnahmen (CT) angefertigt werden. Diese werden auf Filmen ausgedruckt und

Abb. 1. Bisheriger klinischer Workflow der Leberoperationsplanung

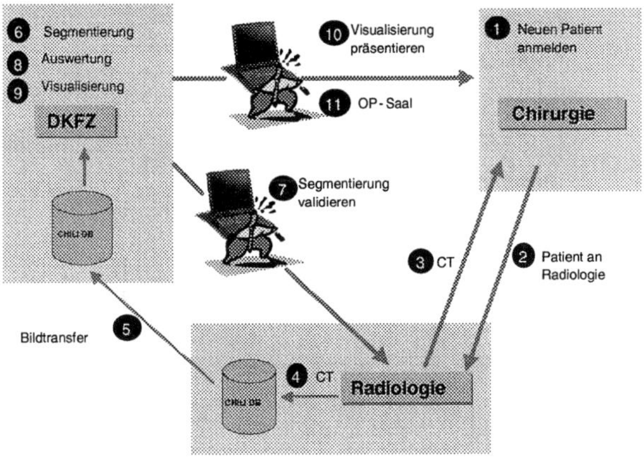

den Ärzten der chirurgischen Abteilung zur Verfügung gestellt (**3**). Gleichzeitig werden die digitalen Daten innerhalb einer CHILI®-Datenbank [3] gespeichert (**4**). Zur Operationsplanung werden die digitalen Bilder von der Radiologie an das DKFZ verschickt, wo sie wiederum in einer CHILI-Datenbank abgelegt werden (**5**). Aus den empfangenen CT-Bildern werden die anatomisch relevanten Strukturen (Leber, Tumor, Gallenblase, venöse und arterielle Gefäße) aus den Aufnahmen segmentiert (**6**) [4]. Die Segmentierungergebnisse müssen vom Radiologen auf ihre Richtigkeit validiert werden. Da das DKFZ und die Klinik räumlich getrennt sind, muss der DKFZ-Mitarbeiter die Segmentierungsergebnisse auf ein Laptop kopieren und sich zur Klinik begeben (**7**). Nach erfolgreicher Abnahme durch den Radiologen erfolgt eine volumetrische Auswertung (**8**), bei der aus den Gefäßinformationen ein Resektionsvorschlag berechnet wird. Danach wird aus den vorhandenen Bilddaten eine dreidimensionale Rekonstruktion der Leber erstellt (**9**). Diese wird dem Chirurg präsentiert, indem der DKFZ-Mitarbeiter die Daten erneut auf ein Laptop kopiert und sich zur Klinik begibt (**10**). An dem Tag der Operation muss sich der DKFZ-Mitarbeiter mit seinem Laptop zum OP-Saal begeben, wo die 3D-Visualisierung während der Operation verwendet wird (**11**). Die Anwesenheit des DKFZ-Mitarbeiter ist notwendig, da es sich als Vorteil erwiesen hat, wenn die Software nicht durch den Chirurgen bedient werden muss.

2.2   Mängel des bestehenden Workflows

Anhand des beschriebenen Workflows lassen sich Mängel aufzeigen. So werden die Ergebnisse der Operationsplanung mittels eines Laptops übertragen. Hierfür muss der DKFZ-Mitarbeiter zur Validierung durch den Radiologen, zur Präsentation der Visualisierung in der chirurgischen Besprechung und zum Einsatz der Visualisierung im Operationssaal die Daten auf ein Laptop kopieren und sich zur Klinik begeben. Ausserdem ist während einer Planungsphase den

Abb. 2. Neuer klinischer Workflow der Leberoperationsplanung

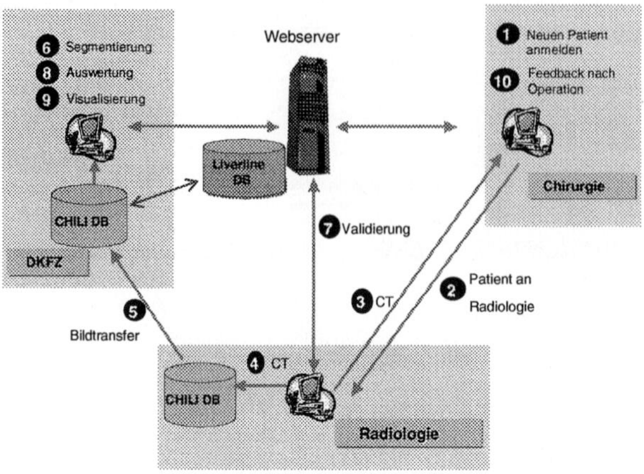

klinischen Partnern der aktuelle Stand einer Operationsplanung nicht bekannt. So ist für die Radiologen und Chirurgen z.B. nicht erkennbar, in welchem Fortschritt sich die Planung auf DKFZ-Seite befindet. Eine weitere Schwäche besteht in dem Kopieren der Daten vom Zentralrechner auf das Laptop. Dadurch entsteht eine inkonsistente verteilte Datenhaltung, die es erschwert, den aktuellen Zustand einer Planung bzw. ihrer Ergebnisse zu garantieren. Hierfür bietet sich eine zentrale Datenhaltung an, über die der Zugriff und Änderungen jeglicher Art ermöglicht und dokumentiert werden können. Neben den oben bereits erwähnten Mängel findet keine Dokumentation der Operationsplanung statt. Lediglich die Planung auf DKFZ-Seite wird über ein standardisiertes Planungsprotokoll erfasst, bei dem die Ergebnisse der Segmentierung, Visualisierung und Volumetrie festgehalten werden. Für die Dokumentation wäre es sinnvoll, dass Resonanzen durch die beteiligten Partner eingesammelt und gespeichert werden. Diese könnten nachträglich zur Verbesserung des Systems ausgewertet werden. Desweiteren wäre eine frühzeitige Information über die Aufnahme eines neuen Patienten sehr hilfreich. Während im zentralen Patientenmanagement die Aufnahme eines Leberpatienten bereits über eine Woche im voraus bekannt ist, werden diese Informationen nicht bzw. relativ spät an die beteiligten Partner weitergeleitet. Hier wäre es wünschenswert frühzeitg die entsprechenden Informationen sowohl den Radiologen als auch den betroffenen DKFZ-Mitarbeitern zur Verfügung stellen zu können.

2.3   Neuer verbesserter Workflow

Der neue verbesserte Workflow durch das webbasierte Informationssystem *LiverLine* ist in der Abbildung 2 dargestellt. Alle Daten der Leberoperationsplanung werden mittels eines Webservers und einer Datenbank online zur Verfügung gestellt werden. Die Informationen aus der Operationsplanung werden in der LiverLine-Datenbank abgelegt und können über einen Webbrowser abgerufen

Abb. 3. 3D-Darstellung der Leber, des Sicherheitsabstandes und des Resektionsvorschlages mit VRML

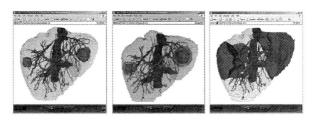

werden. Der Bezug zu den radiologischen Daten wird über die CHILI-Datenbank realisiert, die über die einzelnen Studien mit der LiverLine-Datenbank in Verbindung steht. Hierdurch haben alle beteiligten Partner online Zugriff auf die Daten der Operationsplanung. Das bedeutet, dass man nicht mehr zeitlich und räumlich gebunden ist. Zu jedem Zeitpunkt kann der aktuelle Bearbeitungsstatus einer Operationsplanung abgefragt werden. Ausserdem sind die Bilddaten (Original und segmentierte Bilder, 3D-Visualisierungen), die bisher auf einem Laptop zur Verfügung standen, jederzeit und wiederholt einsehbar.

2.4 Technologie

Zum Einsatz kamen ein Apache Tomcat Webserver und eine PostgreSQL Datenbank. Die Realisierung der Middleware erfolgt mit Java (Servlets, JSP, Beans). Zum Betrachten der 2D-Bilddaten über das Internet wird der ChiliViewer, eine Komponente des CHILI/Web [2], verwendet. Der ChiliViewer kann medizinische Bilder im JPEG-, DICOM- und PIC-Format anzeigen. Man kann die erwähnten Formate entweder als einzelne Schichtbilder oder als Video ansehen. Neben dem Ansehen der Originalbilder als auch der Segmentierungsergebnisse bietet der ChiliViewer auch die Möglichkeit, die Segmentierungserbnisse direkt mit den Originalbilder zu vergleichen. Diese Funktionalität wird für die Validierung der Segentierungergebnisse durch den Radiolgen benötigt.

Für die Darstellung der 3D-Modelle der Leberoperationsplanung im Internet wird die Virtual Reality Modeling Language (VRML) eingesetzt (Abb. 3). Das 3D-Modell kann beliebig rotiert werden, so dass der Chirurg die Leber von allen Seiten betrachten kann. Desweiteren kann die Leber beliebig vergrössert bzw. verkleinert betrachtet werden.

3   Ergebnisse

Durch die Webapplikation wird der bisherige klinische Workflow in vielerlei Hinsicht verbessert, z.B. kann der Radiologe mit Hilfe des ChiliViewers die Segmentierungsergebnisse online validieren oder die 3D-Modelle in VRML können direkt im Operationssaal abgerufen werden, da dieser über einen Internetanschluss verfügt. Für diese Vorgänge ist die Anwesenheit des DKFZ-Mitarbeiters vor Ort nicht mehr erforderlich.

Abb. 4. Webapplikation LiverLine

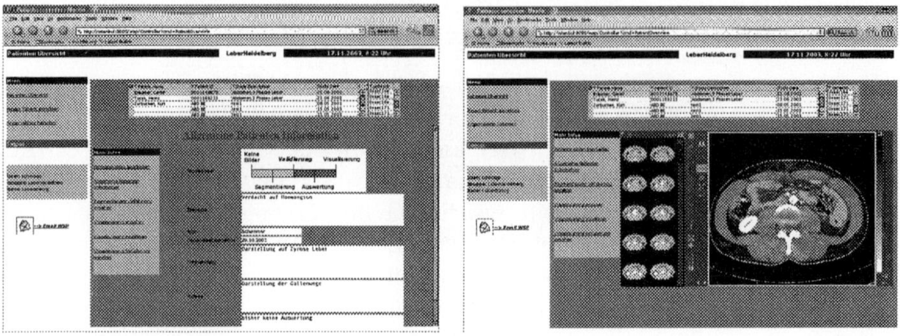

Zur Anwendung der Webapplikation ist ein gewöhnlicher Standard-Rechner ausreichend, d.h. dass die Klinikrechner keine spezielle Hardware-Anforderungen, z.B. eine leistungsfähige Grafikkarte, erfüllen müssen.
Die ersten Testläufe mit Datensätzen aus der klinischen Routine funktionierten einwandfrei. Die Online-Schaltung zur Klinik soll in den kommenden Monaten realisiert werden. Die Abbildung 4 zeigt die Benutzeroberfläche.

4   Diskussion und Ausblick

Als zukünftige Erweiterungen ist die Kopplung mit anderen klinischen Informationssystemen von Interesse. Das System LiverLine ist bisher als Standalone-Version implementiert. Hier ist es wünschenswert, einen Zugriff auf verschiedene Kliniksysteme wie das klinische Informationssystem (KIS) oder das radiologisches Informationssystem (RIS) zu realisieren. Somit könnte z.B. ein Chirurg, der in LiverLine eingeloggt ist, Daten aus dem RIS der Radiologie einsehen.

Eine weitere zukünftige Entwicklung ist eine erweiterte Interaktion des 3D-Modells. Beispielsweise könnte der Chirurg durch Anklicken einzelne Gefäßbäume diese ein- oder ausblenden. Eine weitere Möglichkeit wäre die interaktive Berechnung des Resektionsvorschlages.

Literaturverzeichnis

1. H.P.Meinzer, M.Thorn, C.E.Cárdenas: Computerized planning of liver surgery - an overview, Computers & Graphics, 2002.
2. H.Münch, U.Engelmann, A.Schroeter, H.-P.Meinzer: Web-based distribution of radiological images from PACS to EPR, CARS 2003
3. U.Engelmann, A.Schröter, M.Schwab, U.Eisenmann, M.Vetter, J.Quiles, M.Bahner, H.-P.Meinzer: Radiologieworkstation CHILI, Telemedizinführer Deutschland, 2000.
4. T.Kunert, A.Schröter, T.Heimann, M.Schöbinger, T.Böttger, I.Wolf, H.-P.Meinzer: Interactive Segmentation in the CHILI (Tele-)Radiology System, CURAC 2003.

Automatic ROI Size Selection and Parameter Initialization for Model-Based Localization of 3D Anatomical Point Landmarks

Stefan Wörz and Karl Rohr

School of Information Technology, Computer Vision & Graphics Group
International University in Germany, 76646 Bruchsal
Email: {woerz,rohr}@i-u.de

Abstract We introduce a new approach for the automatic selection of an optimal 3D ROI size for effective fitting of a deformable model for the purpose of landmark localization. In addition, we propose an algorithm to initialize the parameters of our previously introduced 3D ellipsoidal intensity model. The newly developed approaches have been successfully applied to 3D synthetic data as well as 3D MR images.

1 Introduction

Landmarks are important image features for the registration of 3D medical images. There exist two main approaches for the automated localization of 3D anatomical point landmarks: one based on 3D differential operators (e.g., [1,2]) and the other based on deformable models (e.g., [3]). While being computationally efficient, differential operators are relatively sensitive to noise, which leads to false detections and also affects the localization accuracy. On the other hand, approaches based on deformable models generally exploit contour information of the anatomical structures. In [3], we described an approach based on parametric *intensity* models. We considered tip-like anatomical structures and introduced an ellipsoidal intensity model for landmark localization.

Model-based approaches for landmark localization need to choose a suitable size of the region-of-interest (ROI). The ROI should be large enough to capture enough image information to guarantee a successful localization of the landmark. On the other hand, if the ROI is too large it might contain neighboring structures which negatively influence the accuracy. In addition, for the fitting process we also need starting values for the model parameters. An improper initialization can lead to inaccurate localizations or false fitting results. Often, the ROI size as well as the model parameters are initialized manually. Work on automatic 3D ROI size selection can hardly be found. In [4], an approach is presented based on the statistical uncertainty of a differential edge intersection approach. This approach has been designed for ideally sharp tip-like landmarks, which is an improper approximation of tip-like structures which are typically rounded.

Fig. 1. Sketch of a (half-) ellipse with several image gradients and the resulting dominant gradient direction highlighted (left) as well as with a neighboring structure (hatched ellipse) and two different ROIs (center). The right sketch shows the surface normal, the principal directions, and the principal curvatures at the tip of an ellipsoid.

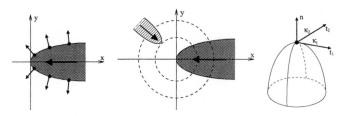

We have developed a new approach for the selection of an optimal 3D ROI size for effective fitting of a deformable model. We exploit the dominant direction of the image gradient in the neighborhood of the landmark position. In comparison to the statistical uncertainty approach [4], the new approach 1) can cope with rounded tip-like structures of ellipsoidal shape, 2) detects more effectively and accurately the optimal ROI size in the presence of typical neighboring structures (e.g., sulci close to the tips of the ventricular system), 3) is more robust against image noise as well as variations of the initial position, and 4) is much simpler and computationally less expensive. In addition, we developed an algorithm to initialize the parameters of our 3D ellipsoidal intensity model [3].

2   ROI Size Selection

To select an optimal ROI size we determine the dominant gradient $\mathbf{d}_r$ of a spherical 3D ROI of radius r. The dominant gradient is obtained by computing the sum of the image gradients at all voxels within the ROI, i.e. $\mathbf{d}_r = \sum_{\mathbf{x} \in \text{ROI}} \nabla g(\mathbf{x})$. The main contribution to $\mathbf{d}_r$ typically results from the boundary of the anatomical structure itself and potential neighboring structures whereas homogenous regions have only a small influence. For an isolated rounded tip-like structure similar to a (half-) ellipsoid, summing up the image gradients results in a dominant gradient pointing along the center line of the ellipsoid (see Fig. 1). The reason is that the components of the image gradients pointing perpendicular to the center line compensate each other over the boundary of the ellipsoid, while only the components pointing along the center line contribute to the dominant gradient. When a neighboring structure is additionally captured within the ROI, then the direction of the dominant gradient is generally changed. In our approach we exploit this observation. In order to select an optimal ROI size, we compare for increasing radii r the direction of the dominant gradient $\mathbf{d}_{r-1}$ of a spherical ROI with the direction of the dominant gradient of an adjacent spherical shell (thickness of 1 voxel). The dominant gradient of the spherical shell is given by $\mathbf{d}_r - \mathbf{d}_{r-1}$. As a measure for the change of the direction, we compute the angle δ_r between both dominant gradients $\mathbf{d}_{r-1}$ and $\mathbf{d}_r - \mathbf{d}_{r-1}$, which is given by

$$\delta_r = \arccos\left(\left\langle \frac{\mathbf{d}_{r-1}}{\|\mathbf{d}_{r-1}\|}, \frac{\mathbf{d}_r - \mathbf{d}_{r-1}}{\|\mathbf{d}_r - \mathbf{d}_{r-1}\|} \right\rangle\right) \tag{1}$$

Table 1. Results of estimating the optimal ROI size in synthetic images for the statistical uncertainty approach and the new approach for different neighboring structures. The proportions of correct estimates within 1 and 2 voxels accuracy are given.

Distances: 5-14 voxel	Accuracy [voxel]	Sphere	Ellipsoid 0°	45°	90°	Average
Statistical uncertainty approach	±1	25.5%	15.8%	1.6%	0.1%	10.8%
	±2	48.6%	16.0%	5.3%	17.9%	22.0%
Dominant gradient approach	±1	84.7%	83.1%	84.2%	86.3%	84.6%
	±2	96.3%	91.7%	95.1%	97.8%	95.2%

where $\langle \cdot, \cdot \rangle$ denotes the inner product. The optimal ROI size is determined by the largest ROI before a significant change of δ_r occurs. A significant change is detected when δ_r exceeds a threshold T (in our case we chose $T = 22.5°$) or when δ_r has maximal increase before a local maximum of $T/2 \leq \delta_{lmax} < T$.

3   Parameter Initialization of the Ellipsoidal Model

For the automatic initialization of the 16 parameters of our ellipsoidal intensity model (3D position and orientation, semi-axes, intensity levels, image smoothing, tapering, and bending), we propose the following strategy. For a given coarse position of the landmark, first the optimal ROI size is determined automatically (see Sect. 2). Within this ROI for landmark detection, the 3D differential operator $Op4 = det\mathbf{C}_g$ is applied [2], where $\mathbf{C}_g$ is the averaged dyadic product of the image gradient. To refine this position we apply the three-step procedure in [5], which results in a sub-voxel position. The position closest to the coarse position with a positive Gaussian curvature (for an isointensity surface) is used as the initial position of the model.

In addition, the image gradient and the principal curvatures κ_1 and κ_2 of the local isointensity surface at this point (see Fig. 1) are computed to determine the initial orientation as well as the size of the three semi-axes (r_x, r_y, r_z). Here, we face the problem that we have three semi-axes but only two relations between the curvatures and the semi-axes: $\kappa_1 = r_z/r_x^2$ and $\kappa_2 = r_z/r_y^2$. In our case we initialize r_z with the radius of the ROI (note, the tip of the ellipsoid w.r.t. r_z is the landmark position). The initial values for the intensity levels of the surrounding tissue and the anatomical structure are determined using the minimal and maximal intensities of the ROI (after median filtering). The initial value for the smoothing parameter is always set to 1 and the remaining model parameters for the global deformations are always set to zero, thus the ellipsoidal model is always initialized as an (undeformed) ellipsoid.

4   Experimental Results: ROI Size Selection

Our approach for selecting an optimal ROI size (Sect. 2) has been applied to 3D synthetic data as well as to 3D MR images of the human head. We generated in total 5600 different 3D synthetic images. Each image contains a tip-like structure of varying orientation and size (generated by our ellipsoidal model) and a neighboring structure in a varying distance and orientation (either a smoothed thin ellipsoid or sphere) as well as added Gaussian noise ($\sigma_n = 3$ grey levels). We simulated neighboring structures at distances between 5 and 14 voxels and, in case of the thin ellipsoid, at different angles of $0°$, $45°$, and $90°$. The contrast for both the ellipsoid and the neighboring structure was 100 grey levels. Since the distances are between 5 and 14 voxels, the optimal ROI radii are also between 5 and 14 voxels. From the experiments we found that the new approach is quite robust against noise and successfully estimates the optimal ROI size: for ca. 85% of the images, the correct ROI size has been detected within 1 voxel accuracy. For a comparison we also applied the statistical uncertainty approach [4], which yielded only ca. 11% (see Table 1). We also applied our approach to real 3D MR images of the human head (see Sect. 5) and obtained quite good results.

5 Experimental Results: Parameter Initialization

Our approach for automatic parameter initialization of the ellipsoidal intensity model has been applied to 3D synthetic data as well as to two 3D MR images of the human head. In the synthetic experiments we applied model fitting using automatic parameter initialization (including the selection of the ROI size) given 3D image data generated by the model itself with added Gaussian noise. For 1000 experiments with different parameter settings but without global deformations, model fitting succeeded in 99.5% of the cases with an average localization error of 0.12 voxels. In comparison, the 3D differential operator Op4 in conjunction with the three-step refinement yielded an average error of 1.65 voxels. For 1000 similar experiments including global deformations, automatic initialization with subsequent model fitting succeeded in 99.2% of the cases with an average localization error of 0.33 voxels. In comparison, the refined 3D differential operator Op4 yielded 1.64 voxels.

In addition, we applied our approach to two 3D MR images (data sets C06 and Woho). Table 2 shows the fitting results for the tips of six ventricular horns (left and right frontal, occipital, and temporal horns). Note, model fitting was not successful for the right frontal and the left temporal horn in the C06 data set (because of a relatively poor estimate of the initial orientation and position) and for both occipital horns in the Woho data set (the reason is a rather untypical anatomical structure). For the remaining 8 landmarks it turned out that the automatic initialization is quite reliable and allows quite good fitting results. The average distance between the estimated landmark positions and ground truth positions computes to $\bar{e} = 1.63mm$. In comparison, using the refined 3D differential operator Op4, we obtain an average distance of $\bar{e}_{Op4,\,refine} = 2.33mm$. Fitting results are visualized in Fig. 2 using 3D Slicer (SPL, Boston).

6 Discussion

The experiments verify the applicability of our new approach, which estimates an optimal ROI size such that neighboring structures are not captured. In combination with the initialization of the parameters of our ellipsoidal model this allows a fully automated localization of landmarks.

Table 2. Fitting results for the ventricular horns in two 3D MR images (C06 and Woho). The selected radius r of the ROI, the estimated landmark position, intensity levels, and the distance e to the ground truth position are given. For comparison, the distance of the refined differential operator Op4 to the ground truth position is listed.

	r	$\hat{x}_0$	$\hat{y}_0$	$\hat{z}_0$	$\hat{a}_0$	$\hat{a}_1$	e	$e_{Op4,\,refine}$
Left frontal horn	9	149.44	78.58	70.16	92.6	19.6	1.52mm	2.97mm
Left occipital horn	6	144.30	200.79	52.53	84.6	15.6	0.65mm	3.21mm
Right occipital horn	6	107.33	195.92	57.00	87.3	19.8	1.23mm	1.73mm
Right temporal horn	7	98.79	112.15	40.59	79.7	20.2	0.84mm	1.83mm
Left frontal horn	8	111.27	78.22	101.83	126.3	21.8	2.25mm	1.98mm
Right frontal horn	9	111.50	75.45	131.20	126.3	23.8	2.61mm	1.93mm
Left temporal horn	6	136.45	111.59	89.59	115.1	18.2	2.18mm	1.25mm
Right temporal horn	6	130.48	113.52	147.38	110.8	26.1	1.76mm	3.74mm
						Mean	1.63mm	2.33mm

Fig. 2. Fitted ellipsoidal model for the left and right frontal ventricular horn within the MR image Woho (left) and the left (center) and right occipital horn (right) within the MR image C06. The marked axes indicate the estimated landmark positions.

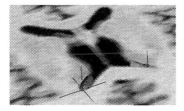 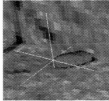 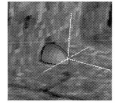

7   Acknowledgement

The original MR images have been kindly provided by Philips Research Hamburg and W.P.Th.M. Mali, L. Ramos, and C.W.M. van Veelen (Utrecht University Hospital) via ICS-AD of Philips Medical Systems Best.

References

1. J.-P. Thirion, "New Feature Points based on Geometric Invariants for 3D Image Registration", *Int. J. of Computer Vision* 18:2, 1996, 121–137
2. K. Rohr, "On 3D differential operators for detecting point landmarks", *Image and Vision Computing* 15:3, 1997, 219–233
3. S. Wörz and K. Rohr, "Localization of Anatomical Point Landmarks in 3D Medical Images by Fitting 3D Parametric Intensity Models", *Proc. IPMI'03*, Ambleside, UK, July 20-25, 2003, *LNCS* 2732, Springer-Verlag Berlin Heidelberg, 2003, 76–88
4. S. Frantz, K. Rohr, and H.S. Stiehl, "Improving the Detection Performance in Semi-automatic Landmark Extraction", *Proc. MICCAI'99*, Cambridge, UK, Sep. 19-22, 1999, *LNCS* 1679, Springer-Verlag Berlin Heidelberg, 1999, 253–262
5. S. Frantz, K. Rohr, and H.S. Stiehl, "Multi-Step Differential Approaches for the Localization of 3D Point Landmarks in Medical Images", *J. of Computing and Information Technology (CIT)*, 6:4, 1998, 435–447

Optimierung eines konnektionistischen Graphmatchers zum inhaltsbasierten Retrieval medizinischer Bilder

Christian Lappe[1], Benedikt Fischer[1], Christian Thies[1],
Mark-Oliver Güld[1], Michael Kohnen[2] und Thomas M. Lehmann[1]

[1]Institut für Medizinische Informatik
Rheinisch-Westfälische Technische Hochschule (RWTH), 52057 Aachen
[2]Klinik für Radiologische Diagnostik, Universitätsklinikum Aachen, 52057 Aachen
Email: clappe@mi.rwth-aachen.de

Zusammenfassung. Die Bestimmung von Ähnlichkeiten zwischen medizinischen Bildern erfordert in manchen Kontexten die Einbeziehung struktureller Bildinformation, wie Nachbarschaftsbeziehungen oder Hierarchierelationen zwischen Teilregionen der Bilder. Werden attributierte Graphen zur Modellierung der strukturellen Information als Bildrepräsentation eingesetzt, so führt die Bestimmung von Ähnlichkeiten auf ein NP-vollständiges Graphmatchingproblem. Dieser Beitrag zeigt, wie durch Parallelisierungstechniken die Leistung eines auf Neuronalen Netzen basierenden Matchingalgorithmus so optimiert werden kann, dass er auch für die großen Datenvolumina medizinischen Bildmaterials eingesetzt werden kann. Eine Partitionierung des Neuronalen Netzes sowie eine Synchronisierung der gewonnenen Cluster bilden den Kern der Optimierung. Das Konzept eignet sich sowohl für parallele Berechnungen in verteilten Systemumgebungen als auch für den Einsatz auf isolierten Simulationsrechnern.

1 Einleitung

Die Bestimmung von Ähnlichkeiten zwischen medizinischen Bildern ist grundlegend für viele Anwendungen im Bereich der medizinischen Bildverarbeitung. So greifen beispielsweise Systeme zum inhaltsbasierten Retrieval von Bildern (CBIR) auf automatisch extrahierte globale wie lokale, also regional beschränkte, Merkmale von Bildern zu, um durch paarweise Vergleiche dieser Merkmale möglichst „ähnliche" Bilder für den betreffenden Kontext in umfangreichen Referenzdatenbanken zu detektieren. Erlaubt der Anwendungskontext eine Beschränkung auf niedrig-dimensionale Merkmalsräume, wie beispielsweise Farbmerkmale, so stehen effiziente Datenstrukturen und Algorithmen zur Verfügung, die über eine Indizierung dieser Merkmale Retrievalergebnisse in sublinearer Laufzeit (bezüglich der Größe der Referenzdatenbank) generieren können. Im Projekt „Image Retrieval for Medical Applications" (IRMA) wird ein Rahmenwerk zum inhaltsbasierten Retrieval medizinischer Bilder definiert, das mit möglichst wenigen Einschränkungen an Anfragekontexte oder Bildgenerierungsmodalitäten auskommen soll. Für diese Anwendung ist wesentlich, möglichst viele Merkmalstypen flexibel in die Datenstrukturen zu integrieren und auf Basis dieser Merkmale Ähnlichkeitsvergleiche führen zu können. Eine multiskalare und somit von Anfragekontexten weitgehend unabhängige Bildrepräsentation ist mit hierarchisch organisierten, attributierten Graphen gegeben [1]. Deren Knoten repräsentieren Regionen im Bild, die mit Vektoren lokaler Merkmale verknüpft werden können. Die Kanten der Graphen modellieren Adjazenz- und Inklusionsrelationen zwischen den Regionen – die Inklusionsrelation bildet dabei eine hierarchische Struktur aus. Die Frage der Bildähnlichkeit führt somit auf ein Matchingproblem ihrer Graphrepräsentationen, das als inexaktes Subgraph-Isomorphismus-Problem klassifiziert werden kann. Da diese Problemklasse als NP-vollständig bekannt ist, d.h. ihre Probleme im Allgemeinen nicht effizient lösbar sind, und die Datenvolumina zur multiskalaren Repräsentation eines medizinischen Bildes erheblich sind, muss auf approximative Lösungsverfahren zurückgegriffen werden, die zudem eine besondere Flexibilität bezüglich der verwendeten Merkmale aufweisen müssen. Das von Schädler und Wysotzki vorgestellte Matchingverfahren auf Basis Neuronaler Netze [2] erfüllt diese Anforderungen. Es wurde für eine Evaluierung im Rahmen des IRMA-Projektes ausgewählt [3], jedoch stand bisher keine ausreichend performante Implementierung für sehr große Netze zur Verfügung. Mit dem hier vorgestellten Parallelisierungskonzept konnte die Leistung so weit optimiert werden, dass der Matcher nun für die Forschung an Fragen des IRMA-Projektes eingesetzt werden kann.

2 Methode

Das grundlegende Verfahren aus [2] sieht vor, aus zwei gegebenen Eingabegraphen einen Kompatibilitätsgraphen, der Mappinghypothesen zwischen den Eingabegraphen der Form „bilde Knoten X auf Knoten Y ab" codiert, und hieraus ein Neuronales Netz der Hopfield-Art zu konstruieren. Dessen Neuronen tauschen in einer Simulationsphase über gewichtete Verbindungen excitatorische, d.h. stärkende, oder inhibitorische (hemmende) Erregungen iterativ aus, bis sich ein garantierter, global konvergenter Zustand einstellt. Die Simulation entspricht dabei einem Gradientenabstiegsverfahren im Raum der Neuronenpotentiale, also einer Heuristik, die ein Optimierungsproblem approximativ löst. Stabile Zustände des Systems bilden (lokale) Minima einer Energiefunktion, die an ein globales Distanzmaß zwischen Bildern, das sich aus deren Merkmalsvektoren und strukturellen Relationen berechnet, gekoppelt wird. Durch den Gradientenabstieg wird somit versucht, eine minimale (globale) Distanz zwischen den Bildern zu berechnen, aus denen die Eingabegraphen mittels eines Regiongrowing-Partitionierungalgorithmus konstruiert wurden [1]. „Fehlschläge" in Form suboptimaler Lösungen, d.h. lokaler aber nicht globaler Minima, müssen unter Berücksichtigung der Komplexitätsklasse akzeptiert werden.

2.1 Netzpartitionierung

Ansatzpunkt für die Leistungsoptimierung bietet die an sich synchrone Aktualisierungsvorschrift der Neuronen des Netzes. Prinzipiell werden alle Neuronen einmal pro Iteration gleichzeitig aktualisiert, d.h. ihre Potentiale unter Berücksichtigung aller eingehenden Erregungen neu berechnet. Diese Gleichzeitigkeit ermöglicht eine parallele Verarbeitung der Neuronen, auch auf verschiedenen Rechnern, die für die Simulationsphase zusammengeschlossen werden. Bedingung ist, dass die Neuronen nicht voneinander abhängig sind, dass also keine Verbindung zwischen ihnen im Netz besteht. Das Netz wird also in einem ersten Schritt partitioniert, in Cluster von Neuronen aufgeteilt, wobei die Abhängigkeiten zwischen verschiedenen Clustern zu minimieren sind. Vollkommen unabhängige Cluster werden in der Praxis nur selten zu realisieren sein, da die verwendeten Netze relativ dicht sind, d.h. einen hohen Verbindungsgrad aufweisen. Eine Minimierung der Abhängigkeiten kann angestrebt werden, allerdings ist das Problem der exakten Minimierung wiederum NP-vollständig. Es wurde ein Algorithmus für diese Partitionierung entwickelt, der schon während der Konstruktionsphase des Netzes durch systematisches Verfolgen von Kanten eine Einteilung in Cluster vornimmt, und in ersten Tests positive Ergebnisse zeigte. Als eigenständige Komponente implementiert, kann er jedoch auch ausgetauscht oder durch spezialisierte Partitionierungsalgorithmen ergänzt werden.

2.2 Synchronisierung

Können nicht alle Abhängigkeiten eliminiert werden, so wird eine Synchronisierung der Cluster erforderlich, bei der einmal pro Iteration Informationen zwischen den Clustern ausgetauscht werden. Zu diesem Zweck bildet jeder Cluster sog. „Travelunits", mobile Einheiten eines Neurons, die an andere Cluster übermittelt werden können, um gezielt Potentialwerte abzufragen, dabei aber genügend Informationen enthalten, um das abgefragte Zielneuron gleichzeitig zu aktualisieren. Eine definierte Ordnung auf den Neuronen aller Cluster sorgt dafür, dass für jede Verbindung des Netzes jeweils nur eine Travelunit erzeugt wird (Uplink-Strategie). Travelunits werden in Exportlisten gesammelt, um sie effizient und systematisch nach einem festgelegten Versandschema zwischen den Clustern übertragen zu können. Als Effekt der Uplink-Strategie kann dieses Versandschema an unterschiedliche Leistungsstärken der an der Simulation beteiligten Rechner angepasst werden. Je kürzer die Exportlisten, desto wirkungsvoller war die Partitionierung, und desto weniger zeitlicher Overhead entsteht als Folge der Parallelisierung. Ist ein Cluster einem Rechner zur Bearbeitung zugeordnet, so braucht nur dieser Rechner die Simulationsdaten des Clusters – aktuelle Potentiale, Akkumulatoren etc. – lokal vorrätig zu halten. Die Größe der einzelnen Cluster kann dabei so dimensioniert werden, dass die Daten vollständig im Hauptspeicher aller Rechner gehalten werden können und somit immer schnell zur Verfügung stehen - der Partitionierungsalgorithmus verwendet hierfür eine benutzerdefinierbare Partitionstabelle.

In der Simulationsphase werden für jeden Cluster iterativ die folgenden vier Schritte durchgeführt, die den internen Clusterzyklus bilden:

1. Integration der eigenen Exporte. Zurückgekehrte, bearbeitete Travelunits werden reintegriert.
2. Iterationswechsel. Skalierungen, Normierungen.
3. Clusterinterne Aktualisierungen. Alle hierfür benötigten Potentialwerte sind sofort verfügbar.
4. Bearbeitung externer Exportlisten.

Die vorgestellte Parallelisierung wurde ursprünglich für die verteilte Entwicklungsplattform des IRMA-Projektes [4] konzipiert, ihre Mechanismen können aber auch auf einem isolierten Simulationsrechner gewinnbringend eingesetzt werden. Zum leistungsdrosselnden Flaschenhals wird hier der beschränkte physische Speicherausbau, der die für IRMA benötigten großen Netze nicht vollständig verfügbar machen kann. In einer naiven Implementierung müssen Auslagerungsmechanismen des Betriebssystems diesen Mangel kompensieren, die jedoch uninformiert über den Simulationsverlauf keine gute Leistung zeigen. Die Parallelisierung ermöglicht auch hier, das Netz in ausreichend kleine Cluster zu zerlegen, und diese untereinander zu synchronisieren. Dabei werden die Daten eines Clusters in zusammenhängenden Speicherbereichen abgelegt, die durch eine kontrollierte Auslagerung nach Bearbeitung eines Clusters sehr effizient ausgetauscht werden können. Diese gezielten Clusterwechsel bilden den externen Clusterzyklus, den Abb. 1 schematisch darstellt.

3 Ergebnisse

Erste Testläufe bestätigen das Konzept und zeigen eine erhebliche Leistungssteigerung gegenüber der originalen Implementierung aus [2]. Werden dort Simulationsläufe mit mehr als 300.000 Verbindungen im Netz aus Effizienzgründen zurückgewiesen, so werden nun selbst Netze mit 68.000 Neuronen und 15 Millionen Verbindungen in zwölf Minuten auf Standardhardware vollständig berechnet. Die Parallelisierung erzeugte einen zeitlichen Overhead von zwei Minuten während der Netzkonstruktion, führte jedoch zu einer Beschleunigung der Simulationsphase um 30 Prozent pro Iteration. Der eingesetzte Partitionierungsalgorithmus zeigte eine Reduzierung der Abhängigkeiten zwischen Clustern um 60 Prozent gegenüber einer zufälligen Verteilung von Neuronen über alle Cluster.

4 Diskussion

Die Optimierung des Graphmatchers ermöglicht seinen Einsatz zur Untersuchung von Ähnlichkeiten medizinischer Bilder im Rahmen des IRMA-Projektes. Besonders vielversprechend ist die Skalierbarkeit des Verfahrens, da es an verschiedenen Stellen an den physischen Speicherausbau und die Geschwindigkeit beteiligter Simulationsrechner adaptiert werden kann und Auslagerungsbereiche auf Sekundärmedien, die nahezu unbegrenzt zur Verfügung stehen, nun effizienter genutzt werden können. Eine detailliertere Analyse der Leistungssteigerung in einzelnen Komponenten empfiehlt sich, da hier noch Potential für weitere Verbesserungen gesehen wird.

Abb. 1. Externe und interne Clusterzyklen steuern den Simulationslauf der parallelen Implementierung auf einem isolierten Rechner. Das Beispiel zeigt eine Partitionierung des Netzes in fünf Cluster, die in Kontextwechseln sukzessive in den physischen Speicher des Rechners eingelesen werden (externer Zyklus). Für jeden der Cluster wird einmal der interne Zyklus durchlaufen, in dem alle Aktualisierungen und nötigen Synchronisierungen vorgenommen werden. Eine Iteration ist abgeschlossen, wenn der externe Zyklus einmal durchlaufen wurde.

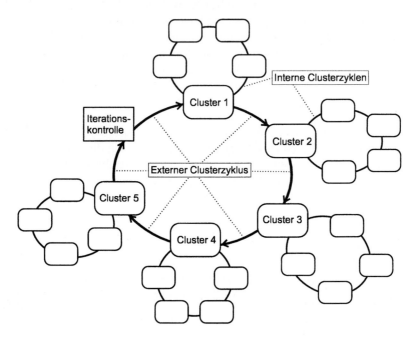

Literaturverzeichnis

1. Thies C, Metzler V, Aach T: Content-Based Image Analysis: Object Extraction by Data-Mining on Hierarchichally Decomposed Medical Images. Procs SPIE 5032; 579–589, 2003.
2. Schädler K, Wysotzki F: Comparing Structures using a Hopfield-style Neural Network. Applied Intelligence 11; 15–30, 1999.
3. Fischer B, Thies C, Güld MO, Lehmann TM: Matching von Multiskalengraphen für den inhaltsbasierten Zugriff auf medizinische Bilder. Procs BVM 2003; 353–357, 2003.
4. Güld MO, Fischer B, Thies C et al.: A platform for distributed image processing and image retrieval. Procs SPIE 5150; 1109–1120, 2003.

Entwurf einer IT-gestützten Balanced Scorecard zum medizinischen Qualitätsmanagement: Verwendung von UML, XML und Java

Holger Kunz, Jürgen Braun und Thomas Tolxdorff

Institut für Medizinische Informatik, Biometrie und Epidemiologie
Charité – Universitätsmedizin Berlin, Campus Benjamin Franklin
Email: holger.kunz@medizin.fu-berlin.de

Zusammenfassung. Inhalt der Arbeit ist die Konzeption und Realisierung eines Systems für die computergestützte Balanced Scorecard (BSC) zur Unterstützung des Qualitätsmanagements im Krankenhauswesen. Mit Hilfe eines objektorientierten Case-Tools wurde das Softwaredesign in der Modellierungssprache UML realisiert. Die Implementation des im Entwurf und Analyse festgelegten Designs wurde in Java umgesetzt. Die Datenbank wurde in XML realisiert sowie durch ein XML Schema definiert.

1 Einleitung

Das Gesundheitswesen steht derzeit unter enormen ökonomischen Druck, der zusätzlich durch gesetzgeberische Maßnahmen verstärkt wurde. Zur Entscheidungsunterstützung und -überwachung sowie zur Qualitätssicherung kann das von Robort Kaplan und David Norton entwickelte Konzept der Balanced Scorecard auch im Krankenhaus verwandt werden [1,2]. Es ist ein Instrument des strategischen Managements und als solches ein Kennzahlensystem, dass der strategischen Kontrolle dienen soll. Das Konzept der BSC beinhaltet Entwicklung und Umsetzung einer Strategie, in der sämtliche Aktivitäten auf die vier Dimensionen Finanzen, Kunden (Patienten), Prozesse und Innovation ausgerichtet werden [3]. Aufgrund neuer Konzepte wie Managed Care, Gesundheitszentrum, vernetzte Versorgung und evidenzbasierte Medizin bietet sich die BSC als strategisches Instrumentarium auch im Krankenhaus an [4]. Außerdem belegen Untersuchungen, dass das in der USA in unterschiedlichen Branchen bewährte Konzept auch erfolgreich im Krankenhausmarkt eingesetzt werden kann [5,6]. Zur Unterstützung einer Balanced Scorecard im Krankenhaus leistet eine leistungsfähige Datenverarbeitung eine nicht zu unterschätzende Hilfestellung. Da die BSC ein mehrdimensionales Kennzahlensystem ist, soll in dieser Arbeit primär die softwaretechnische Durchführung vorgestellt werden die flexibel, plattformübergreifend, und wartungsarm ist.

Abb. 1. Die Dreischichtenarchitektur des Softwareprojektes. Hierbei erfolgt eine strikte Trennung in die Darstellungsschicht (presentation tier), die Anwendungsschicht (application tier) sowie in die Datenbankschicht (database tier).

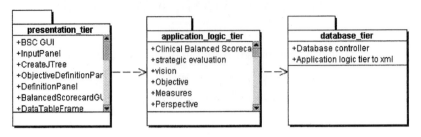

2 Methoden

Zur Erstellung eines Softwareedesigns ist zweckmäßig den objektorientierten Analyse- und Entwurfsansatz mittels UML (unified modelling language) einzusetzen. Die in der Analyse geklärten Anforderungen können mit Hilfe von Objekten im Entwurf in eine Systemstruktur umgesetzt werden. Der Entwurf bildet die Basis für die weitere Entwicklung und die anschließende Wartung. Diagramme gehören zu den wichtigsten Elementen der UML, die es erlauben, einzelne Aspekte von Modellen in einem angemessenen Detaillierungsgrad darzustellen. Dazu gehören beispielsweise das Klassen-Diagramm, Anwendungsfall-Diagramm, Reihenfolge-Diagramm, Zustands-Diagramm, Aktivitäten-Diagramm und Kooperations-Diagramm [7,8,9,10,11,12]. Ein weiterer Vorteil liegt in der breiten Unterstützung von Case-Tools, wie beispielsweise Rational Rose oder Borland Together Control Center. Zur Implementation des Entwurfs wurde Java verwendet. Java's Vorteile sind, dass es verteilt, robust, sicher, architekturneutral, multithreaded, interpretierbar, übertragbar und dynamisch ist. Insbesondere die Definition von Interfaces und Packages prädestiniert Java für die Entwicklung dieses Softwareprojektes. Da die Datenbank für zukünftige Applikationen erweiterbar, strukturiert und verifizierbar sein sollte wurde XML (extensible markup language) mit seiner XML Schema Definition gewählt. Einer der größten Stärken von XML Schemas liegt darin, dass Dokumenteninhalte auf Korrektheit validiert werden können und selbst in XML geschrieben sind [13]. Die GUI-Realisierung (graphical user interface) erfolgt mit Java Swing erfolgen.

3 Ergebnisse

Die Entwicklung des SW-Prototypen wurde nach dem Rational Unified Process (RUP) durchgeführt [14]. Er ist mittlerweile der Standard bei der Erstellung von Softwareprojekten. Er stellt eine Erweiterung des bisher genutzten Wasserfallmodells dar. Der RUP ist inkrementell, iterativ und besitzt in sich überlappende Phasen. Außerdem gibt es eine breite Tool-Unterstützung und eine starke Verknüpfung mit der UML-Notation. Er wird unterteilt in die (1) Inception, (2) Elaboration, (3) Construction und (4) Transition-Phase. Daher wurde zunächst der

Abb. 2. Ein kleiner Ausschnitt aus dem entwickelten UML-Diagramm. Links ist eine Klasse und deren zugehörige Variablen und Methoden in der UML-Notation zu sehen. Rechts sieht man beispielhaft die Definition eines Interface in der UML-Notation. Klassen, die dieses Interface implementieren, müssen entsprechend die im Interface defininierten Methoden implementieren.

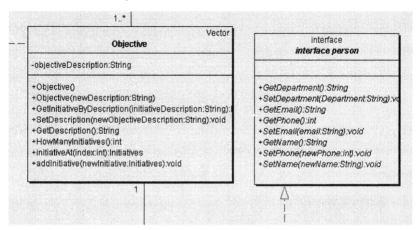

Softwarebezugsrahmen und die Projektgrenzen innerhalb der BSC-Anwendung festgelegt. Dabei wurden die Use-Cases des Gesamtsystems innerhalb der klinischen Anwendung erstellt. Mit Hilfe von primären und typischen Szenarios wurde das Verhalten simuliert. In der weiteren Phase wurde die Analyse des Problembereiches der Balanced Scorecard sowie die Festlegung auf die Architektur getroffen. Die Systemanforderungen wurden spezifiziert und die signifikanten Use-Cases implementiert. In der *Construction Phase* wurde die iterative und inkrementelle Entwicklung eines vollständigen und anwendungsreifen Produktes für die klinische BSC durchgeführt. Dabei wurde eine vollständige Herausarbeitung des Designs sowie Fertigstellung der Implementation erreicht. Die Entwicklung eines Klassendiagramms, Use-Case-Diagramm, Komponentendiagramms erfolgt mittels Borland Together Control Center.

Grundsätzlich wurde eine durchgehende Dreischichtenarchitektur verwendet, wie sie momentan in der Softwaretechnik üblich ist. In Abb. 1 ist die entsprechende Einteilung in die drei Packages dargestellt.

Die Konzeption zur Speicherung der BSC in objektorientierter Form als Datenbank wurde durch ein entwickeltes XML Schema durchgeführt. In der *Transition Phase* wurde eine prototypische Entwicklung einer graphischen Oberfläche durch JAVA aufgrund der UML-Konzeption realisiert. Die Erstellung der GUI wird momentan in enger Kooperation mit medizinischen Partnern durchgeführt.

4 Diskussion

Es zeigte sich sehr deutlich, dass das Softwaredesign mittels UML, eine Datenbankrealisierung mittels XML und die Verwendung der Implementationssprache Java auch im klinischen Bereich angewendet werden kann. Die Verwendung des

RUP bei der Erstellung von größeren Softwareprojekten kann vorteilhaft auch im Bereich der medizinischen Informatik eingesetzt werden. Durch die sauber definierte Struktur im Entwurf war es möglich, dass verschiedene Programmierer einzelne Komponenten entwickelten, da diese mit vorher festgelegten Schnittstellen der UML-Definition kommunizierten. Gerade im Hinblick auf heterogene Entwicklungssysteme im Krankenhaus sollte UML eine verstärkte Gewichtung zukommen. Bei der Wahl von XML zur Speicherung der Kennzahlen als Datenbankbasis zeigte sich, dass XML-basierende Datenbanken einfacher zu handhaben sind und bei geeigneter Implementation übersichtlicher als konventionelle Datenbanklösungen wie beispielsweise SQL sind. Die hohe Flexibilität des Entwurfsansatzes und die leichte Übertragbarkeit einer Implementation auf heterogene Systeme basiert auf neuen Modellierungsansätzen. Zusammenfassend lässt sich feststellen, dass die Verwendung moderner Softwareentwicklungskonzepte und die objektorientierte Implementierung hervorragend für medizinische Anwendungen genutzt werden können.

Literaturverzeichnis

1. Kaplan RS, Atkinson AA, Transforming the balanced scorecard from performance measurement to strategic management: Part I, Accounting Horizons, 87–104, 2001.
2. Kaplan RS, und Atkinson AA, Transforming the balanced scorecard from performance measurement to strategic management: Part II, Accounting Horizons, 15, 147–160, 2001.
3. Heberer M., Erfolgsfaktoren der Krankenhausführung, Der Chirurg, 60, Springer Verlag, 1305–1312, 1998.
4. Conrad HJ, Balanced Scorecard als modernes Management-Instrument im Krankenhaus, Baumann-Fachverlag, Kulmbach, 2001.
5. Rimar S. und Garstka SJ, The Balanced Scorecard, Development and Implementation in an Academic Clinical Department, Academic Medicine (74): ff. 114, 1999.
6. Zellman W., Issues for Academic Health Centers to Consider before Implementing a Balanced-scorecard Effort, in: Academic Medicine (74): ff. 1269, 1999.
7. Balzert, H. Methoden der objektorientierten Systemanalyse. Spektrum Akademischer Verlag, 1996.
8. Balzert H. Lehrbuch der Objektmodellierung. Spektrum Akademischer Verlag, 1996.
9. Booch G. The Unified Modelling Language. User Guide Addison-Wesley, 1999.
10. Fowler M. Analysis Patterns: Reusable Object Models. Addison Wesley Longman, Reading, Massachusetts 1997.
11. Oestereich B. Objektorientierte Softwareentwicklung. Analyse u. Design mit der Unified Modeling Language Oldenbourg 1997.
12. Quatrani T. Visual Modeling with Rational Rose and UML. Addison Wesley, 1998.
13. XML schema, available at http://www.w3schools.com/schema, 2003.
14. Rational Unified Process: Best Practices for Software Development Teams: http://www.rational.com/media/whitepapers/rup_bestpractices.pdf

Verteilte Bearbeitung inhaltsbasierter Suchanfragen auf ein medizinisches Bildarchiv

Mark O. Güld[1], Alexander Craemer[1], Bartosz Plodowski[1], Christian Thies[1], Benedikt Fischer[1], Michael Kohnen[2] und Thomas M. Lehmann[1]

[1]Institut für Medizinische Informatik, Pauwelsstraße 30, 52057 Aachen
[2]Klinik für Radiologische Diagnostik, Pauwelsstraße 30, 52057 Aachen
Email: mgueld@mi.rwth-aachen.de

Zusammenfassung. Es wird ein verteiltes System vorgestellt, das die graphische Programmierung von Methoden für Bildverarbeitung, Merkmalsextraktion und Merkmalsvergleich mit Automatismen für transparente Merkmalsspeicherung, Ablaufkontrolle (Scheduling) und Wartung in einem heterogenen Netzwerkverbund kombiniert. Die Modellierung wird hierbei um Konzepte zur Verarbeitung von Merkmalsmengen erweitert. Das System unterstützt sowohl die Entwicklung wie auch die spätere Anwendung von beliebigen Algorithmen zum inhaltsbasierten Bildzugriff, z.B. im Rahmen von Image Retrieval in Medical Applications (IRMA*).

1 Einleitung

Für eine präzise Antwort auf Anfragen an medizinische Bildarchive zur Diagnoseunterstützung ist ein inhaltsbasierter Ansatz, engl. content-based image retrieval (CBIR), notwendig. Dabei wird ein Bild durch automatisch extrahierte Merkmale beschrieben, die zur Identifikation und zum Vergleich der Bilder benutzt werden. Insbesondere medizinische Bilder tragen für den Anfragekontext relevante Informationen in lokalen Details und stellen somit hohe Anforderungen an die benötigte Inhaltsrepräsentation. Ferner muss die stetige Evolution medizinischen Wissens flexibel abbildbar sein [1]. Die Merkmalsextraktion, -speicherung sowie die Bearbeitung von Anfragen auf dieser Datenstruktur erfordern dabei in großem Umfang Speicherplatz und Rechenzeit, die durch eine geeignete Infrastruktur verfügbar gemacht werden müssen.

2 Stand der Technik

Existierende CBIR-Systeme greifen meist auf ein einziges Verfahren zur Bildinhaltsbeschreibung zurück, wobei allenfalls die Vergleichsoperation durch den

* Das IRMA-Projekt wird gefördert von der Deutschen Forschungsgemeinschaft DFG (Le 1108/4)

Anwender zur Anfragezeit parametriert werden kann. Nichtmedizinische CBIR-Systeme konzentrieren sich ferner auf große Mengen von Farbbildern, deren Inhalt durch sehr wenige globale Merkmale, z.B. Histogramminformationen bzgl. Farbe, Textur und Form, beschrieben werden. Die Merkmalsextraktion findet für die vorhandenen Bilder offline statt, was eine sehr schnelle Anfragebearbeitung ermöglicht.

Die Implementierung der Merkmalsextraktion eines CBIR-Systems kann durch Werkzeuge aus dem Bildverarbeitungsbereich unterstützt werden. Bei diesen Werkzeugen sind graphische Modellierungen von Algorithmen als Datenfluss-Graphen stark verbreitet, was neben interdisziplinärer Kommunizierbarkeit Vorteile bei Implementierung und Abwicklung derartig formulierter Algorithmen birgt, z.B. hinsichtlich Trennung von Benutzerschnittstelle und Funktionalität, Modularisierung, Datenabhängigkeiten und Parallelisierbarkeit [2]. Das weit verbreitete, kommerziell verfügbare Werkzeug Khoros [3] arbeitet mit halbautomatischer Verteilung der anfallenden Berechnungen. Des weiteren können vorgeschlagene Datenformate (z.B. KDF oder Vista) Anwendungen der Bildverarbeitung flexibel und gleichzeitig uniform in der Schnittstelle für den Programmierer unterstützen. Diese Entwicklungswerkzeuge unterstützen andererseits nicht die Verwaltung extrahierter Merkmale.

3 Methoden

3.1 Zentrale Datenbank

Alle Entitäten des Systems (Modellierung, Merkmale, Infrastruktur) werden über eine zentrale relationale Datenbank verwaltet. Für größere Datenelemente, z.B. lokale (d.h. pro-Pixel-)Merkmale oder die Bilder selbst, sind Transportfunktionen implementiert, die verteilte Datenspeicherung mit ortstransparentem Zugriff anbieten.

3.2 Modellierung von Algorithmen

Zur Modellierung von Algorithmen werden gerichtete Graphen verwendet, deren Kanten den Datenfluss von Merkmalen zwischen Knoten darstellen. Die Knoten beschreiben benutzerimplementierte Transformationen (sog. Methoden) bzw. Steuerelemente für bedingte Ausführung, Schleifen und Mengenmanipulation. Ein Merkmal ist ein Container, in dem Tupel über elementaren Datentypen Ganzzahl, Fließkommazahl, Text, ID, Bild und hierarchische Bildinhaltsbeschreibung zusammen mit einer benutzerdefinierten Typinformation abgelegt werden. Quellen und Senken eines Netzwerks stellen die Schnittstelle des Algorithmus zum Anwender dar. Graphisch werden diese mit Hilfe eines modularen Werkzeugs in PHP implementiert, was webbasiertes Arbeiten erlaubt. Im Gegensatz zu anderen visuellen Datenfluss-Programmierwerkzeugen unterstützt das System die Verarbeitung von Merkmalsmengen, was gerade in den Bereichen Kategorisierung, Prototypbildung, statistische Datenanalyse und im finalen

Vergleichsschritt des Anfragemerkmals mit allen Referenzmerkmalen notwendig ist. Dementsprechend existieren drei elementare Methodentypen: Neben der für ein Prozessnetzwerk typischen 1:1-Transformation eines Merkmalstupels in ein Merkmalstupel existieren T:1-Methoden, die nach der Verarbeitung einer Menge von Merkmalstupeln ein neues Tupel generieren, wobei T die zeitlich sequentielle Verarbeitung der Eingabetupel symbolisiert. Das entsprechende Analogon bilden Methoden vom Typ 1:T.

3.3 Ausführung von Algorithmen

Ein im Zuge der Bearbeitung eines Netzwerks notwendiger Aufruf einer Methode mit Eingabemerkmalen wird als Job bezeichnet. Die Bearbeitung eines Jobs erfolgt durch die Schnittstelle der Methode zur Plattform orts- und nebenläufigkeitstransparent, wobei die Abwicklung durch einen zentralen Scheduler übernommen wird. Dieser kommuniziert mittels eines über http abgewickelten Protokolls mit Job-Daemons. Ein solcher Job-Daemon kontrolliert hierbei alle Berechnungen des Rechners, auf dem er läuft. Der Scheduler macht sich aus dem Graphen ableitbare Abhängigkeiten von Merkmalen und damit Möglichkeiten zur Parallelisierung zunutze und verteilt anfallende Jobs auf den bzgl. Hardwareausstattung und Auslastung bestpassenden Rechner im Verbund. Der empfangende Job-Daemon kann vor dem Start der zum Job gehörenden Methode deren Aktualität überprüfen und installiert ggf. über das concurrent versioning system (CVS) aus dem Quelltext eine neue Version. Die Bereitstellung benötigter Eingabemerkmale sowie die Speicherung der Ausgabemerkmale erfolgt transparent durch das System. Zu erzeugten Merkmalen wird ferner die Information über deren Generierung (Methode, Eingabemerkmale) gespeichert, so dass bei späterem Auftreten dieses Jobs auch in anderem Kontext auf das existierende Merkmal zurückgegriffen werden kann.

4 Ergebnisse

Das System modelliert alle im Rahmen eines Retrievals mit hoher Bildinhaltsabstraktion anfallenden Schritte [4] uniform. Entwickler nutzen die Plattform als wachsenden Werkzeugkasten mit wiederverwendbaren Komponenten zur Bildverarbeitung, Merkmalsextraktion und zum Mustervergleich, wobei die einheitliche Schnittstelle zur transparenten Merkmalsübergabe und das Typkonzept für Merkmale die Entwicklung in Gruppen effektiv unterstützt. Das System ist mit einer webbasierten Schnittstelle für das Retrieval gekoppelt. Deren modulares Rahmenwerk [5] erlaubt die merkmalstypbezogene Wiederverwendung von Komponenten für auftretende Eingabemerkmale (z.B. Bilder, numerische Parameter) und Ausgabemerkmale (z.B. das Suchergebnis als bewertete Bildliste). Auf der Anwenderseite ist die Rechenleistung und der Massenspeicher des Netzwerkverbundes transparent verfügbar, wobei der damit verbundene Wartungsaufwand durch automatische Aktualisierung benutzerimplementierter Komponenten adressiert wird. Die Plattform benutzt einen heterogenen Verbund aus

Workstations unter Intel/Linux und Sparc/Solaris. Die Bearbeitung von Anfragen (Scheduling des Netzwerks) findet transparent statt und generierte Merkmale bleiben zum etwaigen späteren Rückgriff verfügbar. Insbesondere kann zur Anfragezeit auf bereits berechnete, da vom Anfragebild unabhängige, Merkmale für die Referenzen zurückgegriffen werden. Das System ist im laufenden Betrieb durch das Einspielen neuer Merkmale, Methoden und Netzwerke, sowie das Hinzufügen von Hardware erweiterbar.

5 Diskussion

Der durch die Merkmalsspeicherung und die Kosten für Verteilung entstehende Overhead muss detailliert dem Gewinn durch die Ausnutzung von Parallelitäten im Ablauf und den Rückgriff auf bereits berechnete Merkmale gegenübergestellt werden. Bislang beschränken sich die Interaktionen in implementierten Anwendungen auf Anfragestart und Anfrageende, was der Belegung von Netzwerkquellen und dem Auslesen und Anzeigen von Netzwerksenken entspricht. Komplexere Anfragen, die z.B. die Markierung einer Bildregion (engl. region of interest, ROI) auf einem vorverarbeiteten Anfragebild umfassen, erfordern ein Konzept für GUI-Knoten, die als anwendergesteuerte, nichtdeterministische Merkmalstransformation aufgefasst werden können. Ein weiteres Zeil ist es, das Konfigurationsmanagement des Netzwerkverbunds zu verfeinern, insbesondere da nicht alle benötigten externen Bibliotheken und damit alle Details des automatischen Übersetzungs- und Installationsvorgangs für Methoden initial bekannt sind. Dementsprechend ist die Modellierung der Clusterarchitektur zu erweitern und die Entwicklungsumgebung anzupassen.

Literaturverzeichnis

1. Tagare HD, Jaffe CC, Dungan J: Medical Image Databases: A Content-Based Retrieval Approach. Journal of the American Medical Informatics Association 4(3): 184–198, 1997.
2. Koelma D, Smeulders A: A visual programming interface for an image processing environment. Pattern Recognition Letters 15(11): 1099–1109, 1994.
3. Argiro D, Farrarr K, Kubica S: Cantata: The Visual Programming Environment for the Khoros System. Visualization, Imaging, and Image Processing. Proceedings of the IASTED International Conference 697–702, 2001.
4. Lehmann TM, Wein BB, Dahmen J, Bredno J, Vogelsang F, Kohnen M: Content-Based Image Retrieval in Medical Applications – A Novel Multi-Step Approach. Procs SPIE 3972: 312–320, 2000.
5. Plodowski B, Güld MO, Schubert H, Keysers D, Lehmann TM: Modulares Design von webbasierten Benutzerschnittstellen für inhaltsbasierte Zugriffe auf medizinische Bilddaten. Procs BVM 03: 383–387, 2003.

Integration einer automatischen Archivierungskomponente für kardiologische Magnetresonanz-Aufnahmen in ein medizinisches Dokumentationssystem

Thomas Wilkens[1], Jörg Riesmeier[1],
Marcel S. Claus[1] und Kay Kronberg[2]

[1]Kuratorium OFFIS e. V., Escherweg 2, 26121 Oldenburg
[2]Klinik für Innere Medizin I – Kardiologie, Klinikum Oldenburg,
Dr.-Eden-Strasse 10, 26133 Oldenburg
E-Mail: thomas.wilkens@offis.de

Zusammenfassung. Seit dem Jahr 1995 werden in der Kardiologie des Klinikums Oldenburg zur Dokumentation von Ultraschall- und Herzkatheteruntersuchungen die Software-Systeme GO-Echo und GO-Kard eingesetzt, die in enger Zusammenarbeit zwischen dem Informatik-Institut OFFIS und dem Klinikum Oldenburg entstanden sind. Dieser Beitrag beschreibt die funktionalen Anforderungen, die bei der Erweiterung der Systeme um Komponenten zur automatisierten Konvertierung und Archivierung von kardiologischen Magnetresonanz-Aufnahmen gestellt wurden, und veranschaulicht deren technische Realisierung.

1 Einleitung

Im Gesundheitssektor ist es die Aufgabe moderner Informations- und Kommunikationssysteme, Ärzte und Pflegepersonal bei ihrer täglichen Arbeit zu unterstützen. Auf der Grundlage dieser Zielsetzung sind in enger Kooperation zwischen dem Informatik-Institut OFFIS und dem Klinikum Oldenburg zwei Systeme für die medizinische Dokumentation in Herzkatheter- und Echokardiographielaboren entstanden: GO-Kard und GO-Echo [1]. Neben der Dokumentation von diagnostischen und therapeutischen Eingriffen und der automatisierten Erstellung von Reporten und Briefen liegt ein zentraler Bestandteil der eingesetzten Systeme in der automatisierten Archivierung und Verarbeitung multimedialer Daten. Im Jahr 2002 wurden die Systeme um Komponenten zur automatisierten Konvertierung und Archivierung von kardiologischen Magnetresonanz-Aufnahmen (Kardio-MR) erweitert. Die Herausforderung bestand darin, ein in der Radiologie entwickeltes Verfahren mit Einzelbildaufnahmen in eine kardiologische Umgebung mit in Realzeit bewegten Bildern zu integrieren.

2 Funktionale Aspekte

Die systeminterne Komponente zur automatisierten Archivierung und Verarbeitung multimedialer Daten war vor der Integration neuer Funktionalität bereits in der Lage, Ultraschallfilme, Herzkatheterfilme und Herzkatheteraufnahmen (Einzelbilder) automatisch zu verarbeiten und zu archivieren. Im Detail konnte der Verarbeitungsprozess für diese Arten von Bilddaten durch die folgenden fünf Schritte charakterisiert werden:

- *Schritt 1: Empfang der Daten im DICOM-Format:* Mit Hilfe des DICOM [2] Storage Service werden die Bilddaten im DICOM-Format von der Modalität über ein Netzwerk an einen zentralen DICOM-Empfänger gesendet, der die Daten entgegennimmt und redundant auf zwei Festplatten im Original zwischenspeichert.
- *Schritt 2: Archivierung der Daten auf CD-ROM:* Durch den Einsatz einer Brennrobotik werden die empfangenen Originaldaten automatisch auf CD-ROM archiviert, so dass alle Daten, die von den bildgebenden Systemen erstellt und transferiert wurden, auch noch nach Jahren zur Verfügung stehen.
- *Schritt 3: Analyse und Konvertierung der Originaldaten:* Für den Direktzugriff über einen zentralen Film-Server werden die Originaldaten automatisch analysiert und in ein entsprechendes Bildformat (AVI bzw. JPEG) konvertiert. Durch die Verwendung eines MPEG-4-Codecs wird bei der Filmkonvertierung eine Kompression auf einen Bruchteil (ca. 4%) der ursprünglichen Datenmenge erreicht.
- *Schritt 4: Verschieben der Daten auf den Film-Server des Systems:* Die im vorigen Schritt erzeugten Bilddaten werden auf den Film-Server des Systems verschoben, so dass die Verfügbarkeit der Daten an allen medizinischen Arbeitsplätzen der Station gewährleistet ist.
- *Schritt 5: Aktualisierung der systeminternen Datenbank:* Durch die automatische Aktualisierung der systeminternen Datenbank wird eine Integration der neuen Bilddaten in die digitale Patientenakte erreicht.

Aufgrund der Tatsache, dass sämtliche Aktivitäten dieses Verarbeitungsprozesses automatisiert ablaufen, werden die Ergebnisse jedes einzelnen Schrittes protokolliert und mögliche Fehler automatisch an die medizinischen Arbeitsplätze gemeldet. Auf diese Weise können Probleme, wie z. B. das Nicht-Vorhandensein von CD-Rohlingen für die CD-Brennrobotik, umgehend gelöst werden.

Bezüglich der funktionalen Erweiterung der Komponente sollte das grundlegende Konzept des Verarbeitungsprozesses nicht verändert werden, weil es sich im praktischen Einsatz bewährt hatte. Die einzelnen Schritte sollten lediglich so erweitert werden, dass zusätzlich Schichtaufnahmen eines Magnetresonanz-Tomographen verarbeitet werden können. Während einer Herzuntersuchung mit einer solchen Modalität entstehen ca. 1500-1800 einzelne Schichtaufnahmen, die in Serien abgelegt werden, wobei jede Serie je nach Herzfrequenz ca. 20-30 Momentaufnahmen eines einzelnen Herzzyklus beinhaltet.

Die Umsetzung dieser Anforderungen war für die ersten und letzten beiden Schritte des oben angedeuteten Verarbeitungsprozesses unkompliziert. Im Hinblick auf die *Analyse und Konvertierung der Originaldaten* wurden die folgenden Anforderungen gestellt:

– Verschiedene gerätespezifische Aufnahmearten, die vom medizinischen Personal bei der Untersuchung des Patienten in Anspruch genommen werden, sollten unterstützt werden.
– Zusammengehörige (in separaten DICOM-Dateien abgelegte) Schichtaufnahmen sollten aneinander gehängt und in einen Film (AVI-Format) konvertiert werden, so dass sie mit vorhandenen Ultraschall- oder Herzkatheterfilmen am Bildschirm verglichen werden können.
– Alle konvertierten Filme sollten beim Abspielen den Untersuchungsverlauf in Realzeit widerspiegeln, damit der für die Befundung wichtige Zeitaspekt nicht verloren geht.

Der folgende Abschnitt beschreibt, wie diese Anforderungen technisch realisiert wurden.

3 Realisierung

Die Realisierung der genannten Anforderungen erforderte zunächst die Bestimmung der gerätespezifischen Aufnahmearten, die bei kardiologischen Untersuchungen mit der gegebenen Modalität verwendet werden. Auf der Grundlage dieser Aufnahmearten wurden dann zwei Konzepte erarbeitet und umgesetzt, die sich zum einen mit der Gruppierung zusammen gehörender Schichtaufnahmen und zum anderen mit der Darstellung der Filme in Realzeit befassen.

3.1 Gerätespezifische Aufnahmearten

Bei der im vorliegenden Szenario eingesetzten Magnetresonanz-Modalität handelt es sich um eine *Siemens Magnetom Sonata (Maestro Class)*-Anlage. Im Rahmen von kardiologischen Untersuchungen werden mit dieser Modalität die folgenden Aufnahmearten verwendet:

– *Typ A:* Beobachtung einer Körperschicht über die Zeit
– *Typ B:* Beobachtung mehrerer Körperschichten über die Zeit
– *Typ C:* Gleichzeitige Beobachtung eng aneinander liegender Körperschichten
– *Typ D:* Serie von MIP-Aufnahmen (*Maximum Intensity Projection*)

Bei den beiden ersten Aufnahmearten werden eine bzw. mehrere Körperschichten über einen gegebenen Zeitraum beobachtet. Bei der dritten Art werden mehrere eng aneinander liegende Körperschichten zu einem Zeitpunkt beobachtet, so dass ein entsprechender Film wie eine *Fahrt* durch den Körper des Patienten interpretiert werden kann. Bei der *Maximum Intensity Projection* wird ein durch angrenzende Schichtaufnahmen definiertes Volumen von beliebigen Blickwinkeln aus betrachtet und in eine Serie von Einzelbildern umgewandelt, die aus den jeweiligen Blickwinkelbildern nur die hellsten Pixel übernehmen.

3.2   Gruppierung der DICOM-Schichtaufnahmen

Jede DICOM-Datei einer Schichtaufnahme beinhaltet neben den Pixel-Daten eine Vielzahl von Aufnahmeparametern, u. a. zu welchem Patienten und zu welcher Untersuchung die Aufnahme gehört. Diese Informationen sind im DICOM-Header der Datei abgelegt und werden zur Gruppierung der Schichtaufnahmen ausgewertet.

Um zu bestimmen, welche der Schichtaufnahmen zusammen gehören und in einer bestimmten Reihenfolge in einen Film konvertiert werden sollen, werden zu jeder Aufnahme die Werte bezüglich *Study Instance UID* (Untersuchung in der die Aufnahme gemacht wurde), *Series Instance UID* (Serie zu der die Aufnahme gehört), *Slice Location* (Position der beobachteten Körperschicht) und *Instance Number* (Bildnummer in der Serie) bestimmt. Auf der Grundlage dieser Informationen werden Gruppen von Schichtaufnahmen zusammen gestellt, in denen sich nur Aufnahmen mit gleichen Werten in *Study Instance UID* und *Series Instance UID* befinden, und die dementsprechend in einer Serie einer Untersuchung gemacht wurden. Für jede solche Gruppe von Schichtaufnahmen wird dann die zugrunde liegende Aufnahmeart bestimmt:

– Wenn alle Werte bezüglich *Slice Location* in den Aufnahmen der Gruppe identisch sind, dann handelt es sich um die Beobachtung einer Körperschicht über die Zeit (Typ A).
– Wenn in der Gruppe unterschiedliche Werte bezüglich *Slice Location* existieren und diese unterschiedlichen Werte mehrfach vorkommen, dann handelt es sich um die Beobachtung mehrerer Körperschichten über die Zeit (Typ B). (Für diesen Spezialfall wird die Gruppe in Untergruppen unterteilt, in denen die Aufnahmen jeweils einen gleichen Wert in *Slice Location* aufweisen.)
– Wenn alle Werte bezüglich *Slice Location* in den Aufnahmen der Gruppe unterschiedlich sind, dann handelt es sich um die gleichzeitige Beobachtung eng aneinander liegender Körperschichten (Typ C).
– Wenn in keiner der Aufnahmen der Gruppe ein Wert für *Slice Location* verfügbar ist, dann handelt es sich um MIP-Aufnahmen (Typ D).

Für jeden dieser Fälle werden die Aufnahmen in den Gruppen bzw. Untergruppen in einen Film konvertiert. Die Werte in *Instance Number* definieren die Reihenfolge der einzelnen Aufnahmen im Film. Die Konvertierung geschieht mit Hilfe der Windows Standard-API zur Erzeugung von AVI-Dateien.

3.3   Umsetzung der Realzeitanforderung

Die Anforderung, dass der fertige Film den Untersuchungsverlauf in Realzeit wiedergibt, wird durch die Berechnung der *Frame Time* t_{frame} realisiert. Dieser bei der Konvertierung anzugebende Wert legt fest, wie lange jedes Einzelbild des Films angezeigt werden soll. Da die Aufnahmearten C und D keinen zeitlichen Aspekt beinhalten, wird t_{frame} lediglich für die Typen A und B berechnet. Für die Typen C und D wird ein konfigurierbarer Wert für t_{frame} angenommen, der standardmäßig auf 200 ms festgelegt wurde.

Die Berechnung von t_{frame} für die Aufnahmearten A und B geschieht mit Hilfe des *Nominal Interval*-Wertes aus dem DICOM-Header der Schichtaufnahmen. Dieser Wert beschreibt das durchschnittliche RR-Interval Δ_{RR}, d. h. den zeitlichen Abstand zwischen zwei R-Zacken eines EKG-Signals, das während der Untersuchung beobachtet wurde. Vereinfacht ausgedrückt bezeichnet Δ_{RR} die Dauer eines einzelnen Herzzyklus. Da bei kardiologischen Magnetresonanz-Untersuchungen in einer Serie stets ein einzelner Herzzyklus beobachtet wird, lässt sich t_{frame} mit Hilfe der Anzahl n_{frames} der in einen Film zu konvertierenden Einzelbilder wie folgt berechnen:

$$t_{frame} = \frac{\Delta_{RR}}{n_{frames}} \qquad (1)$$

4 Fazit

Die herausragenden Aspekte der neu entwickelten Funktionalität sind auf der einen Seite die Eigenschaft, dass die konvertierten Filme, wo dies sinnvoll ist, den Untersuchungsverlauf in realer Zeit wiedergeben. Auf diese Weise wird dem behandelnden Arzt ermöglicht, Ultraschall-, Herzkatheter- und Magnetresonanz-Filme, die per Übersichtsbild angewählt werden können, im direkten Vergleich miteinander zu betrachten. Auf der anderen Seite ist die Gruppierung der Aufnahmen und die anschließende gruppenweise Filmkonvertierung sehr nützlich. Mit Hilfe dieser Eigenschaft wird die Menge von mehreren hundert Schichtaufnahmen für den Arzt überschaubar, und einzelne Untersuchungsserien können betrachtet werden, ohne dass alle Schichtaufnahmen der Untersuchung in einem DICOM-Viewer geöffnet werden müssen.

Wie praktische Erfahrungen an 280 Untersuchungen mit dem System deutlich gemacht haben, tragen die genannten Eigenschaften wesentlich zur Integration der neuen Modalität in das Spektrum bildgebender Diagnostik einer kardiologischen Abteilung bei. Des weiteren weist die vorgestellte Software Nachteile anderer Systeme nicht auf, dass Serien entweder nicht einzeln oder nicht über Übersichtsbilder ausgewählt und nur an speziellen Arbeitsplätzen dargestellt werden können und dass keine realzeitbasierte Übernahme der Herzfrequenz möglich ist. Die Erweiterung der Software stellt so einen ersten Schritt dar auf dem Weg, Magnetresonanz-Untersuchungsverfahren an Kardiologie-Standards anzugleichen.

Literaturverzeichnis

1. Kronberg K, Claus M S, Vocke W, Reil G-H: Kardiologisches Kliniknetzwerk – Ein Jahr Erfahrung mit einem Filmarchiv unter Verwendung des Formats der Motion Picture Expert Group (MPEG) Version 4. Zeitschrift für Kardiologie 2001, Band 90, Suppl 5, Seite 57.
2. NEMA Standards Publications PS3-2003: Digital Imaging and Communications in Medicine (DICOM). National Electrical Manufacturers Association, Rosslyn, VA, 2003.

Validierung von Strömungssimulationen in kardiovaskulären Anwendungen

Christoph Petz[1], Detlev Stalling[1], Leonid Goubergrits[2], Klaus Affeld[2]
und Andreas Spuler[3]

[1]Konrad-Zuse-Zentrum für Informationstechnik Berlin, Takustraße 7, 14195 Berlin
[2]Charité Berlin, Labor für Biofluidmechanik, Spandauer Damm 130, 14050 Berlin
[3]Helios Klinikum Berlin, Hobrechtsfelder Chaussee 96, 13125 Berlin

Zusammenfassung. Die Strömungseigenschaften in Blutgefäßen sind nur sehr schwer zugänglich, bzw. einige Eigenschaften sind auch gar nicht exakt messbar. Theoretische Strömungsmodelle und Berechnungen sind daher ein wertvolles Hilfsmittel für deren Erforschung. Die Strömungsberechnung ist sehr komplex und die Korrektheit der Berechnung ist von vielen Parametern abhängig. In diesem Beitrag stellen wir ein Verfahren vor, mit dem wir die berechnete Blutströmung in einem Gefäßsystem durch einen experimentellen Versuchsaufbau verifizieren. Der Vergleich von Experiment und Simulation erfolgt auf der Basis von Bildsequenzen, die mit Methoden der wissenschaftlichen Visualisierung aus der Simulation erzeugt werden.

1   Einleitung

Für viele Fragestellungen in der kardiovaskulären Medizin werden detaillierte Kenntnisse über das Strömungsverhalten des Blutes in den Gefäßen bzw. Ventrikeln benötigt. Die Anwendungen sind sehr vielfältig: Verschiedene Phänomene wie z.B. das Entstehen von Tromben oder Erkrankungen wie Arteriosklerose können damit besser verstanden werden. Die Erforschung des Strömungsverhaltens in der Nähe von künstlichen Herzklappen führt zur Entwicklung besserer Prothesen, oder durch die Analyse der Blutströmungen in zerebralen Aneurysmen kann die Auswahl einer geeigneten Therapiemethode erfolgen[1,2,3].

Das dreidimensionale Strömungsverhalten in diesen Geometrien ist hoch komplex (nicht-Newtonsche Fließeigenschaften von Blut, das Auftreten von Turbulenzen, etc.). Eine genaue Kenntnis der Strömungsparameter, insbesondere z.B. der Wandschubspannungen, sind aber für die Forschung von großem Interesse[4].

Die Analyse dieser Strömungsphänomene mit experimentellen Methoden, wie z.B. mit dem Laser-Doppler-Verfahren oder Partikel-Image-Velozimetrie, sind sehr aufwendig, und einige Parameter sind experimentell nicht hinreichend genau messbar. Aus diesem Grund bieten sich numerische Berechnungsmethoden der *Computational Fluid Dynamics* (CFD) an. Dabei werden auf einem Geometriemodell die 3D Navier-Stokes Gleichungen berechnet.

Für die Verwendbarkeit der Berechnungen ist es essentiell, dass die relevanten Eigenschaften der Simulation mit der Realität in den Gefäßen übereinstimmen. Für die Validierung der Berechnung haben wir ein Verfahren entwickelt, bei dem wir mit Hilfe eines Farbauswaschversuchs die Ergebnisse zwischen der Berechnung mit einem realem Modell vergleichen können. Dazu erstellen wir ein durchsichtiges Silikon-Modell des betreffenden Gefäßsystems und führen mit diesem Modell den Farbauswaschversuch durch. Parallel dazu simulieren wir diesen Farbauswaschversuch mit der berechneten Strömung des Computermodells. Die berechneten Farbkonzentrationen werden visualisiert, und durch einen Vergleich mit den Farbkonzentrationen während des Versuchs verifizieren wir die Gültigkeit der Simulation.

In Abschnitt 2 beschreiben wir die Versuchsdurchführung, angefangen von CT-Daten, bis zu der Erstellung von vergleichbaren Bildsequenzen. In Abschnitt 3 beschreiben wir Details des verwendeten Visualisierungsalgorithmus und dessen Implementierung. In Abschnitt 4 stellen wir die Ergebnisse zusammen.

2 Farbauswaschversuch

Ein Überblick über das Vergleichsverfahren mit Zwischenergebnissen ist in Abb. 1 zu sehen. Der Ausgangspunkt ist eine CT-Aufnahme des zu untersuchenden Gefäßsystems. Das Ziel des Verfahrens ist es, das berechnete Strömungsmodell zu verifizieren. Bei der CT-Aufnahme handelt es sich um eine Menge von zweidimensionalen Schnittbildern durch das Gefäßsystem. In dem ersten Verarbeitungsschritt wird daraus ein dreidimensionales Computermodell erstellt. Dazu werden die Gefäße in den Bildern segmentiert, und mit der Software Amira[7] wird aus den segmentierten Bildern ein 3D-Computermodell erstellt. Dieses Modell ist dann der Ausgangspunkt für die Strömungsberechnung und die Durchführung des Farbauswaschversuchs.

Für die Berechnung des Strömungsverhaltens in dem Gefäßsystem mit der *Finite Elemente Methode* (FEM) wird ein Tetraedergitter der Geometrie erzeugt. Die instationäre Berechnung der 3D Navier-Stokes Gleichungen auf den Gitterpunkten wird mit dem Control-Volume-FEM Strömungslöser Fluent durchgeführt. Damit wird an jedem Gitterpunkt ein Vektor für Richtung und Betrag der Strömung berechnet.

Aufbauend auf dieser Strömungsberechnung führen wir die numerische Simulation des Farbauswaschversuchs durch. Darin wird durch Simulation des Spezientransports der Bewegungsverlauf einer Flüssigkeit im Laufe der Zeit durch das Gefäßsystem berechnet. An jedem Gitterpunkt wird dabei zu jedem Zeitschritt die Konzentration der anfänglichen Flüssigkeit berechnet.

Das nächste Ziel ist es, die Berechnung mit dem Experiment zu vergleichen. Dazu visualisieren wir den berechneten Verlauf der Farbkonzentration (Abschnitt 3). Für eine bessere Vergleichbarkeit wählen wir die Visualisierungsparameter entsprechend denen des Experiments. Das bedeutet Farbe der Flüssigkeit, Beleuchtung und Ausrichtung der Geometrie werden entsprechend angepasst.

Abb. 1. Schematische Darstellung der Zwischenergebnisse für den Vergleich zwischen dem Experiment und der Simulation.

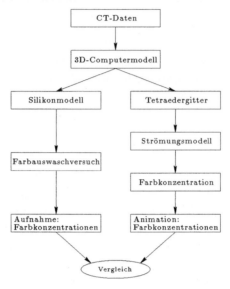

Die experimentelle Durchführung beginnt mit dem gleichen 3D-Computermodell des Gefäßsystems. Zuerst wird daraus mit dem *Rapid Prototyping* Verfahren ein reales Modell des Gefäßsystems erstellt. Mit Hilfe dieses Modells erstellen wir in mehreren Verarbeitungsschritten ein inverses Hohlraum-Modell aus durchsichtigem Silikon. Das Silikonmodell wird mit einer farbigen Flüssigkeit gefüllt und mit klarem Wasser ausgewaschen. Während des Versuchs wird der Aufbau von hinten durchleuchtet, der Farbverlauf wird von vorne mit einer CCD-Kamera aufgenommen. Wir verwenden den molekuraren Farbstoff Indigotine (E132), die aufgenommene Farbintensität sinkt nach dem Lambert-Beer'schen Gesetz.

3   Visualisierung

Durch die Berechnung des Farbauswaschversuchs ist in jedem Zeitschritt an den Gitterpunkten des Tetraedergitters die momentane Farbdichte in der Flüssigkeit gegeben. Für den optischen Vergleich mit dem aufgezeichneten Experiment müssen diese Dichtewerte in vergleichbare Bildsequenzen umgewandelt werden.

Für die Farbberechnung wird ein physikalisches Modell der Interaktion zwischen Licht und Farbe zugrunde gelegt [5]. Analog zum Experiment wird das Modell in der Visualisierung von hinten durchleuchtet, die Farbe schwächt das Licht ab. Die Lichtabschwächung kann durch

$$I(t) = I_0 \exp\left(-\int_0^l \tau(s)\,ds\right) \tag{1}$$

Abb. 2. Bei der Methode der projizierten Tetraeder werden die Tetraeder je nach Orientierung im Raum in 3 oder 4 Dreiecke zerlegt und gezeichnet.

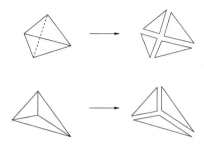

berechnet werden. Dabei ist $\tau(s) = \alpha\rho(s)$, $\rho(s)$ die Farbdichte, und α eine Konstante, unterschiedlich für jeden Farbkanal (rot, grün, blau). I_0 ist die Lichtintensität vor dem Tetraeder und l die Weglänge des Strahls im Tetraeder.

Die Bildsynthese wird mittels Ray-Casting berechnet. Für jeden Lichtstrahl, von der Hintergrundbeleuchtung durch die Pixel des Bildes zum Betrachter, wird die Lichtabschwächung entlang eines Strahls durch die Geometrie berechnet. Jeder Strahl schneidet dabei einige der Tetraeder des Modells. Für jeden dieser Schnitte wird die Lichtintensität an der Austrittsstelle des Strahls berechnet.

Um die Leistungsfähigkeit der Grafikhardware auszuschöpfen verwenden wir die Methode der projizierten Tetraeder [6]. Dadurch wird die Bildsynthese erheblich beschleunigt. Die Tetraeder werden nacheinander auf die Hintergrundebene projiziert. In der Projektion zerfällt ein Tetraeder dabei, je nach Orientierung im Raum, in 3 oder 4 Dreiecke (Abb. 2). An den Eckpunkten der Dreiecke werden die Lichtabschwächungen nach (1) für die drei Farbkanäle berechnet. Für jeden Strahl ist die Lichtabschwächung abhängig von der Weglänge des Strahls im Tetraeder l, und wegen linearer Interpolation im inneren des Tetraeders, von der Farbdichte am Eintrittspunkt τ_E und am Austrittspunkt τ_A. Die Größen variieren in der orthografischen Projektion linear entlang der Schenkel der Dreiecke.

Die Lichtabschwächung nach (1) ist nicht linear in diesen Parametern. Je nach gewünschter Darstellungsgenauigkeit verwenden wir für die Berechnung der Exponentialfunktion deshalb:

$$\exp\left(-\int_0^l \tau(\tau_E, \tau_A, s)\, ds\right) \approx \exp(-\bar{\tau}_c l) \approx 1 - \bar{\tau} l, \tag{2}$$

mit $\bar{\tau}$ der mittleren Farbdichte von Eintritts- und Austrittspunkt und $\bar{\tau}_c$ die mittlere Farbdichte im Tetraeder. Die drei Näherungen sind abhängig von drei (τ_E, τ_A, l), zwei $(\bar{\tau}, l)$ und einem (l) Parameter. Die Interpolation kann entsprechend mit 3D-Texturen, 2D-Texturen oder direkt implementiert werden.

Im Bildspeicher wird die Farbintensität berechnet durch Multiplikation der Farbwerte der Dreiecke mit den aktuellen Werten im Bildspeicher. Diese Operation wird durch die Grafikbibliothek OpenGL [8] direkt unterstützt, gesteuert durch die Funktion `glBlendFunc(GL_ZERO,GL_SRC_COLOR)`.

Abb. 3. Vergleich zwischen Aufnahme aus dem Farbauswaschversuch (a) und Bild aus der Simulation (b).

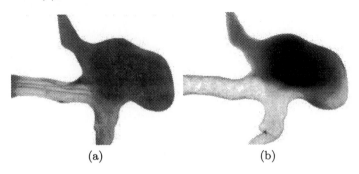

(a)   (b)

4 Ergebnisse

In Abb. 3 sind Bilder aus dem Experiment und der Simulation zu sehen. Vergleichbare Bildsequenzen befinden sich auf unserer Webseite [9]. Wesentliche Phänomene, die in dem experimentellen Farbwaschversuch zu sehen sind, können auch in der Simulation nachvollzogen werden.

Numerische Methoden zur Berechnung des Strömungsverhaltens in einem Blutgefäß führen zu wertvollen Erkenntnissen über "innere" Eigenschaften. Die Simulation des Farbauswaschversuchs, die Visualisierung dieser Simulation und der Vergleich mit dem entsprechenden Experiment ist ein einfacher und effektiver Weg, diese Berechnungen zu validieren.

Literaturverzeichnis

1. D.A. Steinman, J.S. Milner, C.J. Norley, S.P. Lownie and D.W. Holdsworth, "Image-based computational simulation of flow dynamics in a giant intracranial aneurysm", *Am J Neuroradiol.*, 24(4): 559–566, 2003.
2. L. Goubergrits, A. Spuler, K. Affeld und U. Kertzscher, "Beeinflussung der Strömung in zerebralen Aneurysmen durch Colling und Clipping", *Biomedizinische Technik*, Band 48, Ergänzungsband 1, 2003.
3. U. Kertzscher, L. Goubergrits, A. Spuler und K. Affeld, "Strömung in zerebralen Aneurysmen", *Biomedizinische Technik*, Band 47, Ergänzungsband 1, 2002.
4. Y.P. Gobin, J.L. Counord, P. Flaud and J. Duffaux, "In vitro study of haemodynamics in a giant saccular aneurysm model: influence of flow dynamics in the parent vessel and effects of coil embolisation", *Neuroradiol*, 36: 530–536, 1994.
5. N. Max, "Optical Models for Direct Volume Rendering", *IEEE Transactions on Visualization and Computer Graphics*, 1(2): 99–108, 1995.
6. P. Shirley and A. Tuchmann, "A Polygonal Approximation to Direct Scalar Volume Rendering", *ACM Computer Graphics*, 24(5): 63–70, 1990.
7. Amira. "http://amira.zib.de".
8. M. Segal and K. Akeley, "The OpenGL Graphics System: A Specification (Version 1.5)", Silicon Graphics Inc., 2003.
9. Projektseite. "http://www.zib.de/visual/projects/colorwash/".

Computergestützte Auswertung von Protein-Interaktions-Screens

Jorge Silva[1], Rainer Stotzka[1], Nicole V. Ruiter[1] und Peter Uetz[2]

[1]Institut für Prozessdatenverarbeitung und Elektronik,
[2]Institut für Toxikologie und Genetik,
Forschungszentrum Karlsruhe, 76344 Eggenstein
Email: stotzka@ipe.fzk.de

Zusammenfassung. Das „Two-Hybrid"-System ist eine genetische Methode für die Detektion von Protein-Protein-Interaktionen. Dabei werden z. B. Matrizen mit 384 Feldern manuell auf wachsende Hefekolonien untersucht und die Ergebnisse in eine Datenbank eintragen. Die Auswertung ist subjektiv und zeitaufwändig. Die vorliegende Arbeit präsentiert ein erstes computergestütztes System, um digitale Bilder von solchen „Two-Hybrid"-Systemen automatisch auszuwerten. Das System zeigte im Test eine 97-prozentige Effektivität.

1 Protein-Protein-Interaktionen

Proteine sind die aktiven Bestandteile aller lebenden Zellen. Sie erfüllen sehr vielfältige Aufgaben, z. B. katalysieren sie als Enzyme fast alle Reaktionen eines Organismus und als Strukturproteine prägen sie dessen Gestalt von der Zelle bis zum kompletten Lebewesen. Dazu kommen regulatorische Proteine, welche die Dynamik lebender Systeme steuern und einige andere [1]. Traditionell werden Proteine einzeln untersucht. Man hat aber schon lange festgestellt, dass die meisten Proteine ihre Aufgabe in Zusammenarbeit mit anderen Proteinen erfüllen und nicht alleine. Daher ist eine Beschreibung der Protein-Interaktionen in einer Zelle für das Verständnis der Zellstruktur und der dynamischen Prozesse in der Zelle notwendig [2].

In der heutigen Forschung ist die Hefe der Modellorganismus schlechthin, weil sie der erste höhere Organismus ist, dessen Genom sequenziert und bei dem systematische Studien an allen Proteinen durchgeführt wurden. Nachdem das Hefegenom vollständig sequenziert war, kannte man zwar die darin kodierten 6000 Proteine, aber nicht deren Funktion und Anordnung in der Zelle. Aus diesem Grund wurde gleich nach Abschluss der Sequenzierung des Hefegenoms im Jahre 1996 begonnen, Protein-Interaktionen in der Hefe systematisch zu untersuchen [1].

Ein „Two-Hybrid"-System ist eine genetische Methode, Protein-Protein-Interaktionen zu detektieren. Es basiert auf einem genetischen Trick, bei dem die Zelle veranlasst wird, nur dann zu wachsen, wenn zwei bestimmte Proteine interagieren. Damit kann man eine Protein-Interaktion an der Entstehung einer simplen Hefekolonie ablesen. Da alle Proteine in der Hefe bekannt sind, können alle Proteine systematisch paarweise auf solche Interaktionen getestet werden. Bei 6000 verschieden Proteinen der Hefe existieren 36 Millionen Kombinationsmöglichkeiten. Auf Grund der Komplexität von biologischen Prozessen ist es notwendig, die Gesamtzahl dieser Kombinationen zu untersuchen, um eine vollständige Beschreibung der Aktivitäten in diesem Organismus zu erzielen.

Zur Automatisierung der Versuche werden die Hefekolonien in Array-Form unter Verwendung eines Roboters angeordnet. In jeder Kolonie wird ein bestimmtes Paar Fusions-Proteine exprimiert. Diese Arrays ermöglichen die systematische Untersuchung aller möglichen Protein-Paare auf Interaktion. Zellen mit positiver Interaktion wachsen zu Kolonien heran, die als weiße Spots auf den Two-Hybrid-Screens zu erkennen sind. Durch das Array-Format werden die Einzelversuche reproduzierbar und vergleichbar und die Feststellung von einzelnen Fehldetektionen [2] wird vereinfacht. Zur Zeit erfolgt die Auswertung der Two-Hybrid-Screens manuell durch einen Experten, der die Ergebnisse sichtet und in eine Datenbank einträgt.

Der Nachteil solcher manuellen Auswertungen liegen in den subjektiven Interpretationen, die nicht immer zu reproduzierbaren Ergebnissen führen, dem Zeitaufwand der Experten und den damit verbundenen Kosten. Außerdem erlaubt diese Methode keine quantitative Aussage über die Größe der Kolonien. In der vorliegenden Arbeit wird ein erstes computergestütztes System für die automatische Auswertung von Two-Hybrid-Screens vorgestellt, die die Auswertezeit von mehreren Minuten auf wenige Sekunden pro Screen reduziert, besonders bei Screens mit vielen Signalen.

2   Computergestützte Auswertung

Für die automatische Auswertung der Two-Hybrid-Screens wurde eine System-Architektur [3] entwickelt, die mehrere Clients gleichzeitig bedienen kann (siehe Abb. 1). Die Datenaufnahme erfolgt durch eine handelsübliche Digitalkamera. Auf einem Client werden lokal die aufgenommenen Bilder gespeichert. Über ein Web-Interface werden die Bilder zu einem Auswerteserver gesendet. Auf dem Server wird die Bildauswertung durchgeführt. Die Ergebnisse werden in einer XML-Seite zusammengefasst und zurück zum Client geschickt. Dort überprüft ein Experte die Ergebnisse und kopiert sie in eine Datenbank.

Die Bildauswertung erfolgt auf dem Auswerteserver in fünf Schritten (siehe Abb. 1): Vorverarbeitung, Registrierung, Segmentierung, Quantifizierung und Klassifikation.

Durch die Bildaufnahme mittels einer Digitalkamera kann die Bildqualität aufgrund der Beleuchtung und Rauschen leicht variieren. Bei der **Vorverarbeitung** handelt es sich um Kontrastverbesserung und Filterung von Störungen. Zuerst wird das Farbbild, bei dem ein Weißabgleich von der Kamera automatisch durchgeführt wurde, in ein 8-bit-Grauwertbild umgewandelt. Durch eine Grauwertspreizung auf den gesamten Grauwertbereich (0 bis 255) wird der Kontrast verstärkt. Anschließend wird durch mehrfache Anwendung eines Median-Filters mit einer 3x3-Maske das Pixelrauschen reduziert.

Das Hefewachstum an einer bestimmten Stelle soll einem der 384 Felder im Two-Hybrid-Screen zugeordnet werden. Die Lage der Hefekolonien kann auf den Bildern verschoben, rotiert und in leicht unterschiedlicher Skalierung vorliegen. Durch eine rigide **Registrierung** werden die Bilder mit einem Gitter-Template in Übereinstimmung gebracht. Die Quadrate an den Ecken des Screen's werden als Marker für die Ausrichtung verwendet. Nach der Anwendung eines geeigneten Schwellwertes auf das zu registrierende Bild wird nach den Ecken der Quadrate gesucht, die nach der Schwellwertoperation weiß erscheinen. Aus deren Position und der Position der Quadrate im Gitter-Template werden die Matrizen für die affine Transformation des Bildes berechnet und das Bild wird transformiert. Auf diese Art und Weise kann jedes Pixel des auszuwertenden Bildes eindeutig einer Gitterposition zugeordnet werden.

Für die **Segmentierung** der Spots wird das Grauwertbild mit einer Schwellwertoperation in ein Binärbild umgewandelt. Der Schwellwert wird so gewählt, dass weiße Punkte innerhalb der Gitter den Spots mit Hefewachstum entsprechen.

In den Arbeitsschritten **Quantifizierung** und **Klassifikation** wird die Größe der Spots gemessen und einer Klasse zugeordnet. Mit der Anzahl der weißen Pixel in einem Gitterfeld wird das Hefewachstum in eine der Klassen „none" (kein Wachstum), „weak" (schwaches Wachstum) und „strong" (starkes Wachstum) eingeordnet. Die Ergebnisse werden in XML formatiert und zum Client gesendet.

Die Server-Software wurde als Web-Service in JAVA unter Verwendung von „ITK" [4] und „KHOROS" [5] auf einem Linux-Rechner implementiert und getestet.

3   Ergebnisse

Der Erfolg bei der Erkennung von Kolonien mit positiver Interaktion wurde mittels 58 Bilder aus sechs verschiedenen Proben evaluiert. Die sechs Proben wurden a-priori von einem Experten ausgewertet, wobei jedes Feld im Screen in eine der drei Klassen („none", „weak" oder „strong") eingeordnet wurde. Diese qualitativen Aussagen wurden quantifiziert, um diese mit den quantitativen Ergebnissen der Mustererkennung, die angeben, wie viel Prozent von den Pixeln in einem Feld vom weißen Spot belegt sind, vergleichen zu können. Es wurde folgende Einteilung verwendet:

„**none**" Weniger als 10 %,
„**weak**" zwischen 10% und 24 % und
„**strong**" größer als 24 %.

Von jeder Probe wurden bei unterschiedlicher Position, Skalierung, Rotation und Beleuchtung jeweils zehn Bilder aufgenommen, um mögliche Variationen bei der Bildaufnahme abzudecken. Dabei wurden auch extreme Situationen geschaffen, die in der Routine eigentlich nicht auftreten sollten.

J. Silva et al.

Die computergestützte Auswertung wurde mit der menschlichen Auswertung verglichen. In 97 Prozent der Fälle bei 22272 untersuchten Feldern stimmen die Ergebnisse der Software mit der Auswertung des Experten überein.

4 Diskussion

Das vorgestellte System ermöglicht die automatische Erkennung von weißen Spots in den „Two-Hybrid-Screens" und deren Lokalisation. Auf diese Weise können die Protein-Interaktionen in einem Screen innerhalb von Sekunden festgestellt werden. Dass die Auswertesoftware eine Effektivität von 97 Prozent besitzt, wird von unterschiedlichen Faktoren verursacht: Zum ersten existiert ein Interpolationsfehler bei der geometrischen Transformation des Bildes, die während der Registrierung stattfindet. Auf Grund des quadratischen Rasters des diskreten Bild ergeben sich Fehler in der Position von 0,5 Pixel. In der realen Welt übersetzt sich das in einen Abstand von 0,17 mm, etwa 3,33 Prozent der Feldgröße. Das heißt, dass 3,33 Prozent der Pixel werden einem falschen Feld in Gitter zugewiesen. Das Problem kann in Zukunft durch eine höhere Auflösung verringert werden, ist aber mit mehr Rechenzeit verbunden. Zum zweiten sind Spots vorhanden, die mehrere Felder überlappen. Bei der einfachen eingesetzten Segmentierungsmethode werden nicht alle Pixel eines solchen Spot's als zusammenhängend identifiziert. Manche davon werden sogar einem Nachbarfeld zugewiesen. Folglich werden die Ergebnisse für zwei Positionen gleichzeitig verfälscht. An dieser Stelle kann eine andere Segmentierung verwendet werden.

Zusätzlich sind andere wichtige Funktionen implementiert worden. Das Eintragen der Daten in eine Datenbank wird durch das XML-Format erleichtert, um die Experimente einfach dokumentieren zu können. Die Softwarearchitektur durch ihren modularen Aufbau erlaubt eine einfache Handhabbarkeit und Erweiterbarkeit des Systems. Infolgedessen kann die Bildauswertung sukzessiv an neue Anforderungen angepasst werden. Seit Januar 2004 ist eine erste Version im Betrieb und wird von den Biologen getestet.

Literaturverzeichnis

1. Uetz P: Protein-Protein-Interaktionen im Modell Hefe. BIOforum 25(1-2):2–4, 2002.
2. Uetz P: Two-Hybrid Arrays. Curr Opin Chem Biol 6:57–62, 2001.
3. Stotzka R, Silva J, Uetz P, et al.: Computer-aided analysis of protein-protein-interactions In German Conference of Bioinformatics GCB'03:14–15, 2003.
4. Ibanez L, Schroeder W: The ITK software guide. Kitware, 2003.
5. Argiro D, Farrar K, Kubica S: Cantata In Visualization, Imaging and Image Processing Conference Proceedings, 2001.

Abb. 1. Software-Struktur. Die Datenaufnahme erfolgt durch eine Digitalkamera. Im Originalbild ist ein Two-Hybrid-Screen zu sehen. Die weißen Spots sind Hefekolonien mit interagierenden Proteinen (und einige potentiell falsch-positive Spots). Im Hintergrund sieht man das Template mit einem Raster und den entsprechenden Koordinaten (Spalten mit Zahlen und Zeilen mit Buchstaben durchnummeriert) zur Lokalisierung der Spots. In den Ecken des Bildes sind vier Marker-Quadrate für die Registrierung sichtbar. Über ein Web-Interface kommt das Bild zum Server. Dort wird der Kontrast verbessert und das Pixelrauschen reduziert. Mit Hilfe der vier Marker im Referenzbild wird das Bild so registriert, dass alle Gitter-Koordinaten bekannt sind. Nach der Segmentierung entsteht ein Binärbild, auf dem die Spots weiß erscheinen und sich vom Hintergrund abheben. Die weißen Pixel in jeder Gitter-Zelle werden quantifiziert und in eine Klasse eingeordnet. Auf diese Weise entsteht eine Tabelle, in der jede Position im Gitter klassifiziert wird. Anschließend wird das Ergebnis in XML formatiert und zurück zum Client gesendet. Ein Experte kontrolliert das Ergebnis und überträgt es in eine Datenbank.

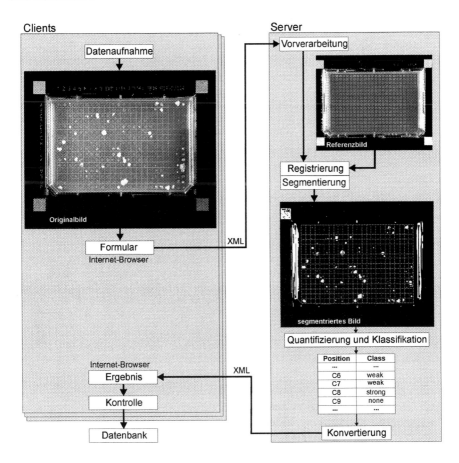

Classification of Medical Images Using Non-linear Distortion Models

Daniel Keysers, Christian Gollan and Hermann Ney

Lehrstuhl für Informatik VI, Computer Science Department
RWTH Aachen University, D-52056 Aachen, Germany
Email: {keysers,gollan,ney}@cs.rwth-aachen.de

Abstract We propose the application of two-dimensional distortion models for comparisons of medical images in a distance-based classifier. We extend a simple zero-order distortion model by using local context within the compared image parts. Vertical and horizontal image gradients as well as small sub images are used as local context. Taking into account dependencies within the displacement field of the distortion by using a pseudo two-dimensional hidden Markov model with additional distortion possibilities further improves the error rate. Using the methods presented in this work, the previous best error rate of 8.0% on the used medical data could be considerably reduced by about one third to 5.3%.

1 Introduction

Classification of medical images is a fundamental step in different applications as e.g. within a medical image retrieval system [1]. Due to the high variability of medical image data it is important to use appropriate models in the classification process [2]. We describe a classification method for medical images based on non-linear image distortion models that considerably improves classification results with respect to other known methods on a database of medical radiographs. The most important improvement that leads to a significant reduction of the error rate is the inclusion of feature vectors using image gradient and image parts as local context instead of the value of one pixel only.

A large variety of methods for classification of medical images is discussed in the literature. A number of these have also been evaluated on the data used in this work, the RWTH Aachen University IRMA (image retrieval in medical applications) database. Best results on these data were achieved using a statistical model incorporating various techniques that cope with the inherent variability of the data [2]. Other techniques like the use of cooccurrence matrices or the Euclidean nearest neighbor yielded higher error rates when applied to this task. The statistical approach with a model of variability (distorted tangent distance) obtained an error rate of 8.0% on the used database of radiographs.

We propose the use of a distortion model for classification, which is connected to the field of image registration by the inherent optimization or matching process. The topic of image registration is a wide research area especially in the domain of medical image processing and elaborate techniques exist. The fundamental difference to the matching methods that result from an image distortion model is the objective of the matching process: In distortion modeling for classification the aim is to compensate only those deformations that leave the class unchanged. Deformations that change the class are unwanted in the matching, i.e. the emphasis is placed on discrimination between classes. On the other hand in image registration it is usually known that the images are from the same class (e.g. the same body region of the same patient) and the best matching is sought in order to determine the differences between the two images.

2   Methods

The classification methods used here are based on the well-known nearest neighbor classifier. The main contribution is the use of a distance within this classifier that effectively takes into account image distortions. In the asymmetrical matching process, always all of the test image pixels are explained by the reference image pixels.

In previous work [2] two distortion models were found to be especially appropriate for medical images: tangent distance for global deformations and a local zero-order image distortion model (IDM) allowing for small pixel displacements. This model allows to match a pixel of a test image to the best fitting counterpart in the reference image within a small region. This zero-order model does not take into account dependencies between neighboring pixels and the minimization involved in the matching process is therefore computationally inexpensive. On the other hand, tangent distance (which is not used in this work) copes with global affine and brightness transformations computationally efficiently. A further efficient method to enhance classification of medical images is the use of a pixel distance threshold limiting the local pixel-wise distance to a maximum value.

We take into account local dependencies in the matching using two methods:

Local image context. The local context within the images can be represented by using local neighborhoods of e.g. 3×3 or 5×5 pixels in the matching process and for the calculation of the distances. Additionally, the image gradient in horizontal and vertical direction as computed by a Sobel filter can be used to effectively model the local image structure.

Dependencies between displacements. The two-dimensional dependencies can be taken into account by restricting the possible pixel mappings with respect to the mappings of neighboring pixels. The chosen restrictions should ensure monotonicity ('no crossings') and continuity ('no holes') of the pixel displacement field. If complete two-dimensional dependencies are taken into account the matching problem is NP-complete [3] and also known approximation algorithms are computationally expensive. The dependencies can therefore be relaxed in one of the dimensions: e.g. the vertical displacements of pixels of neighboring image columns are not taken into account. This approach results in a pseudo two-dimensional hidden Markov model (P2DHMM) [4]. We propose to extend this model by additionally allowing distortions of each pixel mapping from the

Table 1. Restrictions on the deformation by the different deformation models. IDM: image distortion model; P2DHMM: pseudo 2-dimensional hidden Markov model; P2DHMDM: pseudo 2-dimensional hidden Markov distortion model.

model	restrictions on $(x_{11}^{IJ}, y_{11}^{IJ})$
IDM	$x_{ij} \in \{1, \dots, X\} \cap \{i' - w, \dots, i' + w\},\ i' = \left[i\frac{X}{I}\right],$ $y_{ij} \in \{1, \dots, Y\} \cap \{j' - w, \dots, j' + w\},\ j' = \left[j\frac{Y}{J}\right],$ with warp range w, e.g. $w = 3$
P2DHMM	$x_{1j} = 1, x_{Ij} = X, y_{i1} = 1, y_{iJ} = Y,$ $\exists\{\hat{x}_1, \dots, \hat{x}_I\} : \hat{x}_{i+1} - \hat{x}_i \in \{0,1,2\},$ $x_{ij} - \hat{x}_i = 0,\ y_{i,j+1} - y_{ij} \in \{0,1,2\}$
P2DHMDM	$x_{1j} = 1, x_{Ij} = X, y_{i1} = 1, y_{iJ} = Y,$ $\exists\{\hat{x}_1, \dots, \hat{x}_I\} : \hat{x}_{i+1} - \hat{x}_i \in \{0,1,2\},$ $x_{ij} - \hat{x}_i \in \{-1,0,1\},\ y_{i,j+1} - y_{ij} \in \{0,1,2\}$

possible displacement fields [5], resulting in a pseudo two-dimensional hidden Markov distortion model (P2DHMDM).

We briefly give a formal description of the decision process: To classify a test image A with a given training set of references $B_{1k}, \dots, B_{N_k k}$ for each class $k \in \{1, \dots, K\}$ we use the nearest neighbor decision rule

$$r(A) = \arg\min_k \left\{ \min_{n=1,\dots,N_k} D(A, B_{nk}) \right\}, \qquad (1)$$

i.e. the test image is assigned to the class of the nearest reference image. For the distance calculation the test image $A = \{a_{ij}\}, i = 1, \dots, I, j = 1, \dots, J$ must be explained by a suitable deformation of the reference image $B = \{b_{xy}\}, x = 1, \dots, X, y = 1, \dots, Y$. Here, the image pixels take D-dimensional values $a_{ij}, b_{xy} \in \mathbb{R}^D$, where the vector components are denoted by a superscript d. We now want to determine an image deformation mapping $(x_{11}^{IJ}, y_{11}^{IJ}) : (i, j) \mapsto (x_{ij}, y_{ij})$ that results in the distorted reference image $B_{(x_{11}^{IJ}, y_{11}^{IJ})} = \{b_{x_{ij} y_{ij}}\}$. The resulting cost given the two images and the deformation mapping is defined as

$$C(A, B, (x_{11}^{IJ}, y_{11}^{IJ})) = \sum_{i,j} \sum_{d} ||a_{ij}^d - b_{x_{ij} y_{ij}}^d||^2, \qquad (2)$$

i.e. by summing up the local pixel-wise distances, which are squared Euclidean distances here. Now, the distance measure between images A and B is determined by minimizing the cost over the possible deformation mappings:

$$D(A, B) = \min_{(x_{11}^{IJ}, y_{11}^{IJ}) \in \mathcal{M}} \left\{ C(A, B, (x_{11}^{IJ}, y_{11}^{IJ})) \right\} \qquad (3)$$

The set of possible deformation mappings $\mathcal{M}$ determines the type of model used. Table 1 shows the restrictions imposed on the mappings by the different models. Since the P2D-models have more restrictions on the relative positions within the displacement field, the minimization process is computationally more complex here. A pre-selection of the e.g. 100 nearest neighbors with a different distance measures like the Euclidean distance can then significantly improve the computation time at the expense of a slightly higher error rate.

Fig. 1. One image from each of the six IRMA-1617 classes: 'abdomen', 'skull', 'chest', 'limbs', 'breast', and 'spine'.

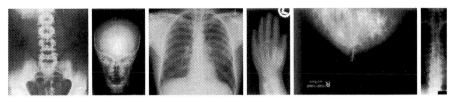

Fig. 2. Several images from class 'chest' from the IRMA-1617 database.

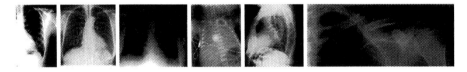

3 Experimental Results

The experimental results were obtained on the RWTH Aachen University IRMA database of 1617 secondary digital medical radiographs from the six classes 'abdomen', 'skull', 'chest', 'limbs', 'breast', and 'spine' (IRMA: image retrieval in medical applications [1]). The images were labeled by expert radiologists. They have widely differing sizes and were scaled to a common height of 32 pixels preserving the aspect ratio. One example from each of these classes is shown in Figure 1. The difficulty of this task is due to the fact that a large intra-class variability exists, as shown in Figure 2. The gray values were normalized to span the full gray level range for each image. The error rates are obtained using a leaving one out approach, i.e. each image is classified in turn using the remaining images as training data. This approach ensures that the classifier has 'never seen' the image that is tested and therefore results in a valid test error rate. Some known error rates on the IRMA-1617 database using other methods are given in Table 2 along with the results of the experiments.

Using the proposed techniques for the inclusion of local context information of image gradient (Sobel operator) and local image parts (3×3 sub images), the performance using image distortion and thresholding could be significantly improved from 9.0% to 6.6% error rate. Note that now the feature vector associated with each pixel has the dimensionality $18 = 2 \cdot 3 \cdot 3$ instead of just one value for the pixel gray value. Modeling local dependencies by using the pseudo two-dimensional hidden Markov model and the local context information of the image gradient the error rate could be reduced to 5.7%. Finally, allowing for additional deviations resulting in the P2DHMDM, the error rate could be further reduced to 5.3%. This is a remarkable relative improvement of about one third with respect to the previous best result of 8.0% that included tangent distance.

Table 2. Error rates (ER) for different methods on the IRMA-1617 corpus. NN: nearest neighbor; IDM: image distortion model; P2DHMM: pseudo 2-dimensional hidden Markov model; P2DHMDM: pseudo 2-dimensional hidden Markov distortion model.

reference	method	ER [%]
[2]	cooccurrence matrices	29.0
[2]	Euclidean 1-NN	15.8
[6]	local representations, thresholding	9.7
[2]	kernel densities, thresholding, IDM	9.0
[2]	+ tangent distance	8.0
this work	1-NN, gradients, thresholding – local image parts, IDM	6.6
	– P2DHMM	5.7
	– P2DHMDM	5.3

4   Conclusions

The proposed non-linear image distortion method achieves considerable classification improvements on the used corpus of medical radiographs. The improvements are due to the introduction of local dependencies into the distortion model and the use of context information by using image gradients and local image regions. It is interesting to see that the use of the context information alone already improves the classification considerably, especially for the simple zero-order model. The results are improved by taking into account local dependencies without restricting the possible pixel displacement fields too strictly.

Acknowledgments

This work was partially funded by the DFG (Deutsche Forschungsgemeinschaft) under contract NE-572/6.

References

1. Lehmann T, Wein B, Dahmen J, Bredno J, Vogelsang F, and Kohnen M: Content-Based Image Retrieval in Medical Applications: A Novel Multi-Step Approach. Procs SPIE 3972(32):312–320, February 2000.
2. Keysers D, Dahmen J, Ney H, Wein B, and Lehmann T: Statistical Framework for Model-based Image Retrieval in Medical Applications. J. Electronic Imaging 12(1):59–68, January 2003.
3. Keysers D and Unger W: Elastic Image Matching is NP-complete. Pattern Recognition Letters, 24(1–3):445–453, January 2003.
4. Kuo S and Agazzi O: Keyword Spotting in Poorly Printed Documents using Pseudo 2-D Hidden Markov Models. IEEE Trans PAMI, 16(8):842–848, August 1994.
5. Gollan C: Nichtlineare Verformungsmodelle für die Bilderkennung. Diploma thesis, Lehrstuhl für Informatik VI, RWTH Aachen University, Aachen, September 2003.
6. Paredes R, Keysers D, Lehmann T, Wein B, Ney H, and Vidal E: Classification of Medical Images using Local Representations. Procs BVM 02:171–174, March 2002.

Fast and Robust Quantification of Parahippocampal Atrophy via Temporal Horn Index

Horst K. Hahn[1], Jan Rexilius[1], Mathias Schlüter[1], Burckhard Terwey[2], Bram Stieltjes[3], Frederik L. Giesel[3] and Heinz-Otto Peitgen[1]

[1]MeVis - Center for Medical Diagnostic Systems and Visualization, Universitaetsallee 29, 28359 Bremen, Germany, Email: hahn@mevis.de
[2]Center for Magnetic Resonance Imaging, Bremen, Germany
[3]Radiology, German Cancer Research Center (DKFZ), Heidelberg, Germany

Abstract We propose a fast and robust method to obtain the temporal horn index (THI) as an indirect but sensitive regional measure for hippocampal and parahippocampal atrophy, based on MRI. The THI is defined as the temporal horn volume to lateral ventricular volume ratio. The proposed method relies on efficient 3D interactive segmentation and a fully automated histogram analysis. It provides consistent THI measurements within a few minutes even for extremely small temporal horns of less than 0.1 ml. The THI obtained by volumetric MRI analysis is sensitive to hippocampal and parahippocampal atrophy and is expected to provide an early marker for pathologic changes associated with Alzheimer's and Parkinson's disease.

1 Introduction

Diverse indications exist for the quantification of hippocampal volumes. One of the most important is to provide a quantitative marker in monitoring of pathologic changes associated with dementia in Alzheimer's (AD) and also Parkinson's diseases [1,2]. According to SILBERT et al., cerebral ventricular and hippocampal

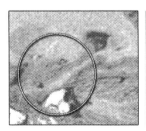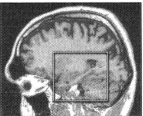

Fig. 1. Illustration of the hippocampus segmentation problem. To the left, a close-up of the MR image to the right is shown (box). In many cases, the hippocampal borders are not well defined (circle).

Fig. 2. Material used for the evaluation of the proposed method. T1 weighted MR images from four volunteers (top); five acquisitions each. Using the ILab platform (MeVis, Bremen), the volumes of the cerebral ventricles were measured (bottom).

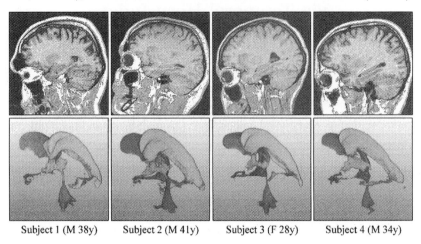

Subject 1 (M 38y)   Subject 2 (M 41y)   Subject 3 (F 28y)   Subject 4 (M 34y)

volumes are sensitive to the accumulation of cortical neurofibrillary tangles and senile plaque, which are a key to judging the neuropathology of AD [2].

Currently, no fast and sensitive method for direct hippocampus volumetry is available for clinical use. To our knowledge, current segmentation methods are either time consuming or unreliable. Direct hippocampus segmentation is a challenging task, since parts of its border are poorly differentiated in clinical images ([3], cf. Fig. 1). Purely manual processing with total interaction times of about one hour per dataset is frequent. Even highly advanced segmentation methods based on deformable shape models and atlases are reported to require at least 10–30 minutes per dataset for manual landmark placement [3,4] with a performance comparable to manual segmentation. In addition, systematic volumetric errors are often related to partial volume effects, which are crucial for any thin and elongated object.

Since the temporal horns of the cerebral ventricles are adjacent to the hippocampal formation, we propose to use the temporal horn volume (THV) as an indirect and sensitive regional measure for hippocampal and parahippocampal atrophy. Furthermore, we propose to consider THI in order to obtain a specific and normalized measure. Moreover, special emphasis was placed on both reproducibility and speed of the proposed image analysis method.

2   Methods and Material

In four healthy volunteers (age 28–41 y, cf. Fig. 2), 20 thin-slice T1 weighted MRI datasets (Siemens Magnetom Quantum 1.5 T, MPRAGE, 256×256 matrix, 1.0 mm isotropic voxel size, 160 contiguous sagittal sections, acquisition

Fig. 3. Definition of the THV by subtraction of the LVV with (top, images from Subject 3) and without temporal horns (bottom, circles); the latter is denominated LVV*. To the right, a coronal plane (straight line) defined by the posterior tip of the inferior colliculus (arrow) is shown on an axial section.

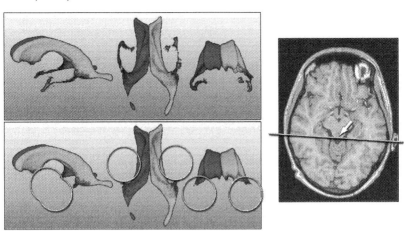

time approx. 9 min) were acquired, five acquisitions on the same day each. The volunteers were repositioned in the scanner between acquisitions.

Segmentation of lateral ventricles including frontal horn, trigone, posterior horn, and temporal horn was performed applying an Interactive Watershed Transform (IWT) to the original images. The IWT, which has been described previously [5], fully works in 3D; only a few landmarks (approximately two to six) suffice to segment both lateral ventricles. This segmentation was performed twice for every dataset, once with and once without the temporal horns, resulting in two volumes for each side, which are denominated LVV (lateral ventricular volume) and LVV*, respectively. The coronal plane defined by the posterior tip of the inferior colliculus and perpendicular to the AC-PC line was used as posterior boundary of the temporal horn (cf. Fig. 3 right).

A fully automated analysis of over-inclusive regional histograms, as described in [6], was applied to both segmentations (each containing two objects, left and right lateral ventricle) in order to robustly estimate LVV(L/R) and LVV*(L/R). The analysis is based on a trimodal Gaussian model (cerebro-spinal fluid, white, and gray matter) that explicitly includes partial volume terms, so-called Mixed Gaussians. Assuming equally distributed partial volume effects, Mixed Gaussians take the form of plateau curves. The model is fitted to the histogram data by minimizing squared errors using a LEVENBERG-MARQUARDT method.

3   Results

Individual left and right LVV and THV were successfully obtained in all datasets using the landmark-driven IWT within less than four minutes. No preprocessing

Table 1. Lateral ventricular volumes for five independent acquisitions, four volunteers, two sides (L/R), with (LVV) and without temporal horns (LVV*), resulting in $5 \times 8 \times 2 = 80$ measurements, given in ml. To assess inter-examination reproducibility, mean values are given besides standard deviations (SD in ml) and variation coefficients (VC = SD/Mean, in %).

		V_1	V_2	V_3	V_4	V_5	Mean	SD	VC
Subject 1	LVV(L)	13.66	13.44	13.79	14.07	13.87	13.77	± 0.23	(1.7 %)
	LVV*(L)	13.17	12.89	13.38	13.36	13.30	13.22	± 0.20	(1.5 %)
	LVV(R)	9.34	9.33	8.88	9.45	8.75	9.15	± 0.31	(3.4 %)
	LVV*(R)	8.94	8.92	8.52	8.95	8.44	8.75	± 0.25	(2.9 %)
Subject 2	LVV(L)	14.39	14.32	14.01	14.84	14.30	14.37	± 0.29	(2.1 %)
	LVV*(L)	14.22	14.12	13.83	14.59	14.07	14.16	± 0.28	(2.0 %)
	LVV(R)	17.93	17.70	17.70	17.82	17.67	17.76	± 0.11	(0.6 %)
	LVV*(R)	17.55	17.42	17.41	17.46	17.28	17.42	± 0.10	(0.6 %)
Subject 3	LVV(L)	13.93	14.02	14.16	14.06	14.42	14.11	± 0.19	(1.3 %)
	LVV*(L)	13.86	13.85	14.05	13.97	14.39	14.02	± 0.22	(1.6 %)
	LVV(R)	11.82	11.86	11.88	11.96	11.93	11.89	± 0.06	(0.5 %)
	LVV*(R)	11.59	11.62	11.75	11.71	11.67	11.67	± 0.07	(0.6 %)
Subject 4	LVV(L)	11.36	11.84	11.82	11.39	11.47	11.58	± 0.24	(2.0 %)
	LVV*(L)	11.18	11.45	11.45	11.10	11.28	11.29	± 0.16	(1.4 %)
	LVV(R)	10.25	10.45	10.97	10.69	10.35	10.54	± 0.29	(2.8 %)
	LVV*(R)	9.88	10.06	10.37	10.09	9.95	10.07	± 0.19	(1.9 %)

of the image data was required, such as denoising or intensity homogenization. From the histograms, object volumes could be quantified highly reproducible for all twenty image acquisitions (cf. Table 1). The temporal horn index is defined by THI = THV / LVV, while temporal horn volumes are calculated by subtraction THV = LVV–LVV*.

Grand means were recorded for LVV: 12.90 ml (range min–max: 9.15–17.76 ml), THV: 0.32 ml (0.09–0.55 ml), and THI: 2.63 % (0.67–4.46 %). In order to assess inter-examination reproducibility for these three measures, mean standard deviations were evaluated for LVV: 0.22 ml (range min–max: 0.06–0.31 ml), THV: 0.07 ml (0.03–0.12 ml), and THI: 0.56 % (0.21–0.99 %); n=5×8.

4   Discussion and Conclusion

The inter-examination variation coefficients for the lateral ventricular volumes are around two percent throughout (cf. Table 1), which is excellent, taking into account the small object volumes as well as their elongated and complex shapes. Measuring THV by subtraction rather than directly has a twofold motivation. First, note that reproducibility is better for THV than for LVV, reflecting the fact that variations of LVV and LVV* are positively correlated. Second, regional histograms of solely the tiny temporal horns are extremely sparse. In comparison, the histograms for the two larger objects yield a higher robustness and reproducibility. From the user perspective, however, it is equivalent whether to directly segment the temporal horns or to exclude them from a previous lateral ventricle segmentation.

As shown in a previous study [6], cerebral ventricular segmentation and volumetry based on the IWT and histogram analysis are largely independent of the landmark positions, such that both intra and inter-observer variations are very small. Therefore, we concentrated on inter-examination characteristics, which are vital for longitudinal and follow-up studies. A mean THV standard deviation of only 0.07 ml, corresponding to a mean THI standard deviation of 0.56 %, provides a solid basis for reliably quantifying volumetric changes in the parahippocampal region. The mean THV in our four volunteers was small with only 0.32 ml. Yet, increased THV is observed in patients with mild or severe hippocampal atrophy. Given that the absolute precision of our method remains constant, which we expect for the subtraction method, the relative precision for patients will be superior in comparison to healthy volunteers.

In a study comprising 192 subjects with probable AD, who underwent two MRI examinations with an interval of one year, correlations between image based volumetric change and change in behavioral and cognitive measures were found to be even greater for the temporal horn than for the hippocampus [1]. This further supports the suitability of THV/THI as a reliable biomarker in AD. JACK et al. demonstrated the technical feasibility of using "structural MRI measures as a surrogate endpoint of disease progression in therapeutic trials", resulting in "markedly lower estimated sample size requirements for clinical trials [1]." Our method is appropriate to be used in trials, which benefit from quantification of hippocampal or parahippocampal atrophy, and has the potential to replace direct hippocampus volumetry in many cases.

References

1. Jack CR, Slomkowski M, Geacon S, et al.: MRI as a biomarker of disease progression in a therapeutic trial of milameline for AD. Neurology 60(2): 253–260, Jan 2003.
2. Silbert LC, Quinn JF, Moore MM, et al.: Changes in premorbid brain volume predict Alzheimer's disease pathology. Neurology 61(4): 487–492, Aug 2003.
3. Shen D, Moffat S, Resnick S, and Davatzikos C: Measuring size and shape of the hippocampus in MR images using a deformable shape model. Neuroimage 15(2): 422–434, Feb 2002.
4. Hogan RE, Mark KE, Wang L, et al.: Mesial temporal sclerosis and temporal lobe epilepsy: MR imaging deformation-based segmentation of the hippocampus in five patients. Radiology 216(1): 291–297, Jul 2000.
5. Hahn HK and Peitgen HO: IWT - Interactive Watershed Transform: A hierarchical method for efficient interactive and automated segmentation of multidimensional grayscale images. Proc Medical Imaging, SPIE 5032: 643–653, Mar 2003.
6. Hahn HK, Millar WS, Klinghammer O, et al.: A reliable and efficient method for cerebral ventricular volumetry in pediatric neuroimaging. Methods Inf Med: in print, 2004.

Ergebnisse eines neuen Kalibrier-Algorithmus für Augmented-Reality-Systeme mit hohen Genauigkeits-Anforderungen

Lüder A. Kahrs, Harald Hoppe, Jörg Raczkowsky und Heinz Wörn

Institut für Prozessrechentechnik, Automation und Robotik,
Universität Karlsruhe (TH), 76128 Karlsruhe
Email: kahrs@ira.uka.de

Zusammenfassung. Bei dem Einsatz von Systemen der Erweiterten Realität im klinischen Bereich ist eine hohe Genauigkeit an die Einblendungen gefordert, wenn Schnittlinien, Tumore oder Risikostrukturen realitätsgetreu auf den Patienten projiziert werden sollen. Für die Realisierung solcher Projektionen mit diesem Anforderungsprofil ist eine genaue Kalibrierung der Projektionsgeräte sehr wichtig. Die Ergebnisse eines neuen Kalibrier-Algorithmus werden im Folgenden anhand von See-through-Bildern eines Virtual-Retinal-Display gezeigt.

1 Einleitung

Im Rahmen des Sonderforschungsbereichs 414 werden Operationspläne für die Kopfchirurgie erstellt, die sowohl mit einem Roboter umgesetzt oder mit Systemen der Erweiterten Realität (Augmented Reality, AR) visualisiert werden können [1]. Präzise Einblendungen mit Hilfe der Erweiterten Realität sind hier und in vielen anderen klinischen Bereichen gefordert, die sich nur mit einer genauen Kalibrierung realisieren lassen, sodass die Daten örtlich exakt projiziert werden [2]. Für AR-Systeme, die auf der Projektion von physikalisch virtuellen Bildern beruhen, werden hier Ergebnisse vorgestellt. Physikalisch virtuelle Bilder entstehen vor dem Auge des Betrachters bei Optical-See-Through-Head-Mounted-Displays (OST-HMDs) oder bei AR-Operationsmikroskopen.

Bei dem verwendeten Algorithmus handelt es sich um eine Weiterentwicklung des von Hoppe [3] vorgestellten. Zur Demonstration der Leistungsfähigkeit des Algorithmus werden hier Kameraaufnahmen (sog. See-through-Aufnahmen) durch ein Virtual-Retinal-Display (VRD) analysiert (vgl. [4]). Ergänzende Einblendungen bzw. ein alternativer Einsatz zur bereits klinisch eingesetzten projektorbasierten Erweiterten Realität [5] sind bereits realisiert und somit ist für die Zukunft eine Evaluierung des Gesamtsystems angestrebt.

2 Methoden

Für die Kalibrierung wird eine FireWire-Kamera der Fa. Basler mit einer Auflösung von 1300 x 1030 Pixeln benutzt. Die AR-Einblendungen werden mit dem

Abb. 1. Microvisions Nomad mit Stryker Rigid-Body für die Navigation.

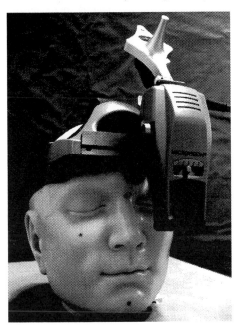

VRD „Nomad"der Firma Microvision realisiert. Für das Tracking des VRDs kommt ein Navigationssystem von Stryker Leibinger zum Einsatz, wobei ein Rigid-Body auf dem HMD befestigt wurde (siehe Abb. 1). Ein weiterer Rigid-Body wird benötigt, wenn eine Nachverfolgung eines Objektes angestrebt wird. Ein Kalibrier-Muster wird zur Festlegung von Punktkorrespondenzen eingesetzt. Für die Kalibrierung und die Einblendungen wird ein Pentium 4 mit 3 GHz HT-Technologie eingesetzt. Die Visualisierung bzw. das Rendern von dargestellten Objekten findet mit der C++-Bibliothek VTK, OpenGL oder einer Methode statt, die die Linsenverzerrung und weitere Parameter berücksichtigen kann.

3 Ergebnisse

Die Qualität der Kalibrierung von AR-Systemen lässt sich am besten durch Bilder erfassen, die beim Hindurchschauen entstanden sind (See-through-Bilder). Diese sind in den folgenden Abschnitten dargestellt. Der Kalibrier-Algorithmus ist sehr robust und liefert standardmäßig hervorragende Ergebnisse bei den Einblendungen, so dass eine statistische Analyse mehrerer Kalibrierungen nicht zwingend erforderlich ist. Allerdings können anhand der Abweichungen der Einblendungen zu Referenzpunkten statistische Aussagen über mittlere Abweichungen angegeben werden.

Abb. 2. See-through-Aufnahmen durch das VRD in verschiedenen Entfernungen des Referenzmusters (Kreise) und der Einblendungen (Fadenkreuze), (a) 30 cm, (b) 40 cm, (c) 50 cm und (d) 60 cm.

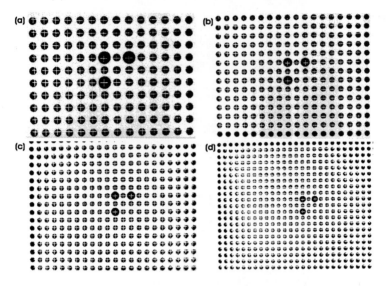

3.1 VTK-Einblendungen in verschiedenen Entfernungen

Es wurden vier Kalibrierungen mit jeweils 10 cm Abstand für Entfernungen zwischen 30 cm und 60 cm durchgeführt. Die obere Entfernungsgrenze resultiert aus der typischen Armlänge eines Menschen, die untere aus der minimal möglichen Entfernungseinstellung des VRDs.

In der Abbildung 2 sind VTK-Fadenkreuz-Einblendungen für diese Kalibrierungen in den jeweiligen Entfernungen vor einem Referenzmuster dargestellt. Der gesamte Bildbereich des HMDs wird dabei verwendet, welches den Öffnungswinkeln (FOV) von 23° x 17° entspricht. Die kleinen Kreise dieses Musters haben einen Radius von 3 mm. Die maximalen Abweichungen der Einblendungen liegen in der Größenordnung der Kreisradien. Die durchschnittlichen Abweichungen sind im Bereich von 1 mm. Die statistischen Daten dieser Kalibrierungen sind in Tabelle 3.1 zusammengefasst.

Entfernung [mm]	Mittelwert [mm]	Standardabweichung [mm]
300	0.7	0.5
400	0.8	0.5
500	0.9	0.8
600	1.3	0.9

Tabelle 1. Statistische Auswertung der VTK-Einblendungen des Nomad-HMDs in verschiedenen Entfernungen.

Abb. 3. (a) See-through-Aufnahme in der Entfernungen 60 cm mit der Einblendung beruhend auf dem Softwarerendering. (b) Darstellung eines Operationsplanes auf einem Phantomschädel mit der projektorbasierten Erweiterten Realität und dem VRD.

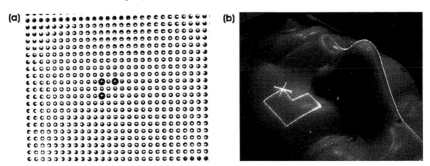

3.2 Berücksichtigung der Linsenverzerrung

Unter Berücksichtigung der Linsenverzerrung kann ein intern aus den Transformationen und weiteren Kalibrier-Parametern berechnetes Bitmap-Bild erstellt werden. Ein solches Bild muss für jede Konstellation neu erzeugt werden, bietet aber eine weitere Reduzierung der Darstellungsfehler. Die Abbildung 3a zeigt dieses exemplarisch an dem See-through-Bild der Kalibrierung für die Entfernung von 60 cm. Hier ist eine verbesserte Übereinstimmung von Einblendungen und Referenzmuster im gesamten Sichtfeld zu erkennen (vgl. Abb. 2d). Einfache Strukturen wie Schnittlinien lassen sich dadurch sehr präzise Einblenden.

3.3 Einblendung von Operationsplänen

Wie bereits in der Einleitung erwähnt, kann die projektorbasierte Erweiterte Realität, die eine durchschnittliche Abweichungen unter einem Millimeter zeigt und klinisch evaluiert wird, zum Vergleich der Güte der Einblendungen benutzt werden. Dafür wurde ein Operationsplan auf einem Phantomschädel sowohl mit der projektorbasierten Erweiterten Realität als auch dem VRD eingeblendet. Die Überlagerung dieser beiden Einblendungen sind in Abbildung 3b visualisiert. Erkennbar ist die sehr gute Übereinstimmung dieser beiden Operationspläne. Abweichungen sind nur an wenigen Stellen sichtbar. Diese Einblendungen wurden bisher nur mit VTK realisiert, sodass eine weitere Reduzierung der Abweichungen möglich ist.

4 Diskussion

AR-Einblendungen mit Abweichungen im Sub-Millimeterbereich sind für viele klinische Anwendungs-Szenarien von großem Interesse. Mit dem hier vorgestellten Kalibrier-Algorithmus ist ein Grundstein für den klinischen Einsatz eines

Virtual-Retinal-Displays mit einer exakten Projektion gelegt. Die durchschnittlichen Abweichungen der Einblendungen sind abhängig von der Entfernung und liegen bei Abständen < 0.5 m durchschnittlich unter 1 mm.

Eine Evaluierung des Algorithmus mit anderen AR-Systemen ist geplant.

Danksagung

Wir bedanken uns bei Herrn Dr. Moctezuma, Herrn Rohs und Herrn Schwörer der Firma Stryker Leibinger für die Zusammenarbeit und die Unterstützung.

Literaturverzeichnis

1. Schorr O, Brief J, Haag C, Raczkowsky J, Haßfeld S, Mühling J, and Wörn H: Operationsplanung in der Kopfchirurgie. Procs BMT 2002, p.939-941
2. Genc Y, Tuceryan M, Navab N: Practical Solutions for Calibration of Optical See-through Devices. Proc ISMAR 2002, p.169-175
3. Hoppe H, Kübler C, Raczkowsky J, and Wörn H: Ein neues und leicht zu implementierendes Modell zur präzisen Kalibration von Kameras und Videoprojektoren. Procs BVM 2002, p.229-232
4. Suthau T: Augmented Reality Techniken für den Einsatz in der Leberchirurgie, Seyfert (Hrsg.), Publikationen der Deutschen Gesellschaft für Photogrammetrie und Fernerkundung, Band 12 (2003), p.301
5. Hoppe H, Kübler C, Raczkowsky J, Wörn H, and Hassfeld S: A Clinical Prototype System for Projector-Based Augmented Reality: Calibration and Projection Methods. Proc CARS 2002, p. 1079

Effiziente Verarbeitung von Gefäßgraphen auf Basis von Open-Source Frameworks

Max Schöbinger, Ivo Wolf, Matthias Thorn, Peter Hassenpflug,
Marcus Vetter und Hans-Peter Meinzer

Abteilung für Medizinische und Biologische Informatik,
Deutsches Krebsforschungszentrum, 69120 Heidelberg
Email: m.schoebinger@dkfz-heidelberg.de

Zusammenfassung. Der vorliegende Beitrag stellt die Erweiterung eines Frameworks zur medizinischen Bildverarbeitung um Methoden zur effizienten Laufzeitrepräsentation und Verarbeitung von Gefäßgraphen vor. Neben einem Konzept zur Klassifikation solcher symbolischer Beschreibungen wird die technische Realisierung mittels der Bibliotheken ITK, VTK und BGL präsentiert. Darüber hinaus wird ein standardisiertes Dateiformat auf Basis von XML vorgeschlagen. Die komplette Bildverarbeitungskette von der Segmentierung über die Analyse der Gefäße bis hin zur Visualisierung kann in einer Pipeline abgebildet werden.

1 Einleitung

Für viele Probleme der computergestützten Operationsplanung ist ein detailliertes Wissen über die patientenindividuelle Gefäßanatomie essentiell. In den letzten Jahren wurden deshalb eine Vielzahl von Segmentierungsverfahren für gefäßartige Strukturen vorgeschlagen. Darauf aufbauend haben sich Verfahren etabliert, die eine topologische und morphologische Analyse von Gefäßbäumen erlauben, indem sie diese in eine symbolische Beschreibung überführen. Diese approximiert die reale Gefäßanatomie, indem eine hierarchische bzw. graphenähnliche Datenstruktur aufgebaut wird, in welcher die Lage der Verzweigungen, die einzelnen Gefäßabschnitte und deren Durchmesser repräsentiert sind. Je nach Bildmodalität, Bildqualität und untersuchter anatomischer Struktur kommen jedoch jeweils unterschiedliche Verfahren zur Segmentierung, Analyse und Visualisierung zum Einsatz. Oft muss ein Kompromiss zwischen medizinischen Anforderungen und algorithmischen Randbedingungen gefunden werden. Hieraus ergeben sich oft spezialisierte Software-Lösungen, die nur schwer auf verwandte Anwendungsgebiete übertragbar sind.

Die beschriebenen Probleme lassen sich zum Teil umgehen, indem auf Software-Ebene Datenstrukturen und Schnittstellen standardisiert werden. Darüber hinaus bedarf es aber auch einer Systematik, die vorgibt, auf welcher Abstraktionsebene überhaupt mit symbolischen Beschreibungen gearbeitet werden kann. Ziel dieser Arbeit ist es daher, einen standardisierten „Baukasten" für Software zur Verarbeitung von Gefäßbäumen für unterschiedlichste Anwendungen bereitzustellen.

2 Stand der Technik

Es existieren mittlerweile eine Vielzahl von kommerziellen und frei verfügbaren Bibliotheken oder Frameworks zur Unterstützung der medizinischen Bildverarbeitung. In den letzten zwei Jahren hat sich allerdings das *Insight Segmentation and Registration Toolkit* (ITK) [1] der National Library of Medicine zu einem de-facto Standard für die Bildverarbeitung entwickelt. Umfangreiche Visualisierungsfunktionalitäten stellt das ebenfalls frei verfügbare *Visualization Toolkit* (VTK) [2] bereit. Zur Kombination der beiden Systeme und Ergänzung um Module zur Datenhaltung und Interaktion mit medizinischen Bilddaten wurde am Deutschen Krebsforschungszentrum das *Medical Imaging Interaction Toolkit* (MITK) [3] entwickelt. Diese Bibliotheken sind allerdings momentan auf die Verarbeitung von Volumendaten und Oberflächenmeshes beschränkt. Bibliotheken oder Frameworks zur effizienten und gleichzeitig flexiblen Laufzeitrepräsentation und einfachen Verarbeitung von Gefäßgraphen sind in der aktuellen Literatur nicht beschrieben.

3 Material und Methoden

Die hier vorgestellte Arbeit entstand aus der Notwendigkeit, unterschiedliche Basistechnologien zur Erzeugung und Verarbeitung von symbolischen Beschreibungen in eine übergeordnete, einheitliche Softwarestruktur zu betten. Diese „Infrastruktur" wird in den folgenden Abschnitten beschrieben.

3.1 Konzept

Für die Entwicklung von automatischen Algorithmen, aber auch interaktiven Systemen zur Analyse von Gefäßstrukturen sind oft unterschiedliche Sichten auf das zu Grunde liegende „Netz" aus Gefäßverzweigungen und -ästen notwendig. Diese unterscheiden sich im Grad an Vorwissen bzw. Annahmen, die zu ihrer Berechnung eingehen. So eignen sich zur interaktiven Analyse von Kommunikationspfaden oder Flussverhältnissen in komplexen Gefäßsystemen ungerichtete bzw. gerichtete Graphen, welche auch „Kurzschlüsse", die zum Beispiel durch Kollateralgefäße entstehen können, abbilden. Zur Trennung der portalvenösen und hepatischen Gefäße der Leber haben sich jedoch Baumstrukturen (im informatischen Sinne) als vorteilhaft erwiesen [4].

   Die hier vorgestellte Bibliothek bietet vier Abstraktionsebenen, auf denen die symbolischen Beschreibungen angesprochen werden können. Diese sind entsprechend der klassischen Graphentheorie geordnet: die allgemeinste Form sind *ungerichtete Graphen*. Sie beschreiben lediglich die Topologie und Morphologie der segmentierten Gefäße. Bringt man Annahmen über die Richtung des Blutflusses in das Modell mit ein, so können diese als *gerichtete Graphen* interpretiert werden. Können in einem gegebenen medizinischen Kontext (beispielsweise arteriovenöse) Anastomosen ignoriert bzw. ausgeschlossen werden, so können Zyklen im Gefäßsystem aufgelöst und *gerichtete azyklische Graphen* erzeugt werden. Diese lassen sich wiederum in einen oder mehrere *hierarchische Bäume* zerlegen. Mit jedem Abstraktionsgrad steigt also das eingebrachte Modellwissen, gleichzeitig nimmt aber die Generalität und algorithmische Flexibilität ab (siehe Abb. 2(a)). Diese Eigenschaft ist jedoch nicht als Nachteil zu werten. Vielmehr dient diese Systematik zur Strukturierung der verwendeten Gefäßmodelle und der darauf arbeitenden Algorithmen.

3.2 Laufzeitrepräsentation

Für die meisten Algorithmen zur Erzeugung von symbolischen Gefäßbeschreibungen können gemeinsame Eigenschaften definiert werden: Sie detektieren Gefäßverzweigungen und generieren eine geordnete Liste von Punkten, die, verbunden durch Linien oder Splines, den realen Verlauf der Gefäßäste approximieren. Ein Teil der Verfahren liefert zusätzlich zu dem Gefäßverlauf auch Informationen über die Gefäßradien, was beispielsweise eine Oberflächenrekonstruktion ermöglicht. Zur Repräsentation der Topologie der Gefäße wird die frei verfügbare *Boost-Graph-Library* (BGL)[5] verwendet. Als Kompromiss zwischen schneller Traversierung, Modifikation und Speicherplatzverbrauch wurden zur Laufzeitrepräsentation Adjazenzlisten gewählt. Optional können jedoch auch dünn besetzte Matritzen verwendet werden. Die Verzweigungen werden als Knoten und die Äste als Kanten im Graphen abgebildet. Morphologische Eigenschaften wie z.B. Position und Durchmesser werden diesen assoziiert. Um auch applikationsspezifischen Anforderungen gerecht zu werden, können zusätzlich beliebige Datentypen bzw. -werte zur Laufzeit den Knoten und Kanten zugeordnet werden. Hierbei wurde das generische Konzept der *Valued Conversions* [6] angewandt. Um den Datenaustausch mit existierenden und zukünftigen Systemen zu erleichtern und die persistente Speicherung in einer standardisierten, lesbaren Form zu ermöglichen, wurde XML [7] als Dateiformat gewählt und eine entsprechende Document Type Definition (DTD) formuliert.

3.3 Pipelinestruktur

Das am Deutschen Krebsforschungszentrum entwickelte MITK verbindet die Pipelinestrukturen von ITK und VTK. Somit kann eine komplette Bildverarbeitungskette ausgehend von den Volumendaten über Segmentierungsalgorithmen bis zur Visualisierung in einer Pipeline abgebildet werden. Diese auf ITK basierende Pipelinestruktur wurde auch für die Verarbeitung von Gefäßgraphen gewählt. Folgende Konzepte stehen somit zur Verfügung:

Datenobjekte. Datenobjekte repräsentieren die eigentlichen Gefäßgraphen. Sie sind Ein- und Ausgabe für Prozessobjekte, die Daten verarbeiten.

Quellen. Gefäßgraph-Quellen erzeugen Gefäßgraphen. Sie lesen beispielsweise gespeicherte Dateien ein, oder erzeugen symbolische Beschreibungen aus vorhandenen Bilddaten. Hierzu stehen im Moment drei unterschiedliche Verfahren zur Auswahl [8,9,10], es können jedoch beliebige hinzugefügt werden.

Abb. 1. (a) Abstraktionsebenen, auf denen mit Gefäßgraphen gearbeitet werden kann.
(b) Durch Extrusion generierte Oberflächenrekonstruktion eines Gefäßgraphen.

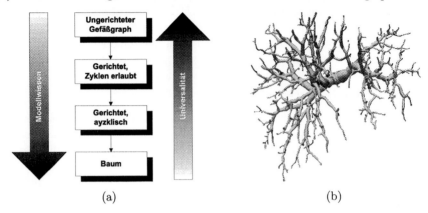

(a)   (b)

Prozessobjekte. Prozessobjekte verarbeiten einen oder mehrere Gefäßgraphen um daraus einen oder mehrere neue zu erzeugen. Dies können u.a. Filter zur Bereinigung der Gefäßmodelle von Artefakten oder zur Bildung von Subgraphen sein oder aber auch Adapter, mit deren Hilfe man beispielsweise hierarchische Bäume wie ungerichtete Gefäßgraphen ansprechen kann.

Senken bzw. Mapper. Diese terminieren zunächst die Gefäßgraphenpipeline, haben also kein Graph-Datenobjekt zur Ausgabe. In diese Klasse fallen z.B. Objekte, die einen Gefäßbaum in eine Datei speichern oder aus diesen ein Bildvolumen erzeugen (beispielsweise bei der Berechnung von Versorgungsgebieten). Hier ist auch die Schnittstelle zur Visualisierung mittels VTK anzusiedeln. So können die Gefäßgraphen beispielsweise durch durch die Verkettung von Kugeln und Kegelstümpfen, oder aber auch durch Extrusion eines Kreises entlang des Gefäßverlaufes [11] (siehe Abb. 2(b)) in Oberflächenmodelle, mit denen interagiert werden kann, umgewandelt werden.

4   Ergebnisse und Diskussion

Mit der Erweiterung des ITK bzw. MITK um ein Framework zur Verarbeitung von Gefäßgraphen auf Basis der BGL wird der Grundstein für eine Vielzahl unterschiedlicher Anwendungen gelegt. Durch die konsequente Integration existierender Bibliotheken und Standards können umfangreiche Synergieeffekte genutzt werden. Der Anwender bzw. Anwendungsentwickler hat automatisch von einfachen Bereichswachstumsverfahren bis hin zu komplexen Level Set Methoden alle von ITK bereitgestellten Segmentierungsverfahren auch zur Gefäßsegmentierung zur Verfügung. Bereits bestehende Algorithmen zur Erzeugung von Graphen aus Volumendaten wie CT oder MR Angiographien wurden integriert. Die

Analyse der Gefäßstrukturen wird durch die umfangreiche Algorithmensammlung der BGL wesentlich erleichtert. Neben Traversierungsmethoden wie Tiefen- oder Breitensuche stehen u.a. unterschiedliche Lösungen für das Kürzester-Weg-Problem, die Berechnung des maximalen Flusses in Netzwerken oder exakte Graph-Isomorphismen bereit.

Zu einem großen Teil auf Open-Source-Bibliotheken aufzubauen birgt jedoch nicht nur Vorteile in sich. Gerade „junge" Bibliotheken wie das ITK oder die BGL befinden sich in einem steten Wandel, was dazu führt, dass nicht ausgeschlossen werden kann, dass sich an zentraler Stelle Schnittstellen oder Design-Änderungen ergeben. Es ist allerdings zu erwarten, dass der Benefit, der durch ihre Verwendung aufgebaut wird, größer ist, als der nachträgliche Entwicklungsaufwand, der durch solche extern motivierten Änderungen entsteht.

Literaturverzeichnis

1. Ibanez L, Schroeder W, Ng L, Cates J: The ITK Software Guide. Kitware, Inc., 2003. URL: *http://www.itk.org*.
2. Schroeder W, Martin K, Lorensen B: The Visualization Toolkit: An Object-Oriented Approach to 3D Graphics, 3rd Edition. Kitware, Inc., 2003. URL: *http://www.vtk.org*.
3. Wolf I, Vetter M, Wegner I, Nolden M, Böttger T, Hastenteufel M, Kunert T, Meinzer HP: The Medical Imaging Interaction Toolkit (MITK) – a toolkit facilitating the creation of interactive software by extending VTK and ITK. In: Procs. SPIE Medical Imaging 2004: Visualization, Image-Guided Procedures, and Display. In press, 2004
4. Thorn M, Vetter M, Cárdenas S. CE, Hassenpflug P, Fischer L, Grenacher L, Richter GM, Lamadé W, Meinzer HP: Interaktives Trennen von Gefäßbäumen am Beispiel der Leber. In: Procs BVM 2001:147–151, 2001.
5. Siek JG, Lee LQ, Lumsdaine A: The Boost graph library: user guide and reference manual. Addison-Wesley, 2001. URL: *http://www.boost.org/libs/graph*.
6. Henney K: Valued Conversions. C++ Report 12(7), July/August 2000.
7. Extensible Markup Language (XML). URL: *http://www.w3.org/XML*.
8. Schöbinger M, Thorn M, Vetter M, Cárdenas S. CE, Hassenpflug P, Wolf I, Meinzer HP: Robuste Analyse von Gefäßtrukturen auf Basis einer 3D-Skelettierung. In: Procs BVM 2003:76–80, 2003.
9. Hassenpflug P, Schöbinger M, Vetter M, Ludwig R, Wolf I, Thorn M, Grenacher L, Richter GM, Uhl U, Büchler MW, Meinzer HP: Generation of attributed relational vessel graphs from three-dimensional freehand ultrasound for intraoperative registration in image-guided liver surgery. In: Robert, L. at al. (eds.): Procs SPIE Medical Imaging 2003: Visualization, Image-Guided Procedures, and Display, Vol. 5029:222–230, 2003.
10. Zahlten C, Jürgens H, Evertsz CJG, Leppek R, Peitgen HO, Klose KJ: Portal Vein Reconstruction Based on Topology. Eur J Radiol 19(2):96–100, 1995.
11. Hahn H, Preim B, Selle D, Peitgen HO: Visualization and Interaction Techniques for the Exploration of Vascular Structures. In: Procs. of the 12th IEEE Visualization Conference:395–402, 2001.

Bildverbesserung endoskopischer Videosequenzen in Echtzeit

Benedikt Fischer, Ben Vaessen, Thomas M. Lehmann und Klaus Spitzer

Institut für Medizinische Informatik,
Universitätsklinikum RWTH Aachen, Pauwelsstr. 30, 52057 Aachen
Email: bfischer@mi.rwth-aachen.de

Zusammenfassung. Videoendoskopien weisen häufig mehrere Störeffekte gleichzeitig auf, u.a. Reflektionen, Überbelichtungen, Farbverfälschungen, dunkle Bildränder sowie geringe Kontraste. Im Gegensatz zu bereits existierenden Lösungen wird mit den vorgestellten Verfahren nicht nur die Behandlung jeweils einer einzelnen, sondern aller Störungen gleichzeitig unter Echtzeitbedingungen ermöglicht. Erreicht wird die Echtzeitfähigkeit u.a. durch eine Aufteilung der Berechnungen in eine Kalibrierungs- und Laufzeitphase, die Verwendung von Lookup-Tabellen, sowie die Anpassung existierender Einzellösung zu einer Gesamtlösung. Die Anwendung wird an verschiedenen Beispielen demonstriert.

1 Einleitung

In der minimalinvasiven Diagnostik mittels Videoendoskopie treten durch extreme Aufnahmebedingungen oder minderwertige Gerätschaften oftmals verschiedene Störeffekte gleichzeitig auf, die es mit Bildverarbeitungsmethoden zu beseitigen gilt. Zu derartigen Störeffekten zählen unter anderen Reflektionen, Überbelichtungen, Farbverfälschungen, dunkle Bildränder sowie insgesamt geringe Kontraste.

Eine Verbesserung der Bildqualität erleichtert und beschleunigt nicht nur die Untersuchung am Patienten, sondern kann ebenfalls eine spätere Datenverarbeitung hinsichtlich der Extraktion quantitativer Parameter vereinfachen. Während eine quantitative Analyse jedoch häufig erst nach der Untersuchung am Patienten und somit wenig zeitkritisch erfolgt, muss die Beseitigung besonders störend empfundener und die Untersuchung verlängernder Störeffekte während der Untersuchung selbst in Echtzeit, d.h. auf 25 Bildern pro Sekunde, erfolgen.

Die aufgeführten Teilprobleme sind in der Fachliteratur vielfach behandelt. So lässt sich anhand von Glanzlichtern die Lichtquellenfarbe bestimmen, anhand welcher dann eine Farbkorrektur vorgenommen werden kann [1]. Aufgrund rechenintensiver Operationen wie der Houghtransformation eignen sich diese Methoden jedoch nicht für Echtzeitanwendungen. In [2] wird eine Farbnormierung vorgestellt, die bereits zur Korrektur von Videoendoskopien eingesetzt wurde. Grundidee ist die Farbrotation von Bildpunkten im RGB-Farbkubus. Jedoch ist dazu eine Normierung jedes Bildframes erforderlich, so dass sich dieses Konzept bei gleichzeitiger Korrektur der anderen Bildstörungen auch auf aktueller Hardware als zu langsam erweist [3].

Die inhomogene Bildausleuchtung kann als niederfrequente Schwankung der Helligkeit aufgefasst und somit durch einen Hochpass im Fourierbereich eliminiert werden [4]. Selbst die schnelle Fouriertransformation ist jedoch in Kombination mit den anderen Methoden nicht echtzeitfähig. In Bezug auf eine Kontrastverstärkung kann die sonst oft eingesetzte Falschfarbendarstellung mangels Erhaltung der Natürlichkeit nicht verwendet werden. Stattdessen bieten sich erprobte wahrnehmungsorientierte Transformationen des Helligkeitshistogramms an [5].

Während in der Literatur lediglich die Echtzeitfähigkeit von Lösungen für Einzelprobleme bekannt ist, wird in diesem Beitrag ein Ansatz präsentiert, der es erstmalig erlaubt, alle beschriebenen Probleme gleichzeitig in Echtzeit zu behandeln.

2 Methoden

Das Rahmenwerk für eine effiziente Implementierung stützt sich auf drei Paradigmen:

1. Die vom Lichtwellenleiter übertragenen Bildinformationen füllen je nach verwendeter Optik nicht den gesamten Bildbereich. Rechenzeit ist deshalb dadurch einzusparen, dass nur Bildpunkte innerhalb der tatsächlichen übertragenen Bildinformation (engl. region of interest, ROI) für Analysen, Berechnungen und Transformationen berücksichtigt werden, während außerhalb der ROI gelegene Randpixel gar nicht erst durchlaufen werden.
2. Es wird zwischen einer Kalibrierungs- und einer Laufzeitphase unterschieden. Während der einer Untersuchung vorausgehenden Kalibrierungsphase werden möglichst viele Informationen über die in den Bildern vorhandenen Bildstörungen gesammelt und Berechnungen für ihre spätere Korrektur vorgezogen. Während der Laufzeitphase, d.h. der eigentlichen Untersuchung, ist der erforderliche Rechenaufwand auf ein Minimum zu reduzieren.
3. Anstatt Berechnungen mehrfach durchzuführen, können sog. Look-Up-Tabellen (LUT) eingesetzt werden, so dass an Stelle mehrerer Rechenoperationen das Ergebnis mit nur einer Leseoperation ermittelt werden kann.

3 Ergebnisse

Das vorgestellte System erlaubt eine flexible Kombination der Bildverbesserungsmethoden. Abbildung 1 zeigt die automatische Detektion von Überbelichtungen einzelner Farbkanäle bzw. Reflektionen, die als blaue bzw. grüne Überlagerungen in den Videostream eingeblendet werden. Abbildung 2 zeigt das Ergebnis der automatischen Beleuchtungskorrektur. Während die Ausleuchtung am Rand des

Originales geringer ist, als in der Bildmitte, so erscheint die aufgenommene homogene Fläche nach der Korrektur einheitlich grau. Abbildung 3 veranschaulicht das Ergebnis der Farbkorrektur. Der deutlich erkennbare Grünstich, der z.B. durch einen schlechten Weißabgleich hervorgerufen werden kann, wird durch die Filterung sichtbar reduziert, so daß die Objekte wieder in Ihren ursprünglichen Farben erscheinen. Das Beispiel in Abbildung 4 zeigt die Farbkontrastverbesserung, die ebenfalls in Echtzeit durchgeführt werden kann. Hiermit ist es möglich, den verfügbaren Bereich der darstellbaren Farben optimal auszunutzen. Weiterhin können alle Bildverbesserungstechniken beliebig miteinander kombiniert werden.

4   Diskussion

Der Zeitbedarf für die Kalibrierungsphase liegt lediglich im Sekundenbereich und kann auf ein Minimum an Benutzerinteraktion reduziert werden. Die Kombination der einzelnen Optimierungsverfahren zur Laufzeitphase muß in Bezug zum medizinischen Anwendungskontext validiert werden, bevor eine Codeoptimierung hinsichtlich der zu erzielenden Echtzeitfähigkeit des Gesamtsystems sinnvoll ist. Hierfür ist zunächst eine statistisch abgesicherte Evaluation der Bildverbesserung mit medizinischem Fachpersonal unter Doppelblindbedingungen ähnlich der in [6] notwendig.

5   Danksagung

Dieses Projekt wurde mit Unterstützung der MES Medien Elektronik Software Ingenieurbüro Schrade, D–16761 Henningsdorf durchgeführt.

Literaturverzeichnis

1. Lehmann TM, Palm C: Color line search for illuminant estimation in real-world scenes. JOSA A 2001; 18(11):2679-2691.
2. Paulus D, Csink L, Niemann H: Color cluster rotation. Procs ICIP, 1998; IEEE Computer Society Press.
3. Vogt F, Klimowicz C, Paulus D: Bildverarbeitung in der Endoskopie des Bauchraums. Procs BVM 2001; 320-234.
4. Petrou M, Bosdogianni M: Image processing: the fundamentals. Wiley, New York, USA, 1999.
5. Pratt W: Digital Image Processing. 3rd Ed. Wiley, New York, USA, 2001.
6. Krüger S, Vogt F, Hohenberger W, Paulus D, Niemann H, Schick C: Evaluation der rechnergestützten Bildverbesserung in der Videoendoskopie von Körperhöhlen. Procs BVM 2003; 293-297.

6   Farbabbildungen

Abb. 1. Originalbild (links) und erkannte Überbelichtungen und Reflektionen (rechts)

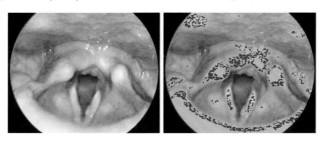

Abb. 2. Bild mit ungleicher Ausleuchtung vor (links) und nach Beleuchtungskorrektur (rechts)

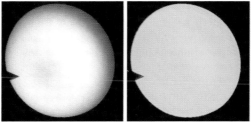

Abb. 3. Bild mit grünem Farbstich vor (links) und nach Farbkorrektur (rechts)

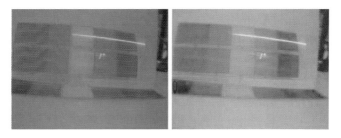

Abb. 4. Kontrastarmes Bild im Original (links) und nach Verbesserung (rechts)

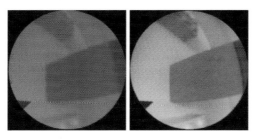

Analyse der Kernstrukturen in zytopathologischen Mikroskopbildern

Thorsten Klein[1], Alexander Schega[1], Dietrich Meyer-Ebrecht[1]
und Alfred Böcking[2]

[1]Lehrstuhl für Messtechnik und Bildverarbeitung,
RWTH Aachen, 52056 Aachen
[2]Institut für Cythopathologie,
Heinrich-Heine-Universität, 40255 Düsseldorf
Email: klein@lfm.rwth-aachen.de
Internet: www.lfm.rwth-aachen.de

Zusammenfassung. Die Zytopathologie versucht mit Hilfe von mikroskopischen Zellbildern Krebs in einem möglichst frühen Stadium zu erkennen. Dazu werden verschiedene Färbungen der Zellen mit speziellen etablierten Analyseverfahren eingesetzt. Ziel dieser Arbeit ist eine Kombination von verschiedenen Merkmalen einzelner Zellen und die damit verbundene Steigerung der diagnostischen Treffsicherheit. Es werden mit Hilfe verschiedener Verfahren der Bildverarbeitung weitere Merkmale aus den Mikroskopbildern extrahiert.

1 Einleitung

Die Zytopathologie ist ein Teilgebiet der Pathologie, in dem Abstriche, Körperflüssigkeiten oder Punktate auf Objektträger aufgebracht, gefärbt und dann unter dem Lichtmikroskop visuell subjektiv analysiert werden. Ziel der Analyse ist eine möglichst frühe Tumordiagnostik. Bei einem neuartigen Ansatz, der multimodalen Zellanalyse (MMCA) erfolgt die Analyse in einen mehrstufigen Prozess. Die Präparate werden nacheinander in verschiedenen Färbungen betrachtet, die jeweils unterschiedliche Merkmale der Zellen darstellen. In der konventionellen Färbung (PAP- oder MGG-Färbung) können morphologische Merkmale der Zelle dargestellt werden. Falls damit keine eindeutige Diagnose möglich ist, werden die Präparate entfärbt und mit einer anderen Färbung wieder eingefärbt. So kann zum Beispiel der DNA-Gehalt einer Zelle (DNA-Zytometrie) in der Feulgen-Färbung nach einer manuellen Auswahl der Zellen automatisch mit Hilfe des Computers bestimmt werden. Bei der Feulgenfärbung wird nur das Erbmaterial (DNA) eingefärbt. Der bestimmte DNA-Gehalt ist ein Maß für eine gestörte chromosomale Ausstattung des Zellkerns und dient so zur Krebsdiagnose. Mit der Feulgen-Färbung werden weitere Merkmale (Chromatinmuster) der Zellkerne sichtbar, die zur Zeit nur subjektiv analysiert und befundet werden können. In diagnostisch zweifelhaften Fällen kann mit Hilfe der AgNOR-Färbung als weiteres Merkmal die Aktivität der Eiweiß-Sysnthese dargestellt werden. Die speziellen Regionen (aktive Nukleus Organisierende Regionen (NOR)) werden durch diese Silbernitrat-Färbung dunkel gefärbt. Ihre Anzahl und Verteilung wird derzeit rein visuell durch die Ärzte interpretiert.

2 Stand der Forschung

In dem Projekt der Multimodalen Zellanalyse wurde ein System entwickelt, das dem Mediziner ermöglicht, die Zellen nach Durchführung verschiedener Färbungen zu repositionieren und mit Hilfe von Bildverarbeitungsroutinen subpixelgenau zu koregistrieren [3]. Hierdurch können für eine Zelle viele verschiedene Merkmale kombiniert betrachtet werden. Es ist dadurch eine bessere Diagnose möglich, da nicht - wie bisher - alle Färbungen unabhängig von einander analysiert werden. Ein Teil der Analyse ist die DNA-Zytometrie, welche als anerkanntes Verfahren bereits in vielen Instituten eingesetzt wird. Die weiteren Merkmale (z.B. Nukleolen), die nach einer Feulgenfärbung sichtbar werden, werden zur Zeit noch nicht für die weitere Diagnose genutzt. Es ist aber bekannt, dass gerade die Verteilung des Erbmaterials innerhalb des Zellkernes weitere Diagnosemöglichkeiten bietet. Die herkömmlichen Färbungen und die AgNOR-Färbung werden derzeit rein subjektiv, ohne weitere quantitative, computergestützte Hilfe ausgewertet.

3 Wesentlicher Fortschritt durch den Beitrag

Der Einsatz eines Bildverarbeitungssystem ermöglicht eine computergestütze Befundung von Zellen. Nach der Feulgenfärbung kann eine Unterscheidung von genetisch aktiver und inaktiver DNA innerhalb des Zellkernes durchgeführt werden. Dies ermöglicht die Berechnung weiterer Merkmale (z.B. Größe, Verteilung der DNA, etc.) und führt ggf. zu einer Verbesserung der Diagnose. Des Weiteren werden erkannte mikroskopische Strukturen, wie z.B. die Nukleolen, gespeichert und für die Analyse nachfolgender Färbungen mit genutzt. Es ist bekannt, dass innerhalb der Nukleolen die NORs liegen können, die erst nach einer Silbernitrat-Färbung sichtbar werden. Eine Kombination dieser Merkmale ermöglicht wahrscheinlich eine Verbesserung der Diagnosen und stellt einen ersten Ansatz zu einer automatischen Auswertung dar wie z.B. der automatischen Bestimmung der AgNOR's.

4 Methoden und Ergebnisse

4.1 Vorverarbeitung

Die Mikroskopaufnahmen liegen im RBG-Format vor (siehe Abb. 1a). Als erster Schritt wurde eine geeignete Grauwerttransformation entwickelt, die den Kontrast der ursprünglichen Bilder optimiert. Innerhalb eines Präparates gibt es technisch bedingte Schwankungen, sodass die Grauwerttransformation adaptiv für jedes Bild durchgeführt werden muss. Es hat sich gezeigt, dass dazu der

Abb. 1. Grauwerttransformation

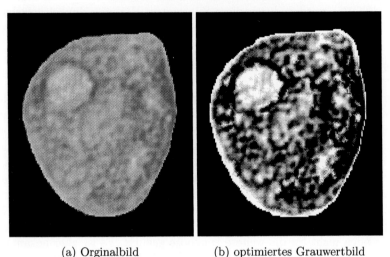

(a) Orginalbild   (b) optimiertes Grauwertbild

Blaukanal kaum relevante Informationen liefert. Zunächst wird eine lineare Grauwerttransformation des Rot- und Grünkanals durchgeführt. Anschließend werden die annähernd homogenen Regionen in dem resultierenden Bild mit Hilfe einer Wasserscheidentransformation extrahiert. Für jede dieser Regionen wird der entsprechende Kanal aus dem ursprünglichen Bild verwendet, der den größten Kontrast bietet. Die Kontrastbestimmung wird mit einem einfachen Sobeloperator durchgeführt. Auf dem so berechneten Ergebnisbild wird im Anschluß noch eine Histogrammequalisierung durchgeführt (siehe Abb. 1b).

4.2 Detektion der Nukleolen

Die Nukleoloen im Zellkern enthalten RNA, die bei Feulgenfärbung nicht gefärbt wird. Die Lage, Größe und Anzahl der Nukleolen sind diagnostische Merkmale für die Krebserkennung. In den Bildern zeichnen sich Nukleolen durch eine meist runde Struktur aus. Sie sind innen relativ homogen hell und durch einen dunklen Rand begrenzt. Es kann vorkommen, dass dieser dunkle Rand nicht komplett den Nukleolus umschließt. Da die Größe der Nukleolen stark variiert, ist ihre Detektion ein zweistufiger Prozess. Es werden zuerst mit Hilfe einer Hough-Transformation die Startkonturen für eine spätere Segmentierung unter Verwendung aktiver Konturen ermittelt. Die Ergebnisse der Hough-Transformation (gefundene Kreisstrukturen) werden durch Einbeziehung von statistischen Merkmalen (Verteilung der Grauwerte, Untersuchung auf dunklen Rand) auf die tatsächlichen Nukleolen reduziert. Die so gefunden Kreisstrukturen dienen als Initialkontur für eine Segmentierung der Nukleolen mit Hilfe aktiver Konturen (siehe Abb. 2).

Abb. 2. detektierter Nukleolus

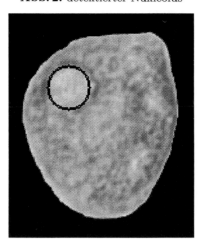

4.3 Trennung von Eu- und Heterochromatin

In einen weiteren Schritt wird ausgehend vom vorher berechneten Grauwertbild (siehe Abb. 1b) eine Trennung zwischen aktiver und passiver DNA berechnet. Die aktive DNA erscheint im Bild heller, da sie entspiralisiert vorliegt und somit die Dichte der Farbstoffe geringer ist. Die Trennung wird mit Hilfe einer modifizierten Wasserscheidentransformation [1] durchgeführt, wobei die Ergebnisse der Nukleolendetektion hier mit einfließen. Nach erfolgreicher Trennung können verschiedene Merkmale der Chromatinstruktur berechnet werden. So erhält der Pathologe objektive, reproduzierbare Ergebnisse über die Verteilung in Eu- und Heterochromatin über die Größe bzw. Granularität der einzelnen Bereiche. Diese Zusatzinformationen unterstützen die Diagnose.

4.4 AgNOR-Analye

Die AgNORs [2] können über den gesamten Zellkern verteilt liegen; der Pathologe unterscheidet so genannte Cluster und Satelliten. Die AgNORs innerhalb der Nukleolen sind die Cluster. Zur Zeit werden nur die Summe der Cluster und Satelliten für die Diagnose verwendet. Mit Hilfe der gefundenen Nukleolen wird die Zuordnung der AgNORs zu den Clustern für den Beobachter vereinfacht. Die AgNORs können in der automatischen AgNOR-Analyse genau vermessen werden. Damit wurden weitere genauere Informationen über die Größe, Anzahl und Art der AgNORs innerhalb eines Zellkernes darstellbar.

5 Diskussion

Mit Hilfe der gefunden Strukturen im Zellkern wurde eine Basis geschaffen, verschiedene weitere Analyseschritte zu vereinfachen oder zu automatisieren. Die

Darstellung der Nukleolen innerhalb der AgNOR-Färbung erleichtert dem Mediziner die Interpretation der Bilddaten. Die multimodalen Merkmale der Zellkerne dienen als Zusatzinformation für eine Klassifizierung der Zellen, die direkt in die Diagnose integriert werden kann.

Literaturverzeichnis

1. Rodenacker K und Bengtsen E: A feature set for cytometry on digitized microscopic images. Analytical Cellular Pathology, 2003.
2. Rüschoff J: Nukleolus Organisierende Regionen (NORs) in der Pathomorphologischen Tumordisgnostik. Gustav Fischer Verlag, 1992.
3. Würflinger T, Stockhausen J, Meyer-Ebrecht D, Böcking A: Automatic Coregistration, Segmentation, and Classification for Multimodal Cytopathology MIE 2003, Proceedings of the Medical Informatics Europe '03 Conference, St. Malo, France,2003

Echtzeit-Röntgenbildverarbeitung mit Standardhardware

Martin Mack[1], Dietrich Paulus[1], Joachim Hornegger[2], Stefan Böhm[3] und Adam Galant[4]

[1]Institut für Computervisualistik, Universität Koblenz-Landau
[2]Lehrstuhl für Mustererkennung, Universität Erlangen-Nürnberg
[3] AX, Siemens Medical Solutions, Forchheim
[4] AX, Siemens Medical Solutions, Hoffman Estates, IL, USA

Zusammenfassung. In modernen Röntgensystemen unterliegen die verwendeten Bildverarbeitungsalgorithmen strengen Laufzeitbedingungen. Der hier vorgestellte Ansatz zeigt, dass sich Standardgrafikkarten zur Realisierung dieser Algorithmen eignen. Für die Implementierung der gesamten Bildverarbeitungsalgorithmen einer Kardiologieanlage wird der DirectX 9 Development Kit verwendet. Die experimentelle Evaluierung erfolgt mit realen Bilddaten, und die resultierende Bildqualität wird mit den Ergebnissen kommerziell verfügbarer Systeme abgeglichen. Die gemessenen Rechenzeiten für die gesamte Bildkette sowie die erzielte Bildqualität belegen die Konkurrenzfähigkeit des gewählten Ansatzes. Aufgrund der Ergebnisse ist zukünftig damit zu rechnen, dass in vielen Systemen auf teure und aufwändig zu pflegende Spezialhardware verzichtet werden kann.

1 Einleitung

Kardiologieanlagen akquirieren bis zu 30 Bilder pro Sekunde mit einer Auflösung von 1024×1024 Bildpunkten. Jeder Bildpunkt wird mit bis zu 16 Bit quantisiert [1]. Folglich müssen bis zu 60 MB Bilddaten pro Sekunde vorverarbeitet, visualisiert und gespeichert werden. Die Vorverarbeitung besteht aus bis zu 20 einzelnen Algorithmen. In allen kommerziell verfügbaren Systemen wird heute für diese Aufgabe Spezialhardware eingesetzt, was mit einem hohen Entwicklungs- und Kostenaufwand verbunden ist.

Bisher konnten keine Standardgrafikkarten für die Bildverarbeitung im medizinischen Umfeld eingesetzt werden, da die verfügbare Bit-Tiefe, nämlich 8 Bit pro Farbkanal, die notwendige Bildqualität nicht sicherstellen konnte. Die jüngste Generation handelsüblicher Grafikkarten verfügt nun über eine Genauigkeit von 16 Bit pro Farbkanal und ermöglicht damit erstmals deren Einsatz für die Echtzeitbildverarbeitung im medizinischen Umfeld. Dieser Beitrag stellt die Bildkette vor, wie sie in Röntgenanlagen eingesetzt wird, und zeigt, wie diese auf einer handelsüblichen Grafikkarte realisiert werden kann und welche Laufzeiten erreicht werden.

2   Übersicht über die Bildkette

Die realisierte Bildkette wird in der Form von allen großen Geräteherstellern für die digitale Subtraktionsangiografie eingesetzt [1]. Eine Standardisierung der Algorithmen ist insofern erfolgt, als die Parametrierung bereits Bestandteil der DICOM-Header in der Bilddatenbank ist, die unabhängig vom Hersteller interpretiert werden können. Das Eingabebild der Bildkette ist das aktuell zu filternde Röntgenbild, wie es vom Detektor geliefert wird. Der erste Vorverarbeitungsalgorithmus führt eine *Multiskalenzerlegung* durch, bei der die einzelne Frequenzbänder unterschiedlich gewichtet aufaddiert werden. Der zweite Algorithmus der Bildkette ist die *Grauwertfensterung*. Diese skaliert die Grauwerte so, dass der Kontrast im Bild für das perzeptive System des Menschen optimiert wird. Im dritten Schritt können mit der *Zoom-Funktion* beliebige Bereiche des Bildes vergrößert dargestellt werden. Mittels der *Pan-Funktion* können diese Bereiche über das Gesamtbild beliebig verschoben werden. Die finale *Kollimator-Funktion* erlaubt es, unwichtige Bereiche am Bildrand auszublenden.

3   Implementierung

Die Implementierung der oben skizzierten Algorithmen erfolgt auf dem Grafikkartenprozessor über Pixel Shader Programme. Ein Pixel Shader Programm legt am Ende der Rendering Pipeline fest, wie die einzelnen Bildpunkte der Zieloberfläche einzufärben sind. Die Zieloberfläche ist dabei entweder die Oberfläche einer Textur oder die Bildschirmoberfläche. Für jeden zu berechnendem Bildpunkt wird das Pixel Shader Programm einmal durchlaufen. Da die Pixel Shader Programme als Teil der 3D-Rendering Pipeline ausgeführt werden, muss die Zieloberfläche auf ein zur Bildschirmoberfläche paralleles Rechteck abgebildet werden, das über vier Eckpunkte definiert wird. Die Eingabe-Bilder müssen in Texturen der selben Größe und ausreichender Bit-Tiefe pro Kanal gespeichert werden. Die Farbwerte des Ausgabebildpunktes werden mittels arithmetischer Operationen aus Textur- und Vertex-Farbwerten berechnet. Die Architektur der Grafikkarte beschränkt die Anzahl der arithmetischen Operationen und der Texturzugriffe pro Pixel Shader Programm. Komplexe Algorithmen müssen daher auf mehrere Pixel Shader Programme aufgeteilt werden. Zur Speicherung der Zwischenergebnisse werden Texturen verwendet.

3.1   DirectX 9, Grafikkartenzustände und Texturen

Die Implementierung unter Direct3D gliedert sich in vier Abschnitte [2]: die Initialisierung der Direct3D Umgebung, das Setzen der Grafikkartenzustände, die Initialisierung der Texturen und der Pixel Shader Programme und die Schleife für das Rendering. Mittels des Direct3D Objektes wird ein Direct3D Device erzeugt und geeignet initialisiert. Im Direct3D Device steckt die komplette Funktionalität zur Ansteuerung der Grafikkarte. Wenn das Direct3D Device verfügbar ist, werden die Grafikkartenzustände gesetzt, die benötigten Quell- und Zieltexturen, Transformationsmatrizen und der Vertex-Puffer initialisiert sowie die HLSL

Pixel Shader Dateien geladen und kompiliert. Die Schleife für das Rendering wird nach der Initialisierung bis zum Ende der Applikation ausgeführt.

Die Grafikkartenzustände sind in „Render States" und „Sampler States" unterteilt. Die „Render States" legen das Verhalten des Direct3D Rasterisierungsmoduls fest. Die „Sampler States" legen fest, wie Texturen abgetastet und wie ihre Koordinaten behandelt werden.

Zwei Arten von Texturen werden werden für die Implementierung der Algorithmen benötigt: Quelltexturen und Zieltexturen. Quelltexturen dienen als Eingabe für die Pixel Shader Berechnungen. Zieltexturen stellen den Speicher für die Ausgabe der Pixel Shader Programme. Für die Zieltexturen wird ein 32 Bit Format bestehend aus zwei vorzeichenlosen 16 Bit Kanälen verwendet. Für die Quelltexturen wird ein vorzeichenloses 16 Bit Einkanal Format verwendet. Die Zieltexturen werden als „Rendertarget" erzeugt. Sie werden im Grafikkartenspeicher angelegt. Ein Zugriff auf diese Texturen aus dem Systemspeicher ist sehr langsam. Beispielsweise dauert unter DirectX 9 ein Zugriff auf eine 1024×1024 Textur mit 32 Bit Quantisierung 60 ms. Daher wird der Textur, in der das eingegebene Röntgenbild gespeichert wird, der Verwendungsparameter „Dynamic" zugewiesen und wird im AGP-Port-Speicher angelegt. Damit wird sichergestellt, dass vom Systemspeicher aus effizient auf die Textur zugegriffen werden kann und dass die Textur zur Bearbeitung im Pixel Shader schnell in den Grafikkartenspeicher transferiert werden kann.

3.2   HLSL Pixel Shader Programme

Pixel Shader Programme, die in der Microsoft Hochsprache High Level Shader Language (HLSL) geschrieben sind, werden mit Hilfe des im DirectX 9 SDK enthaltenen Compiler in Maschinencode übersetzt. Ein HLSL Programm besteht aus globalen Variablen, einer Funktionsdeklaration und dem Funktionsrumpf. Globale Variablen können vor Beginn eines Renderprozesses mit Werten belegt werden. So können Funktionsparameter zur Laufzeit aus der Applikation heraus verändert werden. Pixel Shader Programme mit HLSL Syntax können nur unter DirectX verwendet werden.

3.3   Implementierung des Multiskalen-Filter

Das implementierte Multiskalen-Filter hat sieben Auflösungsstufen. Die horizontale und vertikale Auflösung wird in jeder Stufe halbiert. Eine Auflösungsstufe wird in die nächst niedrigere Auflösungsstufe nach Anwendung eines Tiefpassfilters transformiert. Für jedes Filter werden dazu zwei Pixel Shader Programme ausgeführt, eines für die horizontale und eines für die vertikale Filterung. Bei der horizontalen Filterung wird das Ergebnis in eine Textur mit halber horizontaler Auflösung gespeichert. Entsprechend wird beim vertikalen Filtern verfahren. Wenn alle sieben Auflösungsstufen erzeugt sind, werden diese auf Texturen doppelter Auflösung skaliert. Dabei wird linear interpoliert, um die Grauwerte der fehlenden Bildpunkte zu berechnen. Die skalierten Bilder werden dann, um die

Frequenzbänder zu extrahieren, von der entsprechenden Auflösungsstufe abgezogen. Hierbei ist zu beachten, dass negative Werte geklippt werden. Positive Werte werden dabei in Kanal eins und negative Werte ohne Vorzeichen in Kanal zwei gespeichert. Vor der Benutzung dieser Textur in folgenden Berechnungen wird innerhalb des jeweiligen Pixel Shader Programms Kanal zwei von Kanal eins subtrahiert. Welches Filter bei der Abbildung einer Textur auf eine größere oder kleinere Auflösung angewendet wird, bestimmt der eingestellte Grafikkartenzustand. Die unterste Auflösungsstufe wird mit einem Faktor kleiner als eins gewichtet, um das Rauschen kantenerhaltend zu unterdrücken. Ausgehend von dieser Auflösungsstufe wird zuerst die Auflösung ihrer Textur verdoppelt und dann die Textur mit der extrahierten Frequenz der nächst höheren Auflösungsstufe gewichtet addiert. Die Auflösung der Ergebnistextur wird erneut verdoppelt und die Textur mit der extrahierten Frequenz der nächst höheren Auflösungsstufe gewichtet aufaddiert, bis die ursprüngliche Auflösung erreicht ist.

3.4   Implementierung der Subtraktion und der Grauwertfensterung

Die Subtraktion, die beiden Algorithmen Algorithmen zur Grauwertfensterung und das Mischen der subtrahierten Farbwerte mit den Originalen können in einem Pixel Shader Programm implementiert werden. Zuerst wird die Subtraktion berechnet, dann die originalen Farbwerte und die subtrahierten Farbwerte mit jeweils unterschiedliche einstellbaren Parametern mit der Funktion zur Grauwertfensterung bearbeitet und beide Bilder gewichtet überlagert. Die Gewichtung ist dabei parametrierbar.

3.5   Zoom, Pan und Kollimator

Die beiden Funktionen Zoom und Pan nutzen die frei veränderbaren Texturkoordinaten in Direct3D. Die Texturkoordinaten sind an die Eckpunkte des Rechteckes gebunden, auf das die Textur abgebildet wird. Verändert man die Texturkoordinaten der vier Eckpunkte proportional so wird die Textur vergrößert, verkleinert oder verschoben. Im letzten Pixel Shader Programm wird der Kollimator implementiert. Eine bei der Initialisierung erzeugte Kollimator Textur enthält an den zu verdeckenden Stellen den Wert Null und an den restlichen Stellen, den Wert Eins. Im Pixel Shader Programm wird der Grauwert des gefilterten Röntgenbildes mit dem Wert der Kollimator Textur multipliziert. So werden die Stellen, die vom Kollimator verdeckt sein sollen schwarz und die anderen unverändert dargestellt.

4   Experimentelle Evaluierung und Diskussion

Die beschriebene Bildkette ist in Pixel Shader Programmen realisiert und die Laufzeitmessungen haben ergeben, dass die zeitaufwändigsten Operationen Texturzugriffe und Flusssteuerungsanweisungen sind. Die Bildkette benötigt pro

Abb. 1. Ergebnisse der Bildvorverarbeitung: Originalaufnahme (links), die Resultate der Multiskalenfilterung mit unterschiedlicher Parametrierung (beide Aufnahmen in der Mitte), Grauwertfensterung (links)

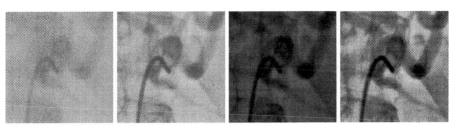

Bild 30 ms Rechenzeit auf einem System mit einer ATI Radeon 9700 Pro Grafikkarte, einem Athlon XP 2400+ Prozessor und 512MB PC 2700 RAM. Im ersten Bild der Abb. 1 ist ein Ausschnitt des originalen Röntgenbildes zu sehen; im zweiten wurde dieser mit dem Multiskalen-Filter bearbeitet. Die vier höchsten Frequenzbänder sind mit dem Faktor 3,6 gewichtet. Im dritten Bild der Abb. 1 sind zusätzlich die niedrigsten Restfrequenzen mit dem Faktor Null gewichtet, um eine kantenerhaltende Glättung zu implementieren und im vierten Bild werden die Grauwerte zusätzlich durch die Grauwertfensterung optimiert.

5   Zusammenfassung

In diesem Betrag wurde die Implementierung der Bildkette einer Röntgenanlage auf einer Standardgrafikkarte beschrieben. Die gemessenen Laufzeiten belegen, dass die gewählte Technologie im Stande ist, die klinischen Anforderungen zu erfüllen. Es ist zu erwarten, dass in zukünftigen Bildsystemen Grafikkarten teure Spezialhardware ablösen werden und dass Standardgrafikkarten Einzug in Befundungsstationen halten werden, deren Leistungsfähigkeit heutzutage noch für viele Anwendungen unzureichend ist.

Literaturverzeichnis

1. Morneburg, H. (Herausgeber), Bildgebende Systeme für die medizinische Diagnostik, Siemens Publicis MCD Verlag, Erlangen, 1995.
2. Walsh, P; Perez, A.: Advanced 3D Game Programming with DirectX 9.0. Wordware Publishing, Plano, 2003.

JAMIP
Entwicklung eines virtuellen Bildverarbeitungslabors für die Lehre

Heike Schmidt[1], Heinz Handels[2], Tobias Hahn[1], Adam Maciak[1],
Olaf Schmidt, Kirsten Schwidrowski[1] und Siegfried J. Pöppl[1]

[1]Institut für Medizinische Informatik, Universität zu Lübeck, 23538 Lübeck
[2]Institut für Medizinische Informatik, Universität Hamburg, 20246 Hamburg
Email: heike.schmidt@imi.uni-luebeck.de

Zusammenfassung. Mit JAMIP (Java based Medical Image Processing Tool for Distance Learning) wird ein virtuelles Bildverarbeitungslabor für den Einsatz in der Präsenzlehre und im Fernstudium, im Rahmen des Bmbf-geförderten Projekts „Multimediales Fernstudium Medizinische Informatik", entwickelt. Das Programm integriert die in der Vorlesung vorgestellten Bildverarbeitungsalgorithmen und stellt neben der noramlen Ausführung zur Demonstration des Ablaufs den sogenannten Animationsmodus zur Verfügung. Hierbei wird ein Algorithmus schrittweise multimedial animiert dargestellt. Des weiteren sind zum besseren Verständnis unterschiedliche Sichten auf die zugrundeliegenden Daten realisiert. So soll das System den Lehrenden in der Präsenzlehre bei der Vorstellung der Algorithmen unterstützen und dem Studierenden das Erlernen erleichtern.

1 Einleitung

Die Entwicklung des Internet und des World Wide Web haben in den letzten Jahren auch den Bildungssektor nicht unbeeinflusst gelassen. Mit Hilfe der neuen Technologien ist es möglich geworden, die etablierten didaktischen Konzepte anders umzusetzen. Virtuelle Universitäten mit Online-Studiengängen sind entstanden, die ihre Lernangebote über interaktive, multimediale Dokumente zur Verfügung stellen. Neben HTML-Seiten mit Java-Applets, Grafiken, Videos und Ton werden immer mehr eigenständige Programme entwickelt, die dem Benutzer den Lerninhalt über Interaktion, Animation oder problembasierte Beispiele vermitteln sollen. Für Medizinstudenten gibt es in diesem Bereich bereits eine große Anzahl von Systemen, ein Beispiel ist das fallorientierte multimediale Lern- und Autorensystem CASUS [1] der Ludwig-Maximilians-Universität München. Nur sehr wenige Programme existieren hingegen bislang für die Ausbildung im Bereich Medizinische Bildverarbeitung. Kommerzielle Systeme wie z.B. KHOROS [2] integrieren zwar viele Algorithmen, beschäftigen sich aber nur mit deren Anwendung, nicht mit deren Vermittlung. Mit ODITEB [3] hat die TU München ein Web-basiertes, offenes verteiltes Lehrbuch für die medizinische Diagnostik mit digitaler Bildgebung und Endoskopie im Internet erstellt,

das als Lern- und Nachschlagemedium für Mediziner und Informatiker dienen
soll. Wie bei den Tutorials und Programmen der Biomedical Imaging Group
[4] werden hier Bildverarbeitungsalgorithmen integriert und zum Ausprobie-
ren zur Verfügung gestellt. JAMIP beinhaltet genau wie die zuvor erwähnten
Programme Bildverarbeitungsalgorithmen, die an medizinischen Beispieldaten
getestet werden können. Allerdings unterscheidet sich das System im Umfang,
in der Art der Präsentation und der Ausrichtung. Es ist das erste Programm,
das ausschließlich für die Ausbildung im Bereich der Medizinischen Bildverarbeitung entwickelt wird, daher umfasst es alle in der Vorlesung vorgestellten
Algorithmen und ermöglicht neben deren normaler Ausführung auch eine Ansicht auf die internen Vorgänge beim Ablauf eines Algorithmus. Durch diese
Darstellungsart soll einerseits den Fernstudenten die Funktionsweise der unterschiedlichen Operationen anschaulich erläutert und andererseits der Lehrende in
der Präsenzlehre bei der Vorstellung der Routinen unterstützt werden. Trotz der
großen Anzahl mittlerweile existierender Online-Studiengänge sowie verfügbarer
e-learning-Materialien, gibt es bislang kein zu JAMIP vergleichbares Programm,
das zu Lern- und Demonstrationszwecken in der Informatikerausbildung im Bereich der Bildverarbeitung entwickelt wird.

2   Darstellung des Programms

Das virtuelle Bildverarbeitungslabor JAMIP wurde als Java-basierte Anwendung entwickelt, die sich auf jedem handelsüblichen PC installieren lässt. Das
Tool beinhaltet für die Anzeige und Bearbeitung medizinischer Bilddaten einen
DICOM-Viewer sowie die Standardoperationen einer radiologischen Workstati-
on wie das Zoomen, die Invertierung, die Level-Window-Operation, das Hinein-
legen eines Zentimetermaßes, die Abstandsmessung und die Mittelwertermitt-
lung in einer ROI. Für den Einsatz in der Präsenzlehre und im Rahmen des
Fernstudien-Projekts wurden ausgewählte Bildanalysemethoden in das System
integriert. Diese Algorithmen werden entweder in der Präsenzlehre in der Vorlesung erklärt oder in der Online-Fassung des Fernstudiengangs beschrieben.
Bislang konnten folgende Bildverarbeitungsroutinen in JAMIP eingebunden werden: das Volumen- und Bereichswachstumsverfahren, die Histogrammerzeugung,
die Histogramm-basierte Segmentierung und Grauwerttransformation, Snakes,
ausgewählte Methoden der Clusteranalyse, Kantenfilter wie Laplace, Prewitt,
Sobel und der Differenzenfilter, als Glättungsfilter der Mittelwert- und der Gaußfilter sowie selbstdefinierte Filter.

Für die Ausbildung im Bereich der Medizinischen Bildverarbeitung im Rahmen des Nebenfachstudiums Medizinische Informatik spielt das Verständnis bzw.
Erlernen der internen Abläufe der vorgestellten Algorithmen eine entscheidende
Rolle. Aus diesem Grund wurden in JAMIP verschiedene Sichten und Darstel-
lungsweisen integriert, die die Algorithmen schrittweise ausführen und Zwischenergebnisse anzeigen. Neben der „normalen" Ausführung ist der sogenannte Animationsmodus entstanden, der eine Routine in ihre verschiedenen Berechnungs-
schritte unterteilt und diese dann auf einem vergrößerten Ausschnitt des Bildes

Abb. 1. Der Animationsmodus beim Regiongrowing

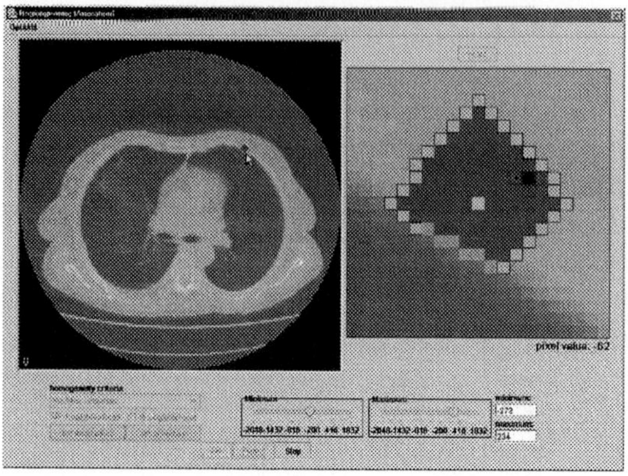

langsam und farblich markiert der Reihe nach ausführt. Zusätzlich verfügen die Algorithmen über verschiedene Optionen, wie beispielweise die Farbwahl, die Auswahl bestimmter Kriterien und Parameter oder das Abspeichern von Ergebnissen. Durch diese Interaktionsmöglichkeiten ist der Benutzer in der Lage, viele Effekte und Varianten auszuprobieren und wird so im Umgang mit den Bildverarbeitungsroutinen geschult. Der folgende Abschnitt gibt anhand zweier Beispiele einen genaueren Einblick in diese besonderen Eigenschaften.

3   Beispiele

3.1   Umsetzung des Bereichswachstumsverfahrens

Das Bereichswachstumsverfahren ist ein halbautomatisches Bildsegmentierungsverfahren, bei dem ausgehend von einem vom Benutzer gewählten Saatpunkt Pixel unter Berücksichtigung eines Homogenitätskriteriums zum Segment hinzugefügt werden. Das Verfahren verfolgt den nachbarschaftsorientierten Ansatz, d.h. erfüllt ein Punkt das Homogenitätskriterium und gehört damit zum Segment, so werden auch seine Nachbarn auf Homogenität überprüft und gegebenenfalls dem Segment zugeordnet. So entsteht immer eine zusammenhängende Region. Das Homogenitätskriterium ist dabei als Ähnlichkeitsmaß zu verstehen. Es gibt an, wie ähnlich sich die Pixel eines Segmentes sein sollen. Dabei handelt es sich bei einkanaligen Bilddaten um Intervalle, in denen der Grauwert eines Pixels liegen muss. Zur Intervalldefinition besteht in JAMIP die Auswahl zwischen drei verschiedenen Modi: Der Benutzer kann zum einen über Schieberegler den minimalen und maximalen Grauwert festlegen. Zum anderen können die Intervallgrenzen unter Berücksichtigung der Standardabweichung σ und des Mittelwerts m des Saatpunktes und seiner Nachbarn berechnet werden. Die Intervallgrenzen sind dann folgendermaßen definiert: $i_{min} = m - s * \sigma$ und $i_{max} = m + s * \sigma$, wobei mit s ein Skalierungsfaktor angegeben wird. Die dritte zur Auswahl stehende Variante verwendet die Euklidische Distanz. Es werden diejenigen Bildpunkte dem

Abb. 2. Der Animationsmodus bei der Filterung.

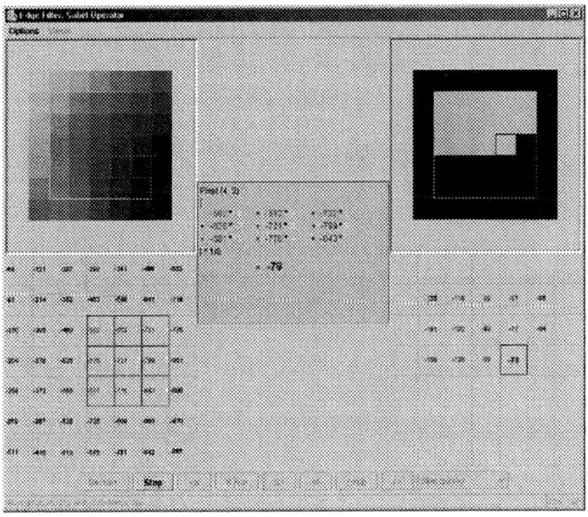

Segment zuordnet, für die gilt: $\sqrt{(G(x,y) - m)^2} < r$, wobei r ein gegebener Radius ist und m den Mittelwert des Saatpunkts und seiner Nachbarpunkte bezeichnet.

Im Animationsmodus für das Bereichswachstumsverfahren erscheint ein Extrafenster, in dem das Originalbild neben einem vergrößerten Bildbereich des vom Benutzer definierten Saatpunktes dargestellt wird (siehe Abbildung 1). Nach Auswahl und Einstellung eines Homogenitätskriteriums, wird der Ablauf des Algorithmus schrittweise durch eine Betrachtung der einzelnen Pixel und ihrer jeweiligen Zuordnung ausgeführt. Dabei wird jedes Pixel, das das Kriterium erfüllt, rot und seine noch zu betrachtenden Nachbarn hellblau eingefärbt. Pixel, die betrachtet wurden und nicht zum Segment gehören, werden grün markiert und bilden so den Rand. Nach Ablauf des Algorithmus ist das gefundene Segment rot mit grünem Rand sowohl im Originalbild als auch im vergrößerten Bildbereich zu sehen.

3.2 Umsetzung der Faltung

In JAMIP sind – wie zuvor bereits erwähnt – verschiedene Kanten- und Glättungs-filter implementiert. Hier wird nun anhand des Sobel-Operators ein Beispiel für deren Umsetzung und Anwendung gegeben. Nach Aufruf des Sobel-Operators erscheint ein neues Fenster, das das Originalbild neben dem gefilterten Ergebnisbild anzeigt. Neben der vergrößerten Betrachtung dieser Bilder ist es nun möglich, sich die numerischen Pixelwerte in einer vom Benutzer gewählten ROI anzeigen zu lassen. Der Animationsmodus demonstriert dann den Ablauf der Faltung auf einem zuvor ausgewählten kleinen Bildausschnitt. Abbildung 2 zeigt diesen Modus, oben links ist der Ausschnitt des Originalbildes zu sehen, darunter die zugehörigen Pixelwerte. Die Berechnung der Faltung wird in der Mitte des Fensters angezeigt.

Nach jedem Schritt werden die errechneten Werte unten rechts in die Pixelwertabbildung des Ergebnisbildes eingetragen, während oben rechts der passende Grauwert erscheint. Mit der Profilansicht kann sich der Benutzer nach der Filterung den Grauwertverlauf entlang einer von ihm definierten Linie im Original- und Ergebnisbild darstellen lassen. Arithmetische Operationen zwischen den beiden Bildern sind ebenfalls möglich, so lassen sie sich voneinander subtrahieren, zueinander addieren, miteinander multiplizieren oder durcheinander dividieren. Zusätzlich zu den bereits in JAMIP implementierten Filtern kann der Benutzer mit einem Editor Filter frei definieren und anwenden. Dabei ist sowohl die Größe als auch die Anzahl der hintereinander zu verwendenden Filter frei wählbar.

4   Einsatz und Ausblick

Das virtuelle Bildverarbeitungslabors JAMIP wird im Rahmen des Bmbf-geförderten Projekts „Multimediales Fernstudium Medizinische Informatik" und für die Präsenzlehre an der Universität zu Lübeck entwickelt. Dabei sollen den Studenten mit Hilfe dieses Programms die in der Vorlesung vorgestellten Bildverarbeitungsalgorithmen anschaulich demonstriert werden. In der Präsenzlehre konnte JAMIP zu diesem Zweck an der Universität zu Lübeck bereits in der Vorlesung „Grundlagen Medizinischer Bild- und Signalanalyse" eingesetzt werden. Zu Evaluierungszwecken wurde das Programm außerdem auf CD-ROM gebrannt und zusammen mit einem Bewertungsbogen an die Studenten der Vorlesung ausgeteilt. Das Ergebnis zeigte, dass sich bei der Installation und Anwendung keine Probleme ergaben, jedoch unbedingt eine Benutzeranelitung zur Verfügung gestellt werden sollte. Der Testeinsatz im Fernstudium steht kurz bevor, geplant ist zunächst die Einrichtung eines Downloads bevor ab dem Jahr 2004 CD-ROMs zusammen mit den Vorlesungsunterlagen verschickt werden.

Literaturverzeichnis

1. Simonsohn A, Fischer MR: Fallbasiertes computergestütztes Lernen in der Inneren Medizin an der Universität München – Erfolgreiche Integration oder überflüssiger Zusatz? In: Rechnergestützte Lehr- und Lernsysteme in der Medizin, Shaker, Aachen (2003), 231–242.
2. Argiro D, Young M, Kubica S, Jorgensen S: Khoros: An Integrated Development Environment for Scientific Computing and Visualization. In: Houstis E et al. (eds.): Enabling Technologies for Computational Science: Frameworks, Middleware and Environments. Kluwer Academic Publishers 2000, 147–157.
3. Horsch A, Balbach T, Hogg M et al.: The Case-based Internet Textbook ODITEB for Multi-modal Diagnosis of Tumors – Development, Features and First Experiences. In: Kokol P et al. (eds): Medical Informatics Europe '99, Proceedings of MIE99 conference, August 22-26,1999, Ljubljana, Slovenia, 513–516.
4. Sage D, Unser M: Easy Java Programming for Teaching Image Processing. In: Proceedings of the 2001 IEEE International Conference on Image Processing (ICIP'01), Thessaloniki, Greece, 2001, vol.3, 298–301.

Intensity-Based 3D-Reconstruction of Non-rigid Moving Stenosis from Many Angiographies

Sahla Bouattour[1], Benno Heigl[2], Joachim Hornegger[3] and Dietrich Paulus[1]

[1]Computational Visualistics, University Koblenz-Landau,
Universit"atsstra"se 1, 56070 Koblenz, Germany
Email: bouattour@uni-koblenz.de
[2]Medical Engineering Group, Siemens AG D-91052 Erlangen-Forchheim,Germany
[3]Lehrstuhl fuer Mustererkennung, University Erlangen-Nuremberg,
Martensstrasse 1, 91058 Erlangen, Germany

Abstract This contribution introduces a new *Intensity-based* technique that leads to local 3D-reconstruction of a stenosis from many angiographic views. We examine the reconstruction of a *local* region of a non-rigidly moving heart with unknown motion, using methods of reconstruction of rigid objects and without using ECG-information. Our basic idea is to assume *rigidity* for the ROI, and to *fixate* it by compensating its unknown motion by an additional camera movement. This is achieved using an iterative 2D-3D intensity-based registration approach. To our knowledge the idea of *fixation* of the ROI and the usage of rigid reconstruction algorithm from many angiographic views for local-heart reconstruction has not been yet addressed in literature.

1 Introduction

The early detection and correction of aberrations of coronary vessels is of highest medical importance to avoid occlusions or to minimize the damage of the heart. Image data are usually acquired with cardiac C-arm devices, that allow the acquisition of image sequences (30 Frames/sec) of the beating heart. High-end systems provide two views from different directions to support the physician to conclude the 3D–structure. The 3D–reconstruction of the vessels will lead to an improvement of the workflow and of the treatment. The diagnosis of stenosis does not require the 3D-reconstruction of the whole heart. The region containing just the malformation (region of interest (ROI)) should be sufficient to extract the needed information, such as the degree of stenosis.

3D-heart-reconstruction comprises usually two problems: extraction and tracking of points as well as structure computation. The segmentation of coronary vessels is addressed in [1]. 3D-Reconstruction is mostly reduced to the reconstruction from two views of the same ECG-state [2]. Including all angiographies requires heart-motion estimation and/or compensation [3,4].

In this paper we introduce a new technique that will at least lead to a local 3D–reconstruction of a stenosis. Section 2 states the problem. Sections 3 and 4 explain the chosen procedure. Section 5 presents experiments on generic data. Section 6 concludes and describes future work.

2   Problem Statement

The C-arm is rotated around the patient with known projections matrices Let C_i be the center of the camera at time t_i. The heart is a *deformable* object and is *moving* with unknown motion model. Let the geometric point i_w denote an arbitrary heart position at t_i. The projection of i_w through C_i is referred to by i_q. The observed point $i+1_q$ at t_{i+1} arises from the simultaneous movement of the camera and the unknown non-rigid heart movement between t_i and t_{i+1}. We denote by $H^w_{(i,i+1)}$ the non-singular 4×4 homogenous matrix describing the 3D–motion of $i_{\tilde{w}}$ between t_i and t_{i+1}. The following equation establishes for n frames the relationship between $i_{\tilde{w}}$ at t_i and its projection $i+1_{\tilde{q}}$ after motion at t_{i+1} (in homogenous coordinates):

$$i+1_{\tilde{q}} \simeq P_{i+1} H^w_{(i,i+1)} i_{\tilde{w}} \ , i = 1, \cdots, n, \tag{1}$$

The reconstruction of the small region containing just the stenosis would be sufficient for the physician to extract the needed information. In the following we will keep the heart locally rigid*, i.a all points of the ROI have the same 3D–motion $H^w_{(i,i+1)}$. The relation in eq. 1 remains if we fix the 3D–point in a *reference position* 0_w and express the relationship wrt. this reference. Besides assuming rigidity for the ROI, it can be generalized to m points:

$$i_{j\tilde{q}} \simeq P_i H^w_{(0,i)} 0^i_{j\tilde{w}} \ j = 1, \cdots, m, \ i = 1, \cdots, n. \tag{2}$$

The gain of this formulation is that we are now able to compensate the motion of the ROI by integrating its movement into the projection matrix: $P_i H^w_{(0,i)}$. The ROI becomes fixed in 3D. Therefore the usage of the filtered-backprojection (FB) [7] based on the updated matrices becomes possible.

Section 3 describes the approach for reconstructing the reference pose of the ROI. Section 4 addresses the problem of updating the projection matrices and compensation for heart motion using an intensity-based approach.

3   Computing Reference Pose

For a number $m \in \mathbb{N}$ of corresponding points in two views (that will be specified in the next section), a reference position is computed using the *optimal triangulation method* [5, p. 305] and the given projection matrices. Due to heart motion this results in 3D-points whose reprojections do not perfectly suit to the given corresponding image-points in remaining frames. As this is not necessary(just "reference points"are needed), we can choose frames which do not correspond to the same ECG-state, as long as the structure of ROI in the two views is preserved.

---

* The validity of this assumption will have to be justified by experiments.

4   Intensity-Based Update of Projection Matrices

In order to estimate the ROI-motion we propose to use an intensity-based 3D-2D-Registration approach. Penney designed in [6] an algorithm to obtain the pose of a CT volume wrt. a single fluoroscopy image. The basic idea is to produce digitally reconstructed radiographs(DRR's), which are compared to the fluoroscopy-image using a similarity measure. Given an initial estimate, the pose of the volume is optimized in a six-dimensional search-space.

In order to apply this algorithm we need an initial *good* ROI-volume that will be used for registration. We propose to segment and track *one* single point ($m = 1$) in the ROI, reconstruct a reference-point and perform a first update for the projection matrices as following:

$$\tilde{q}_i \backsimeq h^w_{(0,i)} P_i \tilde{w}_0; \ i = 1, \cdots, n, \tag{3}$$

where $h^w_{(0,i)}$ is a 3×3 homogenous matrix containing the 2D-displacement vector from the projection of w_0 via P_i to q_i. This results in projection matrices $P^0_i = h^w_{(0,i)} P_i$ which hold one point of the ROI fixed in the reference pose, and compensate its 3D-motion by a 2D-displacement. We used P^0_i to reconstruct an initial volume V^0. The volume V^0 is iteratively registered with the C-arm sequence until stabilization of the estimated parameters. In each iteration k the volume V^{k-1} is registered with each of the frames using its P^{k-1}_i for initializing the optimization. This yields to R^k_i and T^k_i describing the new volume-pose that best align V^{k-1} with the images. The estimated parameters R^k_i and T^k_i are used for updating the projection matrices, that are used for reconstructing V^k:

$$P^k_i = P^{k-1}_i \begin{pmatrix} R^k_i & T^k_i \\ 000 & 1 \end{pmatrix}. \tag{4}$$

5   Experiments: Phantom Data

We performed two experiments using sequences of 133 X-ray images taken by Siemens-C-arm during a rotation of 166°. We captured two phantoms: a "non-moving"stenosis made by knead; and a "moving"electrical-connector (see Fig. 2 and 5, left). In all 512×512 gray-images we segmented and tracked a single point of interest (POI). We used the Levenberg-Marquardt-algorithm for the optimization and the gradient-difference[6] as a similarity measure between the fluoroscopy-images and the created DRR for each motion estimates.

Experiment 1: a non-moving stenosis-phantom was considered. The goal is to check the accuracy of segmentation, reconstruction and reprojection in the absence of 3D-motion. The result of this experiment will be taken as a referring point for the amount of error induced by these steps. Fig. 1 shows the volume reconstructed by the FB using the projection matrices, delivered by the calibrated C-arm, as well as the initial volume V^0, reconstructed as described in section 4, followed by the results of four iterations of successive registration and reconstruction.

Fig. 1. Left: Ideal volume of static-stenosis. Right: 3D-Reconstruction results

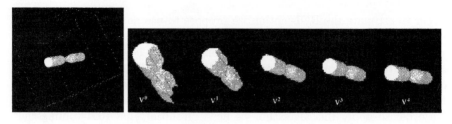

Fig. 2. Left: Phantom stenosis. Right: Pose of Camera centers before and after motion compensation

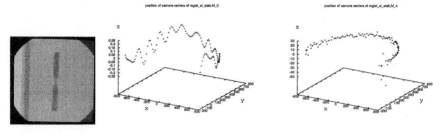

Fig. 2 shows the initial and final poses of camera centers.

Experiment 2: a real moving object with unknown 3D-motion was considered. Fig. 3 shows the volume reconstructed by using the projection matrices delivered by the calibrated C-arm, as well as the volumes V^0 til V^5, results of five iterations.

Fig. 4 shows the initial and final poses of camera centers.

Discussion: The artifacts in experiment 1 in V^0 are due to the errors in the initial update of P_i^0. These are due to incorrect segmentation and detection of the POI. The artifacts have to be compensated by additional camera motion (s. Fig. 2,right). It should be mentioned, that the poses in Fig. 2 do not show the orientation of the camera axis. Nevertheless the positions induce a certain smoothness, that could be used to introduce motion constraints.

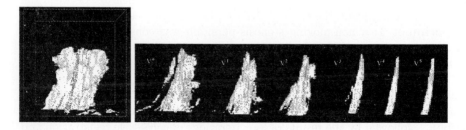

Fig. 3. left: Original volume of electrical connector. Right: 3D-Reconstruction results

Fig. 4. Left: electrical connector. Right: Pose of Camera centers before and after motion compensation

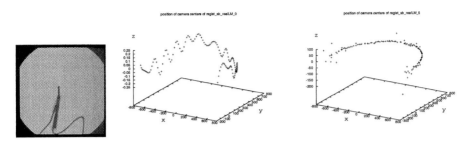

Experiment 2 proves experimentally the idea of fixation since the object is really moving. The artifacts in V^5 are due to the convergence of the optimization algorithm in local minima. Current work is focusing on a refined registration using gradient projections at edge points [8].

6   Conclusion

The possibility to compensate the motion of a local non-rigid heart region by an additional camera motion, while keeping the region of interest fixed has been examinated. This has the advantage to use known algorithms of volume reconstruction for fixed objects. Future work will concentrate on the development of rigorous criteria for termination and reconstruction accuracy, propgating motion constraints and testing on anatomical images.

References

1. H. Koehler, M. Couprie, S. Bouattour, D. Paulus Extraction and Analysis of Coronary-tree from single X-ray Angiographies accepted to SPIE-04 Med Imaging.
2. C. Blondel, R. Vaillant, et. al. Automatic trinocular 3d reconstruction of coronary artery centerlines from rotational x-ray angiography. *CARS 2002*, Paris.
3. F. Mourgues, F. Devernay, G. Malandain, et. al. 3D+t Modeling of coronary artery tree from standard non simultaneous angiograms, MICCAI 01
4. C. Blondel, R. Vaillant, G. Malandain, et. al. 3-D tomographic reconstruction of coronary arteries using a precomputed 4-D motion field Fully3D Conf 2003, Paris.
5. R. Hartley and A. Zisserman. *Multiple View Geometry in computer vision.* Cambridge university, 2000.
6. G. P. Penney. Registration of tomographic images to x-ray projections for use in image guided interventions. Tech. report, King's College London, Dec. 1999.
7. K. Wiesent, K. Barth, N. Navab, et. al. Enhanced 3-d-reconstruction algorithm for C-arm systems suitable for interventional procedures. *TMI*, 19(5):391–403, 2000.
8. H. Livyatan, Z. Yaniv, L. Joskowicz Gradient-Based 2-D/3-D Rigid Registration of Fluoroscopic X-Ray to CT *TMI*, 22(11):1395–1406, 2003.

Genauigkeit der CT-basierten Modellerstellung des menschlichen Schädels

Georg Eggers[1], Sascha Däuber[2], Werner Korb[1], Thomas Welzel[3], Rüdiger Marmulla[1] und Stefan Hassfeld[1]

[1]Universität Heidelberg, Klinik für Mund-Kiefer-Gesichtschirurgie,
Im Neuenheimer Feld 400, 69120 Heidelberg
[2]Universität Karlsruhe, Institut für Prozessrechentechnik, Automation und Robotik,
Kaiserstraße 12, 76128 Karlsruhe[3]Universität Heidelberg, Klinik für Radiologie,
Im Neuenheimer Feld 400, 69120 Heidelberg
Email: georg.eggers@med.uni-heidelberg.de

Zusammenfassung. Die Erstellung korrekter Modelle basierend auf CT-Datensätzen für die roboterassistierte Chirurgie ist von hoher Bedeutung. Der Einfluss einzelner Parameter auf die Prozesskette zur Erstellung von Kalottenmodellen aus CT-Daten wurde untersucht. Hierbei wurde die Qualität der erstellten Modelle durch direkte Messung des zuvor untersuchten Kopfes verifiziert. Es konnte ein optimaler Bereich für die Schwellwertsegmentierung von Schädelknochen identifiziert werden.

1 Einleitung

Die Genauigkeit virtueller Patientenmodelle auf der Basis dreidimensionaler Bilddaten (CT, MRT) ist besonders kritisch in der Roboter-assistierten Chirurgie, bei der diese Bilddaten die Planungsgrundlage für eine Intervention am Patienten darstellen. Bei der Durchführung von Craniotomien ist entscheidend, dass die Dura Mater nicht perforiert wird. Daher ist die Exaktheit der Dicke eines Schädelkalottenmodells von besonderer Bedeutung.

In der Literatur sind zahlreiche Bildaufnahmeprotokolle, Segmentierungsalgorithmen und Modellerstellungsalgorithmen angegeben, um CT-basiert Modelle von ausgewählten Strukturen eines Patienten zu generieren [1,2]. Genauigkeitsangaben sind rar [3]. Zudem variieren die Angaben für die korrekten Hounsfield-Werte (HU) für die Segmentierung von Knochen zwischen 200 HU und 967 HU für die untere Schwelle [4,5,6,7,8], zudem finden sich Abweichungen in Abhängigkeit vom verwendeten CT-Scanner [9].

2 Methoden

Am einem menschlichen Kopf erfolgte die Implantation von insgesamt 4 Osteosyntheseschrauben durch Hautincisionen in den Knochen der Schädelkalotte. Diese dienten als Marker für die Registrierung der Messergebnisse

Tabelle 1. Mittlere Modelldicke für alle Kombinationen von Segmentierungs- und Bildaufnahmeparametern (Mittelwert $\pm$ SD)

Schichtdicke/Schichtabstand im CT	1,5mm	2mm	3mm	4mm
Segmentierungsschwelle (HU)				
400	7,1±1,6	7,0±1,6	7,2±1,7	6,9±1,5
300	7,4±1,6	7,3±1,6	7,4±1,6	7,4±0,3
200	7,8±1,6	7,6±1,6	7,9±1,6	8,0±1,5
100	8,2±1,6	8,1±1,6	8,4±1,6	8,7±1,3

Tabelle 2. Abweichung der Modelldicke von der tatsächlichen Kalottendicke für alle Kombinationen von Segmentierungs- und Bildaufnahmeparametern (Mittelwert $\pm$ SD)

Schichtdicke/Schichtabstand im CT	1,5mm	2mm	3mm	4mm
Segmentierungsschwelle (HU)				
400	0,4±0,2	0,4±0,4	0,6±0,6	0,6±0,5
300	0,4±0,2	0,4±0,3	0,6±0,5	0,6±0,5
200	0,6±0,3	0,5±0,3	0,8±0,6	1,0±0,5
100	1,0±0,5	0,9±0,4	1,2±0,7	1,6±0,7

Mit einem PQ2000 CT-Scanner (Picker Int., Mayfield Village, Ohio, USA) wurden Datensätze des Kopfes mit Schichtdicken und Schichtabständen von 1,5mm, 2mm, 3mm und 4mm erhoben. Die Auflösung in X- und Y-Achse betrug 0,47mm. Der Import der DICOM-Daten, die Segmentierung und die Modellerstellung erfolgte mit dem Programmpaket TomoCon 3.0 (Tatramed, Bratislava, Slowakei). Jeder der Datensätze wurde bei 100, 200, 300 und 400 HU segmentiert. Mittels Triangulation erfolgte daraus dann die Erstellung von Oberflächenmodellen des Schädels. Zudem wurden die Positionen der Markerschraubenköpfe im CT festgestellt.

Die tatsächlichen Knochendicken wurde nach Abtragen der Weichgewebe an der Schädelkalotte gemessen. Hierzu wurde an den betreffenden Stellen die Kalotte entlang der Oberflächennormale durchbohrt. Die Knochendicke wurde dann mit einer digitalen Schiebelehre bestimmt. Die Position der Löcher und der eingangs angebrachten Markerschraubenköpfe wurde dann mit einem 3D-Messarm (MicroScribe G2, Immersion Corp., San Jose, Kalifornien, USA), bestimmt.

Über eine rigide Transformation der Markerschraubenkoordinaten in der Realität zu ihren Koordinaten im CT wurden die Messorte der tatsächlichen Kalottendicke in das jeweils zu vergleichende CT-Modell transformiert. Die Dicke der Kalotte im Modell und ihr Winkel zur z-Achse des CTs wurden dann in der TomoCon-Software gemessen.

3 Ergebnisse

Die Knochendicke wurde an 15 Positionen auf dem Schädel bestimmt, und lag zwischen 4,1 und 9,1 mm.

Tabelle 3. Anzahl der Positionen, bei denen das Modell basierend auf einer bestimmten Segmentierungsschwelle die wirkliche Knochendicke am besten wiedergab

Schichtdicke/Schichtabstand im CT	1,5mm	2mm	3mm	4mm
Segmentierungsschwelle (HU)				
> 400	6	5	6	5
300 – 400	6	5	3	6
200 – 300	2	2	4	2
100 – 200	1	2	1	1
< 100	0	1	1	1

Für jeden der 4 CT-Scans und jede der jeweils 4 Segmentierungen wurde an diesen 15 Stellen die Dicke des Modells bestimmt. Die 240 resultierenden Werte lagen zwischen 3,2mm und 10,5mm. Die Genauigkeit der Registrierung der Messwerte am Knochen auf die CT-Modelle war besser als 1mm. Die Modelldicken nahmen mit sinkender Segmentierungsschwelle zu (Tabelle 1) . Der mittlere Fehler der Modelldicke gegenüber der tatsächlichen Dicke war bei einer Segmentierung zwischen 300 HU und 400 HU mit 0,4 ± 0,2mm mm am niedrigsten (Tabelle 2). Dabei waren die mit 300 HU erstellten Modelle etwas zu gross, die mit 400 HU erstellten Modell bereits etwas zu klein. Mit zunehmendem Schichtabstand / Schichtdicke nahm der Fehler zu, ohne Veränderung der Modellgrösse. Zwischen dem Fehler der Dickenmessung und der Orientierung des Knochens relativ zur z-Achse des CTs bestand dabei kein signifikanter Zusammenhang.

4   Diskussion

Für die Genauigkeit der Generierung von Patientenmodellen aus Bilddaten sind die Schritte Bilddatenakquisition, Segmentierung und Modellierung entscheidend. Gegenstand dieser Untersuchung waren die ersten beiden Schritte. Dabei erwiesen sich die in der Literatur angegebenen Werte für die Segmentierung von Knochen als nicht optimal. Es würden damit Modelle des Schädelknochens erstellt, die insgeamt zu groß [5,7,8,9] oder zu klein [6] wären. In dem von uns als optimal identifizierten Bereich von 300 HU bis 400 HU erstellten wir Modelle mit einer mittleren Genauigkeit von 0,4 ± 0,2mm. Zugleich gab es hier Bereiche, wo diese Modelle 0,9mm zu dünn waren. Im klinischen Einsatz würde hier die Dura Mater durchtrennt werden. Mit den erstellten Modellen befanden wir uns in einem Dilemma zwischen Sicherheit und Genauigkeit. Die reduzierte Auflösung in der z-Achse war nicht die Ursache für den unterschiedlichen Fehler an verschiedenen Positionen. In einer Regressionsanalyse war kein Zusammenhang zwischen dem Winkel des Knochens zur z-Achse und dem Dickenfehler feststellbar. Es ist daher erforderlich das Rauschen des gesamten Systems zu minimieren. Dies könnte durch höherauflösende Bilddatensätze erzielt werden. Schichtdicken von 0,5mm sind mit modernen Geräten möglich. Zum anderen könnte durch eine engere Stufung der Segmentierungsparameter möglicherweise ein besseres Modell gefunden werden. Der ideale Bereich konnte in dieser Untersuchung bereits auf einen Wert zwischen 300 HU und 400 HU eingeengt werden (Tabelle 3). Schliesslich bleibt die Frage, ob andere Ansätze als die Schwellwertsegmentierung genauere Modelle bringen können. Dies gilt insbesondere, da auch der Mineraliengehalt des Knochens, der aufgrund von Erkrankungen verändert sein kann, den individuell „richtigen" Schwellenwert verändern könnte.

Literaturverzeichnis

1. Jani AB, Pelizzari CA, Chen GTY, Greszczuk, RP (1998): Technical note. Accuracy of object depiction and opacity transfer function optimization in CT volume-rendered images. J Comput Assist Tomogr 22(3): 459–470
2. Masero V, Leon-Rojas JM, Moreno J (2002): Volume Reonstruction for health care: a survey of computational methods. Ann N Y Acad Sci 980: 198–211
3. Däuber S, Welzel T, Krempien R, Wörn H (2002): Aufbereitung medizinischer Bilddaten für die Kopfchirurgie. Biomed Tech (Berl) 47 Suppl. 1 Pt. 2: 936–938
4. Groell R, Rienmüller R, Schaffler GJ, Portugaller HR, Graif E, Willfurth P (2000): CT number variations due to different image acquisition and reconstruction parameters: A thorax phantom study. Comput Med Imaging Graph 24(2): 53–58
5. Hothan T, Hidajat N, Nelson K, Felix R, Maurer J (2001): Quantitative Computertomographie der Knochenmineraldichte des Unterkiefers. Radiologe 41: 497–500
6. Kalender W, in: Computertomographie, MCD Publ., Munich, Germany 2002, ISBN 3-89578-082-0
7. Aamodt A, Kvistad KA, Andersen E, Lund-Larsen J, Eine J, Benum P, Husby OS (1999): Determination of the Hounsfield value for CT-based design of custom femoral stems. J Bone Joint Surg Br 81(1): 143–147
8. Dammann F, Bode A, Schwaderer E, Schaich M, Heuschmid M, Maassen M (2001): Computer aided surgical planning for implantation of hearing aids based on CT data in a VR environment. Radiographics 21(1): 183–190
9. Chan LL, Manolidis S, Taber KH, Hayman A (2000): In vivo measurements of temporal bone on reconstructed clinical high-resolution computed tomography scans. Laryngoscope, 110(8): 1375–1378

Präzise Volumetrie in der Leberchirurgie
In vivo Evaluierung am Schweinemodell

Matthias Thorn[1], Michael Kremer[2], Tobias Heimann[1],
Bruno M. Schmied[2], Peter Schemmer[3], Götz Martin Richter[4],
Kaspar Z'graggen[2], Markus W. Büchler[3] und Hans-Peter Meinzer[1]

[1] Abteilung für Medizinische und Biologische Informatik,
Deutsches Krebsforschungszentrum, 69120 Heidelberg,
[2]Chirurgie Viscerale, Centre Hospitalier Universitaire Vaudois,
CH-1011 CHUVE-Lausanne
[3]Abteilung allgemeine Chirurgie, Universitätsklinik Heidelberg, 69120 Heidelberg
[4]Abteilung Radiodiagnostik, Universitätsklinik Heidelberg, 69120 Heidelberg
Email: M.Thorn@DKFZ.de

Zusammenfassung. Die Bestimmung des Lebervolumens vor einem
operativen Eingriff stellt gerade bei der Leberlebendspende einen prä-
diktiven Parameter für eine problemarme postoperative Phase. Moderne Operationsplanungssysteme besitzen die Möglichkeit solche Volumen
aus segmentierten Datensätzen zu erheben. Dabei wird auf Verfahren
zurückgegriffen, die in den 70er Jahren evaluiert wurden. Diese Arbeit
beschäftigt sich mit der strukturierten Analyse unterschiedlicher Volumenmessverfahren und deren Evaluierung mittels eines in vivo Schwei-
nemodells. Es wird gezeigt, dass die bisherigen Verfahren nicht geeignet
sind, um das Leberrealvolumen aus CT-Daten exakt zu berechnen. Daher
wird ein eigens entwickeltes Verfahren vorgestellt, dass den Messfehler
minimiert und robust gegenüber Inter- und Intraobserver-Variabilitäten
zu sein scheint.

1 Einleitung

Zunehmend wird vor großen chirurgischen Eingriffen an der Leber auf eine 3D-
Darstellung zurückgegriffen. Vor allem bei der Leberlebendspende dient dieses
Verfahren der besseren Veranschaulichung der Anatomie inklusive der Gefäß-
und Gallengangsverläufe sowie der volumetrischen Bestimmung des effektiven
Volumens [1,2]. Dieses spielt als prädiktiver Parameter für eine problemarme
postoperative Phase sowohl für Spender als auch Empfänger eine wesentliche
Rolle: Ohne ausreichendes Lebervolumen ist eine sichere Transplantation nicht
möglich. Durch die hier vorgestellte Arbeit wird es möglich den algorithmischen
Fehler bei der Volumenbestimmung durch den Computer auf unter einen Prozent
sowohl im Mittel als auch im Median zu verringern. Dies ermöglicht erstmals eine
präzise präoperative Abschätzung des Realvolumens der Leber.

2   Stand der Forschung

Eine Evaluierung von Segmentierungsergebnissen aus CT-Schichtbildern anhand von in vivo Daten wurde erstmals in den späten 70er Jahren durchgeführt. Dabei wurden die Organumrisse aus CT-Filmen mit 10mm Schichtdicke auf Papier übertragen. Über das spezifische Papiergewicht wurde auf das Gesamtvolumen von Organen geschlossen und die so ermittelten Ergebnisse mit den Realvolumen verglichen [3]. Diese Studien dienen bis heute als Grundlage zur Abschätzung des Realvolumens aus CT-Schichtaufnahmen, auch wenn die Technik der Segmentierung sich grundlegend geändert hat [4]. Darüber hinaus werden herkömmliche Verfahren, die ausgehend von Parametern, wie dem Körpergewicht, der Körperoberfläche oder landmarkenbasierten Masszahlen, das Lebervolumen schätzen, mit den oben beschriebenen verglichen [5,6]. Zur präoperativen Abschätzung des Spender- bzw. des Restvolumens gelten diese Ansätze ebenfalls als Weg der Wahl und werden bei Evaluierungen herangezogen [2]. Ein direkter Vergleich zwischen dem realen Volumen einer vollständigen Leber und der von ihr erstellten in vivo Segmentierung wurde seit der Einführung moderner Segmentierungssysteme nicht durchgeführt.

Derzeit verwendete Verfahren erheben das Volumen aus der Größe der Einzelvoxel und der Anzahl segmentierter Voxel. Diese Ergebnisse scheinen fehleranfällig, da sich in der Praxis eine stete Unterschätzung des Realvolumens zeigt. Die in der Literatur beschriebenen Volumenmessverfahren zeigen einen durchschnittlichen Fehler in der Volumenabschätzung von 5% - 13 % [7,8].

3   Material und Methoden

Allgemeines Vorgehen. Wir haben im Schweinemodell an der Leber die Genauigkeit der am Computer segmentierten Daten bezüglich des effektiven Volumens überprüft. 9 Schweine, der Marke Hausschwein, wurden narkotisiert und jeweils ein 3-Phasen-CT in 3mm Schichttechnik der Leber mit Hilfe eines Somatom Plus 4 (Siemens, Erlangen, Deutschland) angefertigt. Dabei wurde besonderer Wert auf die Einhaltung der Standardparameter zur Routineaufnahme von Patientendaten gelegt (Pitch 1,5, 140 mAs, craniocaudal, mit 130 ml Care Bolus mit 5ml/s). Anschließend wurde das Tier hepatektomiert, die Gefäße legiert, das Volumen der Leber nach Archimedes sowohl mit als auch ohne Blut bestimmt und von den Gefäßen ein Ausgusspräparat angefertigt. Aus den digitalen Daten wurde die Leber segmentiert, dabei wurde der intrahepatische Teil der Vena Cava ausgespart, und schließlich das Lebervolumen an Hand von Verfahren berechnet, die im folgenden näher beschrieben werden. Die so erhobenen Volumen wurden mit Hilfe des Wilcoxon-Rangsummentestes auf Signifikanzunterschiede ($p<0,05$) gegenüber den Realvolumen überprüft. Darüber hinaus wurde der durchschnittliche und mediane Fehler der einzelnen Verfahren gegenüber der Realität berechnet und mit Hilfe von Box-Plot-Whiskers Diagrammen dargestellt. Schließlich wurde für das Verfahren, das keinen signifikanten Unterschied und den kleinsten Fehler gegenüber der Realität aufwies, eine Pearson-Korrelation erhoben und in einer einfachen Regression dargestellt. Die gesamte Auswertung wurde mit der Software SPSS 11.0 für Windows durchgeführt.

Volumenbestimmung. Zur Bestimmung des Lebervolumens wurden bisher die segmentierten Voxel mit der Voxel-Dimension multipliziert. Dieser Ansatz scheint als adhoc-Lösung akzeptabel. Existieren innerhalb des segmentierten Objektes starke Krümmungen oder wird das Verhältnis zwischen der Anzahl Randvoxelen zu den innen liegenden Voxel größer eins, erhöht sich der Fehler dieses einfachen Ansatzes auf Grund des Partialvolumeneffektes. Diesem Effekt kann dadurch begegnet werden, dass die segmentierten Randvoxel gesondert betrachtet und diese bei der Volumenberechnung speziell gewichtet werden. Diese Gewichtung kann nun auf der Basis der binär Entscheidung (segmentiert – nicht segmentiert) oder auf Grundlage des Originalgrauwertes jedes einzelnen Randvoxels beeinflusst werden. Zusätzlich hat die Nachbarschaftsbeziehung (6er-, 18er- und 26er-Nachbarschaft) eines jeden Randvoxels einen Einfluss auf die Zugehörigkeit zu der Segmentierung. Und schließlich können zwei Typen von Randvoxeln betrachtet werden: Randvoxel, die sich am Rand einer Segmentierung befinden und zu dieser zählen und Randvoxel, die außerhalb der Segmentierung liegen aber das Segmentierungsergebnis kontaktieren. Gerade diese Randvoxel spielen eine Rolle bei der Untersuchung von Inter- und Intraobserver-Variablitäten. Im folgenden sollen binär- und grauwertbasierte Verfahren unterschieden werden.

Binärwertbasierte Volumetrie. Die erste Gruppe (BV-1 – BV-3) dieser Algorithmen ist die simpelste, darunter befindet sich auch der allgemeine Ansatz. Jedes segmentierte Voxel bekommt das Gewicht eins und trägt somit vollständig zum Volumen bei (BV-2). Zusätzlich kann untersucht werden, wie sich das Volumen verhält, wenn die inneren Randvoxel abgezogen (BV-1) bzw. die äußeren dazugenommen (BV-3) werden.

Um die Gewichtung der Randvoxel feiner graduieren zu können, werden in der nächsten Gruppe die Randvoxel bezüglich ihrer Nachbarschaft zu anliegenden Voxeln untersucht. Das Gewicht eines Randvoxels berechnet sich dann aus der Anzahl direkter Nachbarn in Bezug zur untersuchten Nachbarschaftsbeziehung. Auch hierbei werden wieder 3 Verfahrens-Typen unterschieden: Gewichtung nur der inneren Randvoxel ohne äußere Randvoxel (1), Gewichtung der äußeren Randvoxel (2) sowie die gleichzeitige Gewichtung sowohl der inneren als auch der äußeren Randvoxel (3). Untersucht wurden diese 3 Typen jeweils mit der 6er (B_6V-1 - B_6V-3) und 26er ($B_{26}V$-1 - $B_{26}V$-3) Nachbarschaftsbeziehung.

Grauwertbasierte Volumetrie. Grundlage bei den grauwertbasierten Volumenmessverfahren sind zwei globale Referenzwerte zur Bestimmung der Gewichtung eines Randvoxels. In dieser Studie beschränkten wir uns dabei auf den Mittelwert und die Varianz der segmentierten Leber. Zur Berechnung des Gewichtes gelten die Randbedingungen, dass es den Wert eins annimmt, wenn der untersuchte Grauwert gleich dem Mittelwert ist bzw. null ist, sofern der Betrag der Differenz aus Mittelwert und Grauwert kleiner oder gleich einem festgelegten Vielfachen der Varianz ist. Dabei untersuchten wir die Faktoren 2σ (66,6% aller Grauwerte innerhalb der Leber) und 3σ (99.9% aller Grauwerte innerhalb der Leber). Die Gewichte zwischen null und eins wurden zum einen linear und zum

Abb. 1. Fehlerbalken der binärwert-basierten Volumenmessverfahren, sowie der Angabe des signifikanten Unterschiedes (p<0,05) zum Realvolumen.

Abb. 2. Fehlerbalken der grauwertbasierten Volumenmessverfahren, sowie der Angabe des signifikanten Unterschiedes (p<0,05) zum Realvolumen.

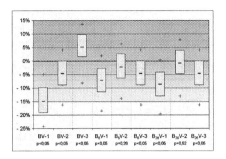

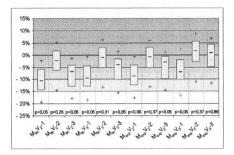

anderen exponentiell interpoliert. Werden wie bei der binärwertbasierten Volumetrie 3 Typen (Gewichtung der inneren, der äußeren Randvoxel und die Kombination aus beiden) untersucht, so entstehen 12 unterschiedliche Volumenmessverfahren, die sich durch die Parameter Interpolation, Varianzfaktor und Randinterpretation unterscheiden. Zur Unterscheidung der Verfahren wird die folgenden Nomenklatur benutzt: $G_{<Interpolation>}V_{<Varianzfaktor>}- <Typ>$. Der Typ der Randinterpretation wird von eins bis drei durchnummeriert, vergleichbar mit den binärwertbasierten Verfahren.

4   Ergebnisse

Der Wilcoxon-Rangsummentest ergibt (siehe Abb.1 und 2), dass sieben der 21 untersuchten Volumenmessverfahren keine signifikant unterschiedlichen Ergebnisse zur Realität erbrachten. Bei der binär-wertbasierten Volumetrie ist das $B_{26}V$-2 Verfahren als das Beste zu bezeichnen, mit einem durchschnittlichen Fehler von $-1,1\% \pm 5,8\%$ und einer medianen Abweichung von $-0,9\%$. Innerhalb der grauwertbasierten Volumetrie sticht das $M_{exp}V_3$-3 Verfahren hervor. Der mittlere Fehler beträgt bei diesem Verfahren $-0,6\% \pm 5,3\%$ mit einer medianen Abweichung von $0,7\%$.

Abb. 3. Einfache Regression des Verfahrens $M_{exp}V_3$-3.

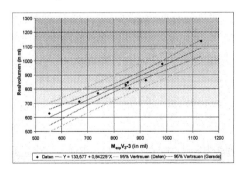

Wie zu erwarten, zeigen sämtliche Verfahren eine hohe Korrelation zu den realen Daten mit hoher Signifikanz ($R=0,947$-$0,974$; $p\ll 0,05$). Dabei korreliert das Verfahren am besten ($R=0,974$), das auch die Realität am besten widerspiegelt - $M_{exp}V_3$-3 (Abb. 3).

Nicht unerwähnt bleiben sollte das Standardverfahren BV-2, das mit einem mittleren Fehler von $-5{,}0\% \pm 5{,}7\%$ und einer medianen Abweichung von $-4{,}7\%$ zur Klasse der mittelmäßigen Volumenmessverfahren zu zählen ist. Allerdings unterscheiden sich die berechneten Volumen signifikant ($p = 0{,}028$) von den real gemessenen Volumen. Darüber hinaus ist zu erkennen, dass bei den grauwertbasierten Verfahren durchwegs die Typ 2 Verfahren und einmal ein Typ 3 Verfahren nicht signifikant abweichende Ergebnisse erzielen.

5 Diskussion und Ausblick

Es konnte gezeigt werden, dass mit Hilfe geeigneter Algorithmen eine sichere Abschätzung des Leberrealvolumens präoperativ anhand von CT-Aufnahmen durchgeführt werden kann. Es konnte der in der Literatur beschriebene Fehler von 5% des üblichen Messverfahrens zur Volumenabschätzung nachempfunden werden. Zusätzlich konnte gezeigt werden, dass die meisten Verfahren, darunter das Standardverfahren [3,4], signifikant unterschiedliche Ergebnisse gegenüber der Realität erzeugen und somit inadäquat sind. In dieser Arbeit wurde ein Verfahren entwickelt und analysiert, das es erlaubt den Fehler bei der Volumenerhebung zu minimieren. Die Funktionsweise diese Algorithmus lässt hoffen, dass er robust gegenüber Inter- und Intraobservervariablitäten ist, was in einer Folgestudie untersucht werden wird.

Literaturverzeichnis

1. Meinzer HP, Thorn M, Cardenas C. Computerized planning of liver surgery – an overview. Computers & Graphics 2002; 26(4): 569–576.
2. Frericks B, Calderone FC, Nashan B, et al. 3D-CT modelling of hepatic vessel architecture and volume calculation in living donated liver transplantation. European Radiology. Published online, 2003.
3. Heymsfield SB, Fulenwider T, Nordlinger B, et al. Measurement of liver, kidney and spleen volume and mass by computed axial tomography. Annals of Internal Medicine. 1979; 90: 185–187.
4. Van Thiel DH, Hagler NG, Schade RR, Skolnick ML, Heyl AP, Rosenblum E, Gavaler JS, Penkrot RJ. In vivo hepatic volume determination using sonography and computed tomography. Gastroenterology. 1985 Jun; 88(6): 1812–7.
5. Vauthey JN, Abdalla EK, Doherty DA et al. Body surface area and body weight predict total liver volume in Western adults. Liver Transpl. 2002 Mar; 8(3): 233–40.
6. Luccichenti G, Cademartiri F, et al. Assessment of organ volume with different techniques using a living liver model. Eur Radiol. 2003 Jun; 13(6): 1286–90.
7. Breiman RS, Beck JW, Korobkin M, et al. Volume determinations using computed tomography. Am J Roentgenol. 1982 Feb; 138(2): 329–33.
8. Hiroshige S, Shimada M, Harada N, et al. Accurate preoperative estimation of livergraft volumetry using three-dimensional computed tomography. Transplantation. 2003 May; 75(9):1561–1564.

Ultraschallwandler-Array-Systeme für die 3D Ultraschall Computertomographie

Rainer Stotzka, Tim O. Müller, Klaus Schote-Holubek
und Georg Göbel

Institut für Prozessdatenverarbeitung und Elektronik,
Forschungszentrum Karlsruhe, 76344 Eggenstein
Email: stotzka@ipe.fzk.de

Zusammenfassung. Im Forschungszentrum Karlsruhe wurde ein Demonstrator für die 2D Ultraschall Computertomographie fertiggestellt. Damit rekonstruierte Querschnitte verfügen über erheblich bessere räumliche Auflösung und höheren Kontrast als Aufnahmen konventioneller Ultraschallbildgebung. Um Untersuchungen an biologischem Gewebe zu ermöglichen, wird ein vollständiger 3D Ultraschall Computertomograph benötigt. Dazu wurden Ultraschallwandler-Array-Systeme bestehend aus strukturierten Piezokeramiken mit jeweils 8 Sende- und 32 Empfangselementen entworfen. Durch die automatische Fertigung können die Arrays reproduzierbar und preiswert aufgebaut werden. Im Gehäuse sind die Ansteuer- und Empfangselektronik integriert.

1 Problemstellung

In der medizinischen Bildgebung ist Ultraschall eines der am häufigsten eingesetzten bildgebenden Verfahren [1]. In der Brustkrebsdiagnose liefert Ultraschall wichtige diagnostische Informationen über Gewebeveränderungen der Brustdrüse. Ohne das Gewebe zu schädigen, kann Ultraschall auch bei jungen Frauen häufig eingesetzt werden. Nachteile der konventionellen Ultraschalldiagnostik liegen in den stark verrauschten Bildern mit geringer räumlicher Auflösung (> 1 mm), die dem untersuchenden Arzt einen großen Interpretationsspielraum lassen. Darüber hinaus wird der Schallkopf von Hand geführt und deformiert dabei das Gewebe, so dass der Ort einer Läsion aufgrund der Bildinformation nicht eindeutig bestimmbar ist. Eine automatische Fusion der Bilder mit anderen bildgebenden Modalitäten wie z.B. MR- oder Röntgen-Mammographie und eine gemeinsame computergestützte Auswertung ist nicht möglich.

2 Ultraschall Computertomographie

Die Ultraschall Computertomographie [2,3] ist ein neues bildgebendes Ultraschall-Verfahren, mit dem die Aufnahme von Volumenbildern mit wesentlich gesteigerter räumlicher Auflösung und höherem Gewebekontrast möglich wird. Das abzubildende Volumen, z.B. die weibliche Brust, befindet sich im Zentrum eines zylindrischen Arrays von Ultraschall-Wandlern. Ein Wandler sendet

Abb. 1. Ultraschall-Phantom und rekonstruierte Bilder. Links: Skizze des Ultraschall-phantoms mit Ausschnittsvergrößerung. Der Durchmesser des Phantoms beträgt 8.5 mm. Die kleinsten Strukturen sind Nylonfäden mit einem Durchmesser von jeweils 0.1 mm und einem Abstand von 0.5 mm. Mitte: USCT-Bildrekonstruktion unter Verwendung der Amplitudeninformationen der aufgenommenen Ultraschallsignale. Rechts: USCT-Bildrekonstruktion unter Verwendung der Amplituden- und Phaseninformationen. Die Nylonfäden können klar trennbar abgebildet werden.

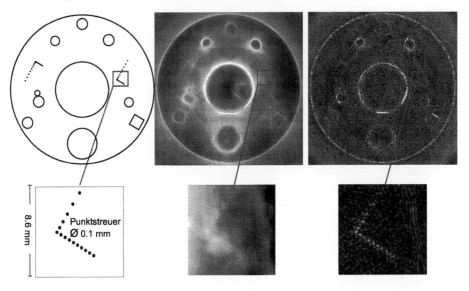

ein Ultraschallsignal mit kugelförmiger Schallkeule in das Volumen, alle anderen Wandler zeichnen simultan alle Transmissions-, Reflexions- und Streu-Signale auf. Diese Prozedur wird für alle anderen Wandler wiederholt.

Im Forschungszentrum Karlsruhe wurde ein Versuchsaufbau fertiggestellt, mit dem die Funktionsweise des Verfahrens nachgewiesen werden konnte. Der Aufbau besteht aus einem wassergefüllten Topf mit zwei Ultraschallwandler-Arrays (3 MHz) mit jeweils 16 Elementen, der zugehörigen Sende- und Empfangselektronik und einem Computer zur Datenaufnahme und Bildrekonstruktion. Die Wandler sind auf einem Ring beweglich angeordnet, so dass sukzessive ein vollständiges Ring-Array mit 100 Sende- und 1440 Empfangspositionen simuliert werden kann. Mit den derart aufgenommenen Daten können zweidimensionale Querschnitte durch das zu untersuchende Volumen rekonstruiert werden. In den rekonstruierten Bildern sind Strukturen der Größe 0.1 mm noch deutlich zu erkennen (Abb. 1).

3   Die Ultraschallwandler-Array-Systeme

Zur Untersuchung von biologischem Gewebe ist der Versuchsaufbau aufgrund der sequentiellen Datenaufnahme und den damit verbundenen Aufnahmezeiten

Abb. 2. Innenansicht eines Ultraschallwandler-Array-Systems. Mit unserem neu entwickelten Fertigungsverfahren ist es möglich, Ultraschallwandler kostengünstig und mit reproduzierbarer Charakteristik herzustellen. Bei der Methode werden die Piezoelemente zuerst maschinell strukturiert und kontaktiert. Im nächsten Schritt wird die zuvor bestückte Sende- und Empfangselektronik zu beiden Seiten der Piezoelemente angeordnet. Die Ansteuerelektronik und die strukturierten Piezoelemente werden elektrisch miteinander verbunden. Zuletzt wird das Sensorsystem zusammengeklappt und wasserdicht versiegelt.

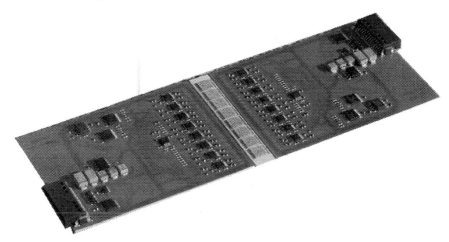

von ca. 12 Stunden nicht geeignet. Deswegen ist ein erweiterter Aufbau in 3D mit mehreren Tausend Wandlern und paralleler Datenaufnahme nötig. Hohe Anforderungen werden dabei an die Ultraschallwandler gestellt:

- Frequenz 2-3 MHz
- Bandbreite ca. 50 %
- Schallkeule idealerweise kugelförmig, Öffnungswinkel mind. 30 Grad
- gutes Signal-Rausch-Verhältnis
- hohe Reproduzierbarkeit
- preiswert

Geeignete kommerzielle Ultraschallwandler-Arrays für diesen Versuchsaufbau sind nur schwer erhältlich und mit hohen Kosten verbunden (ca. 1000 EUR/Stück, 16 Wandler pro Array).

Im Forschungszentrum Karlsruhe haben wir daher Ultraschallwandler-Array-Systeme mit integrierter Ansteuer- und Verstärker-Elektronik für die Ultraschall Computertomographie (Abb. 2) entwickelt und gefertigt [4]. Der Aufbau der Wandler ist so gewählt, dass die Fertigung mit der im Forschungszentrum Karlsruhe existierenden Aufbau- und Verbindungstechnik größtenteils maschinell und automatisch durchgeführt werden kann. Damit wird eine hohe Reproduzierbarkeit und Zuverlässigkeit der Wandlersysteme gewährleistet.

Ein Wandler-Array besteht aus einer zu einem Composite strukturierten Piezokeramik mit jeweils 8 Sende- und 32 Empfangselementen. Jedes Element hat

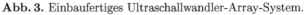

Abb. 3. Einbaufertiges Ultraschallwandler-Array-System.

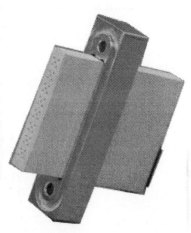

eine Wandlerfläche von 1.4 x 1.4 mm^2, eine Resonanzfrequenz von 2.8 MHz und eine Schallkeule mit einem Öffnungswinkel von ca. 35 Grad. Im Wandler-Gehäuse ist für jeden Kanal eine Verstärkerelektronik integriert, um die Zuleitungen zu den Wandlern so kurz wie möglich zu halten. Die Sende- und Empfangselemente sind getrennt adressierbar. Für jedes Sendeelement kann eine beliebige Signalform durch Coded Excitation erzeugt werden.

4   Zukünftige Arbeiten: Ultraschall Computertomographie in 3D

Mit den entwickelten Ultraschallwandler-Array-Systemen wird im Forschungszentrum Karlsruhe ein neuer 3D Ultraschall Computertomograph aufgebaut (Abb. 3 und 4). 48 Wandler-Systeme mit insgesamt 1920 Elementen werden auf einem Zylinder mit einem Durchmesser von 24 cm angeordnet. Das Array kann in 6 Stufen durch einen Motor gedreht werden, um die Lücken zwischen den Wandlern zu füllen. Somit erhält man insgesamt 2304 Sende- und 9216 Empfangspositionen. Die Datenaufnahme erfolgt durch eine DAQ-Elektronik mit insgesamt 192 parallelen Kanälen. In jedem Kanal werden die Ultraschall-Signale analog verstärkt und gefiltert und mit einer Abtastfrequenz von 10 MHz bei einer Auflösung von 12 Bit digitalisiert. Die Weiterverarbeitung und Speicherung erfolgt durch FPGAs, in denen später auch eine komplexere digitale Signalverarbeitung implementiert werden kann. Auf einem Standard-PC werden anschließend die Volumendaten rekonstruiert.

Auf der Messe Produktonika 2003" haben wir im November 2003 die ersten Wandlersysteme sowie Teile der Datenakquisitionshardware vorgestellt.

Abb. 4. Zentrale Komponente des Ultraschall Computertomographen für die dreidimensionale Bildgebung mit 48 Ultraschallwandler-Array-Systemen.

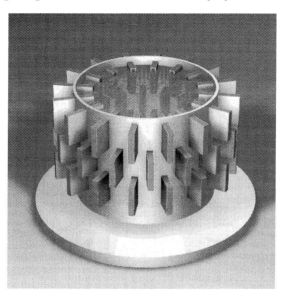

Literaturverzeichnis

1. Bannasch P: Cancer Dianosis. Early Detection. Springer, 1992.
2. Stotzka R, Müller TO, Schlote-Holubek K, et al.: Aufbau eines Ultraschall Computertomographen für die Brustkrebsdiagnostik. Procs BVM 2003:438–442, 2003.
3. Stotzka R, Würfel J, Müller T: Medical Imaging by Ultrasound-Computertomography SPIE's Internl. Symposium Medical Imaging 2002: 110–119, 2002.
4. Stotzka R, Göbel G, Schlote-Holubek K: Development of transducer arrays for ultrasound-computertomography. SPIE's Internl. Symposium Medical Imaging 2003:513–520, 2003.

Registrierung und 3D-Rekonstruktion histologischer Schnitte als Grundlage eines operativen Behandlungskonzeptes bei Lippen-, Kiefer-Gaumenspalten

Marc Dohrmann[1], Frank Weichert[1,*], Andreas Uebing[1],
Phillip Geis[2], Constantin Landes[2], Karl Meller[3] und Mathias Wagner[4]

[1]Universität Dortmund, Informatik VII, Lehrstuhl für Graphische Systeme
[2]Universitätsklinikum Frankfurt, Kiefer- und plastische Gesichtschirurgie
[3]Ruhr-Universität Bochum, Institut für Anatomie
[4]Universität des Saarlandes, Institut für Pathologie
*Email: weichert@ls7.cs.uni-dortmund.de

Zusammenfassung. Vorgestellt wird die Basis eines Systems zur Evaluation gängiger Operationsverfahren bei Lippen-Kiefer-Gaumenspalten. Ziel ist die Erstellung eines exakten 3D-Modells der relevanten Strukturen auf Basis hochauflösender histologischer Schnittbildaufnahmen. Nach einer anschließenden Registrierung der Schnittbilder werden die Strukturen in einem multimodalen 3D-Modell visualisiert.

1 Einleitung

Die Lippen-Kiefer-Gaumen-Spalte (LKG) ist eine komplexe Fehlbildung von Hart- und Weichgewebe. Muskeln, Schleimhaut, Zähne, die benachbarte Ohrtrompete, die Sprech-, Kau- und Schluckfunktion stehen in vielfältiger pathologischer Beziehung mit resultierenden Störungen. Bei ca. einem von 500 Neugeborenen tritt die LKG auf und ist damit die häufigste kraniofaziale Fehlbildung. Die Spaltfehlbildungen (Abbildung 1, links) entstehen durch unvollständige Verschmelzung der Gewebewülste des embryonalen Gesichtes von vorn nach hinten und können ein- oder beidseitig sein. Trotz dieser Erkenntnisse sind die heutigen Behandlungen weit von einer mathematischen Genauigkeit entfernt [1].

Der Operateur versucht die normale Funktionalität des Gaumens, der Lippe und des Oberkiefers durch exakte Vereinigung der entsprechenden Muskeln, des Bindegewebes und der Mucosa wiederherzustellen und eine weitestgehende Übereinstimmung mit physiologischen Verhältnissen zu erreichen [3]. Vom logischen Konzept sollten die anatomischen Verhältnisse so exakt wie möglich wieder hergestellt werden, um eine weitestgehend physiologische Funktion zu gewährleisten.

Um diese Wiederherstellung der Verhältnisse durch verschiedene Operationstechniken miteinander, als auch mit den Verhältnissen beim gesunden Feten vergleichen zu können, ist eine Finite-Element-Analyse der simulierten Opera-

Abb. 1. Lippen-Kiefer-Gaumen-Fehlbildung (links, modifiziert nach [2]), histologischer Schnitt (Mitte) und Darstellung der relevanten segmentierten Strukturen (rechts).

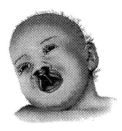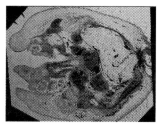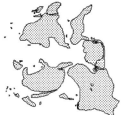

tionstechniken im dreidimensionalen Modell notwendig. Dieser erste Schritt der Analyse, die 3D-Rekonstruktion, ist Gegenstand der folgenden Betrachtung.

2   Stand der Forschung

Die bisherigen zweidimensionalen Untersuchungen haben nicht vermocht, die relevante 3D-Konformation der Lippen-, Velummuskulatur zu visualisieren. Dies ist die Voraussetzung für eine vergleichende FE-Simulation der postoperativen Muskelinteraktionen entsprechend des angewandten Operationsverfahrens mit der physiologischen Situation [4]. Grundtenor unseres Projektes ist die Entwicklung eines Systems zur FE-Analyse der Operationsmethoden bei LKG-Spalten in einem exakten 3D-Modell der relevanten anatomischen Strukturen.

3   Methoden

Das Softwaresystem SeViSe, so die Kurzbezeichnung, dient dazu Strukturen in histologischen Schnittbildaufnahmen in einem primären Schritt zu segmentieren und klassifizieren. Unter Berücksichtigung dieser Informationen können die Schnitte mithilfe eines Matching-Algorithmus, welcher starre Transformationen zwischen den einzelnen Bildern berechnet, wechselseitig angepasst werden. Diese Registrierung, als auch die anschließende multimodale Visualisierung in einem 3D-Modell, wird im Folgenden skizziert.

3.1   Segmentierung

Der Prozess der Segmentierung wird mit Bedacht nicht automatisch realisiert. Das hiermit verbundene Fehlerpotenzial wäre schwer kalkulierbar, sodass die angestrebte Simulation der LKG-Operationstechniken zu viele Unwägbarkeiten enthielte. Vielmehr wird dem Benutzer die Möglichkeit gegeben, geeignete Strukturen (z.B. Muskeln) zu definieren bzw. eine vorgegebene Segmentliste zu importieren. Anschließend kann das entsprechende Segment auf den Schnittbildern manuell durch Polygonzüge umrissen und über einer Typisierungshierarchie klassifiziert werden (Abbildung 1, rechts).

3.2   Registrierung

Als Datenbasis erhält der hier verwendete Matching-Algorithmus die vorsegmentierten Schnittbilder und wendet eine Kombination aus zweidimensionalem
Punkt-Matching- und Kontur-Matching-Verfahren wie folgt an.

Da die einzelnen Schnittbilder fast unabhängig voneinander segmentiert werden, besteht zu Beginn nahezu keine Zuordnung zwischen den Polygonzügen
benachbarter Schnittbilder. Aus diesem Grund werden zunächst mithilfe eines
Matching-Algorithmus zusammengehörende Polygone gesucht. Dabei wird sowohl die Lage der Polygone zueinander, als auch die eigentliche Polygonform
mitberücksichtigt. Es werden jeweils immer nur zwei Slices auf einmal betrachtet, sodass der Algorithmus im Endeffekt nach Polygon-Paaren sucht. Abschließend wird die optimale starre Transformation zwischen den beiden Bildern auf
Basis aller gefundenen Polygon-Paare berechnet.

Grundlage der Transformationsberechnung ist ein an die Problematik adap-
tierter Punkt-Matching-Algorithmus nach Umeyama [5], der mithilfe der Singulärwertzerlegung eine direkte Berechnung der optimalen starren Transformation zwischen zwei korrespondierenden Punktmengen A,B ermöglicht [6]. Das
verwendete Optimalitätskriterium ist die Summe der quadratischen Abstände
zwischen den einzelnen korrespondierenden Punkten.

$$E = \frac{1}{n} \sum_{i=1}^{n} \left\| (\mathbf{a}_i - \mu_A) - \hat{s}\hat{R}(\mathbf{b}_i - \mu_B) \right\|^2 \tag{1}$$

Es werden demnach die Transformations-Parameter $\hat{s}$ (Skalierung) und $\hat{R}$
(Rotation) gesucht, die die Gleichung 1 minimieren. Dabei sind $a_i \in A$ und
$b_i \in B$ für $i = 1 \ldots n$ die korrespondierenden Punkte. μ_A und μ_B sind die
Mittelpunkte der beiden Punktmengen.

Da der Algorithmus nur mit Punktmengen arbeitet, werden die Ränder der
Polygone durch Punktketten mit äquidistantem Punktabstand repräsentiert. Dabei ist zu beachten, dass für die Matching-Berechnung die Ränder der Polygone
eines Polygonpaares durch gleich viele Punkte repräsentiert werden. Des Weiteren ist ein zusätzlicher Arbeitsschritt notwendig, der die Punktketten eines Polygonpaares optimal gegeneinander ausrichtet. Ein weiterer Vorteil liegt darin,
dass auch nur Teile der Polygonränder für die Matching-Berechnung verwendet
werden können. Dies ist besonders bei anatomischen Verzweigungen hilfreich, da
diese sonst nicht bei den Transformationsberechnungen mit einbezogen werden
könnten.

Zusätzlich zur Bestimmung der optimalen starren Transformation erfolgt eine
Ermittlung der Zuordnungen zwischen den Polygonen (in benachbarten Schichtaufnahmen), da diese essenziell für die nachfolgende 3D-Rekonstruktion sind.
Für jedes ermittelte Polygonpaar wird eine geschlossene Hülle, die aus Dreiecks-
polygonen besteht, erzeugt (Abbildung 2, links). Hierbei werden die einzelnen
Hüllen der Polygonpaare unter Anwendung eines Rekonstruktionsalgorithmus
berechnet, der die optimale Kantenverbindung zwischen den Polygonpunkten

Abb. 2. Generierung der geschlossenen Hülle zwischen zwei Polygonen (links), dreidimensionale Visualisierung der Konformation (Mitte) und des M. buccinator (rechts).

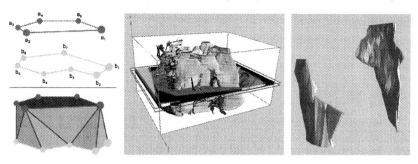

beider Polygone ermittelt [7]. So repräsentiert die Inkorporation dieser Hüllen schließlich die polygonale Rekonstruktion der segmentierten Strukturen.

3.3   3D-Rekonstruktion und Visualisierung

Der Prozess der dreidimensionalen Rekonstruktion berücksichtigt, neben unterschiedlichen großen Schichtdicken, auch das Problem fehlender Schichten durch eine entsprechende Interpolation. Somit ist die Möglichkeit gegeben, neben dem polygonalen 3D-Modell aus obiger Registrierung, die einzelnen Schnittbilder als Volumenmodell innerhalb einer 3D-Szene anwendungsorientiert zu visualisieren (Abbildung 2, Mitte). Dadurch ist eine genauere Betrachtung der zu untersuchenden Strukturen im Kieferbereich gewährleistet (Abbildung 2, rechts).

4   Ergebnisse

Zur Verifikation lag ein Datenbestand von ca. 300 manuell segmentierten, histologischen Schnitten aus dem kraniofazialen Bereich von Feten, mit einer durchschnittlichen Auflösung von 2200 mal 1700 Pixeln, vor. Für jedes der 150 Paare von Schichten wurde der Algorithmus angewendet und jeweils der Fehler mit und ohne Transformation berechnet. Die im Folgenden beschriebenen Fehlerwerte geben die Summe der quadratischen Abstände (in Pixel) zwischen den Polygonen an. Zur Gewährleistung einer homogenen Gewichtung aller Polygone errechnet sich der quadratische Abstand zwischen zwei Polygonen aus dem quadratischen Abstand der Sample-Punkte, geteilt durch die Anzahl der Sample-Punkte. Anzumerken sei, dass der "Fehlerwert ohne Transformation" nur davon abhängt, wie stark die Bilder gegeneinander verdreht bzw. verschoben sind.

Tendenziell zeigt sich, dass mit einer Zunahme der Segmentanzahl auch eine verbesserte Qualität der Registrierung verbunden ist. Liegt die Anzahl der in die Berechnung einfließenden Segmente bei 21 (104 Polygone, 253 Kontrollpunkte), konnte ein Fehler ohne Transformation von 178022 und mit, also nach der Transformation, von nur 47647 gemessen werden. Vergleicht man diese Zahlen

mit einem Bildpaar, bei welchem nur 5 Segmente (28 Polygone, 45 Kontrollpunkte) vorlagen, liegen die Fehlerwerte bei 42512 (ohne Transformation) und
17967 (nach Transformation). Im ersten Fall reduziert sich der Fehler auf 26%,
im Zweiten nur auf 42%.

Ausgeführt auf einem PC Athlon XP 2000+ (1,67 GHz) mit 512 MB Speicher
benötigte die Berechnung ca. 8 Sekunden für das erste Datenpaar und ca. 2
Sekunden für das Zweite.

Allgemein lässt sich unter Berücksichtigung der aktuellen Testdaten feststellen, dass die Anwendung des beschriebenen Matching-Algorithmus bei Bildserien
mit ausreichend vielen segmentierten Strukturen zu glatten Übergängen in den
Segment-Oberflächen führt. Vertikale "Zickzack-Muster" in den Segmenten, die
bei einer Rekonstruktion ohne vorige Transformations-Berechnung zu beobachten sind, werden geglättet und verschwinden fast vollständig.

5   Diskussion

Im Rahmen eines Simulationssystems für Operationstechniken zur Behandlung
von Lippen-, Kiefer-Gaumenspalten, sollte ein dreidimensionales Modell der ROI
als Basis einer Finite-Element-Analyse bereitgestellt werden. Entscheidende Anforderung von Seiten der Chirurgen war eine korrekte Rekonstruktion und Visualisierung der relevanten anatomischen Strukturen. Beide Teilaspekte, Registrierung und dreidimensionale Darstellung, werden unter Beachtung des aktuellen
Projektstatus den Zielsetzungen gerecht.

Obwohl das Problem lokaler Verzerrungen durch das Schneide-Verfahren bisher nicht zu beobachten war, wird eine Integration elastischer Transformationen
angestrebt. Somit könnte gewährleistet werden, dass weichere Gewebsstrukturen
einen geringeren Einfluss auf das Transformations-Ergebnis haben.

Literaturverzeichnis

1. Millard D. R.: Cleft Craft. The evolution of its surgery, vol. I, the unilateral deformity. Little, Brown & Co., Boston, 1976.
2. Roche Lexikon Medizin, Urban & Fischer Verlag, München, 4.Auflage, 1999
3. Bitter K.: Primary surgical treatment of lip-jaw-palate clefts in the year 2000,
   Mund Kiefer Gesichtschir;4 Suppl 1: 49–60, 2000.
4. Braumann B, Keilig L, Bourauel C, Jager A.: 3-D model analysis of the maxilla of
   infants with lip-jaw-palate clefts, Biomed Tech (Berl).;44(11), 324–330, 1999
5. Umeyama S.: Least-squares estimation of transformation parameters between two
   point patterns, IEEE PAMI 13(4), 276–380, 1991.
6. Arun K.S., Huang T.S. and Blostein S.D.: Least square fitting of two 3-D point
   sets, IEEE Trans PAMI 9(5): 698–700, 1987.
7. Fuchs H., Kedem Z.M, and Uselton S.: Optimal Surface Reconstruction from Planar Contours, Commun of the ACM, 20(10), 693–702, 1977.

Platform Independent Visualization of DICOM-Datasets in 3-D VisualMediJa

Stefan Maas[1] and Heinrich Martin Overhoff[1]

[1]University of Applied Sciences Gelsenkirchen, Physical Engineering, Medicine Technologies, 45877 Gelsenkirchen
Email: stefan.maas@fh-gelsenkirchen.de

Abstract VisualMediJa is a tool for the administration, 2-D and 3-D visualization and diagnostics of DICOM-conform images. It offers a Graphical User Interface (GUI), which allows multiple interactions with images, e.g. choosing of a point of view on a 3-D object or laying virtual image slices through the images. The GUI is freely configurable. By the positioning of acquired or even virtual image slices a differentiated anatomical analysis becomes feasible. Topographic details may be viewed in independent 2-D or 3-D windows and may be optimally arranged for the finding. Views, pan-shots and documentations can be stored.

1 Introduction

Tomographic images – e.g. CT, MRI, PET, and sonography – are frequently used in clinical diagnostics. Communication, archiving and documentation of these datasets can be implemented by proprietary solutions. But in a heterogeneous system environment the use of DICOM and web-based solutions is more flexible and future-proof.

In principle it is possible to visualize DICOM-data in 3-D but normally 2-D-Images (cross sections) are used for clinical diagnostics. The exploration of such images may be difficult for some reasons, e.g. when essential anatomical structures do not fit to the image orientation. By three-dimensional visualization finding becomes more intuitive and in consequence diagnostic quality is enhanced.

Furthermore DICOM is not capable of processing and record 3-D-objects. Therefore no information of convenient visualizations can be stored. Also there is no way to document which of the numerous established procedures for three-dimensional visualization is used. Further on in the DICOM-standard cannot be told which aspect is suitable for diagnostics or therapy-planning. This is e.g. the enlargement of an object, the viewing angle or the position of a virtual slice. So DICOM has only limited capacities of archiving diagnostic findings in volume datasets. The use of DICOM Structured Reports for such a differentiated documentation is barely tested.

Fig. 1. A 3-D-Reconstruction of a CT-Image (a head) with two virtual slices.

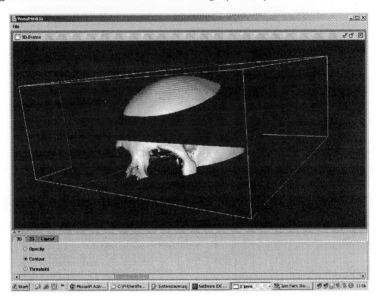

2   Material

For developing VisualMediJa following programs are used:

- J2SE v 1.4.2 [1]
- Netbeans IDE v 3.5.1 [1]
- VTK Nightly Release (version from 19.11.2003) [2]

The developing platform is a notebook with an Intel Pentium™ IV CPU, 1024 MB RAM, a GeForce4 440 graphic card with 64 MB RAM and runs on Windows XP™ Professional.

3   Methods

The use of Java allows the development of a platform independent visualization program. Due to the internal security-manager of Java it is possible to implement a web-safe program with minor development effort and at low cost.

Visualization with Java is preferably being done with the "open-source" products Java3D or VTK. But only VTK is a complete visualization toolkit with a multiplicity of rendering functions and hundreds of image processing filters. In addition it is widely spread in the community of medical image processing.

The integration of VTK in the GUI of VisualMediJa is realized by the using of a JInternalFrame-object (package: Swing) whose content pane consists of a modified canvas-object (package: AWT). This object contains the rendering-window that carries out the visualization process.

Fig. 2. A CT-Image (a head) with two virtual slices inside a 3-D-Frame and three additional slices in separated frames.

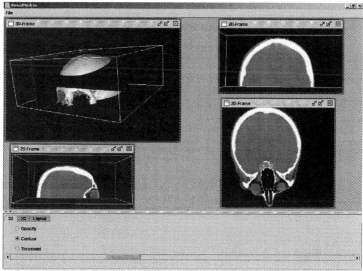

During the reading-process that is realized by a modified vtkDICOMReader [1] DICOM-data will be converted into a polygonal data format, which can be visualized by VTK (Fig. 1). Different Readers allow the program to load a various number of 2-D- and 3-D-datasets (jpg, vtk, img...). To accelerate the developing process all loaded datasets are converted into the same internal format. Due to this every new function needs only to be implemented once and it works for all loaded datasets.

The Virtual-Slices-Technology allows the user to place slices at any position, in an optional orientation and at a user-defined size inside the visualized dataset. So he is not constricted to the recorded slice-orientation. This enables the user a better view on the region of interest e.g. a special organ or a tumour. These regions of interest can be recorded as jpeg-images and whole pan-shots as avi-movies. It is also possible to store documentations in text-files.

Furthermore VisualMediJa is based on the MDI-concept (Multiple Document Interface). So the simultaneous visualization of different volumes or slices in independent windows is possible as seen in figure 2 and 3.

4   Conclusion

Diagnostic findings and operation plannings can be done with recorded image slices. By the use of visualization and interactive manipulation of 3-D-Images more information can be gain. In particular the positioning of multiple (virtual) slices allows a more differentiated and topographic more exactly diagnostic finding and operation planning by examination of independent forms of visualization

Fig. 3. To enable a better view on images the toolbars can be removed (see figure 2).

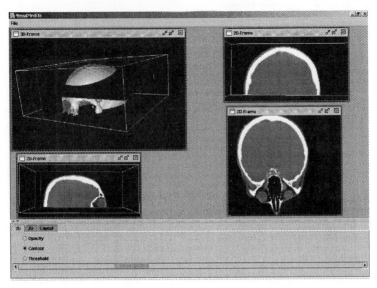

– 2-D and 3-D. The possibility of storing images, pan-shots and documentations makes it basically possible to use VisualMediJa as an operation planning tool.

These functions allow a better diagnosis due to an improved visualization of the patients' anatomy. The capabilities of visualizing DICOM-datasets in 3-D and being platform independent offer a wide application area for VisualMediJa.

5   Discussion

The whole concept of VisualMediJa makes it basically possible to integrate it in existing Java-based diagnostic systems. It is only necessary to develop a proper interface to enable the communication between VisualMediJa and other visualization tools. (This is already realized with JiveX [3].)

The window-based concept of VisualMediJa allows the user to configure an individual and for the actual diagnostic reasonable GUI. This allows – combined with the free definition of virtual slices – a differentiated inspection of 3-D-images.

At the moment the diagnostic findings documented by this tool cannot be stored DICOM-compliant, but develop proposals for corresponding DICOM-enhancements are planned at a later phase of this project.

References

1. Sun Microsystems, Inc., Santa Clara, USA, java.sun.com
2. Kitware, Inc., New York, USA, www.kitware.com
3. Visus Technologie Transfer, Bochum, Germany, www.visus-tt.de

Ein Bildverarbeitungssystem für die automatisierte Vermessung und quantitative Verlaufsdokumentation von pleuralen Verdickungen

Stefan Vogel[1], Thorsten Klein[1], Dietrich Meyer-Ebrecht[1], und Thomas Kraus[2]

[1]Lehrstuhl für Messtechnik und Bildverarbeitung,
RWTH Aachen, 52066 Aachen
[2]Institut und Poliklinik für Arbeitsmedizin,
Universitätsklinikum der RWTH Aachen, 52074 Aachen
Email: vogel@lfm.rwth-aachen.de
Internet: www.lfm.rwth-aachen.de/mesotheliom

Zusammenfassung. Zur Früherkennung von Pleuramesotheliomen wurde ein Bildverarbeitungssystem entwickelt, welches pleurale Verdickungen semiautomatisch lokalisiert, vermisst und dokumentiert. Durch den Vergleich der Befundungsergebnisse von aufeinanderfolgenden Untersuchungen können Veränderungen an einzelnen Verdickungen sofort erkannt werden, welche frühzeitig auf die Entstehung eines malignen Tumors hinweisen. Der Einsatz des computergestützten Bildverarbeitungssystems liefert zum einen genauere, besser vergleichbare Aussagen als die bisherige manuelle Auswertung und reduziert zum anderen den für die Befundung erforderlichen Zeitaufwand. Das entwickelte System wurde zur Verifizierung in die Klinik transferiert. Die Reproduzierbarkeit der Ergebnisse und die Fehlertoleranz des Systems wurden in ersten Untersuchungen bestätigt.

1 Problemstellung

In Deutschland wurden bis 1993 in vielen Bereichen, vor allem in der Bau- und Fahrzeugindustrie, asbesthaltige Werkstoffe eingesetzt. Freie Asbestfasern in der Luft werden eingeatmet und gelangen zum Teil ins Lungenfell. Dort können sie sowohl gutartige als auch bösartige Verdickungen hervorrufen, die im weiteren Krankheitsverlauf Pleuramesotheliome ausbilden können. Die Latenzzeit zwischen der Asbestexposition und dem Ausbrechen eines Mesothelioms beträgt zehn bis 65 Jahre (durchschnittlich 35 Jahre) [1,2,3]. Da der Gipfel der Asbestbelastung Ende der 70er Jahre erreicht wurde, erwartet man bis ca. 2017 eine Steigerung der Neuerkrankungen von derzeit jährlich 600 Fällen auf 1.000 Fälle pro Jahr. Für die nächsten 30 Jahre werden insgesamt 250.000 Mesotheliomtote in Westeuropa prognostiziert [4].

Im Rahmen eines Forschungs- und Entwicklungsprojektes wurde ein System zur Erfassung und Vermessung pleuraler Verdickungen in Spiral-CT-Scans entwickelt, dessen Einsatz die Früherkennung maligner pleuraler Tumoren erleichtert und deren frühzeitige Behandlung ermöglicht (siehe Abb. 1(a)). Vorrangiges Entwicklungsziel war es, ein Werkzeug für eine semiautomatische Lokalisierung und quantitative Vermessung zu erstellen und dieses zügig in die klinische Anwendung zu transferieren. Die verwendeten Bilddaten liegen im DICOM-Format vor.

2   Stand der Forschung

Eine Heilung des Pleuramesothelioms ist bisher nur in Einzelfällen möglich, wenn es gelingt, den Tumor in einem frühen Stadium zu erkennen. Zur Zeit liegt die mittlere Überlebenszeit nach der Erstdiagnose zwischen vier und 12 Monaten. Mit Hilfe der gegenwärtig entwickelten Therapien kann diese möglicherweise so weit erhöht werden, dass die 5-Jahres-Überlebensrate auf fast 40% ansteigt [3]. Die Früherkennung des malignen Tumors ist ein entscheidender Punkt, bei der die Low-Dose-Spiral-Computertomographie derzeit eine wesentliche Rolle spielt. Zur Befundung werden die CT-Aufnahmen nach pleuralen Verdickungen durchsucht, welche der Befunder abhängig von Größe und Form in Klassen einteilt. Die Ergebnisse werden in einen standardisierten Erfassungsbogen eingetragen [5,6]. Dies ist einerseits mit sehr hohem Aufwand verbunden, andererseits unterliegen die Auswertungsergebnisse aufgrund der subjektiven, visuellen Beurteilung hohen Schwankungen. Intra- und Interreadervariance- Untersuchungen zeigen, dass eine genaue und reproduzierbare Aussage über die quantitative Ausdehnung einer Pleuraverdickung nur schwer zu treffen ist. Der für die Früherkennung wichtige, reproduzierbare Vergleich der Befundungsergebnisse ist nur schwer erreichbar [6].

Die heute zur Befundung eingesetzten Workstations werden lediglich als Werkzeug zur Visualisierung der CT-Scans eingesetzt und erleichtern es dem Befunder, die Ergebnisse in Formulare einzutragen. Systeme, welche pleurale Verdickungen automatisiert erfassen und vermessen, sind zur Zeit noch nicht verfügbar.

3   Wesentlicher Fortschritt durch den Beitrag

Der Einsatz eines computergestützten Bildverarbeitungssystems bei der Befundung liefert genauere Aussagen und verkürzt die Bearbeitungszeit. Verbesserungen der Genauigkeit sind aufgrund der quantitativen Verarbeitung der Bilddaten zu erwarten, da prinzipbedingt quantitative, objektive Messwerte berechnet werden. Die anhand der Messwerte erstellten Befundungsergebnisse sind reproduzierbar und Vergleiche von Nachfolgeuntersuchungen können einfach durchgeführt werden. Die erzeugte Verlaufsdokumentation erleichtert es dem Befunder, eine sich verändernde Verdickung frühzeitig zu erkennen, welche auf die Entstehung eines malignen Tumors hinweist. Dadurch können Therapiemaßnahmen frühzeitig eingeleitet werden, was die Lebenserwartung und die Lebensqualität des Patienten steigert. Durch eine automatisierte Lokalisierung der Verdickungen wird der für die Auswertung erforderliche Zeitaufwand erheblich reduziert. Trotz Automatik behält der Arzt jederzeit die Kontrolle über die ablaufenden Prozesse und kann, falls nötig, korrigierend eingreifen.

4 Methoden

Im Folgenden werden die Algorithmen vorgestellt, mit denen die Verdickungen im CT-Scan lokalisiert, deren Konturen extrahiert und die charakteristischen Größen (Volumen und maximale Dicke) berechnet werden. Die 3D-Koordinaten der Bildvoxel und die zugehörigen Hounsfield Werte werden den DICOM-Daten entnommen. Der Anwender gibt quaderförmige dreidimensionale Bereiche (dreidimensionale „regions of interest", 3D-ROI) im CT-Scan grob vor. Jede dieser 3D-ROI besteht aus mehreren übereinanderliegenden zweidimensionalen Bildausschnitten (2D-ROI).

Zunächst werden die DICOM-Bilder jeder 2D-ROI durch eine Schwellwert-Operation (-550 HU) binarisiert (vgl. [7,8]). Die durch Bildrauschen hervorgerufenen Artefakte werden anschließend mittels morphologischer Operationen reduziert [8]. Daraufhin wird die Trennkante zwischen Lungen- und Brustgewebe durch einen Kantenfindungsalgorithmus detektiert, d.h. die Pleura wird in den Einzelbildern lokalisiert.

Es folgt die Bestimmung der beiden Punkte in jeder 2D-ROI, zwischen denen der Verlauf der Pleurakante von ihrem idealtypischen Verlauf abweicht, den sie ohne die Verdickung hätte (Start- bzw. Endpunkt der Verdickung, siehe Abb. 1(b)). Das hierfür entwickelte Verfahren ermittelt die Ausdehnung der Konkavität, welche die Verdickung im Lungengewebe hervorruft. Der idealtypische Verlauf der Pleura zwischen Start- und Endpunkt der Verdickung wird durch eine Spline-Interpolation berechnet. Als Ergebnis liegen die 3D-Koordinaten der Voxel vor, welche die Verdickungsoberfläche bilden. Diese Koordinaten werden zur Berechnung von Volumen und maximaler Dicke verwendet werden [9].

Um dem Anwender einen dreidimensionalen Eindruck der Verdickung zu vermitteln, wurde die in Abb. 1(c) gezeigte Projektionsansicht entwickelt, welche die Verdickung vom Zentrum des Lungenflügels gesehen darstellt. Das Projektionsbild zeigt das dem Betrachter entgegenkommende Verdickungsrelief, dessen Dicke sich aus der Einfärbung ablesen lässt. Durch den Vergleich von Projektionsbildern derselben Verdickung aus aufeinanderfolgenden Untersuchungen ist leicht zu erkennen, ob und wie sich die Verdickung mit der Zeit verändert. Daher ist das Projektionsbild ein wichtiges Hilfsmittel, das die Früherkennung von Tumoren erleichtert.

Die Verarbeitungsergebnisse (3D-Koordinaten, charakteristische Größen) werden in einer Datenbank abgelegt. Ferner werden sowohl Schnittbilder als auch Projektionsbilder der gefundenen Verdickungen gespeichert. Damit wird zum einen der Krankheitsverlauf dokumentiert, zum anderen sind Veränderungen von

Abb. 1. (a) Benutzerschnittstelle des entwickelten Systems (b) Segmentierte 2D-ROI. *gelb:* Pleura, *weiß:* Spline-Interpolation des idealtypischen Pleuraverlaufs, *magenta, türkis:* Start- und Endpunkt der Verdickung (c) Projektionsbild, Dicken in mm

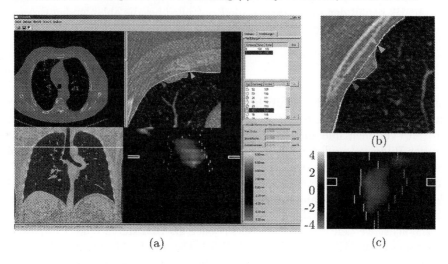

(a)   (c)

Verdickungen sowohl aus den Messwerten als auch durch visuellen Vergleich der Bilder sofort erkennbar.

5 Ergebnisse

Die Reproduzierbarkeit des Messvorgangs an einer Verdickung wird durch die Robustheit der Algorithmen gegenüber Variationen der manuell gewählten 3D-ROI bestimmt. Um nachzuweisen, dass die berechneten Messwerte unabhängig von der der manuellen Wahl der 3D-ROI sind, wurden bisher zwei Testalgorithmen implementiert. Beide Verfahren laden die Ergebnisse einer zuvor durchgeführten Untersuchung und verändern die vom Benutzer vorgegebenen Parameter in mehreren Schritten. Die Ergebnisse werden in einer Datenbank abgelegt. Der erste Test soll zeigen, dass die Messwerte unabhängig von der Lage einer Verdickung innerhalb der 3D-ROI sind. Dazu wird das Zentrum jeder Verdickung in der Transversalebene verschoben. Der andere Test stellt sicher, dass die Größe der quaderförmigen 3D-ROI keinen Einfluß auf die Messwerte hat, sofern eine Mindestgröße eingehalten wird.

Ein dritter Test bestimmt die Einflüsse der manuellen Korrektur von Start- und Endpunkt einer Verdickung. Nach dem Laden einer vorher durchgeführten Untersuchung werden diese beiden Punkte in jeder Schicht variiert. Die neu berechneten Verdickungsmaße werden zur späteren Auswertung in die Datenbank aufgenommen.

Erste Untersuchungen zur Reproduzierbarkeit wurden erfolgreich durchgeführt. Die Fehlertoleranz-Analyse gab Hinweise darauf, wie stark die berechneten Messwerte von manuell angebrachten Korrekturen an Start- und Endpunkt der Verdickungen abhängen.

Die beschriebene Funktionalität wurde in enger Kooperation mit dem arbeitsmedizinischen Partner entwickelt und als Laborprototyp implementiert. Das System befindet sich derzeit zur Verifizierung des Verfahrens im klinischen Probebetrieb.

6   Ausblick

Das Ziel der weiteren Entwicklung ist ein im klinischen Routinebetrieb einsatzfähiges System zur vollautomatischen Erfassung und Vermessung pleuraler Verdickungen. Die Lokalisierung und Wiederauffindung sollen automatisch ablaufen, derart dass ein Eingreifen des Arztes nur im Ausnahmefall erforderlich ist. Die Prozesse sollen allerdings vom Befunder ausgelöst, kontrolliert und, falls erforderlich, korrigiert werden können. Nach Abschluss der Befundung sollen die Untersuchungsergebnisse in die DICOM-Datenstrukturen aufgenommen werden.

Literaturverzeichnis

1. Kraus T, Raithel HJ: Frühdiagnostik asbeststaubverursachter Erkrankungen. Hauptverband der gewerblichen Berufsgenossenschaften (HVBG), Sankt Augustin, 1998.
2. Rühle KH: Pleurale Erkrankungen: Diagnostik und Therapie. Kohlhammer, Stuttgart, Berlin, Köln, 1997.
3. Sugarbaker DJ, Norberto JJ, Bueno R: Current Therapy of Mesothelioma. In: Cancer Control Journal, Vol. 4, Nr. 4, H. Lee Moffit Cancer Center, Tampa, 1997.
4. Damião: Bericht über den Vorschlag für eine Richtlinie des Europäischen Parlaments und des Rates zur Änderung der Richtlinie 83/477/EWG des Rates über den Schutz der Arbeitnehmer gegen Gefährdung durch Asbest am Arbeitsplatz. Europäisches Parlament, 2002.
5. Hering KG, Jacobsen M, Bosch-GaletkeE, Elliehausen HJ, Hieckel HG, Hofmann-Preiß K, Jacques W, Jeremie U, Kotschy-Lang N, Kraus T, Menze B, Raab W, Raithel HJ, Schneider WD, Straßburger K, Tuengerthal S, Woitowitz HJ: Die Weiterentwicklung der Internationalen Staublungenklassifikation - von der ILO 1980 zur ILO 2000 und zur ILO 2000/Version Bundesrepublik Deutschland. Pneumologie 57: 576–584, Georg Thieme Verlag, Stuttgart, 2003.
6. Carl T: Interreadervariance bei HRCT- und CXR-Befundung in einer Längsschnittstudie bei asbestexponierten Personen. Doktorarbeit am Institut für Arbeitsmedizin, RWTH Aachen, in Arbeit.
7. Della-Monta C, Großkopf S, Trappe F: Reproduzierbarkeit der Volumenmessung von Lungenrundherden in Mehrschicht-CT. In: Bildverarbeitung für die Medizin, S. 368–372, Springer-Verlag, Berlin Heidelberg, 2003.
8. Silva AC, Carvalho PCP, Nunes RA: Segmentation and Reconstruction of the Pulmonary Parenchyma. Vision and Graphics Laboratory, Institute of Pure and Applied Mathematics, Rio de Janeiro, 2002.
9. Vogel S: Semiautomatische Segmentierung, quantitative Vermessung und Verlaufsdokumentation von Pleuramesotheliomen in Spiral-CT-Bildsequenzen. Lehrstuhl für Messtechnik und Bildverarbeitung, RWTH Aachen, 2003.

Ein Fallbasiertes Lernsystem für die Behandlung von Lebertumoren

Ragnar Bade[1], Sebastian Mirschel[1], Karl J. Oldhafer[2] und Bernhard Preim[1]

[1]Institut für Simulation und Graphik, Fakultät für Informatik
Otto-von-Guericke-Universität Magdeburg, Universitätsplatz 2, 39106 Magdeburg.
[2]Klinik für Allgemein- und Viszeralchirurgie, Allgemeines Krankenhaus Celle,
Siemensplatz 4, 29223 Celle.
Email: rbade@isg.cs.uni-magdeburg.de

Zusammenfassung. Wir präsentieren ein auf klinischen Daten beruhendes Lernsystem für die Behandlung von Lebertumoren. Entwurf und Realisierung des Systems sind in enger Abstimmung mit einem chirurgischen Experten und seinem Team erfolgt. Dem Lernsystem liegen Bilddaten, Bildanalyseergebnisse und 3D-Modelle sowie kommentierte OP-Videos und Diagnoseinformationen zugrunde. Der Fokus des Systems sind die chirurgische Anatomie, sowie die Therapieplanung. Angehende (Viszeral-) Chirurgen können Fallbeschreibungen und 3D-Modelle interaktiv erkunden, Therapieentscheidungen und die Operationsplanung trainieren, wobei sie auch auf geführte Präsentationen und standardisierte Ansichten zurückgreifen können.

1 Einleitung

Die chirurgische Weiterbildung ist gegenwärtig durch eine starke Abhängigkeit von chirurgischen Experten einerseits und von aktuell verfügbaren Fällen andererseits charakterisiert. Lernsysteme mit einem repräsentativ ausgewählten Fallspektrum verringern diese Abhängigkeit. Diese Fallsammlung muss mit Expertenwissen angereichert und didaktisch aufbereitet werden. Insbesondere die Integration von Medien (z.B. radiologischer Bilddaten, OP-Videos, usw.), und Informationen über Diagnose, Therapieentscheidungen und die durchgeführte Operation ist dabei wesentlich.

Die Operabilität von Lebertumoren ist teilweise schwer zu beurteilen. Diese Entscheidung ist problematisch bei zentraler Turmorlokalisation und bei multifokalen und bilobulären Metastasen. Eine weitere Entscheidung betrifft die Anwendbarkeit von Ablationen sowie die Applikatorplatzierung. Um diese Entscheidungen praxisnah zu erproben, wurde ein fallbasiertes Lernsystem entwickelt. Dabei soll die Exploration patientenindividueller (Bild-)Daten für die Operationsplanung ermöglicht werden.

2 Lernsysteme für die Chirurgie

Sehr allgemeine fallbasierte Lernsysteme in der Medizin sind Campus [1] und Casus [2] welche auf die Ausbildung von Studierenden der Medizin ausgerichtet sind. Auf beiden Systemen beruhen Lernanwendungen in unterschiedlichen Fachrichtungen; konkrete chirurgische Lernsysteme existieren dort jedoch nicht.

Die Entwicklung von Trainingssystemen in der Chirurgie konzentrierte sich bisher auf die Chirurgie-Simulation (deformierbare Modelle der unterschiedlichen Gewebsarten, Blutungs- und Handhabungssimulation). Ein herausragendes Beispiel ist das KISMET-System [3]. Diesen Systemen liegt allerdings keine Falldatenbank zugrunde; sie vermitteln daher nicht die Vielfalt anatomischer Beziehungen. Software, mit der Therapieentscheidungen auf dem Gebiet der Abdominalchirurgie trainiert werden können, sind bisher nicht bekannt.

3 Ziele und Anforderungen

Ziel des Liver Surgery Trainer ist das praxisorientierte Vermitteln und Trainieren von Therapieentscheidungen und der Operationsplanung.

Die Anforderungen wurden aus Diskussionen mit Prof. Dr. Karl J. Oldhafer (einem führenden Spezialisten der Leberchirurgie – Klinik für Allgemein- und Viszeralchirurgie, AKH-Celle) und Assistenz- und Fachärzten (der Zielgruppe des Systems) seiner Klinik abgeleitet. Herausgearbeitete Punkte sind unter anderem: (1) die fallbasierte und problemorientierte Präsentation der Lehrinhalte, (2) die dafür erforderliche Verwendung patientenspezifischer Daten und (3) eine flexible und interaktive Darbietung der Inhalte. Die Nutzung einer ausreichenden Fallbasis ist dabei motiviert durch das Spektrum an Erkrankungen und die große Vielfalt der anatomischen Varianten in der Leber.

4 Material und Methode

Für die Falldatenbank wurden nach Krankheitsbild (Metastasen, Tumoren, usw.) und nach Therapietechniken (Resektion, Lokal ablativ) 16 leberchirurgische Fälle von zwei deutschen Kliniken (Uni-Essen, AKH-Celle) ausgewählt. Die aufgenommenen CT-Daten aus den Voruntersuchungen zu den Operationen wurden anonymisiert und uns digital zur Verfügung gestellt. Zur Operationsplanung wurden diese Daten am Centrum für medizinische Diagnosesysteme und Visualisierung (MeVis, Bremen) mit Hilfe von HepaVision [4] analysiert. Diese Software dient der Analyse intrahepatischer Strukturen (Segmentierung und Analyse von Gefäßbäumen, Segmentierung von Leber und Lebertumoren) aus CT-Daten. Die Ergebnisse der Bildanalyse wurden uns wiederum zur Verfügung gestellt.

Zusätzlich wurden bisher vier Operationen mit Kameras aufgezeichnet. Die entsprechenden Fälle und Operationen wurden so ausgewählt, dass das Spektrum an Lebertumoren und Behandlungsmethoden möglichst repräsentativ abgedeckt wird. Es hat sich als unzweckmäßig erwiesen, für alle Fälle OP-Videos zu erstellen. Die OP-Videos und Resektataufnahmen wurden mit Blick auf Modularität, Übertragbarkeit und Fallspezifität überarbeitet und vom Operateur kommentiert. Anschließend wurden sie mit höchster Qualität bei adäquatem Platzbedarf komprimiert.

Zur Generierung von fallspezifischen Visualisierungen und Animationen wird unter anderem der InterventionPlanner [5] von MeVis auf Basis von ILab 4 verwendet. Mit dessen Hilfe werden für das Lernsystem standardisierte 2d- und 3d-Visualisierungen erstellt. Dies sind insbesondere Bilder mit eingezeichneter Vermessung (Tumorgröße, Abstand zu Gefäßen), mit abgetragenen Resektionslinien und mit farbigen Überlagerungen von Segmentierungsergebnissen.

Zur prototypischen Umsetzung des Lernsystems wurde Macromedia Director 8.5 verwendet und Bild, Ton, Video, Animation sowie 3d-Modelle mit eingebettet.

5 Visualisierungsaspekte

In Lehrbüchern, speziell in der Anatomie und Chirurgie sind linienhafte Illustrationen verbreitet. Davon inspiriert ist in der Computergrafik versucht worden, ähnliche Effekte, insbesondere Silhouetten und Schraffuren zu erreichen. Entsprechende nichtphotorealistische Techniken können mittlerweile effizient nachgebildet werden [6]. Die bei der Umsetzung in Macromedia Director 8.5 zur Verfügung stehenden Silhouetten und Schraffurentechniken fließen in Anlehnung an Lehrbuchillustrationen im beschriebenen Lernsystem mit ein. So werden entsprechende nichtphotorealistische Visualisierungen zur Hervorhebung bzw. Deakzentuierung im Kontext siehe Abb. 1 verwendet. Im Gegensatz zu statischen Abbildungen in Büchern können hierbei vom Anwender interaktiv eigene Ansichten in entsprechenden Visualisierungen generiert werden.

Ein wichtiger Visualisierungsaspekt im Lernkontext ist die Hervorhebung bzw. Akzentuierung einzelner Objekte in 3d-Visualisierungen. Dieses Visualisierungsziel ist bei nicht-sichtbaren Objekten schwer zu erreichen [7]. Zur Hervorhebung entsprechender Objekte werden im Lernsystem aufgaben-, objekt- und medienspezifisch angemessene Techniken standardmäßig eingesetzt, können aber

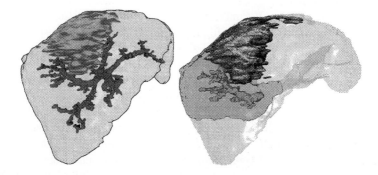

Abb. 1. Visualisierung von Leber, Tumor und Blutgefäßen unter Verwendung nichtphotorealistischer Visualisierungstechniken. *Links*: Visualisierung der Leber im Kontext über ihre Silhouette. *Rechts*: Silhouettendarstellung eines Lebersegments und Hervorhebung des Tumors über spezielle Schraffuren.

auch frei eingestellt werden. Die Sichtbarkeit von Gefäßbäumen und Tumor/en wird zum Beispiel bei der Untersuchung infiltrierter bzw. gefährdeter Gefäße sichergestellt, indem die Leber durch ihre Silhouette und einen sonst transparenten Körper nur als Kontext dargestellt wird (Abb. 1).

Die Fallauswahl im Lernsystem wird grafisch über die Repräsentation aller Fälle mit Hilfe Paralleler Koordinaten [8] realisiert. Hierbei wird die gesamte Falldatenbank mit den unterschiedlichen Ausprägungen der Fälle auf Achsen der verschiedener Such- und Fallkategorien (z.B. Resektionsart, Erkrankung, Bearbeitungsdauer für den Fall, usw.) abgetragen. Ein Fall wird dann durch eine Linie, die die verschiedenen Achsen an unterschiedlichen Stellen schneidet, repräsentiert. Die Auswahl eines Falls erfolgt durch Selektion einer oder mehrerer solcher Linien, oder auch durch Selektion bestimmter Bereiche auf den Achsen (siehe Abb. 2).

6   Zusammenfassung und Ausblick

Erstmals wurde prototypisch ein fallbasiertes Lernsystem für die Chirurgie, mit Fokus auf Therapieentscheidungen und Operationsplanung entwickelt, das auf klinischen Daten beruht. Es wurden Bildanalyseergebnisse und andere Medien direkt in das Lernsystem integriert. Die moderne OP-Planung, sowie Fachwissen über Operationstechniken, die Operation selbst und auch Hintergrundwissen werden praxisnah vermittelt.

Für alle Fälle werden standardisierte, dennoch fallspezifische Ansichten und Animationen geboten. Beispielsweise werden standardmäßig 2d-Schichten präsentiert, die jeweils durch den Schwerpunkt des Tumors gehen. Gleichzeitig bleibt die Flexibilität erhalten, beliebige 2d/3d-Ansichten interaktiv einstellen zu können. Hierbei können auch interaktiv einzelne Objekte in den verwendeten 3d-Animationen und -Ansichten ein- und ausgeblendet werden. Die standardi-

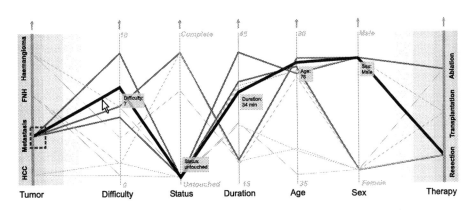

Abb. 2. Grafische Fallauswahl über parallele Koordinaten.

sierten Visualisierungen unterstützen dabei sowohl die Lernenden als auch die Autoren (bei der Aufbereitung der Fälle).

Bei der Abarbeitung der Fälle ist der Anteil von Präsentations- und Interaktionselementen von den Lernenden frei einstellbar. So kann der Benutzer im Extremfall komplett geführt werden (Präsentationsmodus) oder selbstständig die gewünschten Informationen/Ansichten auswählen und die gestellten Aufgaben bearbeiten. Die grafische Fallauswahl ermöglicht dabei einen schnellen und präzisen Zugriff auf gesuchte Fälle und vermittelt gleichzeitig einen Überblick über alle verfügbaren Fälle und ihre Ausprägungen. Zusätzlich stehen vorgefertigte Fallsets zur Verfügung und können auch neu zusammengestellte Sets abgespeichert werden. Ein interaktives Glossar, sowie ein multimedialer Notizblock (für Text, Bilder, Animationen und Videos) wurden im System implementiert.

Die entwickelten und verfolgten Konzepte zur Strukturierung und Präsentation der Informationen im Lernsystem sind nicht speziell auf die Leberchirurgie zugeschnitten und damit auch auf andere Teilgebiete der Chirurgie übertragbar. Ein Fokus der weiteren Arbeit wird die Evaluierung des Lerneffektes darstellen. Grundlagen dafür werden die vertiefte Erprobung von Hervorhebungstechniken und nichtphotorealistischen Grafiken im Kontext des Lernsystems sein.

Danksagung. Wir danken MeVis für die Überlassung von ILab bzw. des InterventionPlanners sowie für die Bildanalyse von CT-Leberdaten.

Literaturverzeichnis

1. Haag, M.: *Plattformunabhängige, adaptive Lehr-/Lernsysteme für die medizinische Aus- und Weiterbildung.* Dissertation, Medizinische Fakultät der Ruprecht-Karls-Universität Heidelberg, 1999.
2. Fischer, M.R.; Schauer, S.; Baehring, T.: „Modellversuch CASUS – Problemorientiertes Lernen in der Medizin". In: *Scriba PC, ed. Symposium Gentianum.* Wildbad Kreuth: Medizinische Klinik Innenstadt, 1996.
3. Kühnapfel, U.; Çakmak, H.K.; Maass, H.: „Endoscopic Surgery Training using Virtual Reality and deformable Tissue Simulation". In: *Computers & Graphics 24(2000),* S. 671–682, 2000.
4. Bourquain, H.; Schenk, A.; Link, F.; Preim, B.; Peitgen, H.O.: „HepaVision2 - a software assistant for preoperative planning in LRLT and oncologic liver surgery". In: *Computer Assisted Radiology and Surgery (CARS'02),* S. 341–346, 2002.
5. Preim, B.; Hindennach, M.; Spindler, W.; et al.: „Visualisierungs- und Interaktionstechniken für die Planung lokaler Therapien". In: *Proc. of Simulation und Visualisierung (SimVis'03),* SCS, S. 237–248, 2003.
6. Strothotte, T.; Schlechtweg, S.: *Non-Photorealistic Computer Graphics. Modelling, Rendering, and Animation.* Morgan Kaufmann, San Francisco, 2002.
7. Preim, B.; Ritter, F.: „Techniken zur interaktiven Hervorhebung von Objekten in medizinischen 3D-Visualisierungen". In: *Proc. of Simulation und Visualisierung (SimVis'02),* SCS, S. 187–200, 2002.
8. Inselberg, A.; Dimsdale, B.: „Parallel Coordinates: A Tool for Visualization Multidimensional Geometry". In: *Proc. of IEEE Visualisation '90,* S. 361–375, 1990.

Schneller Aufbau medizinischer Diagnosesysteme mit ICE

Tim O. Müller, Rainer Stotzka, Michael Beller,
Nicole V. Ruiter und Volker Hartmann

Institut für Prozessdatenverarbeitung und Elektronik,
Forschungszentrum Karlsruhe, 76344 Eggenstein-Leopoldshafen
Email: Tim.Mueller@ipe.fzk.de

Zusammenfassung. Für den Aufbau eines medizinischen Diagnosesystems muss stets ein neues Klassifikationssystem entworfen werden, da keine allgemeine und für beliebige Probleme verwendendbare Lösung existiert. Aufgrund der vielen verschiedenen Kombinationsmöglichkeiten von Merkmalsselektoren und Klassifikatoren ist der Entwurf eines guten Klassifikationssystems meist zeitaufwändig und umständlich. Hierfür waren bislang keine Softwarehilfsmittel verfügbar. Die Komponentensoftware ICE unterstützt sowohl den manuellen als auch erstmals den automatischen Entwurf medizinischer Diagnosesysteme, so dass in kurzer Zeit Systeme von guter Qualität erstellt werden können.

1 Einleitung

Der Zweck medizinischer Diagnosesysteme besteht darin, den Arzt als Experten bei seiner Arbeit zu unterstützen. Solche Systeme sind in der Lage, aufgrund gemessener Eingangsdaten medizinische Entscheidungen zu treffen. Diese Entscheidungen können von dem behandelnden Arzt ausgewertet werden und in dessen eigene Diagnose mit einfließen. Für die Brustkrebsdiagnose beispielsweise können medizinische Diagnosesysteme von großem Nutzen sein [1].

Der integrale Bestandteil medizinischer Diagnosesysteme ist ein Klassifikationssystem. Abbildung 1 zeigt, wie ein Klassifikationssystem im Allgemeinen aufgebaut ist [2]. Im Training muss das System mit den Mustern einer vorklassifizierten, repräsentativen Stichprobe trainiert werden, um zu lernen, wie sich die einzelnen diagnostischen Entscheidungen (die Klassen) voneinander unterscheiden. Die Trainingsmuster liegen beispielsweise in Form von Bildern oder bereits als extrahierte Merkmale vor. Entsprechend wird der Aufbau eines Klassifikationssystems mit der Vorverarbeitung oder erst mit der Merkmalsselektion begonnen. Für jeden der vier Arbeitsschritte Vorverarbeitung, Merkmalsextraktion, Merkmalsselektion und Klassifikation müssen zunächst geeignete Algorithmen ausgewählt werden. Die Qualität des erstellten Systems lässt sich anhand des geschätzten Generalisierungsfehlers messen, also anhand der Fehlklassifikation von Mustern, mit denen nicht trainiert wurde. Je geringer der Generalisierungsfehler, desto besser ist das System.

Abb. 1. Prinzipieller Aufbau eines Klassifikationssystems.

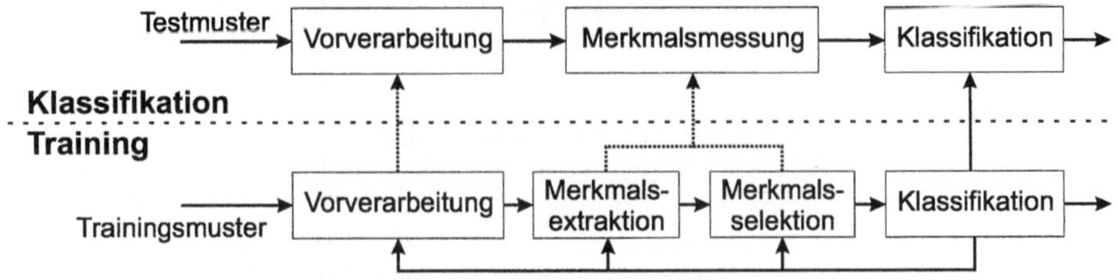

Für jeden Verarbeitungsschritt steht eine Vielzahl von Algorithmen zur Verfügung. Das Hauptproblem liegt im Auffinden einer guten Kombination von Merkmalsselektion und Klassifikation. Es existiert kein generisches Klassifikationssystem, das für beliebige Klassifikationsprobleme stets den besten Generalisierungsfehler liefert [2]. Daher muss für jedes neu gestellte Problem ein neues Klassifikationssystem entworfen werden. Die einzelnen Kombinationen führen für unterschiedliche Probleme zu unterschiedlich guten Generalisierungsfehlern. Um das Klassifikationssystem mit dem niedrigsten Generalisierungsfehler zu erstellen, müssten alle denkbaren Kombinationen von Merkmalsselektion und Klassifikation ausprobiert und getestet werden.

2   Problemstellung und Stand der Technik

Es stehen bereits Hilfsmittel zur Lösung der einzelnen Teilaufgaben aus Abbildung 1 zu Verfügung. Diese müssen allerdings meist manuell verbunden werden und können dabei auch die Grenzen der jeweiligen Hilfsmittel überschreiten, in denen sie entwickelt wurden. Ein Softwaretool für den Entwurf von Klassifikationssystemen muss über eine große Anzahl von Merkmalsselektoren und Klassifikatoren verfügen. Idealerweise liegen diese in modularer Form, z.B. als Komponenten, vor, so dass ein Klassifikationsablauf wie mit einem Baukastensystem aus diesen Komponenten zusammengesteckt werden kann. Komponentenorientierte Hilfsmittel wie Khoros [3] oder Labview ermöglichen das modulare und visuelle Erstellen von Bildverarbeitungsketten, bieten jedoch keine Unterstützung für den Entwurf von Klassifikationssystemen und verfügen nur über eine geringe Anzahl verschiedener Klassifikationsalgorithmen. Lediglich das WEKA–System [5] bietet eine Vielzahl dieser Algorithmen an. Die manuelle Kombination von Merkmalsseletoren und Klassifikatoren ist mit diesem System teilweise möglich, jedoch stehen weder Algorithmen für die Bildverarbeitung und Merkmalsextraktion zur Verfügung, noch können solche integriert werden.

Von großem Nutzen ist ein Softwaretool, das den Entwurf medizinischer Diagnosesysteme erleichtert, indem es einerseits die Auswahl einer guten Kombination von Merkmalsselektion und Klassifikation unterstützt und andererseits den lückenlosen Aufbau eines Diagnosesystems aus Abbildung 1 ermöglicht. Bislang ist den Autoren kein Softwarehilfsmittel bekannt, das den Entwurf von Klassifikationssysteme in dieser Form unterstützt.

Um die Auswahl einer geeigneten Kombination mit einem Softwaretool zu ermöglichen, müssen die entsprechenden Algorithmen untergeordnete Algorithmen zur Klassifikation instanziieren und kontrollieren können. Dies wird als „self-guided assembly" bezeichnet [9]. Mit dem kommerziellen Tool QuickCog [4] ließen sich Abläufe wie in Abbildung 1 modellieren, ein „self-guided assembly" gestattet jedoch keines der bekannten Tools. Gerade bei kommerzieller Software sind Modifikationen in dieser Hinsicht meist nicht möglich. Erwünscht sind zudem Eigenschaften wie die freie Verfügbarkeit, Plattformunabhängigkeit und einfache Erweiterung bzw. Integration vorhandener Bibliotheken.

3 Integrated Component Environment – ICE

Das „Integrated Component Environment" (ICE) stellt ein solches Softwaretool dar. Es wurde am Forschungszentrum Karlsruhe entwickelt und in Form einer objektorientierten Komponentensoftware auf Basis von Java bzw. JavaBeans umgesetzt. Das Weka–System bildet mit seinen Klassifikationsalgorithmen den Kern von ICE. Das Konzept der JavaBeans wurde nach eigenen Anforderungen erweitert, um eine einfache Integration bereits vorhandener Bibliotheken beispielsweise für die Bildverarbeitung zu ermöglichen. Abbildung 2 zeigt die graphische Oberfläche von ICE, die ähnlich wie Khoros eine visuelle Programmierung gestattet. Aufgrund der Eigenentwicklung wird den Komponenten die Steuerung der Komponentensoftware zugänglich gemacht [7]. Daher ist mit diesem Tool auch das das „self-guided assembly" möglich. In ICE sind mehr als 100 Komponenten für die Verarbeitungsschritte aus Abbildung 1 implementiert, unter anderem 23 Merkmalsselektoren und 13 Klassifikatoren.

Besonders hervorzuheben ist, dass in ICE Algorithmen integriert sind, die den Entwickler bei der Suche nach einer guten Kombination von Merkmalsselektion und Klassifikation unterstützen. Aus Komplexitätsgründen ist es unmöglich, die beste Kombination zu finden. Daher wurden die folgenden Einschränkungen getroffen: Es werden nur Kombinationen aus genau einem Merkmalsselektor und einem Klassifikator in Betracht gezogen. Weiterhin wird keine Parameteroptimierung der einzelnen Algorithmen durchgeführt.

4 Ergebnisse und Diskussion

Mit ICE wurden verschiedene Klassifikationsprobleme medizinischer Motivation untersucht. Hierzu wurde ein handelsüblicher PC mit 733 MHz eingesetzt und Java Version 1.3 unter Windows 2000 und Linux verwendet. Zur Detektion von Mikroverkalkungen in der weiblichen Brust wurde eine vollständige Verarbeitungskette entsprechend Abbildung 1 ausgehend vom Import der digitalen Bilddaten bis hin zur Klassifikation aufgebaut [6]. Die Klassifikationsergebnisse sind in Tabelle 1 unter „Brustkrebsdiagnose B und C" zu finden. Die weiteren Klassifikationsprobleme standen bereits als extrahierte Merkmale zur Verfügung. Vorverarbeitung und Merkmalsextraktion waren hierfür nicht notwendig.

Abb. 2. Graphische Benutzeroberfläche des Integrated Component Environments ICE.

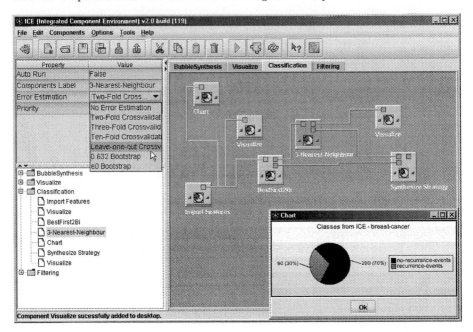

In Tabelle werden die benötigten Zeiten, erreichte und bislang beste Generalisierungsfehler zusammengefasst. Die Generalisierungsfehler der bislang besten Klassifikationssysteme entstammen entweder einem manuellen Aufbau oder sind der Literatur entnommen [5]. Für die meisten Probleme konnten mit ICE in Minuten Klassifikationssysteme erstellt werden, die den bis zu diesem Zeitpunkt bekannten gleichwertig oder sogar überlegen waren. Gegenüber den manuellen Entwürfen, für die je mehrere Tage benötigt wurden, stellt dies eine enorme Verbesserung dar. Durch die erwähnten Einschränkungen wird die Komplexität der Kombinationsmöglichkeiten drastisch reduziert. Möglicherweise wird nicht mehr das optimale Klassifikationssystem erstellt, die Ergebnisse zeigen jedoch, dass in akzeptabler Zeit eine gute Kombination von Algorithmen ermittelt wird.

ICE wird beständig erweitert, beispielsweise wird für die Vorverarbeitung eine merkmalsgesteuerte Segmentierung entwickelt und implementiert [8]. Eine Freigabe als OpenSource–Projekt ist geplant. In ICE ist eine große Anzahl von Komponenten aus dem Bereich der Bildverarbeitung, Registrierung, Mammadiagnostik, Lymphozytenidentifikation, usw. integriert. ICE wird außerdem in zwei Projekten der Mikrosystemtechnik für die Datenakquisition und Vorverarbeitung eingesetzt, weil neue Komponenten einfach zu integrieren sind und einheitliche Schnittstellen vorliegen. Mit ICE lassen sich Verarbeitungsketten aus Abbildung 1 schnell und lückenlos aufbauen lassen. Die Auswahl einer guten Kombination von Merkmalsselektion und Klassifikation wird von ICE unterstützt. Der prototypische Entwurf medizinischer Diagnosesysteme wird dadurch erleichtert.

Tabelle 1. Benötigte Erstellungszeiten und Generalisierungsfehler GF mit Hilfe von ICE erstellter von Klassifikationssysteme. (Mu=Muster, Me=Merkmale, Kl=Klassen)

Klassifikationsproblem	Benötigte Zeit	Erreichter GF	Bisher bester GF
Brustkrebsdiagnose A 286 Mu, 9 Me, 2 Kl	3 Minuten	24,1 %	22 %
Brustkrebsdiagnose B 1004 Mu, 85 Me, 2 Kl	2 Stunden	6,5 %	21 %
Brustkrebsdiagnose C 256 Mu, 4096 Me, 2 Kl	17 Stunden	35 %	33 %
Lymphozytenklassifikation 189 Mu, 45 Me, 2 Kl	6 Minuten	1,6 %	2,5 %
Hepatitis 155 Mu, 19 Me, 2 Kl	11 Minuten	11,5 %	17 %
Kontaktlinsen 24 Mu, 4 Me, 3 Kl	1 Minute	16,7 %	17 %
Diabetis 768 Mu, 8 Me, 2 Kl	6 Minuten	19 %	24 %
Herzerkrankungen 302 Mu, 13 Me, 5 Kl	3 Minuten	15 %	21 %
Lymphographie 148 Mu, 18 Me, 4 Kl	6 Minuten	12 %	15 %

Literaturverzeichnis

1. Giger ML: Computer-aided diagnosis of breast lesions in medical images. Computing in Medicine. IEEE Computer Society, 5:39–45, 2000.
2. Jain AK, Duin RPW, Mao J: Statistical Pattern Recognition: A Review. IEEE Trans on Pattern Analysis and Machine Intelligence, 1(1):4–36, 2000.
3. D. Argiro, K. Farrar and S. Kubica: Cantata: The Visual Programming Environment for the Khorus System. Visualization, Imaging and Image Processing Conference Proceedings, 2001
4. König A, Eberhardt M and Wenzel R: QuickCog Self-Learning Recognition System – Exploiting machine learning techniques for transparent and fast industrial recognition system design. PennWell, Image Processing Europe, 10–19, 1999
5. Witten IH and Frank E: Data Mining. Morgan Kaufman, 2000
6. Müller TO, Stotzka R, Höpfel D und Yang H: Texturanalyse zur Detektion gruppierter Mikroverkalkungen bei der Brustkrebsfrüherkennung. Bildverarbeitung für die Medizin BVM. Springer, 342–346, 2001.
7. Müller TO und Stotzka R: ICE: Komponentensoftware für die computergestützte Diagnose. Biomedizinische Technik BMT. Schiele & Schön, 46:378–379, 2001.
8. Beller M, Stotzka R und Gemmeke H: Merkmalsgesteuerte Segmentierung in der medizinischen Mustererkennung. Bildverarbeitung für die Medizin. Springer, 2004.
9. Szyperski C: Component Software – Beyond Object-Oriented Programming. ACM Press Books, 1999

Fast Computation of Mutual Information in a Variational Image Registration Approach

Stefan Heldmann, Oliver Mahnke, Daniel Potts,
Jan Modersitzki and Bernd Fischer

Institute of Mathematics, University of Lübeck,
Wallstraße 40, 23560 Lübeck, Germany
E-Mail: {heldmann,mahnke,potts,modersitzki,fischer}@math.uni-luebeck.de

Abstract In this paper we present a novel method for computing the Mutual Information of images using recently developed non-equidistant fast Fourier-transform (NFFT) techniques. Standard approaches suffer from the problem that some sort of quantization is needed in order to apply a fast equidistant FFT-technique. For the new method no quantization is necessary which on one hand leads to an improved registration accuracy and on the other hand to a straight forward implementation. The evaluation is done for MR brain registration as well as for synthetic examples.

1 Introduction

Image registration is one of today's most challenging problems in digital imaging. Given a reference image and a template image the task is to find a geometric transformation that maps the template onto the reference, such that the images are similar and corresponding points match. Particularly in medical imaging the difficulty arises that images are taken from several different devices, like e.g. Computer Tomography, Magnetic Resonance Imaging, or Ultra Sound scanners. Thus, their intensities cannot be taken directly to measure the images similarity. Recent studies show that maximizing the Mutual Information of the images performs very successful for image registration in a multimodal situation [1,2,3,4]. In order to compute the Mutual Information one has to estimate in one way or another the intensity distribution of the given images. This is a tricky problem for discrete digital images. However, the accuracy of this estimation plays a very important role for the outcome of the registration as well as for the needed computational effort.

Basically, one has to distinguish between two approaches for estimating the distribution function. The first one does construct a discrete approximation whereas the second one deals with continuous intensity distributions. Methods for constructing discrete distributions are histogram based and therefore are easy to compute. However, their accuracy is limited by the quantization of the intensities. Furthermore, since efficient numerical optimization schemes in general make use of the derivative of the distribution function, they cannot be applied directly in the discrete setting. Here, the needed derivative has to be approximated which may slow down the convergence of the overall numerical scheme. For constructing continuous distribution functions, typically a so-called PARZEN-window estimator is used. Such an estimator is the sum of PARZEN-window-functions, usually Gaussians that are centered at points of a drawn sample. Its computational complexity is much higher than the one for computing a histogram based estimate and is directly connected to the sample size. To reduce the computational effort, the PARZEN-estimator is often constructed from a small number of samples [1]. Its derivative, however, is always known analytically.

In this note we propose a new method for estimating the continuous distribution function. It is based on special band-limited PARZEN-window-functions, that are approximations of conventional window functions, such as Gaussians or Cauchy densities. The main point is, that these functions enables one to employ recently developed fast Fourier transforms at non-equispaced knots (NFFTS) [5,6]. Using this approach, the computational complexity drops drastically. More precisely, the computational cost to approximate the PARZEN-estimator constructed from M samples at N points reduces from $\mathcal{O}(NM)$ to $\mathcal{O}(N + M)$ operations. Thus, we are able to use very large samples, yielding a reliable and robust density estimate.

2   A Variational Approach for Image Registration

Given two d-dimensional images $R, T : \mathbb{R}^d \to \mathbb{R}$, one is interested to find a displacement $u : \mathbb{R}^d \to \mathbb{R}^d$ that maps the template T onto the reference R, such that $T \circ (I - u)$ is similar to R on a domain $\Omega \subset \mathbb{R}^d$. A common approach is to minimize the joint-functional (see, for example [7])

$$\mathcal{J}[R, T; u] := [R, T; u] + \alpha \mathcal{S}[u], \qquad \alpha > 0, \tag{1}$$

with a distance measure and a so-called smoother $\mathcal{S}$. The distance measure rates the similarity of R and the deformed template $T_u := T \circ (I - u)$. The smoother $\mathcal{S}$ penalizes unwanted deformations. The parameter α weights the similarity of the images versus the smoothness of the displacement.

Mutual information as distance measure. We use Mutual Information to measure the distance of images. Here, one does regard the two images as random variables $R, T_u : \Omega \to \mathbb{R}$ with the joint intensity density $p^{R,T_u} : \mathbb{R} \times \mathbb{R} \to \mathbb{R}$ and marginal densities $p^R, p^{T_u} : \mathbb{R} \to \mathbb{R}$. The Mutual Information measures the similarity of R and T_u by the KULLBACK-LEIBLER-distance. Then the wanted distance measure is given by [3,4]

$$^{\mathrm{MI}}[R, T; u] := -\mathrm{MI}[R, T_u] = - \int_{\mathbb{R}^2} p^{R,T_u}(r, t) \log \frac{p^{R,T_u}(r, t)}{p^R(r) p^{T_u}(t)} \, d(r, t). \tag{2}$$

The smoother. Several smoothers have been proposed in literature. Among those is the so-called curvature smoother

$$\mathcal{S}^{\mathrm{CURV}}[u] := \sum_{\ell=1}^{d} \int_{\Omega} \left(\Delta u_\ell(x) \right)^2 dx, \tag{3}$$

introduced by FISCHER&MODERSITZKI [7], which is used here.

The optimization method. To compute a solution of the minimization problem (1) we make use of the fact, that the first variation of the joint functional $\mathcal{J}$ has to vanish for a minimizer, which holds if and only if [7,8]

$$\alpha\Delta^2 u + f(u) = 0 \quad \text{on } \Omega, \qquad \nabla u_\ell = \nabla\Delta u_\ell = 0 \quad \text{on } \partial\Omega, \ \ell = 1, 2, \ldots, d, \quad (4)$$

with the so-called *forces*

$$f(x, u(x)) := L^{R,T_u}\big(R(x), T(x - u(x))\big) \cdot \nabla T(x - u(x)), \qquad (5)$$

whereby $L^{R,T_u}(r, t) := \frac{\partial_t p^{T_u}(t)}{p^{T_u}(t)} - \frac{\partial_t p^{R,T_u}(r,t)}{p^{R,T_u}(r,t)}$. Thus a minimizer is a solution of the boundary value problem (4).

The numerical method. To compute a solution of the boundary value problem (4) we apply a semi-discrete time-marching method. To approximate spatial derivatives we use finite difference. This leads to a linear system that can be efficiently solved within $\mathcal{O}(N \log N)$ operations [7].

3   Efficient PARZEN-Window Estimation

To evaluate the forces (5) we have to estimate the densities $p^{R,T}$ and p^T. Therefore we use a PARZEN-estimator as proposed in [1]:

$$\widehat{p}^X(x) = \frac{1}{M} \sum_{j=1}^M K(x - X_j), \qquad (6)$$

whereby $X_1, X_2, \ldots, X_M$ denote realizations of the random variable X and K denotes the so-called PARZEN-window. As window function we use a band-limited approximation of the Gaussian

$$K(x) := \sum_{k=-n/2}^{n/2-1} \alpha_k \exp(\mathrm{i}2\pi kx), \qquad \alpha_k := \exp(-2\sigma^2\pi^2(k/n)^2), \qquad (7)$$

where α_k is the Fourier-coefficient of a Gaussian with the standard deviation σ at the frequency k/n. From (6) and (7) we obtain

$$\widehat{p}^X(x) = \frac{1}{M} \sum_{k=-n/2}^{n/2-1} \alpha_k \underbrace{\Big(\sum_{j=1}^M \exp(-\mathrm{i}2\pi kX_j)\Big)}_{\mathrm{NFFT}^T} \exp(\mathrm{i}2\pi kx). \qquad (8)$$

$$\underbrace{\phantom{\frac{1}{M} \sum_{k=-n/2}^{n/2-1} \alpha_k \Big(\sum_{j=1}^M \exp(-\mathrm{i}2\pi kX_j)\Big) \exp(\mathrm{i}2\pi kx)}}_{\mathrm{NFFT}}$$

Using the non-equidistant fast Fourier transform NFFT and its transposed version NFFT^T [5] we are able to evaluate $\widehat{p}^X(x_\ell)$, $\ell = 1, 2, \ldots, N$ with $\mathcal{O}(n \log n + M + N)$ operations, where n is a constant depending on the approximation. The derivative $\frac{d}{dx}\widehat{p}^X$ can be computed along the same lines. In contrast to other fast algorithms like the discrete Gauss transform [9], our method is easy to implement and can be adapted to other window functions, e.g. Cauchy densities or B-splines, by simply choosing different coefficients α_k.

Table 1. Timings to evaluate the forces (5) for the NFFT based and the histogram based method with b the number of bins (AMD Athlon XP 2700+, SuSE Linux 8.2).

N, M	NFFT	$b = 32$	$b = 64$	$b = 128$	$b = 256$	$b = 512$	$b = 1024$
128^2	0.30s	0.03s	0.04s	0.14s	0.77s	3.01s	12.11s
256^2	0.91s	0.11s	0.12s	0.22s	0.85s	3.10s	12.20s
512^2	3.41s	0.57s	0.58s	0.68s	1.31s	3.56s	12.65s
1024^2	13.34s	2.27s	2.29s	2.38s	3.02s	5.29s	14.36s

Fig. 1. Registration results; (a) reference; (b) template; (c) NFFT based method; (d),(e) histogram based method (128 and 256 bins).

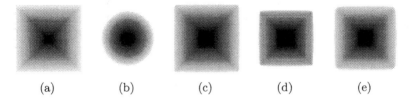

(a)   (b)   (c)   (d)   (e)

4   Results

In this section we compare our new method with a histogram based method. To this end, we compute the histogram of a random sample and subsequently smooth it by convolving it with a discrete Gaussian. The needed derivative is approximated by standard finite differences. Finally, we evaluate the obtained estimates by a bilinear interpolation. Using a sample with M points and a histogram with b bins, applying a FFT technique the computational complexity of this method is $\mathcal{O}(b^2 \log b + M + N)$, with N the number of pixels (cf. tab. 1). In contrast to the naive implementation, the NFFT and histogram based methods reduce the complexity from $\mathcal{O}(NM)$ to $\mathcal{O}(N + M)$, both. The binning of intensities leads to inaccurate results for histogram based methods in areas with low local contrast, because small gray-value changes are not taken into account if the bin size is chosen too small. The more bins used, the more accurate is the outcome of the registration. Since our method allows for non-quantized sample values it is not affected by the *binning effect*. Fig. 1 shows the registration of low contrast images with intensities in $[0, 25]$. To illustrate the binning effect, the intensity range $[0, 255]$ was discretized with 128 and 256 bins. Our method leads to a nearly perfect matching (c.f. fig. 1(c)), whereas the histogram-based methods fail to produce an accurate result (c.f. figs. 1(d),(e)).

In a second experiment we registrated simulated T1/T2 brain images from the brain-web database. As expected, the histogram based method leads to misregistration of regions with low local contrast, e.g. the border between gray and white matter (c.f. figs. 2(h),(d)).

Fig. 2. Registration results; (a) reference; (e) template; (b) NFFT based; (f) histogram based (32 bins); (c) reference (detail); (g) template (detail); (d) NFFT based (detail); (h) histogram based method (detail).

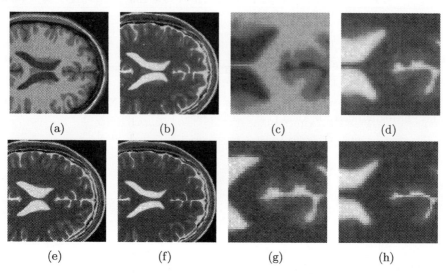

(a)   (b)   (c)   (d)

(e)   (f)   (g)   (h)

References

1. P. Viola. *Alignment by Maximization of Mutual Information.* PhD thesis, MIT, 1995.
2. A. Collignon, F. Maes, D. Vandermeulen, P. Suetens, and G. Marchal. *Automated multi-modality image Registration based on information theory.* Information Processing in Medical Imaging, 1995.
3. G. Hermosillo. *Variational Methods for Multimodal Image Registration.* PhD thesis, Université de Nice, France, 2002.
4. E. D'Agostino, F. Maes, D. Vandermeulen, P.Suetens. *A viscous flow model for multimodal non-rigid image registration using mutual information.* MICCAI 2002, Tokyo, 23-26 September, 2002.
5. S. Kunis, D. Potts. *Software package, C subroutine library.* http://www.math.uni-luebeck.de/potts/nfft, 2003
6. D. Potts, G. Steidl. *Fast Summation at non-equidistant knots by NFFTs.* SIAM J. Sci. Comput., 24:2013-2037, 2003.
7. B. Fischer, J. Modersitzki. *Curvature based image registration.* JMIV 18(1), 2003.
8. O. Mahnke, S. Heldmann, J. Modersitzki, B. Fischer. *A variational approach for maximizing mutual information.* In preparation, 2004.
9. L. Greegard and X. Sun. *The fast Gauss transform.* Doc. Math. J. DMV, 3:575-584, 1998.

Ein automatisches Registrierungsverfahren für intraoperative CT-Bilddaten

Hayo Knoop[1], Jörg Raczkowsky[1], Ulrich Wyslucha[2],
Thomas Fiegele[3] und Heinz Wörn[1]

[1]Institut für Prozessrechentechnik, Automation und Robotik (IPR),
Universität Karlsruhe (TH), Engler-Bunte-Ring 8, 76131 Karlsruhe
[2]MAQUET GmbH & Co. KG, 76437 Rastatt
[3]Universitätsklinik für Neurochirurgie, Funktionelle Neurochirurgie und Stereotaxie,
Leopold-Franzens-Universität Innsbruck, A-6020 Innsbruck
Email: hknoop@ira.uka.de

Zusammenfassung. Das MAQUET AWIGS (Advanced Workplace for Image Guided Surgery) System ist die Kombination eines Operationstisches, der auf zwei fahrbaren Säulen mit je drei Freiheitsgraden ausgerichtet werden kann, einem röntgenstrahlendurchlässigen Kohlefaser-Transferboard und einem intraoperativen Computertomografen (CT). Der Tisch wird auf Schienen im Boden des Operationssaales zum CT bewegt, wo der Transfer des Patienten stattfindet. Bei der Nutzung von intraoperativer Bildgebung ist eine schnelle Registrierung des Bilddatensatzes auf das Koordinatensystem des Patienten erforderlich, wenn dieser zurück in die Operationsposition bewegt wird. Ziel des Kooperationsprojektes ist die Untersuchung von Möglichkeiten zur automatischen, transferboardgestützten Registrierung des Bilddatenvolumens mit diesem System.

1 Einleitung

In neurochirurgischen Applikationen, aber auch bei Szenarios im Bereich der HWS- und MKG-Chirurgie ist die intraoperative Navigation heute fester Bestandteil der Operationsverfahren. Zur Navigation sind dazu vielfach optische Navigationssysteme mit aktiven oder passiven Referenzkörpern in den Operationssälen verfügbar. Die intraoperative Registrierung ist zentraler Bestandteil der Verfahren (s. [1]) und findet dabei z.B. auf Basis von anatomischen Landmarken, Hautklebemarkern, Titanschrauben, bzw. anderen knochenfixierten Markern (z.B. [2]) oder Oberflächenscannern statt. Diese Verfahren belasten z.T. den Patienten durch einen zusätzlichen Eingriff, sind häufig störanfällig durch Benutzungseinflüsse bei der Segmentierung des Bilddatensatzes und durch Interpretationsmöglichkeiten bei der Markierung, bzw. abhängig von der Beleuchtungssituation im Operationssaal. Zusätzlich zu der Zeit, die zur Umsetzung der Verfahren benötigt wird, bleiben die in der Praxis erzielten Genauigkeiten dann regelmäßig hinter den Laborergebnissen zurück [3]. Gerade die intraoperative Bildgebung ermöglicht neben der schnellen und präzisen Kontrolle des Operationsergebnisses auch eine genaue Registrierung und anschließende Umsetzung

Abb. 1. Prototyp: Scan Reference Frame CAD-Ansicht (links) und am Transferboard (rechts)

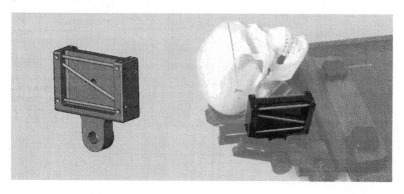

der Operation mit Navigationsunterstützung. Die Registrierungsmethode sollte dabei den Arbeitsraum und -ablauf während der Operation möglichst wenig einschränken und über ein erstes Szenario hinaus universell einsetzbar sein.

2 Material und Methode

Der vorgestellte Lösungsansatz soll die Anwendung mit einem Sliding-Gantry-CT-System (ohne separaten CT-Tisch, mit Spezial-Lagefläche und Bewegung der CT-Gantry) ermöglichen, so dass eine rein mechanische Positionskontrolle ausscheidet. Am Transferboard wird hierzu zunächst eine Scan-Region of Interest (ROI) definiert, die üblicherweise in der Funktionellen Neurochirurgie und Stereotaxie zur Bilddatenauswertung zur Verfügung steht. In diesem Bereich wird dann ein Referenzkörper (Scan Reference Frame, SRF) angebracht, dessen Geometrie automatisch im Datensatz erkannt werden soll. Für die Lage dieses Körpers wir dann eine rigide Transformation berechnet.

Geometrie. Der Entwurf des ersten SRF-Prototypen geht auf die grundlegenden Arbeiten von Brown [4] und Genauigkeitsuntersuchungen von Zylka et al. [5] zurück. Dieser hatte zunächst Abmessungen von 50 x 50 x 70 mm und sieben Fiducialstäbe. Zur Verringerung der Fertigungskomplexität und Verbesserung der Handhabung ist die zweite Prototypenversion mit sechs Stäben deutlich verkleinert (s. Abb. 1). Die zunächst verwendete 3 N- Konstruktion konnte so vereinfacht werden. Zusätzlich sind Registrierbohrungen an den Seitenflächen des SRF gesetzt, um eine Geräteregistrierung zu unterstützen.

Segmentierung. Nach Untersuchungen mit Zylinder-Probekörpern unterschiedlicher Durchmesser und Materialien im Vergleich der Segmentierungsergebnisse in einzelnen CT-Schichtbildern wurde ein Probekörper aus röntgenstrahlendurchlässigem POM-Kunstoff mit Titanstäben (4 mm Durchmesser) gefertigt. Die Parameter für die Schwellwerte, die minimale Anzahl von Bildpunkten pro Region und die maximale Anzahl gültiger Punkte wurden nach Untersuchungsreihen mit CT-Geräten von Siemens (Somatom Sensation 16) und

General Electric (HiSpeed) bei Pixelabständen von 0.25 mm bis 0.67 mm und Schichtabständen von 0.7 mm bis 1.5 mm festgelegt. Diese Segmentierung und Positionsfindung wird in zwei getrennten Modulen schichtweise und dann durch Zuordnung der Ergebnisse über das Volumen durchgeführt.

Registrierung. Für die rigide Transformationsberechnung werden individuelle Messdaten von Zylinder- und Kugel-Approximationen einer 3D-Messmaschine Micro MS454 der Fa. Braun & Sharp benutzt. Diese geometrischen Informationen stehen bei Programmstart in einer XML-Datei zur Verfügung. Für die Registrierung werden die Schnittpunkte der Fiducialstäbe im Raum berechnet und mit den idealen Positionen aus der Messung in Übereinstimmung gebracht. Die Eindeutigkeit der Transformation wird über eine Abstandsberechnung der Stäbe sichergestellt. Die gesuchte Rotation und Translation in einer 4x4-Matrix werden mit dem Algorithmus von Horn [6] berechnet.

Software. Die beschriebenen Funktionen werden in drei in C++ implementierten Modulen SRF, FiducialFinder und LineFinder implementiert. Das Modul FiducialFinder sucht schichtweise nach den Durchstosspunkten der Titanstäbe mittels 6-fach-Zusammenhangskomponenten und anschliessender Schwerpunktbildung und wird über die Parameter: Anzahl Pixel pro Region, Anzahl gefundener Punkte und Schwellwerte konfiguriert. Das Modul LineFinder approximiert dann in einem nächsten Schritt eine Gerade durch zusammengehörige Punkte und kann durch die Anzahl der Nachbarn mit maximaler Distanz, minimale Punktanzahl pro Gerade und eine maximale Geradenanzahl pro Bilddatenvolumen konfiguriert werden. Die oben beschriebene Konfiguration und die Berechnung der gesuchten Transformation mit Bestimmung der Punktkorrespondenzen geschieht im Modul SRF, dessen Konfiguration einzig durch die Informationen in der XML-Datei geschieht. Die genannten Parameter wurden durch zahlreiche Tests angepasst. Eine manuelle Anpassung durch den Benutzer (vgl. auch[7]) ist deshalb nur in Ausnahmefällen nötig, bzw. sinnvoll. Die optimale Parameterwahl ist aber weiterhin Gegenstand der Entwicklung.

Anwendung. Der SRF wird in einem ersten Setup wie in Abb.1 rechts und Abb. 3 neben dem Patienten montiert. Dieser wird auf einem Vakuumkissen und zusätzlich dental fixiert (s. a. [8]). Die intraoperativ akquirierten CT-Bilddaten werden vom Rechnersystem im DICOM-Format geladen und sind mit ihren Hounsfieldwerten im Speicher unreduziert verfügbar. Zum Einsatz kommt dabei ein handelsübliches Notebook. Die Berechnung der Transformation kann mit einem ebenfalls am Operationstisch montierten mechanischen Messarm MicroScribe G2X (Abb. 2 und 3) überprüft werden. Die gesuchte rigide Transformation wird in Form einer 4x4-Matrix [6] berechnet; sowohl die Bilddaten im Koordinatensystem des CT, als auch die Gerätekoordinaten des Messarms werden auf das Koordinatensystem des SRF registriert.

Abb. 2. Visualisierung der Transformation   **Abb. 3.** Modell-Setup

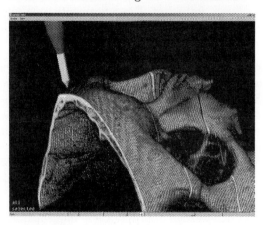
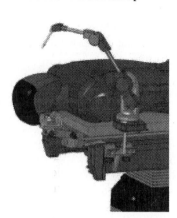

3 Ergebnisse

Neben den reinen Laborergebnissen wurde das beschriebene Verfahren ebenfalls
intraoperativ evaluiert. In dieser Anwendung ist die Anzahl der Schichten in der
Regel stark reduziert. Während bei den ersten Versuchen 200 Einzelbilder des
gesamten SRF aufgenommen wurden, stehen im intraoperativen Datensatz lediglich etwa 70 Schichtbilder eines Ausschnittes zur Verfügung. Durch die Wahl
eines größeren Field of View (FOV) ergeben sich außerdem wesentlich größere
Pixelabstände innerhalb der Einzelschichten. Der aus den Berechnungen resultierende Registrierfehler steigt dabei proportional zum FOV. Untersuchungen mit
einem Pixelabstand von 0.25 mm führten zu einem Registrierfehler von 0.11 mm
(mittlere quadratische Abweichung der für die Registrierung benutzten Punkte).
Bei Erhöhung auf 0.45 mm wurden mit dem zweiten SRF-Prototypen Fehlerwerte von 0.25 mm erreicht. Intraoperative Untersuchungen mit einem Abstand von
0.67 mm ergaben bei diesem SRF einen Fehler von 0.45 mm. Für den klinischen
Einsatz ist neben dem eigentlichen Registrierfehler (auch: Fiducial Registration Error, FRE) der Zielfehler (Target Registration Error, TRE) relevant [9]. In
Abb. 4 sind die Verteilungen des TRE in triplanaren Ansichten bis zu einem
Wert von 0.225 mm abgebildet (Pixelabstand 0.25 mm)(vgl. auch [10]).

4 Zusammenfassung und Diskussion

Mit dem vorliegenden Verfahren steht ein robuster und adaptierbarer Algorithmus für die Registrierung von intraoperativen CT-Bilddaten zur Verfügung. Die
Übergabe der Transformation an ein externes Navigations- und Planungssystem
oder für den Einsatz von Roboter-assistierter Chirurgie ist vorbereitet. Auf Hard-
wareseite kommt deshalb eine Universalhalterung zum Einsatz, auf der ebenfalls
ein rigid-body eines Navigationssystems montiert werden kann. Diese Halterung
und die Anwendung des beschriebenen Verfahrens bedürfen weiterer intraope-

Abb. 4. TRE-Verteilung der Bilddaten (außen, dunkel) und Geräteregistrierung (innen, hell)

Transversal   Sagittal   Coronal

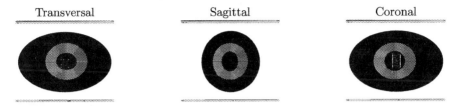

rativer Evaluation. Ein zusätzliches Ziel ist die Verbesserung der intraoperativen Fehlerwerte. Die Geschwindigkeit kann durch geeignete Schichtauswahl in einem Preprocessing-Schritt weiter erhöht werden, hierzu wird derzeit eine Online-Anbindung an das Rechnersystem des CT getestet. Die vorgestellten intraoperativen Untersuchungen wurden in der Neurochirurgischen Abteilung des Universitätsklinikums Innsbruck (AT) durchgeführt.

Literaturverzeichnis

1. Pluim JP, Fitzpatrick JM: Image Registration. IEEE Transactions on Medical Imaging, 22(11): 1341–1343, 2003.
2. Kozak J, Nesper M, Fischer M, Lutze T, Göggelmann A, Hassfeld S, Wetter T: Semiautomated Registration Using New Markers for Assessing the Accuracy of a Navigation System, Computer Aided Surgery: 11–24, 2003.
3. Troitzsch D, Hoffmann J, Bartz D, Dammann F, Reinert S: Oberflächen-Laserscanner versus Marker-Registrierung für die bilddatengestützte chirurgische Navigation. BMT 48(1): 112–113, 2003.
4. Brown RA: A Stereotactic Head Frame for Use with CT Body Scanners. Investigative Radiology, 14(1): 300–304, 1979.
5. Zylka W, Sabczyhski J, Schmitz G: A Gaussian Approach for the Calculation of the Accuracy of Stereotactic Frame Systems. Medical Physics 26(3): 381–391, 1999.
6. Horn BK: Closed-form solution of absolute orientation using orthogonal matrices. Journal of the Optical Society of America, 5(7): 1127–1135, 1988.
7. Lee S, Fichtinger G, Chirikijan GS: Numerical Algorithms for spatial registration of line fiducials from cross-sectional images. American Association of Physicists in Medicine: 1881–1891, 2002.
8. Sweeney RA, Bale R, Auberger T, Vogele M, Foerster S, Nevinny-Stickel M, Lukas P: A Simple and Non-Invasive Vacuum Mouthpiece-Based Head Fixation System for High Precision Radiotherapy. Strahlentherapie und Onkologie: 43–47, 2001.
9. Fitzpatrick JM, West JB: The Distribution of Target Registration Error in Rigid-Body Point-Based Registration. IEEE Transactions on Medical Imaging, 20(9): 917–927, 2001.
10. Maurer CR, Fitzpatrick JM, Wang MY, Galloway RL, Maciunas RJ, Allen GS: Registration of head volume images using implantable fiducial markers. IEEE Transactions on Medical Imaging 16(9): 447–462, 1997.

Automatische Anpassung von vordefinierten Bildergalerien an individuelle Datensätze beim direkten Volume Rendering von CT-Daten

Benjamin King[1], Hoen-oh Shin[2], Michael Galanski[2] und Herbert Matthies[1]

[1]Institut für Medizinische Informatik
[2]Abteilung für Diagnostische Radiologie
Medizinische Hochschule Hannover, 30625 Hannover
Email: king.benjamin@mh-hannover.de

Zusammenfassung. Beim direkten Volume Rendering wird die Qualität der Visualisierung im wesentlichen von der gewählten Transferfunktion bestimmt. Ihre Einstellung ist bis dato zeitaufwändig und erfordert technisches Hintergrundwissen. Üblicherweise bekommt der klinische Anwender daher eine Auswahl von vordefinierten Funktionen geliefert. Wir beschreiben eine Anwendung, die diese Funktionen abhängig vom aktuell darzustellenden Datensatz modifiziert um die Darstellung mit minimalem Benutzereingriff zu optimieren.

1 Einleitung

Direktes Volume Rendering hat sich in Therapieplanung und Präsentation als Visualisierungsverfahren etabliert und findet auch zunehmend Einzug in die radiologische Diagnostik. Die für einen optimalen Workflow notwendige schnelle Einstellung des Visualisierungsprotokolls ermöglichen kommerzielle Workstations durch Galerien von Referenzbildern. Eine Anpassung an Scanprotokoll, Dosis, Kontrastmittelapplikation, Patientenkonstitution etc. erfolgt dabei nicht und ist auch hinterher nur eingeschränkt möglich. Dadurch entspricht die Visualisierung nicht immer dem gewählten Referenzbild.

Es wird ein Programm vorgestellt, dass eine automatische Adaption der Visualisierungsparameter an die individuellen Gegebenheiten in einem Datensatz vornimmt und so eine bessere Übereinstimmung mit dem Referenzbild erreicht.

2 Stand der Forschung

Marks u.a. haben Galerien mit Referenzbildern zur Parameterwahl in der Computergrafik präsentiert [1]. He u.a. beschreiben den Entwurf von Transferfunktionen als stochastische Suche bezüglich eines auf Volume Renderings definierten Qualitätskriteriums [2]. Kindlmann und Durkin sowie Bajaj u.a. haben Verfahren zur datensatzabhängigen Spezifikation von Transferfunktionen vorgestellt.

Dort werden Eigenschaften von Isokonturen wie z.B. Oberfläche, mittlerer Gradient oder durchschnittlicher Abstand zur nächsten Grenzfläche mit einem *Konturspektrum* visualisiert [3,4]. Mit Hilfe dieser speziellen Ansicht des Datensatzes können schneller interessante Transferfunktionen gefunden werden. Darauf aufbauend entwickelten Kniss u.a. *3D-Widgets* als Interaktionswerkzeuge für mehrdimensionale Transferfunktionen [5]. Die von Kindlmann u.a. eingeführte *Ortsfunktion* läßt sich als Teil des Konturspektrums auffassen. Rezk-Salama beschreibt ein Verfahren, bei dem eine elastische Registrierung dieser Funktion zur automatischen Anpassung von Transferfunktionen dient [6].

3 Methoden

Es werden separable Transferfunktionen verwendet. Die *skalare* Transferfunktion definiert für jeden Dichtewert Farbe und Opazität. Die *Gradiententransferfunktion* liefert abhängig vom Betrag des Gradienten einen Gewichtungsfaktor für die Opazität.

Zusätzlich zu diesen Informationen werden weitere Größen gespeichert:

- Die Ortsfunktion des Referenzdatensatzes (Abschnitt 3.1)
- Die mittlere Eindringtiefe (Abschnitt 3.2)
- Die minimale Größe und der minimale Kontrast der darzustellenden Strukturen (Abschnitt 3.3)

3.1 Anpassung durch Histogrammanalyse

Ein Histogramm eines Datensatzes zeigt die Verteilung der enthaltenen Dichtewerte. Unterschiedliche Dichteverteilungen zwischen Datensätzen entstehen zum Beispiel bei der CT-Angiographie u.a. durch individuelle Variationen des Herzzeitvolumens. Ist $H_{\mathrm{ref}}(v)$ das Histogram des Referenzdatensatzes und $H(v)$ das des anzupassenden Datensatzes, dann wird durch Registrierung eine Transformation $t(v)$ bestimmt, die die Dichtewerte des anzupassenden Datensatzes auf den Referenzdatensatz abbildet. Es gilt also $H_{\mathrm{ref}}(t(v)) \approx^M H(v)$ bezüglich einer Metrik M.

Diese Transformation wird dann ebenfalls auf die skalare Transferfunktion $S_{\mathrm{ref}}(v)$ angewendet: $S_{\mathrm{angepasst}}(v) := S_{\mathrm{ref}}(t(v))$

Statt einer direkten Verwendung der Histogramme in der Metrik wird wie bei Rezk-Salama beschrieben die *Ortsfunktion* p genutzt. Diese gibt für jede Isokontur die durchschnittliche Entfernung vom nächsten Gewebeübergang an. Man verwendet zur Registrierung die Metrik

$$M_t(p_{\mathrm{ref}}, p) = \sum_v |p_{\mathrm{ref}}(t(v)) - p(v)|^2$$

Abbildung 1 demonstriert die Anpassung der Ortsfunktion und die dadurch erreichte Verbesserung des Volume Renderings.

Abb. 1. Die dargestellten Volume Renderings verdeutlichen die Anpassung der Transferfunktion an unterschiedliche Herzzeitvolumina. Die Ortsfunktion gibt zu jeder Dichte den mittleren Abstand zum nächstgelegenen Gewebeübergang an. Zur Orientierung ist die Referenz-Ortsfunktion bei (b) und (c) gestrichelt eingezeichnet.

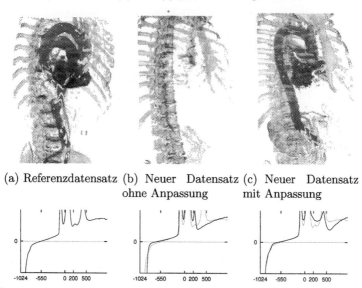

(a) Referenzdatensatz (b) Neuer Datensatz (c) Neuer Datensatz
ohne Anpassung   mit Anpassung

3.2   Anpassung der mittleren Eindringtiefe

Die mittlere Eindringtiefe beschreibt, welcher Anteil eines Datensatzes durch Verdeckung unsichtbar bleibt. Zur Berechnung wird die beim front-to-back Raycasting akkumulierte Opazität für jeden Voxel gespeichert. Um unabhängig von einer speziellen Blickrichtung zu werden, wird das Minimum dieses Wertes aus mehreren Blickrichtungen bestimmt. Das Verhältnis

$$O_T(x) = \frac{V_T(x)}{V_T(0)}$$

des Volumes mit Mindestverdeckung x zum Gesamtvolumen bezüglich der Transferfunktion T unterscheidet sich bei Patienten mit unterschiedlicher Konstitution. Abbildung 2 zeigt ein Kind verglichen mit einem Erwachsenen.

Die Anpassung der Transferfunktion erfolgt durch Potenzieren der Opazität. Exponenten zwischen 0 und 1 verringern die Eindringtiefe, Exponenten über 1 erhöhen sie.

3.3   Anpassung des Rauschens

Das Signal-Rausch-Verhältnis verschiedener Datensätze variiert in Abhängigkeit von Patientenkonstitution, Scanprotokoll und anderen Einflußgrößen. Ein kantenerhaltender Filter dient zur Anpassung an den Referenzdatensatz. Die minimale Größe und der minimale Grauwertkontrast der vom Filter zu bewahrenden

Abb. 2. Die Graphen zeigen $O_T(x)$. Die x-Achse bezeichnet die Verdeckung des Volumens auf der y-Achse. Beide Angaben variieren zwischen 0 und 100%. Ist z.B. $x = 30\%$, so werden die Voxel bestimmt, die zu mindestens 30% von anderen Voxeln verdeckt werden, wenn die Transferfunktion T verwendet wird. $O_T(x)$ zeigt dieses Volumen im Verhältnis zum Gesamtvolumen. Zum Vergleich gegenübergestellt sind hier die Originalfunktion und zwei auf Übereinstimmung mit der Referenz (über den ganzen Bereich bzw. in der ersten Hälfte) angepasste Funktionen.

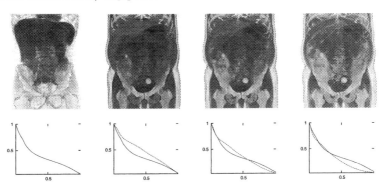

Strukturen wird beim Entwurf der Transferfunktion festgelegt. Diese Werte lassen sich als Parameter eines bilateralen Filters verwenden [7]. Der klinische Anwender hat anschließend Einfluß auf die räumliche Ausdehnung des Filterkerns, die durch die minimale Strukturgröße nach oben beschränkt ist.

3.4 Graphische Benutzerschnittstelle

Nach der Auswahl eines Darstellungsprotokolls aus der Galerie wird die Transferfunktion automatisch an den neuen Datensatz angepasst. Die darauf folgende Ansicht ermöglicht eine schnelle und visuell geführte Variation der Eindringtiefe und Filterung. Eine typische Situation ist in Abbildung 3 zu sehen.

Mit einem Klick auf eines der Vorschaubilder modifiziert der Benutzer die skalare oder gradientenabhängige Transferfunktion für Opazität bzw. die Größe des Rauschfilterkerns. Die jeweils aktuellen Werte für die mittlere Eindringtiefe und die Filterkerngröße werden zur Orientierung angezeigt.

Die Implementation erfolgte mit Hilfe der Bildverarbeitungs- und Visualisierungsbibliotheken ITK und VTK.

4 Ergebnisse und Diskussion

Die Anpassung der Visualisierungsparameter erfolgt für den Benutzer transparent nach der Wahl aus einer Galerie. Der erste Bildeindruck liegt dadurch näher an dem Referenzbild als beim herkömmlichen Verfahren mit festen Parametern. Daraus resultiert eine Zeitersparnis durch die verminderte Notwendigkeit zur Nachbesserung der Parameter. Die Präsentation von Darstellungsvarianten während der eigentlichen Visualisierung bietet eine einfache und schnelle

Abb. 3. Eine typische Ansicht der Benutzerschnittstelle. Links erfolgt die normale Interaktion mit der Volume Rendering. Rechts sind die Möglichkeiten zur Variation angezeigt. Zwei Skalen zeigen die Grenzen für die variablen Parameter und die aktuellen Werte. Die Vorschaubilderpaare stellen Variationen dar und werden durch Klick aktiviert.

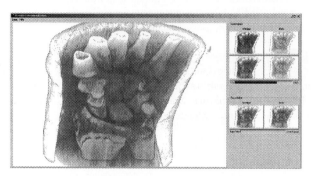

Möglichkeit zur weiteren manuellen Anpassung ohne die komplexe Schnittstelle zur Definition der Transferfunktionen verwenden zu müssen.

Durch die rein visuelle Benutzerführung ist kein technisches Know-how über das Volume Rendering erforderlich. Dadurch erhöht sich der praktische Wert dieser Darstellungstechnik. Für eine quantitative Beurteilung des Zeitgewinns ist eine Integration in bestehende Arbeitsabläufe notwendig.

Derzeitige Limitation in der vorliegenden ITK-Version ist die Geschwindigkeit des Rauschfilters, die kein interaktives Arbeiten erlaubt. Von dieser Einschränkung sind die übrigen Einstellungen nicht betroffen.

Literaturverzeichnis

1. Marks J, Andalman B, Beardsley PA, et al.: Design Galleries: A General Approach to Setting Parameters for Computer Graphics and Animation. Procs SIGGRAPH:389–400, 1997.
2. He T, Hong L, Kaufman A, Pfister H: Generation of Transfer Functions with Stochastic Search Techniques. Procs IEEE Visualization:227–234, 1996.
3. Kindlmann G, Durkin JW: Semi-Automatic Generation of Transfer Functions for Direct Volume Rendering. IEEE Symp on Volume Visualization:79–86, 1998.
4. Bajaj CL, Pascucci V, Schikore DR: The Contour Spectrum. Procs IEEE Visualization:167–173, 1997.
5. Kniss J, Kindlmann G, Hansen C: Multi-Dimensional Transfer Functions for Interactive Volume Rendering. Trans on Visualization and Computer Graphics, 2002
6. Rezk-Salama C: Volume Rendering Techniques for General Purpose Graphics Hardware. PhD thesis, 2001.
7. Tomasi C, Manduchi R: Bilateral Filtering for Gray and Color Images. Sixth Int Conf on Computer Vision:839–846, 1998

Postoperative Prothesenregistrierung in MRT Bildern

Alexander Jovanovic[1], Markus Siebert[1], Rüdiger von Eisenhart-Rothe[2], Heiko Graichen[2] und Karl-Hans Englmeier[1]

[1]GSF - Institut für Medizinische Informatik,
Ingolstädter Landstr. 1, 85764 Oberschleißheim
[2]Orthopädische Universitätsklinik Frankfurt, Stiftung Friedrichsheim,
Universität Frankfurt, Marienburgstr. 2, 60528 Frankfurt
Email: alexander.jovanovic@gsf.de

Zusammenfassung. Vorgestellt wird ein Verfahren zur 3D/3D Registrierung der wesentlichen Teile eines künstlichen Kniegelenks in postoperativen MRT Bildern. Ausgehend von einem Algorithmus zur Konvertierung der einzelnen Prothesenteile von einem CAD-Format in eine zum MRT Bild passende Voxeldarstellung, werden die einzelnen Prothesen-Modelle dann mit Hilfe eines Programmes im MRT Bild halbautomatisch registriert. Dabei wird der Anwender von einer Matching-Funktion und einem automatischen Optimierungsverfahren unterstützt. Das Ziel der Registrierung ist ein Verfahren, mit dem die Kniegelenkskinematik bei Patienten bestimmt werden kann.

1 Problemstellung

Wenn alle konservativen therapeutischen Maßnahmen bei der Kniegelenksarthrose nicht mehr helfen die Schmerzen zu lindern, gleichzeitig das Gehvermögen eingeschränkt und damit die Lebensqualität deutlich herabgesetzt ist, wird der Einsatz eines künstlichen Kniegelenks empfohlen. Oberstes Ziel dieser Operation ist es, Schmerzfreiheit und eine gute Beweglichkeit zurückzugewinnen und eventuelle Fehlstellungen zu beseitigen. Ein Problem dabei ist die allmähliche Lockerung der Prothesen. Lage und Verankerung der Prothese werden daher postoperativ mittels bildgebender Verfahren kontrolliert. Dabei ist eine wichtige Aufgabe bei postoperativen, bildgestützten Verlaufskontrollen, die Position und Orientierung der Prothese im Kniegelenk zu visualisieren und zu quantifizieren. Wir entwickeln daher ein System, welches die Registrierung von Knieendoprothesen in postoperative MRT Bilder ermöglicht. Eine Endoprothese des Kniegelenks besteht in der Regel aus vier Komponenten, die als 3D Oberflächenmodell in einem CAD-Format vorliegen: Die Femur-Komponente (Oberschenkel-Prothese), die Tibia-Komponente (Unterschenkel-Prothese), die Patella-Komponente und das Inlay, welches als Gleitfläche zwischen Femur- und Tibia-Komponente dient. Um nun eine quantitative Analyse der Lage der Prothese durchzuführen, sind zwei Verfahrensschritte erforderlich. Im ersten Schritt müssen die einzelnen Komponenten der Prothese von ihrer Oberflächendarstellung in eine isotrope Voxeldarstellung überführt werden, wobei deren Voxelgröße dem MRT Bild entsprechen soll. Um die nachfolgende Registrierung zu vereinfachen, muss dabei die Tibia-Prothese mit dem Inlay zu einer Komponente verschmolzen und gefüllt werden. Der Grund liegt darin, dass die Tibia-Prothese offen und hohl ist und mit dem Inlay starr verbunden ist. Darauf folgt dann im zweiten Schritt die halbautomatische Registrierung der Komponenten in den MRT Bildern mit dem Ziel, die geometrische Lage der Komponenten zueinander zu visualisieren und die entsprechenden Translations- und Rotationsparameter zu bestimmen.

2   Stand der Forschung

Knieendoprothesen sollen soweit wie möglich die physiologische Kniegelenkskinematik nachvollziehen. Trotz aller Bemühungen sind postoperative Beschwerden bedingt durch eine unphysiologische Prothesenkinematik für fast die Hälfte aller Revisionen verantwortlich [1,2]. Zahlreiche in vitro Studien [3] und Röntgen-Analysen [4] haben sich mit der Prothesenkinematik beschäftigt, welche jedoch alle erhebliche Limitationen aufweisen wie z.B. Projektionsartefakte und die fehlende Übertragbarkeit auf die Situation am Lebenden. Bisher existieren jedoch nur wenige 3D in vivo Daten [1]. Eine Methode zur Registrierung eines 3D Prothesen-Modells in ein 2D Röntgenbild wurde in [5] beschrieben. Es ist bislang weder ein spezielles 3D/3D Registrierungsverfahren von Prothesen-Modellen in MRT Bildern noch ein allgemeines Verfahren zur Registrierung von CAD-Daten in einen Voxeldatensatz bekannt.

3   Wesentlicher Fortschritt durch den Beitrag

Die vorgestellte Technik erlaubt erstmalig eine reproduzierbare Bestimmung und den Vergleich der 3D Kniegelenkskinematik bei Patienten mit Kniegelenksersatz prä- und postoperativ in vivo. Die Diagnosemöglichkeit des Arztes kann durch diese vom Benutzer weitestgehend unabhängige Analyse deutlich erweitert werden. Die resultierenden Daten können sowohl mit den physiologischen Daten Gesunder als auch mit den präoperativen Daten der gleichen Patienten verglichen werden.

4   Methoden

Als Datenmaterial stehen zur Verfügung die Oberflächendaten der Prothesen-Komponenten in einem CAD-Format (STL) vom Hersteller und MRT Bilder in Voxeldarstellung, die von einem offenen MRT (Magnetom Open, 0.2T) erzeugt werden. Um nun die Prothesen-Muster mit ihrer Oberflächendarstellung in einem MRT Datensatz halbautomatisch zu registrieren, sind folgende Schritte erforderlich:

1. Im Rahmen der Vorverarbeitung müssen die STL-Oberflächendaten in eine Voxeldarstellung konvertiert werden.

2. Ein Programm, das eine manuelle Grobregistrierung der Prothesen-Muster in das MRT Bild ermöglicht.
3. Ein Gradientenverfahren, das durch Optimieren einer geeigneten Matching-Funktion die automatische Feinregistrierung eines Musters ermöglicht.

4.1 Konvertierung der Oberflächendaten in eine Voxeldarstellung

Da wir in der Fachliteratur kein geeignetes Verfahren zur Konvertierung finden konnten, entwickelten wir eine Art inversen Marching Cube Algorithmus. Dieser rekursive Algorithmus wird hier skizziert. Die Oberflächendarstellung besteht aus den Dreiecken $D_1, ..., D_n$. Jedes Dreieck besteht aus drei reellwertigen Eckpunkten $E_{k_1}, E_{k_2}, E_{k_3}$. Für alle Dreiecke wird folgende rekursive Prozedur aufgerufen:

- Markiere die drei Voxel V_1, V_2, V_3, in denen die Eckpunkte E_1, E_2, E_3 des Dreiecks liegen, wobei $V_i = (V_{ix}, V_{iy}, V_{iz})$ ein diskreter Punkt ist.
- Berechne mit $d_{ij} = \|V_i - V_j\|^2$ den quadratischen Voxelabstand und mit $s_{ij} = \|E_i - E_j\|^2$ den entsprechenden Abstand zwischen den Eckpunkten.
- Falls d_{12}, d_{13}, d_{23} alle kleiner gleich eins sind oder $(s_{12} + s_{13} + s_{23}) < \delta$ ist, dann Abbruch dieser Prozedur. δ ist ein Parameter, der die Genauigkeit festlegt und sollte möglichst klein (≤ 0.0001) gewählt werden.
- Wähle die größte Kante des Dreiecks, halbiere sie und zerlege das Dreieck in die beiden resultierenden Teildreiecke.
- Rufe für jedes der beiden Teildreiecke diese Prozedur wieder rekursiv auf

Als Ergebnis erhält man eine Menge von markierten Voxeln, die den Rand des Objektes darstellen. Es wird vorausgesetzt, dass dieser Rand abgeschlossen ist. Dann wird mit einem rekursiven Füllverfahren das Objekt von innen oder von außen gefüllt, so dass wir ein trinäres Muster mit den Werten *innen, rand, außen* erhalten. Für unsere Aufgabenstellung wurde das Muster der Tibia-Prothese, da es innen hohl ist, vor dem Füllvorgang noch manuell verschlossen. Außerdem wurden die Muster der Tibia-Prothese und des Inlays durch geeignete Überlagerung zu einer gemeinsamen Tibia-Komponente verschmolzen.

4.2 Grobregistrierung der Muster

Um eine manuelle Grobeinpassung der Prothesen-Muster in das MRT Bild zu ermöglichen, entwickelten wir in der Hochsprache IDL ein interaktives Programm mit grafischer Benutzeroberfläche. Dieses Programm erlaubt das beliebige Verschieben und Drehen der Muster innerhalb des MRT Bildes. Man kann einen Schwellwert einstellen, mit dem man innerhalb eines Musters richtig bzw. falsch eingepasste Voxel voneinander unterscheiden kann. Die gesamte dreidimensionale Raumdarstellung – also das MRT Bild und die Muster – lässt sich vergrößern und verschieben, und wird durch drei zueinander orthogonale Schnittebenen grafisch dargestellt. Abb.1 zeigt das Programm mit dargestelltem MRT Bild. In Abb.2 sind zusätzlich noch die eingepassten Tibia- und Femur-Modelle zu erkennen. Der Operator muss in diesem Schritt die Prothesen-Modelle nur sehr grob an das MRT Bild anpassen, da die nachfolgende Feinregistrierung robust ist.

Abb. 1. MRT vor der Registrierung   **Abb. 2.** MRT nach der Registrierung

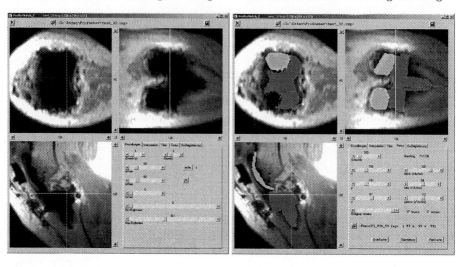

4.3   Feinregistrierung

Die Feinregistrierung basiert auf einem einfachen Gradientenverfahren, welches versucht, die drei Translationsparameter und die drei Rotationsparameter mit einer Matching-Funktion zu optimieren. Dabei werden in Einzelschritten die sechs Parameter jeweils verändert und der zugehörige Matching-Wert berechnet. Dann werden die Parameter, entsprechend der maximalen Verbesserung des Matching-Wertes, angepasst. Die Matching-Funktion wird folgendermaßen berechnet:

$$M = (\frac{\bar{A}}{\bar{I}} - 1)\sqrt{\frac{\tilde{R}}{\sqrt{\tilde{I}\tilde{A}}}}$$

Dabei stehen I, R, A für die Werte *innen, rand, außen* und $\bar{X}$ für den Mittelwert und $\tilde{X}$ für die relative Standardabweichung (Standardabweichung geteilt durch Mittelwert) der Intensitäten an den entsprechenden Musterstellen.

5   Ergebnisse

Die vorliegenden Prothesendaten konnten problemlos mit dem gezeigten Verfahren in eine geeignete Voxeldarstellung konvertiert werden. Prinzipiell können damit beliebige CAD-Daten konvertiert werden. Erst ab einer Gittergröße von etwa 300 also $300 \times 300 \times 300$ Voxel kann es zu Engpässen beim Hauptspeicher (derzeitige Größe: 512 MB) kommen. Die für die MRT Bilder benötigten Gittergrößen liegen in dem Bereich von 70 bis 105 und benötigen etwa eine Minute Rechenzeit. Die ersten experimentellen Ergebnisse zeigen, dass die Benutzer mit dem gesamten Prozess der halbautomatischen Registrierung gut zurecht kommen. Anhand einer Gruppe von Testpersonen, welche die Tibia- und

Femur-Prothesen in je 3 Testbilder einpassen mussten, wurde die Güte der Registrierung und die Interobservervariabilität erfasst. Es wurde dabei untersucht, wie die Testpersonen mit bzw. ohne Hilfe der Feinregistrierungs-Unterstützung abschneiden. Mit der Feinregistrierung verbesserte sich die Interobservervariabilität (relative Standardabweichung) von 50.4% auf 0.5% und auch die Güte der Registrierung verbesserte sich bei allen Teilnehmern in jedem Testbild deutlich.

6 Diskussion

Wir entwickelten ein System zur postoperativen Registrierung von Knieendoprothesen. Erste experimentelle Ergebnisse zeigen eine gute halbautomatische Registrierung, die Basis einer quantitativen Analyse der Kniegelenkskinematik ist. Notwendig ist zunächst die weitere Evaluation des entwickelten Verfahrens mit weiteren Patientendaten und evtl. auch mit anderen Prothesentypen oder Prothesenarten. Auch eine Validierung anhand von Phantomdaten wäre sehr interessant. Die einzige Voraussetzung für die Anwendbarkeit ist, dass die Knieprothese im MRT Bild vollständig zu erkennen ist. Potential für eine Verbesserung der Registrierung liegt einerseits in der Erhöhung der Gittergröße der Muster und andererseits in der Berücksichtigung der wechselseitigen Störungen nahe beieinander liegender Muster. Falls es in der Zukunft gelingt, gute und ausreichend schnelle Algorithmen zur Grobregistrierung der Muster zu entwickeln, dann wäre der Übergang zu einer vollständig vollautomatischen Registrierung erreicht. Der größte Vorteil des hier vorgestellten Verfahrens liegt aber in seiner universellen Einsetzbarkeit. Im Prinzip können damit ohne Einschränkung 3D-Muster in 3D-Bildern registriert werden.

Literaturverzeichnis

1. Komistek RD, Dennis DA, Mabe JA, Walker SA: An in vivo determination of patellofemoral contact positions. Clinical Biomechanics 15:29–36, 2000
2. Lee TQ, Gerken AP, Glaser FE, Kim WC, Anzel SH: Patellofemoral kinematics and contact pressures in total knee arthroplasty. Clin Orthop 340:257–266, 1997
3. Walker PS, Haider H: Characterizing the motion of total knee replacements in laboratory tests. Clin Orthop 410:54–68, 2003
4. Stiehl JB, Dennis DA, Komistek RD, Keblish PA: In vivo kinematic analysis of a mobile bearing total knee prosthesis. Clin Orthop 345:60-66, 1997
5. Mahfouz MR, Hoff WA, Komistek RD, Dennis DA: A robust method for registration of three-dimensional knee implant models to two-dimensional fluoroscopy images. IEEE Transactions on Medical Imaging 22(12):1561–1574

Informationsoptimierte Merkmale zur Grobregistrierung von Freiform-Flächen

Nikolaus Schön[1], Michaela Benz[1], Tobias Maier[1], Emeka Nkenke[2],
Friedrich Wilhelm Neukam[2] und Gerd Häusler[1]

[1]Institut für Optik, Photonik und Information, Staudtstr. 7/B2, 91058 Erlangen
[2]Klinik und Poliklinik für Mund-, Kiefer-, Gesichtschirurgie der Universität
Erlangen-Nürnberg (Direktor: Prof. Dr. Dr. F. W. Neukam),
Glückstr. 11, 91054 Erlangen
Email: [1]{nikolaus.schoen,michaela.benz,gerd.haeusler}@optik.physik.uni-erlangen.de
[2]{nkenke,neukam}@mkg.imed.uni-erlangen.de

Zusammenfassung. Immer mehr computergestützte medizinische Verfahren nutzen dreidimensionale Flächen bei der Planung und Durchführung chirurgischer Eingriffe, der Analyse anatomischer Strukturen und der Diagnose. In vielen dieser Anwendungen ist ein wichtiger Verarbeitungsschritt die gegenseitige Ausrichtung (Registrierung) verschiedener Flächendatensätze (Ansichten) eines Objektes. Kleine Abweichungen zwischen den Datensätzen können durch Optimierungsverfahren minimiert werden (Feinregistrierung), z.B. durch Varianten des sog. ICP-Algorithmus. Die vorausgehende grobe Ausrichtung der Daten (Grobregistrierung) muss aber bisher oft noch manuell durchgeführt werden und erfordert Zeit und Aufmerksamkeit, was den praktischen Einsatz entsprechender Systeme deutlich einschränkt. Diesem Problem wollen wir uns mit der vorliegenden Arbeit zuwenden. Es wird eine Methode zur Berechnung robuster Merkmale vorgestellt, die es ermöglicht, Flächenpunkte mit hohem Informationsgehalt lokal zuverlässig zu charakterisieren und so deren effiziente Zuordnung zu ermöglichen.

1 Problemstellung

Hauptgründe dafür, dass noch keine robusten und gleichzeitig schnellen automatischen Verfahren zur Grobregistrierung existieren, sind folgende:

- Um Robustheit gegenüber Verdeckungen bzw. unvollständigen Überlappungen der Datensätze zu erreichen, verwendet man am besten Verfahren, die die Registrierung durch die paarweise Zuordnung von auffälligen Punkten (Merkmalspunkten) durchführen. Die charakteristische Information (Merkmale) der Punkte sollte dabei effizient zu berechnen sein und gleichzeitig die Punkte möglichst gut voneinander unterscheiden. Solche Merkmale sind auf Freiformflächen, die i. A. keine Ecken, Kanten usw. enthalten, schwierig zu definieren.
- Die erforderliche Geschwindigkeit der Registrierung ist nur mit hierarchisch arbeitenden Verfahren zu erreichen. Es soll vermieden werden, alle Punkte

des Datensatzes analysieren zu müssen, um übereinstimmende Merkmale in verschiedenen Datensätzen zu finden. Bisherige Verfahren bieten keine Möglichkeit, die Merkmale durch hierarchische Algorithmen eindeutig zu identifizieren.

2 Stand der Forschung

In verschiedenen modernen medizintechnischen Anwendungen werden Registriermethoden für Freiform-Flächen benutzt, z. B. bei der Analyse von Verschiebungen des Gehirns im geöffneten Kopf [1] oder bei der Korrektur von Augenfehlstellungen [2]. Bohn et al. [3] beschreiben Anwendungen von Freiform-Flächen bei der Diagnose in der Orthopädie, zur Rekonstruktion von Zähnen für die medizinische Dokumentation, zur Identifikation von Personen in der Gerichtsmedizin und zur Untersuchung der 3-D-Topologie von Haut.

Einen breiten Überblick über Registriermethoden für medizinische Daten geben Maintz und Viergever [4]. Eine tiefer gehende Analyse der zugrunde liegenden Methoden findet sich bei Seeger und Laboureux [5]. Dort wird besonders auf die Extraktion von Merkmalen eingegangen.

Die bekannten Ansätze zur Grobregistrierung lassen sich in zwei Kategorien einteilen: „globale Verfahren" und „lokale Verfahren". Globale Verfahren transformieren die Datensätze als Ganzes (globale Transformation) in eine Darstellung, die invariant gegenüber Translationen ist [6]. Dadurch reduziert sich die Suche der Registrierparameter von ursprünglich sechs (drei für die Rotation, drei für die Translation) auf drei. Das Minimum des Abstands der zu registrierenden Flächen bezüglich dieser drei Parameter wird durch geeignete Optimierungsverfahren bestimmt. Lokale Verfahren dagegen bestimmen auf jeder der zu registrierenden Flächen besonders auffällige Punkte (Merkmalspunkte) und ordnen diese dann durch einen sog. „Matching-Algorithmus" [7,8] einander zu. Die hier vorgestellten Merkmale zielen auf die Verwendung in einem lokalen Verfahren.

3 Wesentlicher Fortschritt durch den Beitrag

Ein wesentlicher Beitrag ist, dass die Selektion auffälliger Merkmale nun hierarchisch und damit sehr effizient durchgeführt werden kann. Das Maß für die „Auffälligkeit" (Saliency) ist dabei der Gehalt an relevanter Information der Merkmale.

Weiterhin ist hervorzuheben, dass eine hohe Unterscheidbarkeit der Merkmale bei einem Minimum an kodierten Daten pro Merkmal erreicht wird. Die niedrige Dimension der Merkmalsvektoren reduziert den Aufwand beim Vergleich von Merkmalen bzw. beim Auffinden von ähnlichsten Merkmalen im Merkmalsraum. Die hohe Unterscheidbarkeit führt dazu, dass nur noch wenige in Frage kommende Punktekorrespondenzen beim Matching der Punktmengen geprüft werden müssen. Beide Aspekte erhöhen die Effizienz der Grobregistrierung.

Abb. 1. Die medizinischen Testdatensätze: Links ein Backenzahn, rechts ein Patientengesicht.

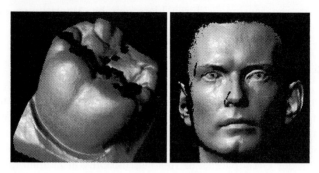

4 Methoden

Die Merkmalsvektoren werden in Form von zweidimensionalen Histogrammen gebildet, mit denen die relative Häufigkeit von Paaren bestimmter geometrischer Invarianten α' und β' in der Umgebung von Punkten p dargestellt wird.

Ausgangspunkt der Berechnung der Merkmale sind Datensätze, die aus den 3-D-Koordinaten von Punkten, deren Flächennormalen und Nachbarschaftsrelationen bestehen. In jedem Punkt p wird ein zylindrisches Koordinatensystem definiert, dessen Ursprung in dem Punkt liegt und dessen Symmetrieachse $\mathbf{L}$ entlang der Punktnormale $\mathbf{n}$ verläuft Für jeden Nachbarpunkt q auf der Fläche in der Umgebung von p werden die Höhenkoordinate α und die Radiuskoordinate β bzgl. des Zylinderkoordinatensystems berechnet. Die Umgebung ist dabei durch Vorgabe eines maximalen Abstandes zwischen p und q begrenzt.

Um eine Codierung mit möglichst wenig Informationsverlust zu erzeugen, werden α und β transformiert, so dass im Mittel über alle möglichen Punktumgebungen die Häufigkeit aller auftretenden transformierten Werte α' und β' annähernd gleich groß ist:

$$\alpha' = \alpha^2 \text{ und } \beta' = \frac{2\beta}{\alpha^2 + \beta^2} \tag{1}$$

α' und β' sind die Größen, die in das Merkmals-Histogramm eingetragen werden. Dabei werden zum einen die Eigenschaften des zylindrischen Koordinatensystems berücksichtigt. Zudem werden Annahmen über statistische Eigenschaften von Freiformflächen benutzt, um die relevante Information zu definieren.

Die hierarchische Merkmalsselektion wird durch ein Optimierungsverfahren durchgeführt, das die Position einer kleinen Menge von Startpunkten nach dem lokal steilsten Anstieg der Saliency-Funktion optimiert. Dabei wird die Schrittweite des Verfahrens nach jeder Iteration verkleinert und so die Position der lokalen Saliency-Maxima hierarchisch approximiert.

Als intuitives und robustes Vergleichsmaß für die Merkmalsvektoren dient die L_1-Norm.

Abb. 2. Saliency-Werte von zwei Einzelansichten des Backenzahns als Intensitätswerte dargestellt. Die gefundenen lokalen Maxima sind durch Rechtecke markiert.

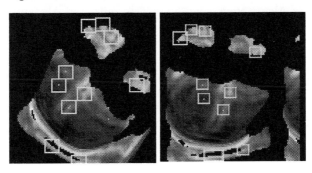

Um die Robustheit der Registrierung zu erhöhen, wird ein Matching-Algorithmus angewandt, der die geometrische Konsistenz von Punktgruppierungen in verschiedenen Ansichten berücksichtigt.

5 Ergebnisse

Es wurden Untersuchungen anhand von Flächendaten durchgeführt, die im Rahmen der Arbeiten von Benz et al. [2] und Nkenke et al. [9,10] von Patientengesichtern aufgenommen wurden und anhand von dreidimensional vermessenen Zähnen (s. Abb. 1).

Statistiken über Positionsabweichungen von Punkten mit lokal maximalem Saliency-Wert zeigten, dass in verschiedenen Objektansichten die Positionen einander entsprechender lokaler Maxima der Saliency-Funktion sehr genau übereinstimmen (s. Abb. 2 und 3).

Die räumliche Struktur der Saliency-Funktion wurde analysiert, indem der mittlere Abstand ihrer lokalen Maxima anhand von repräsentativen Datensätzen bestimmt wurde. Dabei zeigte sich, dass i. A. wenige Maxima vorhanden sind, die

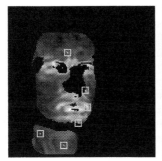
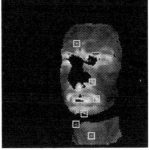

Abb. 3. Saliency-Werte von zwei Einzelansichten des Patientengesichtes als Intensitätswerte dargestellt. Die gefundenen lokalen Maxima sind durch Rechtecke markiert.

gleichmäßig über die Fläche verteilt sind. Dadurch können diese durch einen hierarchischen Algorithmus detektiert werden. Die erforderliche Mindestdichte der Startpunkte des Algorithmus konnte aus dem mittleren Abstand der Saliency-Maxima berechnet werden.

Die hohe Unterscheidbarkeit der Merkmale wurde durch Analyse der Vergleichsmaße zwischen mehreren tausend korrekter und falscher Punktkorrespondenzen nachgewiesen. Bei einem vorgegebenen Merkmalspunkt weist das Vergleichsmaß bei der korrekten Korrespondenz ein globales Minimum auf. Dieses Minimum ist umso schärfer, je höher der Saliency-Wert der betreffenden Punkte ist. Das bedeutet, dass die Merkmalspunkte, die anhand ihrer maximalen Saliency selektiert wurden, sich gleichzeitig auch besonders gut von allen anderen Punkten abheben.

6   Diskussion

Durch die vorgestellte Definition von Merkmalen sind Punkte auf beliebigen Freiform-Flächen, insbesondere Flächen von Gesichtern, Zähnen oder anderen medizinischen Objekten, charakterisierbar. So können auch solche Flächenpunkte sehr robust unterschieden bzw. zugeordnet werden, die nicht auf Ecken oder Kanten liegen. Damit ist eine wesentliche Voraussetzung für die effiziente Grobregistrierung von Freiform-Flächen erfüllt.

Literaturverzeichnis

1. Hastreiter P, Rezk-Salama C, et al.: Registration Techniques for the Analysis of the Brain Shift in Neurosurgery. Comput Graphics 24(3):385–389, 2000.
2. Benz M, Laboureux X, Maier T, et al.: The Symmetry of Faces. Procs VMV 2002:43–50. infix, 2002.
3. Bohn G, Cloutot L, Habermeier HP, et al.: Fast 3d-Camera for Industrial and Medical Applications. ODIMAP II:214–219, Pavia, 1999.
4. Maintz J, Viergever M: A survey of medical image registration. Med Image Anal 2(1):1–36, 1998.
5. Seeger S, Laboureux X: Feature Extraction and Registration. Principles of 3D Image Analysis and Synthesis, 153–166. Kluwer, Dordrecht, 2000.
6. Maier T, Benz M, Häusler G: Automatische Grobregistrierung intraoperativ akquirierter 3D-Daten von Gesichtsoberflächen anhand ihrer Gauß'schen Abbilder. Procs BVM 2003:11–15. Springer, Berlin, 2003.
7. Paulus D: Object Recognition. Principles of 3D Image Analysis and Synthesis, Kluwer, Dordrecht, 2000.
8. Fröhlich M, Müller H, Pillokat C, Weller F: Feature-based Matching of Triangular Meshes. Geometric Modelling, Springer, 2001.
9. Nkenke E, Benz M, Maier T, et al.: Relative en- and exophthalmometry in zygomatic fractures comparing optical non-contact, non-ionizing 3D imaging to the Hertel instrument and computed tomography. J Craniomaxillofac Surg, 2003.
10. Nkenke E, Maier T, Benz M, et al.: Hertel exophthalmometry versus computed tomography and optical 3D imaging for the determination of the globe position in zygomatic fractures. J Craniomaxillofac Surg, 2003.

Beschleunigte automatische CT/PET-Registrierung basierend auf partiellem Volumen-Matching und Mutual Information

Evelyn Firle[1], Stefan Wesarg[1] und Christian Dold[1]

[1]Fraunhofer Institut für Graphische Datenverarbeitung,
Abteilung Cognitive Computing and Medical Imaging
Fraunhoferstr. 5, 64283 Darmstadt
Email: evelyn.firle{stefan.wesarg,christian.dold}@igd.fraunhofer.de

Zusammenfassung. Die Berücksichtigung mehrerer tomographischer Bildgebungsmodalitäten nimmt eine zunehmend bedeutendere Rolle im Bereich der Diagnose und Therapieplanung ein. Hierdurch können vermehrt die Stärken der einzelnen Modalitäten genutzt werden. Insbesondere im Bereich der Krebsbehandlung bietet die Kombination von CT – zur Darstellung der Knochenstruktur – und PET – zur Visualisierung der funktionellen Information – etliche Vorteile. Das statistische Maß der Mutual Information ist eine Möglichkeit zur Bestimmung der für die Registrierung benötigten Transformation. Die hier vorgestellte Entwicklung beschäftigt sich mit dem Problem rigider Registrierung von CT- und PET-Volumina basierend auf Mutual Information. Es wird ein neuer Ansatz zur Beschleunigung des Matching-Prozesses unter gleichzeitiger Erhaltung der Genauigkeit und Robustheit dieser Methode vorgestellt.

1 Einleitung

Zur Diagnose und Therapieplanung eines Patienten werden zumeist mehrere tomographische Bildgebungsmodalitäten herangezogen. Hierbei ist eine separate Berücksichtigung der Knochen-Struktur (CT - Computertomographie), der funktionellen Information (SPECT oder PET - Single Photon Emission oder Positron Emission Tomographie) oder der Weichteilanatomie (dargestellt durch MR - Magnet Resonanz bzw. U/S - Ultraschall) in dreidimensionalen Datensätzen nur unzureichend. Eine Kombination der Stärken von CT und PET bietet etliche Vorteile im Bereich der Krebsbehandlung. Während CT die genaue Größe, Form und Lage des Tumors identifizieren kann, erkennt PET Veränderungen im Stoffwechsel, welche durch das Wachstum krankhafter Zellen verursacht werden.

Eine Fusion von CT mit funktioneller Bildgebung könnte die Zukunftsvision, Areale mit erhöhter Tumoraktivität, oder hypoxisch strahlenresistenten Zellen zu lokalisieren, Realität werden lassen. Diese könnten lokal höher bestrahlt werden, und somit als Zielvorgabe eine homogene Tumorkontrollwahrscheinlichkeit statt homogener Dosisverteilung angestrebt werden.

Neuartige hybride PET/CT-Scanner kombinieren einen CT-Scanner mit einem PET-System in einer einzigen Gantry. Mit dieser Technik können sowohl anatomische als auch funktionelle Bilddaten simultan erfasst werden. Diese Technologie hat zwar auch Vorteile im Vergleich zu Bildregistrierungstechniken, welche Bildakquisition durch separate Scanner und Registrierung sowie Fusion mittels Software durchführen. Der entscheidende Nachteil liegt jedoch in dem imens hohen Kostenfaktor (ca. $2.5 Millionen Anschaffungskosten).

Im Unterschied zu dem hybriden PET/CT-Scanner werden bei der Bildregistrierungstechnik an einem Arbeitsplatz die Ergebnisse multipler Modalitäten zusammengefasst. Damit ein Arzt den Nutzen jeder einzelnen dieser Modalitäten ausschöpfen kann, ist eine Vorverarbeitung und Visualisierung der komplexen Informationen unablässig. Für die klinische Verwendbarkeit - insbesondere im Falle intra-operativer Nutzung - ist entscheidend, dass dem Mediziner die registrierten Daten sowohl schnell als auch übersichtlich zur Verfügung gestellt werden.

Die hier vorgestellte Entwicklung löst das Problem rigider Registrierung von CT- und PET-Volumina basierend auf Mutual Information. Es wurde ein neuer Ansatz zur Beschleunigung des Matching-Prozesses unter gleichzeitiger Erhaltung der Genauigkeit und Robustheit dieser Methode erarbeitet. Die neue Strategie wurde unter Verwendung mehrerer klinischer Studien untersucht. Das Registrierungs-Tool wurde in die über mehrere Jahre am Fraunhofer IGD entwickelte Visualisierungs-Software „InViVo" integriert.

2 Material und Methode

Multimodale Registrierung medizinischer Bilddaten kann auf verschiedenste Weisen durchgeführt werden. Diverse Ansätze zur Volumen-Registrierung wurden in der Vergangenheit veröffentlicht. Zusammenfassende Darstellungen zu diesem Thema sind zu finden bei Maintz et al. [1] und van den Elsen et al. [2].

2.1 Mutual Information

Neben der manuellen, Marker-basierten und Kontur-basierten Vorgehensweise [9] existieren in der Literatur diverse Ansätze einer Voxel-basierten Registrierung. Am weitesten verbreitet ist zur Zeit der Ansatz beruhend auf der sogenannten „Mutual Information".

Dieser aus der Informationstheorie entliehene Ansatz, ist ein Voxel-basiertes Ähnlichkeitsmaß der statistischen Abhängigkeit zweier Zufallsvariablen, welcher unabhängig voneinander von Collignon et al. [3] und Viola et al. [4] vorgestellt wurde. Hierbei wird der Informationsgehalt einer Variablen in Bezug auf eine andere Variable gemessen. Eine detaillierte Übersicht über diese Methode wurde durch Pluim et al. (IEEE Transactions on Medical Imaging, 2003) erarbeitet.

2.2 Partielles Volumen Matching

Die Berechnung der Transformation basierend auf Mutual Information ist ein sehr zeitaufwendiges Optimierungsverfahren. Eine bekannte Möglichkeit zur Beschleunigung des Registrierungsprozesses existiert durch die sogenannte „coarse-

Abb. 1. Darstellung des 3D-Kreuz-Modells eines CT Volumens.

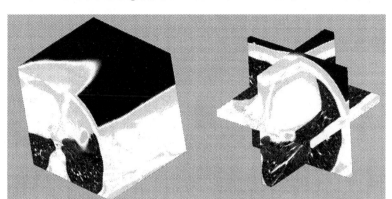

to-fine"-Strategie (Pluim et al., Image and Vision Computing, 2001). Dieser pyramidenförmig angelegte Ansatz führt jedoch häufig zu Genauigkeitsverlusten. Daher haben wir speziell zur CT/PET Registrierung einen neuen Ansatz entwickelt, der auf einem partiellen Volumen-Matching basiert. Dieser beschleunigt einerseits den Prozess, behält jedoch gleichzeitig die Genauigkeit bei. Wir sind davon ausgegangen, dass die Mehrheit der überlappenden Information beider Volumina in einem gewissen Bereich um das Zentrum des Volumens liegt. Durch diese Annahme entstehen gewöhnlich keine Einschränkung bei multimodalen PET- und CT-Datensätzen. Der Registrierungsprozess wird folglich auf einen gewissen Prozentsatz des Originalvolumens beschränkt. Die Daten des Referenz Volumens [7] werden mittels eines 3D-Kreuz-Modells ohne hohe sub-sampling Faktoren oder Einschränkung der Histogramm Stufen, wie in verschiedenen anderen Publikationen beschrieben [6], verwendet. In Abbildung 1 ist ein solches 3D-Kreuz-Modell eines CT Volumens dargestellt. Dadurch wird ein präzises Registrierungsergebnis in kürzester Zeit erreicht.

Des weiteren wurde das Registrierungskriterium modifiziert. Sind die Bilder überlagert, so ist das Abhängigkeitsmaß maximal. Zusätzlich wird es stark von der Größe der Volumenüberlappung beeinflusst. Im vorliegenden Fall wirkt sich eine Verringerung der Überlagerung verstärkt bei der Berechnung der Entropie aus. Daher kann eine Verringerung der Überdeckung und eine dadurch auftretende Fehlregistrierung zu einer Maximierung des Mutual-Information-Kriteriums führen. Diesen Umstand wurde bereits von Studholme et al. [8] ausgearbeitet. Infolgedessen wurde die Verwendung der normalisierten Mutual Information als Abhängigkeitsmaß vorgeschlagen, welches infolgedessen auch in unserem Prozess verwendet wird.

Zur Bewältigung der Probleme, welche durch die Verringerung des Informationsgehalts des Referenzvolumens auftreten können, maximieren wir gleichzeitig die Mutual Information, die normalisierte Mutual Information und die Bildüberdeckung.

Abb. 2. Darstellung der registrierten und fusionierten CT-PET Datensätze. Links: 2D-Fusion des Phantom Datensatzes, Rechts: 3D-Fusion des Patientendatensatzes.

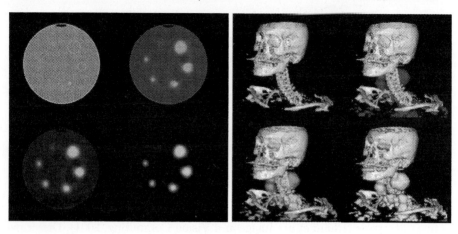

3   Ergebnisse

Es existieren verschiedene Möglichkeiten zur Ermittlung der Genauigkeit einer Registrierung unter Verwendung von Punkten, Landmarken oder anderen Strukturen, welche in beiden Modalitäten erkennbar sind. Nachdem eine Transformation bestimmt wurde, kann die Distanz zwischen diesen Punkten berechnet werden.

Wir verwenden Strukturen, welche in beiden Datensätzen erkennbar sind, um die Genauigkeit der Registrierung der Phantom-Studie zu bestimmen. Insgesamt wurden 6 CT-PET-Patienten-Studien und ein CT-PET-Phantom-Datensatz zur Evaluierung der hier vorgestellten Methode untersucht. Die Ergebnisse der Registrierung wurde beispielhaft in den Abbildungen 2 anhand eines fusionierten Phantom- und Patientendatensatzes dargestellt.

Unsere bisherige Untersuchung hat ergeben, dass die Verwendung von 10 Prozent des Original Volumens die Berechnung, unter Beibehaltung der Genauigkeit, um das 20fache beschleunigt.

4   Diskussion

Die vorgestellte Entwicklung bietet ein Tool zur beschleunigten automatischen Registrierung von CT- und PET-Datensätzen. Eine neue Methode basierend auf partiellem Volumen-Matching unter Verwendung des Ähnlichkeitsmaßes Mutual Information wurde ausgearbeitet. Dieses Verfahren geht davon aus, dass das Zentrum des Referenzvolumens mit einem Teil des anderen Volumens korreliert. Sollte dies nicht der Fall sein, kann es zu einer Fehlregistrierung führen. Dies könnte verhindert werden, indem der Mediziner aufgefordert wird, einen Punkt innerhalb des Referenzbildes zu setzen, welcher beispielsweise zur Bestimmung des ungefähren Mittelpunktes des 3D-Kreuz-Modells verwendet werden kann.

Weitere Recherche wird zur Bestimmung der optimalen Größe des partiellen Volumens betrieben.

Derzeit ist unsere Methode auf die Verwendung rigider Transformationen beschränkt. Weitere Entwicklungen werden den vorgestellten Ansatz im Bereich nicht-rigider Registrierungen erweitern. Zusätzliche Experimente zur Validierung und Fehleranalysen werden dann durchgeführt, um das Potential dieser Methode zu bewerten.

Literaturverzeichnis

1. Maintz JB, et al.: Survey of Medical Image Registration. Med Image Anal 2(1): 1–36, 1998.
2. Van den Elsen PA, Maintz JBA, Pol E-JD, et al.: Medical image matching–a review with classification. IEEE Eng Med Biol 12(4): 26–39, 1993.
3. Collignon A, Vandermeulen D, Suetens P, et al.: 3D Multi-Modality Medical Image Registration Using Feature Space Clustering. Proc. Computer Vision, Virtual Reality, and Robotics in Medicine, Springer: 195–204, 1995.
4. Viola PA, Wells WM: Alignement by Maximization of Mutual Information. International Journal of Computer Vision 24(2): 137–154, 1997.
5. Pluim JPW, Maintz JBA, Viergever MA: Mutual-information-based registration of medical images: a survey. IEEE Trans Med Imaging 22(8): 986–1004, 2003.
6. Capek M, Mroz L ,Wegenkittl R: Robust and fast medical registration of 3D multimodality data sets. Medicon 2001, IX Mediterranean conference on medical and biological engineering and computing, Pula, Croatia, Part I: 515–518, 2001.
7. Maes F, Collignon A, Vandermeulen D et al.: Multimodality Image Registration by Maximization of Mutual Information. IEEE Trans Med Imaging 16(2): 187–198, 1997.
8. Studholme C, Hill D, Hawkes D: An overlap invariant entropy measure of 3D medical image alignment. Pattern Recognition 32(1): 71–86, 1999.
9. Firle EA , Wesarg S, Karangelis G, et al.: Validation of 3D ultrasound: CT registration of prostate images. Proceedings of SPIE Medical Imaging Vol 5032: 354–362, 2003.

Kategorisierung der Beiträge

Autorenverzeichnis

Stichwortverzeichnis